U0308502

第三版

纯中药治疗 2 型糖尿病实践录

庞国明　著

全国百佳图书出版单位

中国中医药出版社

·北　京·

图书在版编目（CIP）数据

纯中药治疗 2 型糖尿病实践录 / 庞国明著 . — 3 版 . —北京：
中国中医药出版社，2023.7
ISBN 978 – 7 – 5132 – 8093 – 8

Ⅰ . ①纯… Ⅱ . ①庞… Ⅲ . ①糖尿病—中药疗法
Ⅳ . ① R259.871

中国国家版本馆 CIP 数据核字（2023）第 048778 号

中国中医药出版社出版

北京经济技术开发区科创十三街 31 号院二区 8 号楼
邮政编码 100176
传真 010 – 64405721
鑫艺佳利（天津）印刷有限公司印刷
各地新华书店经销

开本 787×1092 1/16 印张 23.5 彩插 3.5 字数 464 千字
2023 年 7 月第 3 版 2023 年 7 月第 1 次印刷
书号 ISBN 978 – 7 – 5132 – 8093 – 8

定价 158.00 元
网址 www.cptcm.com

服 务 热 线 010-64405510
购 书 热 线 010-89535836
维 权 打 假 010-64405753

微信服务号 zgzyycbs
微商城网址 https://kdt.im/LIdUGr
官 方 微 博 http://e.weibo.com/cptcm
天猫旗舰店网址 https://zgzyycbs.tmall.com

如有印装质量问题请与本社出版部联系（010 – 64405510）
版权专有 侵权必究

庞国明，二级主任医师，硕士生导师，博士后合作导师，第十三、十四届全国人大代表，全国名中医。

现任开封市中医院理事长、河南省中医糖尿病医院院长兼河南省中西医结合糖尿病诊疗中心主任、国家区域（华中）中医内分泌诊疗中心主任，为享受国务院政府特殊津贴专家，国家科技进步奖评审专家，中国首届百杰青年中医，第六批全国老中医药专家学术经验继承工作指导老师。现任中华中医药学会常务理事兼慢病管理分会主任委员、民间验方研究分会第二届主任委员、糖尿病分会副主任委员、中医体质分会副主任委员、中国中医药信息学会科技创新与成果转化分会会长、中国中医药研究促进会内分泌分会会长、中国中药协会内分泌药物研究专业委员会主任委员、河南省中医糖尿病学会副会长等学术职务。

发表论文 160 余篇，主编专著 150 余部，获科研成果奖 16 项，专利 11 项。连续四年获全中国纯中药治疗 2 型糖尿病擂台赛个人高级组金奖，创建的纯中药治疗 2 型糖尿病品牌专科享誉海内外，《纯中药治疗 2 型糖尿病"三辨诊疗模式"构建与推广应用》2022 年获中华中医药学会科学技术奖一等奖，诊治的"糖友"覆盖中国所有省份及美国、新加坡等 12 个国家，应邀到新加坡、韩国及国内各学术大会做《纯中药治疗 2 型糖尿病经验与体会》等学术报告 300 余场，应邀在上海、石家庄、深圳、扬州、镇江、盐城、三亚、邢台等 16 地 20 家中医院建立工作室，并收徒带教。

中华中医药学会科学技术奖

证　书

项目名称：纯中药治疗2型糖尿病"三辨诊疗模式"创建与推广应用

奖励等级：一等

获　奖　者：庞国明

获奖年度：二○二二年

证　书　号：202201-09-R-01

中华中医药学会科学技术奖

证　书

项目名称：纯中药治疗2型糖尿病"三辨诊疗模式"创建
　　　　　与推广应用

奖励等级：一等

获奖单位：开封市中医院

获奖年度：二〇二二年

证　书　号：202201-09

中华中医药学会
二〇二二年十二月

◎ 庞国明及其科研团队"纯中药治疗 2 型糖尿病的临床研究"荣获中国中医药研究促进会科技进步奖一等奖。全国政协原副主席陈宗兴（中）和著名中医专家、国医大师张大宁（左）在科技成果颁奖大会前亲切接见庞国明教授

◎ 庞国明及其科研团队"纯中药治疗 2 型糖尿病的临床研究"荣获中国中医药研究促进会科技进步一等奖，全国政协原副主席陈宗兴为庞国明教授颁奖

◎ 2019年10月28日，庞国明向为《纯中药治疗2型糖尿病实践录》首发揭幕的国医大师孙光荣教授、国医大师张磊教授赠书

全国十佳 技术领先

贺开封市糖尿病医院

二零零四年十二月 布赫

◎ 2004 年 12 月 16 日，第八、九届全国人大常务委员会副委员长，中国共产党第十二、十三届中央委员布赫为庞国明教授所创立的糖尿病专科医院题词勉励

◎ 庞国明（前排中）与部分弟子的合影

前排左起分别是王凯锋、侯浩强、王强、李义松、翟纪功、武楠、王志强、庞国明、张芳、朱璞、谢卫平、李慧、米宜静、娄静、高言歌

后排左起分别是赵潇湘、杨蕊冰、赵晓燕、曹秋平、卢昭、董世旭、张侗、黄洋、李方旭、徐灿灿、侯静云、杭丹丹、陈文莉、孔丽丽、孙扶、贾林梦、胡雪丽

《纯中药治疗 2 型糖尿病实践录》
是一次守正创新的实践

（第一版书评）

欣悉庞国明著《纯中药治疗 2 型糖尿病实践录》再版，我认为这是一次守正创新的实践，感慨良深。

第一，要做一个真正的中医人，就要做到"三不"，也就是孔子说的"君子道者三"：一是"仁者不忧"。要注重修德，继承大医精诚的传统，只有具有仁心仁义的人，才不会忧患于名利得失，才能专注于治病救人。二是"智者不惑"。只有大智大慧的人，才不会被假象或不正当利益所迷惑。三是"勇者不惧"。只有勇敢的人，才能无畏惧于面对任何挑战，才不会被那些似是而非的伪科学、假理论给中医的冲击所击倒。据我所知，庞国明教授不仅长期从事中医临床，而且担任过中医院院长，当选过全国人大代表，但不论在任何岗位上，也不论见到过多少异彩纷呈的治疗方法，更不论受到过多少次的诱惑或冲击，他都始终坚持纯中医药治疗 2 型糖尿病的研究，这才有了今天的《纯中药治疗 2 型糖尿病实践录》。这就是由于他坚定了中医药学的文化自信、理论自信、方法自信、技术自信，坚持做一个真正的中医人！

第二，要真正做好中医事，就必须坚持做好中医临床实践，就要做到"三能"：一是要能明辨正邪；二是要能扶正祛邪；三是要能致中达和。庞国明教授结合自身 40 余年临床实践，提出"肥胖是 2 型糖尿病主要的萌发土壤；痰湿中阻、湿热内蕴是 2 型糖尿病的始动因素；痰浊、湿热困阻中焦，土壅木郁是 2 型糖尿病的重要发病环节；痰热耗损气阴是造成 2 型糖尿病"三多一少"的内在因素；气虚是 2 型糖尿病迁延不愈的关键症结；气阴两虚是2型糖尿病病程中的枢机阶段；阴阳两亏是2型糖尿病发展的必然趋势；血瘀是造成2型糖尿病多种并发症的主要原因；浊毒内生是2型糖尿病病程中的变证"之九大病机特点，极大地丰富了2型糖尿病的中医病机理论。博大家之长构建了"辨病－辨证－辨体"三辨诊疗模式及"序贯三法"诊疗体系，等等。这就是从病名、病因、病机、立法、方药以一贯之，理法方药浑然天成，创新发展了2型糖尿病诊疗体系。由于他博采众长，坚持做到明辨正邪、扶正祛邪、致中达和之"三能"，日积月累，才有了现在的《纯中药治疗2型糖尿病实践录》。

第三，要真正做好中医临床科研，就要做到"三有"：一是临床有效、显效、长效一定要有数据支撑其正面效应；二是三个月、半年、一年后其治疗有无反弹或毒副作用，一定要有实际案例排除其负面效应；三是所确立的临床治疗方案不是"拍脑袋"或是抄袭剽窃所得，而是传承、融合、创新而来，一定要能追溯理论指导之源。庞国明教授在书中引证总结延用"消渴病""上消病""中消病""下消病""脾瘅病"病名诊断，与时俱进，更符合2型糖尿病临床实际，并在"辨病－辨证－辨体"三辨诊疗模式及"序贯三法"诊疗体系指导下详列专病专药、专证专方、专病专药与专病专方交替使用，专病专茶、专病专药与专证专方二联用药，专方、专药、专茶三联以及三联不达标加用西药的验案，等等。纵观其临床实践纪录，在"三有"上，确实用心、用力、用了真功夫。这充分体现在《纯中药治疗2型糖尿病实践录》之中。

《纯中药治疗2型糖尿病实践录》再版发行，庞国明教授付出了长期的辛劳，但也只是增加了中医药大海中的一滴水！习近平总书记提出"传承精华，守正创新""大力发展中医药事业"，这就要求我们每一个中医人为中医药学术进步和中医药事业发展做出更多更大努力，让我们携手并肩，奋力前行，在习近平新时代中国特色社会主义思想指引下，共同为建设健康中国奉献每一个人的智慧和力量。

2020 年 7 月 15 日

王序

三个月前，国明拿来一沓书稿，请我作序，实因案头堆集学术文案太多，需要费些心力和时间逐一阅处，写序的事一直无暇顾及，心里总是压着这件事。这是北京一个雨后的清晨，我临窗而坐，翻开国明的书稿，静静地阅读起来，书名为《纯中药治疗 2 型糖尿病实践录》，看到打头的一个字"纯"字，就心里"咯噔"一下：就是说糖尿病的治疗不夹任何西药因素，纯中药治疗？中医界已很久没有听到这种声音了。我将书稿粗略阅过，其中对病证论治、理法方药、临床验案记录，均有较详细的表述，我慢慢地从质疑到释疑，由释疑到不疑，心中豁然了。

该书分上下两篇，有理论，有临床，有传承，有创新，所列案例细致深入，路径清晰，方法多样，为同行们提供了纯中药防治 2 型糖尿病的整体治疗思路和临床实验证据，更为可贵的是作者介绍了对纯中药治疗两周不达标者，如何加用西药的具体方法与心得体会，反映实事求是精神，也体现了"实践录"的蕴义。

我以上的这些表述，应不止于书稿本身的内容，还基于以下三个原因：其一，开封市中医院自 1994 年建立糖尿病专科至今经过 25 年历程，现已形成国家"十一五""十二五"重点临床专科，成为河南省中医糖尿病医院、河南省糖尿病中西结合诊疗中心和国家中医内分泌糖尿病区域诊疗中心建设单位，曾获"全国十佳糖尿病医院"称号，拥有近 300 张床位，年门诊量近 20 万人次。国明作为学术带头人和院长在全国中医防治糖尿病领域颇具影响，占有一席之地，说明对该病的研究拥有坚实的临床基础。其二，国明作为主任医师，致力于糖尿病研究凡四十余年，目标专一，矢志不移，其间著述颇丰，近年又作为全国人大代表，为中医发展参政议政。其长期的学术积淀和政治素质表明治学的严肃性。其三，中医药治疗糖尿病已有千余年的历史，蕴藏丰厚，如用黄连治疗糖尿病，唐代《外台秘要》即有论述；用猪胰治疗糖尿病，较早见于 1908 年张锡纯所著《医学衷中参西录》滋膵饮。西方于 1921 年发现并提取胰岛素，成为糖尿病治疗史上重要的里程碑，而早期的胰岛素亦是从猪或牛的胰脏提取的粗产品。1920 年发现二甲双胍有降糖作用，直至 1957 年该药才进入市场，此前纯中药治疗糖尿病至少在中国是有历史渊源和贡献的，今天当有其传承发掘的现实价值。

本书对糖尿病的理论梳理与认识也是值得一提的，诊疗模式上突破单一的辨证或辨病，依据我建立的"辨体 – 辨病 – 辨证模式"，建立 2 型糖尿病的三辨模式与"序贯疗法"，多视角地把握疾病的全过程；对其病名，不以"消渴病"简单对号入座，而是从疾病的演变发展分层表述，较为客观；对糖尿病的病机，提出肥膹是萌发的土壤，痰湿、湿热是动因，血瘀是并发症的主要因素，浊毒是变证的原由等，颇有指导临床意义；而对糖尿病的并发症，各有专论，分施清晰，涵盖较全，体现了本书在理论与实践两个层面的研究水平。

我想纯中药治疗糖尿病，并不是包打天下，而是针对纯西药治疗糖尿病而言，也就是说，无论中医或西医治疗糖尿病，都不是唯一的方法，都有各自的优势和适用范围，应该本着相互学习、相互补充的态度，支持在不同区间的努力探索，以不断推动学术的进步。

国明主任医师是我的入室弟子，对于学术的追求总是在路上。欣悉开封市中医院在该市自贸区健康乐谷内启动建设 500 张床位规模的国家中医内分泌糖尿病区域诊疗中心，将由开封市政府与河南大学和医院共建重点内分泌实验室，医院也将成为"河南大学中医院"，搭建更大的学术平台。期待他在未来的岁月里对糖尿病的研究拥有更多新的创获，贡献于医药事业。

王 琦

2019 年 4 月 29 日

北京中医药大学 王琦用笺

序

三个月前，国庆拿来一沓书稿，请我作序。

实因素昧堆集学术文案太多，需要费一心力和时间去一阅读，写序的事，一直参搁迟及，心里总是惦着这件事。这是

北京一个两腿发炎清晨，家临窗而坐，翻开国庆的书稿，静静地阅读，越来越被书的名字

叫"纯中药治疗2型糖尿病实践录"打

一

头的一个"纯"字，就吸引住而在心里哟琢磨一下，就

是说糖尿病的治疗不靠西药而是纯中

药治疗，中医药已很久没有听到这种

声音了。家将书稿初略阅闲过，其中对病

证论治、理法方药、临床验案记录，均有较

详细的表述，家慢慢地逐项疑别释疑由

释疑利而疑、心中释怀了。

读书分上下两篇，有理论为临床为

北京中医药大学 王琦用笺

二

北京中医药大学 王琦用笺

传承与创新，而可资采纳的细致深入路径
清晰，方法多样，为同行们提供了纵中
药防治2型糖尿病的速径治疗思路和
临床实验证据，更为可贵的是作者们
于现化中药治病西用不运标名不仅加用
西药的具体方法与心得体会和盘托出
反应实事求是精神，也体现了实践认识
蓬义，高岭之远望表达）若对此稿本身之

的内容，还基于以下三个原因，其一开
封市中医院自1994年建立糖尿病
专科至今，25年历程，现已成为国家
十五、十二五重点临床专科，河南省
中医糖尿病医院，河南省糖尿病中
西医结合诊疗中心和国家中医内分
泌糖尿病日域诊疗中心建设单
位，荣覆全国十佳糖尿病医院称号。

拥有近300张床位，门诊量近20万人次，作为北方乃至華北紙人和院长，为全国中醫防治糖尿病领域颇具影响，乃至一席之地。说明对该病以研究拥好恳实的临床基础，其三，北京作为京師药力於糖尿病研究凡四十余年，目标志一矣，吾以揣其間若述如年丰

五

近年又作为全国人大代表为中醫发展多次议政，其长期的手術秘验和改造素质明表治了的安肃性，其三中連药治疗糖尿病乃乃不金年的历史蕴藏丰厚，乃用黄度治疗糖尿病乃乃不金年的历史蕴藏

1908年孩绅锡一雨茗遝遝長中等西某之滋脏终，西醫说述，用糖腺治疗糖尿病故年文糖，西方於1921年发现并提取胰島素成为糖尿病治疗史上之里程碑

六

而早期的胰岛素都是从猪或牛的胰脏提

取的粗产品，二甲双胍1920年发现有降糖作

用，直至到1957年才进入市场，此药纯中药治

疗糖尿病至少在中国是有历史渊源和

贡献的，今天看其传承挖掘的现实作用，

本书对糖尿病的理论概括与认识也，

是很深一提的诸病模式之突破革一，

的辨证或辨病依据亦是之论，辨译一

辨病主、辨证、模式建立之论，辨糖尿病

北京中医药大学 王辞用笺

七

的三辨模式与贯序疗法多视角地把

握把握疾病的全过程，对其病名不以消

渴病，简单的对号入座，而是从疾病的

渐发发展，进程分层表述，彰属家巅对糖

尿病的病机，提出肥膛是茂茂的土壤，糖

尿病是动因，且瘀是合并花以变病因

洪毒是变证，由有颇为临床指导意义，

而对糖尿病的并发证或防治

北京中医药大学 王辞用笺

八

温蕴教授全体现了本书主理论与实践
两个层面研究水平。

高热纯中药治疗糖尿病，并不是
包打天下，而是针对纯西药治疗糖
尿病而言，也就是说各论中医或西医
治疗糖尿病都不是惟一的方法，都应该
自相优势和走走花园，应该各有所长在互
学习推广祖先的杰度支持，互不同区间
和努力探孙寄，以不然推动学术进步。

北京中医药大学 王琦用笺

圆明王任墨师是我的入室第子对
推广本书的追和贡献是主要之一，欣慰开
封市中医院主该市自贸区健康乐居
内店勃建设50特床住规模的国家中医
内分泌糖尿病已城诉病中心，特由市
政府与河南大学和医院投资英建立
点内分泌实验室医院也将成为"河南大
学中医院"，搭建更大的学术平台。

北京中医药大学 王琦用笺

北京中医药大学 王琦用笺

期待他去未来的岁月里对糖尿病的研究带领团队拼搏交叉药的创获，贡献于医药事业。

王琦

2019.4.29

十一

张序

　　中医药学历史悠久，博大精深，有传承性、延续性的特征。前人的理论构建和实践经验，蕴藏着无限的宝藏，需要我们继承弘扬。然时代在前进，科学在发展，只有在继承的基础上，通过实践，不断充实、创新和完善，"以不息为体，以日新为道"，才能赋予中医药更强的生命力。我的学生庞国明主任医师通过四十余年的临床实践和对糖尿病群体症、因、脉、治的分析研究，在传统对"消渴病"的认识的基础上，据不同病理阶段和不同的临床表现，将2型糖尿病分别归属于中医的"消渴病""上消病""中消病""下消病""脾瘅症"，提出肥胖是其主要萌发土壤，痰湿中阻，湿热内蕴是其始动因素，土壅木郁是其重要发病环节，痰热耗损气阴是造成"三多一少"的主因，气虚是其迁延不愈的关键症结，气阴两虚是病程中的枢机阶段，阴阳两亏是发展的必然趋势，血瘀是造成并发症的主要原因，浊毒内生是病程中的变证等新观点。

　　庞国明在中医学领域辛勤耕耘，不断地超越自我，取得了令人瞩目的成就，同时他对《伤寒论》和《金匮要略》也做过深入研究，从中领悟出辨证论治的思想和方法。庞国明在长期临床实践的基础上，仿国医大师王琦之"三辨诊疗模式"并略有调序，初步探索出2型糖尿病"三辨诊疗模式"：先行辨病诊断，确定中医病名；次行辨证诊断，确立精准证型；临床无证可辨，再施精准辨体。

　　庞国明是第六批全国老中医药专家学术经验继承工作指导老师，有丰富的临床经验和渊博的理论知识。他的成功基于孜孜不倦的工作精神和勤于思考的治学之道。这本《纯中药治疗2型糖尿病实践录》，有理论、有方法、有实践，不但为同道们提供了纯中药治疗2型糖尿病的具体法则，并且列述了2型糖尿病相关并发症的经验与用药，而且用具体的病例向大家展现了2型糖尿病及并发症的证治。

本书的另一优点是文笔好，精练典雅，流畅爽朗。医学的对象是人，交流沟通、表达理解，离不开语言和文字。因此，一名好的医生也应该具有良好的语言文字修养和表达能力。庞国明精湛的文笔为本书增色不少。

张学文

2019 年 3 月 26 日

林序

2019 年 5 月 12 日，在第三届中国民族医药学会内分泌分会暨国医名师林兰教授学术经验传承论坛期间，我的学生庞国明送来新作《纯中药治疗 2 型糖尿病实践录》的书稿，请我作序，如此成就，不胜欣喜。

通阅书稿，章节明晰，内容详实，对纯中药治疗 2 型糖尿病的理论认识、辨证论治、理法方药、临证验案都进行了详尽的陈述，阅后使我颇有感悟和启发。国明在深谙我提出的"糖尿病三型辨证"的理论基础上，结合临证经验，对纯中药治疗 2 型糖尿病又提出了许多新的观点和见解。特别是提出纯中药治疗 2 型糖尿病的"三辨诊疗模式"和"序贯三法"，既有传承又有创新，既有理论依据又有实践探索，开创了构建全国纯中药治疗 2 型糖尿病辨治体系的先河，为国内纯中药治疗糖尿病奠定了基础。值得一提的是书中还对纯中药治疗两周未达标者，如何用中西医结合进行治疗详介心得体会和治疗方法。相信该书定能给广大中医、中西医结合工作者在用中药治疗糖尿病时提供参考，坚定大家使用纯中药治疗糖尿病的信心和决心。

我徒国明挚爱中医，深耕临床，跟师悟道，笔耕不辍，时有新作。1998 年国明在广安门医院进修学习，其间随我坐诊查房，习医求术。21 年前的国明医师勤奋好学、聪慧善悟，让我对这个来自河南的年轻中医人有了深刻的印象。国明进修期满返汴后，与我常有联系，常虚心求教，时登门拜访。因国明对中医的热爱与执着，2015 年我正式收其为徒，愿倾我学，助其提升，共同进步。特别是在用中医药治疗 2 型糖尿病方面我们常有交流，激荡思维，学术共进。

21 年来我见证了国明的成长，也见证了他所带领的团队所取得的成绩。开封市中医院内分泌科团队在庞国明的带领下，从 1994 年由半间房子建科起步，经过二十余年的艰苦努力，现已成为国家、省、市三级区域中医内分泌诊疗中心建设单位、国家"十一五"重点中医内分泌专科、国家"十二五"内分泌临床重点专科、2018 年中国医院竞争力评价中医医院最佳专科、中国中医药研究促进会纯中药治疗 2 型糖尿病示范单位、全国纯中药治疗 2 型糖尿病专科联盟常务主席单位、河南省中医糖尿病医院、河南省糖尿病中西医结合诊疗中心，被第九届全国人大常务委员会副委员长布赫称赞"全国十佳，技术领先"。目前内分泌科已发展至六个病区，有 12 个国家及遍布全国 34 个省的病友慕名诊治。据悉，该院已经在中国河南开封自贸区健康乐谷内启动建设 500 张床位规模的国家区域中医内分泌诊疗中心。同时作为开封市人民政府与河南大学共建的"河南大学中医院"，将由开封市人民政府、河南大学与大学中医院三方共建符合要求的国家中医内分泌实验室。这些必将为庞国明团队在纯中药治疗糖尿病领域的研究提供更加广阔的平台和坚实的基础。相信我徒国明带领的糖尿病攻坚团队，一定能再有提升，再有收获，为中医药糖尿病事业的传承创新发展再立新功。

林 兰

2019 年 5 月 16 日

第三版前言

2019 年 9 月 28 日，由中华中医药学会、中国中医药出版社举行的《纯中药治疗 2 型糖尿病实践录》（以下简称《实践录》）首发式在八朝古都开封隆重举行，孙光荣、张磊两位国医大师为《实践录》首发揭幕，原国家卫生计生委副主任兼国家中医药管理局局长、中华中医药学会会长王国强，中华中医药学会副会长兼秘书长王国辰、中国中医药出版社副社长李秀明等领导与来自全国各地及新加坡、马来西亚的 600 余位国内外中医药专家学者出席了首发式。《实践录》（第一、二版）的出版发行在国内外引起了轰动，销售热度自不待言，三万余册《实践录》很快销售一空，于 2020 年 11 月再版。随着临床研究的迅速推进，纯中药治疗 2 型糖尿病"三辨诊疗模式"构建的持续深化，新的观点、新的认识不断出现，应出版社及读者的要求和建议，笔者结合前两版《实践录》撰稿止笔以来的工作实践心得，于 2022 年 6 月启动了第三版修订工作。

《实践录》（第一、二版）出版发行以来，读者朋友们从中受到了不同程度的启发，对于强化中医临床思路，推动纯中医药治疗 2 型糖尿病的临床研究起到了一定积极作用，受到广大读者的喜爱和好评，成为引用率较高的著作之一。但也存在一些细节问题，去粗存精、凝练思想、吸纳新识、完善提升是其必然。为此，修订再版主要做了以下几个方面工作。

1. 纠错提质：拿到二版样书后，我从头到尾，逐字逐句，精读两遍，粗读无数，有审校、有思悟，其间发现了不少细节问题，如个别错别字，标点符号、计量单位应用不准确，观点提法推敲不够等，三版稿一并进行了纠正、改写与部分删节。

2. 增补篇章：自前两版《实践录》定稿以来，我和我的团队朋友们始终以持续深化、规范、提升"纯中药治疗 2 型糖尿病的临床研究"为己任，精勤临床、勤思悟道、凝智攻关，近一年多来，实践工作在原有基础上又积有一些新案例、新经验、新观点、新方法，三版稿将其一并收录其中。如三版增加了"临证心悟""中医思维在临床中的应用""纯中药缓解2型糖尿病诊疗方案的背景与策略""五专疗法简介""2型糖尿病及其相关并发症中医外治疗法"五节内容。

3. 感谢厚爱：《实践录》从第一版时的选题确立、大纲体例、书构框架、全稿统审，我的恩师王琦国医大师、张学文国医大师、林兰国医名师均给予了认真指教和严格要求，提出了许多真知灼见，书稿"齐、清、定"之后，三位恩师又分别题序寄望、赐予厚爱。孙光荣国医大师在为《实践录》首发揭幕后，阅批指迷，以《〈纯中药治疗2型糖尿病实践录〉是一次守正创新的实践》为题撰成书评。院士、大师、名师，我的各位恩师给予的支持、厚爱与中国中医药出版社及各界的鼎力支持，是《实践录》从第一、二版乃至三版出版发行的动力源泉。在此，谨向他们致以最诚挚的感谢！

庞国明

2022年6月9日晚于开封

《纯中药治疗 2 型糖尿病实践录》
编写说明

沉舟侧畔千帆过，病树前头万木春。在当今偌大的社会医疗背景下，"纯中医医疗""纯中药治疗"是一个极其敏感的话题，那为什么我还要编写出版这本名为《纯中药治疗 2 型糖尿病实践录》的专著呢？这还得从 2018 年 3 月的全国"两会"期间说起，确切地说是在第十三届全国人民代表大会第一次全体会议休息日，我与中国中医药出版社的编辑张伏震女士商谈《中国中西医专科专病临床大系》出版事宜的同时，张伏震编辑提出要我在《中国中医药报》连载纯中药治疗 2 型糖尿病验案 20 篇次的基础上，编著一本《纯中药治疗 2 型糖尿病实战录》，并说："我已检索了相关图书信息，目前还没有纯中药治疗糖尿病的专著，若能如愿,意义重大！"

接此任务后，我先是对近年从事纯中药治 2 型糖尿病的工作进行了回顾总结，对 2017 年、2018 年在《中国中医药报》连载的纯中药治疗验案及近年发表的相关论文进行梳理，然后在 2018 年 5 月完成《纯中药治疗 2 型糖尿病实践录》大纲后，请学术挚友——全国著名中医糖尿病专家倪青教授指导修改后，再于 6 月专程赴京向国医大师王琦请教。恩师在指点迷津的同时，还给予我极大的鼓励与支持，这就更加坚定了我努力完成这一任务的信心与决心！这个信心与决心同时来源于出版社的期望与信任；来源于探索纯中药治疗 2 型糖尿病有效方法及诊疗体系的夙愿；来源于坚定的中医信念；来源于推动业内不断强化中医思维，让更多的中医同仁用中医思维和方式诊治疾病的初心；来源于张学文、王琦、张大宁、林兰、刘学勤等名医大师，以及吴刚、邓晓强、高武、周波、杨斌等领导坚强有力的支持；来源于连续四次全国纯中药治疗 2 型糖尿病擂台赛筹划、承办和全程参与的经验；更来源于我和开封市中医院糖尿病专科团队 10 余年来的实践与探索。

《纯中药治疗 2 型糖尿病实践录》分上下两篇。上篇是对纯中药治疗 2 型糖尿病的相关理论的探讨，重点阐述了我和我的团队对 2 型糖尿病的中医病名、中医病因病机特点、提高临床疗效的思维与方法、"三辨诊疗模式"构建的理论依据及临床应用等方面的观点、思想与方法，力求做到继承有源，阐发有据，创新有点。下篇以验案为载体，展示了对上篇理论、观点、方法等的实践验证，案例典型，记录详细，有较强的示范引领作用。

此外，尚需说明三点。

第一，之所以强调"纯中药"治疗，是因为过去针对 2 型糖尿病的治疗基本不是"纯中药"，甚至连中医界的不少"名医大师"也认为"中药根本不降糖，只能改善症状"。因此，中医药在治疗 2 型糖尿病上甘当"配角"。若是如此，何谈"中医糖尿病科"？又何谈"中医糖尿病学"？既然是中医院、中医糖尿病科，就应该坚定中医信念，用中医思维对 2 型糖尿病进行诊疗、实践与探索，在实践中探索，在探索中总结经验，进而提炼学术观点，形成学术思想，以丰实中医治疗糖尿病的理论体系，持续提高临床疗效，福泽广大糖友。

第二，虽然强调纯中药治疗，但是在临床中必须从实践出发，注意掌握其适应证，对病程长、年龄大、胰岛功能差、治疗两周血糖控制不达标，或有严重慢性并发症者，当据情定案，或适当选加口服降糖药物，或合理选配胰岛素治疗。为此，本书特别选载了两周不达标者加用口服西药的验案，可资参考。

第三，本书纯中药治疗 2 型糖尿病的理论与应用，是开封市中医院内分泌糖尿病团队集体研究的初步成果，尚有待深入探索与完善。本书自 2019 年首版，2020年再版发行后，受到广大读者及糖尿病患者的关注与好评，为及时吸纳我们的研究成果，更新其内容，尤其在当前国内外推进缓解 2 型糖尿病共识制订与推广的背景下，修订补充新的内容助力《缓解 2 型糖尿病中医专家共识》制定，是我们三版的又一初衷。错谬之处，请同仁批评指正。

真诚感谢国医大师张学文教授、国医大师王琦教授、国医名师林兰教授三位恩师在百忙中指导和赐序。国医大师张学文提出将"实战录"改为"实践录"以防读者误解，所以"实践录"为最终书名。感谢王凯锋、贾林梦、王志强、谢卫平、朱璞、李红梅、金凯、娄静、刘静、付永祥、高言歌、卢昭、岳瑞文、孔丽丽、陈丹丹、徐艳芬、代珍珍、陈宏灿、弓意涵、张侗、崔芸婧等协助整理，尤其感谢孙扶对本书从一版至三版全程统编整理与张伏震女士对编著工作的指导。

庞国明

2022 年 6 月于杏林斋

目录

上 篇 基础篇

下 篇 临床篇

上 篇 基础篇

　　2 型糖尿病（简称 T2DM）是由遗传因素和环境因素长期相互作用所引起的胰岛素分泌不足和（或）作用缺陷，同时伴有胰高血糖素不适宜增高的双激素病，以血中葡萄糖水平升高为生化特征，以多饮、多食、多尿、消瘦之"三多一少"为临床特征的代谢紊乱症候群[1]。2017 年的《中国 2 型糖尿病防治指南》显示我国成人糖尿病和糖尿病前期最新的患病率分别为 10.9% 和 35.7%，其中新诊断糖尿病患病率 6.9%，既往已知糖尿病患病率 4.0%，40 岁以下糖尿病患病率高达 5.9%[2]。糖尿病的高发病率及年轻化对当今社会造成巨大的医疗负担，已成为严重的公共卫生问题。那么，如何才能更好地、有效地防治其发生、发展呢？笔者一向认为：理论是指导实践的航标，没有理论的实践是盲目的实践。笔者从事中医糖尿病研究三十余年，通过对中医经典原著的研读及对临床实践的总结，在中医诊治 2 型糖尿病方面有一些浅薄的认识，简述如下。

第一章　2型糖尿病的中医病名新解

任何名称都具有不言而喻的自身内涵与较强的导向作用，如一提"北京"，人们自然就会想到，它是中华人民共和国伟大的首都，是全中国的政治、文化中心，位于中国的华北地区等；一提到"同仁医院"，人们自然都会想到，它位于北京，是全国诊治眼病最权威的机构等；一提到"消渴"，凡是学过《中医内科学》的中医工作者都会自然或必然地想到它是以多饮、多食、多尿、消瘦或尿中有甜味为特征的一类疾病，还会想到它以"肺燥、胃热、肾亏"及"阴虚为本，燥热为标"为病机特点，治疗上以"滋肺、清胃、益肾"为治疗大法等。"消渴"这个病名及既往确立的病因、病位、病机特点、治疗大法、备选方药等的内涵与导向作用，就圈定了"固证固方药"的定式，或者说导致医生在临床上的刻舟求剑。而当代2型糖尿病的临床表现与"消渴"的极大不一致性，已显示了"古论"与今病临床不相能的态势。因此，笔者认为要想达到用中医药正确有效地治疗2型糖尿病的效果，就必须从重新审定2型糖尿病的中医病名入手，探索出包含病名、病因、病位、证型、治法、方药、调养等一套具有中医思维特征的诊疗模式，以发挥其中医病名的正确导向性作用，使2型糖尿病的中医证治沿着"中医思维"的道路步步前行，探索出以"自然疗法、绿色安全、稳效恒效、综合收益、提高生命质量"为特点的、切合临床实际的纯中药治疗2型糖尿病的证治新体系、新模式。

就2型糖尿病的中医病名而言，现今临床、教学、科研及国家统一拟定的中医病例首页信息，多将其归属于中医"消渴"或"消渴病"。笔者则认为如此人为情况下的生搬硬套，有所不妥，理由有三：一是多数2型糖尿病"糖友"不符合"消渴病"定义与诊断的要求，即无"三多一少"的临床表现；二是造成对不确定证型与不同体质类型的治则与选方用药的误导；三是造成了无中医思维的临床证治，影响中医临床疗效，损害中医形象。因而，笔者提出应对 2 型糖尿病中医病名重新进行审定。众所周知，"消渴病"的定义是以口渴、多饮、多食、多尿、消瘦或尿中有甜味等为主要临床表现的一类疾病，它与多个古代病名相互关联、相互呼应、相互转化。正如《素问·奇病论》所说："有病口甘者，病名为何？岐伯曰：此五气之溢也，名曰脾瘅。……此肥美之所发也，此人必数食甘美而多肥也，肥者令人内热，甘者令人中满，故其气上溢，转为消渴。"文中明确指出"消渴"是由"脾瘅"转化而成的。在《黄帝内经》（以下简称《内经》）中还记载了相关名称，如"风消""消渴""消中""消瘅""肺消""膈消"等。魏晋至隋唐时期逐渐将"消渴"一词作为此类疾病的统称，并陆续出现"渴利""消利""内消""消肾"等名称。宋代以后出现"三消"的概念，并以"三消"对此类疾病进行分类，包括"消渴""消中""消肾"分类法及"上消""中消""肾消"分类法等。明清以后，逐渐固定为"上消""中消""下消"的"三消"分类法，并沿用至今。

近、现代部分医家认为消瘦型 2 型糖尿病属"消瘅"范畴，肥胖型 2 型糖尿病应属"脾瘅"范畴，亦有医家认为"脾瘅"为消渴病前期。综观前述，结合当前临床实际，笔者认为 2 型糖尿病与消渴病两者不能完全画等号。"消渴"一词既指口渴欲饮水，水自内而消的症状，又指症状为口干、口渴欲饮水、小便频数、形体消瘦的病证名称。"消渴病"不是 2 型糖尿病的代名词，只有当临床上出现口渴、多饮、多食、多尿、消瘦、乏力或尿中有甜味等符合"消渴病"定义的表现时方可归属于"消渴病"。若体检发现血糖升高，虽已符合现代医学 2 型糖尿病的诊断标准，但又无任何临床症状时，此时当属"溢"而未"转"阶段，乃"消渴病"之渐，当属"消渴病"前期，归属于"脾瘅病"；若已被确诊为 2 型糖尿病，而仅有口渴多饮者，归属于"上消病"；若已被确诊为 2 型糖尿病，而仅有易饥多食者，归属于"中消病"；若已被确诊为 2 型糖尿病，而仅有口渴多饮，小便频数者，归属于"下消病"。上述五种病名，可据 2 型糖尿病的不同阶段及其不同表现，予以使用。通过据名思涵、明因、析证、定则、遣方、择药……发挥中医病名的导向作用，强化中医思维，提高临床疗效。我们纯中药治疗 2 型糖尿病临床研究团队，对 2018 年 10 月至 2019 年 3 月八组纯中药治疗的 240 例病案进行初步分析，结果显示：其中符合"消渴病"诊断的 88 例，占 36.7%；符合"上消病"诊断的 84 例，占 35.0%；符合"中消病"诊断的 17 例，占 7.1%；符合"下消病"诊断的 12 例，占 5.0%；符合"脾瘅病"诊断的 39 例，占 16.3%。

第二章　2型糖尿病中医病因今释

通过对文献的整理，结合临床实践及对中医病名的进一步认识，笔者认为2型糖尿病的病因主要有以下几个方面。

一、五脏柔弱

《灵枢·五变》云："五脏皆柔弱者，善病消瘅。"说明五脏虚弱是引起2型糖尿病的基本前提。古人认为此病多由先天禀赋不足，加之后天失养所致，与现代医学认为糖尿病与遗传因素相关的理论具有相通之处。

二、五志过极

《素问·举痛论》云："百病生于气也。"2型糖尿病的病因也与情志有关。

1. 过怒伤肝

《灵枢·五变》云："怒则气上逆，胸中蓄积，血气逆留，髋皮充肌，血脉不行，转而为热，热则消肌肤，故为消瘅。"《临证指南医案·三消》云："心境愁郁，内火自燃，乃消证大病。"素性刚暴、忧愁多虑或长期过度的精神刺激，容易气郁化火，上灼肺津，中伤胃液，下耗肾阴而发为消渴病。情志久郁，肝失疏泄，不能助脾运布谷精，谷精壅滞血中，其气上溢，转为消渴。该因致消者，多数显性起病，"三多一少"症状较为多见，隐匿起病者，多为体检知病，病后愁郁，由病及肝，思虑伤脾，土壅木郁，加速疾病进程。

2. 过思伤脾

脾在志为思，《圣济总录》在论述消渴病腹胀的病机时指出："脾土制水，通调水道，下输于膀胱，消渴饮水过度，内溃脾土，土不制水，故胃胀则为腹满之疾也。"思则气结，脾气郁滞，运化失职，谷精壅滞血中，则血糖超常而为病。这类病友多数起病隐匿，无"三多一少"症状，偶有口甘，常在体检时被发现，临床上首次中医诊断多属于"脾瘅病"。

3. 过喜伤心

宋代医家还认为消渴病的发生与心脾积热相关，如《圣济总录》曰："脾主口，心主舌，消渴口舌干燥者，邪热积于心脾，津液枯耗，不能上凑故也，其证饮食无味，善渴而口苦。"过喜则心神泛散，耗伤心之阴血，阴亏生热，热邪灼津，互为因果，终致津液亏损，津不能上承于口、脏腑失于濡养而发消渴病。

4. 悲忧伤肺

《内经》云："肺脆则苦病消瘅易伤。"清·张志聪《黄帝内经灵枢集注》云："肝脉贯肺，故手太阴之气逆，则肝肺相搏。肺主气而肝主血。气逆于中，则血亦留聚而上溢矣。肺乃水之生原。搏则津液不生而暴瘅矣。"悲则气消，过度悲忧伤肺，不能输布津液于脏腑肌腠，以致三焦结滞，腠理郁闭，肌肉失养，水津不濡，直趋而下，出现口渴、多饮、多尿等症，多数属中医的"上消病"。

5. 惊恐伤肾

《医门法律·消渴论》云："肾者胃之关也。关门不开，则水无输泄而为肿满；关门不闭，则水无底止而为消渴。"肾为诸阴诸阳之本，惊恐伤肾，恐则气下，惊则气乱，肾失固摄，水津下泻，则饮一溲一而发"下消病"。

综上所述，正如晋·皇甫谧《针灸甲乙经》所云："心脆则善病消瘅热中……肺脆则苦病消瘅易伤……肾脆则善病消瘅易伤……脾脆则善病消瘅易伤……肝脆则善病消瘅易伤。"可见，五脏脆弱是引起该病的主要原因之一。

经过多年的临床观察，笔者认为五脏为病均可致消，但总以脾肾为本。消渴病主要是以水津、谷精代谢失常所致，或壅滞不布不化，或失摄失固，下泻由尿而出。肾为先天之本，对水津的运行、代谢起着主导作用；脾为后天之本，为气血津液生化之源，对谷精津液的生化与输布起主导作用。土居中央，灌注四旁，为后天之本，脾肾两脏，主宰先后两天。若脾肾失和、失充、失盛，可穷极五脏。脾虚失运，则土壅木郁，脾病及肝，造成脾肝同病；脾虚土弱，金生无源，则母病及子，脾病及肺，导致脾肺同病；脾病日久，子盗母气，则脾病及心，引发心脾同病；肾为先天之本，为诸气、诸阴、诸阳之本，肾亏水乏，则木失涵养，肾病及肝，肾肝同病；肾阴不足，水不济火，心肾不交，则肾病及心，肾心同病；肾亏火衰，命火不足，火不生土，则肾病及脾，肾脾同病，终致五脏失调。反之，心肝肺失调，亦可致脾肾功能紊乱，从而引起水津、谷精代谢异常，或发为消渴病，或发为上消病，或发为中消病，或发为下消病及脾瘅病。

三、饮食失节

1. 过食肥甘

临床实践表明，暴饮暴食、嗜酒贪杯是 2 型糖尿病发生与发展的重要因素。《备急千金要方》谓："凡积久饮酒，未有不成消渴……脯炙盐咸，酒客耽嗜，不离其口，三觞之后，制不由己，饮啖无度，咀嚼酢酱，不择酸咸，积年长夜，酣兴不解，遂使三焦猛热，五脏干燥。木石尤且焦枯，在人何能不渴。"指出消渴病是因为饮酒嗜咸，过食肥甘厚味，滞脾戕胃，脾胃失其运化之职，食积不得消化，积久化热，热伤津液而形。脾不能向上布散津液，津液不得上承于口，脾不能为胃行其津液，导致喉道、口舌津液耗伤，失其濡养，咽口舌干涸而发口渴多饮，逐渐形成"上消病"，或发为多饮、多食、多尿、消瘦的"消渴病"。此外，过食肥甘厚味，可致形体肥胖，并影响脾之健运，酿生痰湿，积久化热，气机升降失调，其气上溢，口干口甜，则发为"脾瘅病"，精微不布或痰热耗津损阴，尽现"三多一少"，则发为"消渴病"。

2. 饥饱无度

饮食不节，饥饱无度，在伤脾败胃的同时，也会加重胰腺的负担，造成"脾胰同病"。脾胰功能紊乱、身体调糖功能失调，久之则出现血糖升高或血糖波动不稳，可先为"脾瘅病"，进而发展为表现不同的"消渴病""上消病""中消病""下消病"。

四、过食药石

当今有不少人特别是部分中、老年人过度迷信保健药品，希望通过保健品来延年益寿，或过服补药、春药等，刘完素《三消论》曾谓："亦有年少服金石丸散，积久食热，结于胸中，下焦虚热，血气不能制石，热燥甚于胃，故渴而引饮。"《女科百问·问妇人渴病与三消之病同异》："服五石汤丸，猛烈燥药，积之在脏，遂至精血枯涸……渴乃生焉。妇人之渴，多因损血，血虚则热，热则能消饮，所以多渴。"由此可以看出消渴病的发生与误服、过服温补之品，猛烈燥药，复加纵淫无度，损其肾精，造成肾燥液涸有关。

五、劳逸失度

劳倦过度，耗损正气；思虑过度，伤脾败胃；房劳过度则伤耗肾精；过度劳累、过度思虑、过度房劳，则伤人之三宝"精气神"，败损脾肾两脏。脾虚不能运化，水谷精微失于正常布散，肾亏则不能气化蒸腾，谷精壅滞、精津下泻而发为不同表现的"渴病"，或为"消渴病"，或为"上消病"等。《扁鹊心书·消渴》亦指出："色欲过度，重伤于肾，致津不得上荣而成消渴。"房事不节，劳欲过度，精亏气虚，肾元不固，出现饮一溲一、夜尿频数、腰酸等症，则为"下消病"。

安逸过度亦可引发糖尿病。久卧伤气，久坐伤肉，过静则暗淡伤阳，长此以往，体内阳气失去"精则养神，柔则养筋"的功用，进而影响全身上下气、血、精、津液的输布。气血精津不能正常输布，谷精壅滞不能为人体所用，可先致肥胖，渐致体检血糖超常，进而从无"三多一少"症状的"脾瘅病"，逐渐"转"为以"三多一少"为特征的"消渴病"。

第三章　2型糖尿病中医病机新九论

将前两章对2型糖尿病中医病名与病因的论述，结合2型糖尿病的不同病理阶段、症状的有无及"消渴病"的实质内涵分析比较看，2型糖尿病的确不能与"消渴病"完全画等号。从病机特点来说，传统的认识与当今的临床实际已不能完全相应答，故传统"肺燥、胃热、肾虚""三消论"的病机特点也应当随着临床实践的深入探究与学术的发展而不断被赋予新的内涵。笔者1989年在北京西苑医院进修期间，曾查阅、分析并总结有关中医治疗糖尿病文献一百多篇的实质大要，撰成《中医、中西医结合治疗糖尿病研究进展述评与展望》，在全国首届中西医结合糖尿病大会上交流，其中将"阴亏是糖尿病发生的根本，气虚是其迁延不愈的症结，气阴两虚是其枢机阶段，阴阳两亏是发展的必然趋势，血瘀是造成合并症的主要原因，湿热阻滞是病程中的变证"[3,4]概括为糖尿病的病机特点。多年来，笔者一直在心底暗暗为此庆功，然而通过对近20年临床治疗的大量病例进行分析与探索，时至今日，已深感"上论"偏而不全。

随着对纯中药治疗2型糖尿病临床研究的不断深入，笔者对2型糖尿病的病机认识也在不断深化和提升，概括为以下九个方面。

一、肥膁是2型糖尿病主要的萌发土壤

肥膁是指肥胖与膁肿并见的一种表现，其一旦形成，无论其程度轻重，可以说一定程度上具备了2型糖尿病萌发的环境和条件，这种环境与条件也即2型糖尿病"生根""发芽""成长"的"土壤"。我们对2018年12月29日在门诊采用纯中药治疗2型糖尿病的患者进行随机抽样100例，发现超重与肥胖者（其中男性55人，超重与肥胖者38人，占69.09%；女性45人，超重与肥胖者27人，占60%）占到

门诊 2 型糖尿病患者的 65%，在初诊者群体中这个比例还会升高，约达到 85%。2017 版《中国 2 型糖尿病防治指南》指出："肥胖和超重人群糖尿病患病率显著增加，肥胖人群糖尿病患病率升高了 2 倍。"[2] 可见我们的临床发现与现代研究具有一致性。

二、痰湿中阻、湿热内蕴是 2 型糖尿病的始动因素

肥胖一旦形成，就具备了 2 型糖尿病发病的土壤与温床。胖人多湿，肥胖聚痰。肥胖、脂胖"土壤"的存在，易致倦怠，少动，阻碍气机，气不行津（液），气不化谷（精），精津不能正常输布，则停滞化生痰浊，或阻滞中焦，或化热内蕴。痰浊、湿热一旦形成，必先困阻脾土，侵扰中焦，致脾不能正常布运谷精，胃不能正常纳化水谷，成为 2 型糖尿病的始动因素与萌发的主要机制。

三、土壅木郁是 2 型糖尿病的重要发病环节

痰浊中阻或湿热内蕴，则脾胃首当其冲，中土被困，土壅则木郁，由脾及肝，脾肝失和，肝脾同病，其关键在于脾失升运，肝失疏布，肝脾疏运功能处在被痰浊或湿热的"围困"之中。此阶段，脾不健运水谷以化升水谷之清，肝不助脾疏布谷精以助脾升清，谷精壅滞血中，成为"其气上溢"之先决条件，进而成为血糖升高与引起 2 型糖尿病的重要环节。我们在临床中也发现，肥胖无症状的 2 型糖尿病患者群体中，大约有三分之一的人在被确诊前有性情刚暴易怒史。而通过在化湿清热、和中降浊的方药中加入柴胡、薄荷，患者在血糖下降的同时，情绪也会逐渐改善。因此，临床中针对脾虚湿阻或湿困脾土者，在应用燥湿健脾之和中降浊调糖饮为主方的同时，常加柴胡、香附，注重疏肝，或选用疏肝健脾调糖饮化裁，以"达木疏土"，调而和之，调而控之。

四、痰热耗损气阴是造成 2 型糖尿病"三多一少"的内在因素

痰饮、湿浊乃体内阴津停聚而成。在它们形成过程中以水津为"原料"，损伤着体内的阴液；痰郁化热，"壮火食气"，痰热耗损气阴，则多饮、多食、多尿、消瘦以及乏力之"三多一少"诸症蜂起。津伤阴亏，饮水自救则表现为口渴多饮；气虚则谷食难化用少，进食自补而表现为易饥多食；气虚不固，膀胱不约则多尿；痰热耗津困脾，谷精失布，肌肉失充则消瘦。气阴两伤通常还会伴有乏力、自汗、盗汗、男子阳痿、女子月经错后、月经量少等症状，多见于中后期重度高血糖者。

五、气虚是 2 型糖尿病迁延不愈的关键症结

众所周知，到目前为止，2 型糖尿病仍然是一种终生性疾病，尚不能根治，只能寄希望于未来。2 型糖尿病难以根治的原因何在？笔者认为，气虚是其迁延不愈的关键症结。2 型糖尿病病程长，邪实伤正，耗伤正气，气虚阳弱，人体调糖功能减退，是其病程迁延的重要病理机制。气虚则调控血糖的功能减退，消化、吸收利用及耐受血糖能力下降，随着病程延长，气虚渐重则病情日甚，致迁延不愈。气虚在脏，重在肺脾肾三者，肺主气，脾生气，肾纳气。肺气虚则失助于脾气散精之能，造成谷精津液输布代谢能力减弱，精津失于正常输布；脾气虚则不能正常运化与布散水谷之精；肾气虚，一则子盗母气造成肺肾两虚，二则土失肾阳命火之温煦，即火不生土，造成脾肾气虚。肺脾肾三脏共主水谷精微与津液的代谢输布，三脏气盛则水津、谷精代谢有常，血糖正常；三脏气虚，代谢减弱，谷精津液不能正常布散，则血糖居高不下，久久难以复常。

六、气阴两虚是 2 型糖尿病病程中的枢机阶段

临床实践表明，2 型糖尿病病程迁延，久病必虚，阴损及气，气损及阴，阴气互损，必致气阴两虚。该证临床较为多见，2014 年 11 月至 2016 年 9 月开封市中医院内分泌科符合诊断标准入选的 120 例患者中，属于该证型的占到 37%[5]，倪青教授等报道该型占到临床的 66%。此阶段，如同门枢，可关可开，可进可退。若能及时正确施治，补气养阴，滋阴益气，使气阴互生，气阴回复，则疾病向愈。否则，气虚渐之，阴损及阳则必致阴阳两虚，病进益甚。此时若能逆转气阴两虚之病机，气阴和合，则血糖可平稳达标。否则，阴损及阳，则进一步发展为阴阳两虚之证，病情进一步加重，血糖更加难以控制。因此，必须抓住这"枢机"之"枢"，积极调控，截断病势，促使疾病向愈。

七、阴阳两亏是 2 型糖尿病发展的必然趋势

气虚为阳虚之渐，阳虚为气虚之甚。2 型糖尿病若治疗不及时，阴损及阳，最终会发展为阴阳两虚的"消渴病"。《素问·气厥论》指出："心移寒于肺，肺消，肺消者饮一溲二，死不治。"阳虚不能蒸精化液，精枯液涸，故口渴，喜热饮，出现饮一溲二之患。糖尿病发展日久以后，就会出现阴阳两虚的症状，比如说这类患

者既有口干、多饮、盗汗、耳鸣、便秘等阴虚的表现，又有畏寒怕冷，腰膝冷痛，四末逆冷，神态疲倦，自汗，容易感冒，夜尿频频，少者 3 ~ 5 次，甚则夜尿达数十次，大便溏稀或颜面肢体浮肿，性功能减退，男子阳痿，女子宫冷不孕，舌体胖大，脉细无力等阳虚的症状。

八、血瘀是造成 2 型糖尿病多种合并症的主要原因

2 型糖尿病一旦发生，其无论是阴虚、气虚、气阴两虚、阴阳两虚，还是肝郁脾虚、痰浊中阻、湿热内蕴等，均可形成"因虚致瘀""因实致瘀"的病理机制，从而加重病情，诱发或形成各种并发症。唐容川在《血证论》中说："瘀血在里，则口渴，所以然者，血与气本不相离，内有瘀血，故气不得通，不能载水津上升，是以发渴，名曰血渴，瘀血去则不渴矣。"若气虚则运血乏力，阴虚则无水行舟，血行艰涩，而成因虚致瘀、久虚入络之瘀血证候。研究证实，血糖长期控制不理想易导致血液循环障碍，从而加重糖尿病病情，且易发生多种慢性并发症。所以说，瘀血贯穿于糖尿病的全过程，只不过表现形式和轻重程度有所不同而已。瘀阻脑窍则发为中风偏枯，瘀阻肌肤脉络则麻木不仁发为"消渴病痹症"，瘀阻胸阳则发为"消渴病胸痹"等。因此，临床治疗 2 型糖尿病，必须在辨证论治的基础上，灵活运用活血化瘀之法。笔者认为，活血化瘀法要贯穿于糖尿病治疗的始终。即使瘀血症状不明显，也应防患于未然，本着"疏其血气，令其条达"之理，活用补气活血、化瘀通络之法，以促进临床疗效的提高。

九、浊毒内生是 2 型糖尿病病程中的变证

阴虚则内热自生，练液成痰；气虚推动无力，久则津血运行受阻，停滞体内变生湿瘀之邪；热盛伤津，邪热亢盛致阴津亏耗而血行瘀滞，瘀血既久也能变为痰水，形成痰瘀互结；肝郁脾虚，肝失疏泄，经气郁滞，肝气横逆犯脾，脾气虚弱，不能运化水谷，谷精壅滞血中则变生"糖浊"之邪留滞体内；脾肾气虚则先后天之本受损，运化功能失调，可致湿浊内生。综上所述，在 2 型糖尿病发生发展过程中，无论是因虚，还是因实，最终皆可导致痰、湿、瘀、浊之邪，它们相互交融，日久化腐生变，变则化生"浊毒"。浊毒内生，化腐肌肉则发为痈疽；浊毒犯胃，胃气上逆则呕恶吐逆，饮食不得入；浊毒下扰肾元，气化不利则小便黄而短少，甚则尿闭不出，形成关格等。

参考文献

[1] 庞国明.糖尿病诊疗全书 [M].北京：中国中医药出版社，2016：4-5.

[2] 中国 2 型糖尿病防治指南 [J].中国实用内科杂志，2018，38（4）：292-344.

[3] 庞国明.中医、中西医结合治疗糖尿病研究述评与展望 [A].全国首届中西医结合糖尿病学术研讨会论文集 [C].中国中西医学会，1990：86-92.

[4] 庞国明.糖尿病研究述评与展望：当代专科专病研究精要 [M].北京：中国中医药出版社，1997：19-24.

[5] 庞国明，闫镛，朱璞，等.纯中药治疗 2 型糖尿病的临床研究 [J].世界中西医结合杂志，2017，12（1）：74-77.

第四章　提高 2 型糖尿病临床疗效的思路与方法

中医治病，疗效好才是硬道理。如何才能提高临床疗效呢？通过 40 年的临床实践和 35 年的医疗管理，我深深地体会到：一个能真正治好疾病，为病友真正解决病痛的医生，或者说是病友心目中的好医生，他不仅需要有聪敏的天资，渊博的医学知识，更需有大医精诚的情怀和济世惠民的使命感。因此，笔者认为，提高 2 型糖尿病临床疗效的思路与方法应从以下两方面谈起。

一、持续强化三种动力，践行大医精诚理念

笔者总结 40 年来从医的成长经历，之所以能从 40 年前的一个乡医成长为 40 年后的全国老中医药学术经验继承指导老师和二级主任医师，是因为"使命至上、糖友至上、学术至上"已成为根植我脑海的肺腑之言，是我成长路上的动力源泉和精神食粮。

使命至上，把探索纯中药治疗 2 型糖尿病的研究当成自己毕生的追求，做中医糖尿病防治事业的成功者以"立功"；糖友至上，把恢复糖友的健康当成自己毕生的追求，做实现糖友"健康、长寿、高品质生活"三大目标的成功实践者以"立德"；学术至上，把推动纯中药治疗 2 型糖尿病临床研究的不断深入当成毕生的追求，争做全国乃至全球纯中药防治糖尿病的话语权主导者以"立言"，誓做苍生大医。这些是做糖友的良医和调控好糖尿病的根本和前提。要实现这些目标，就必须具备精通中医药理论、善于临床、师古不泥、辨证智取、牢抓本质、识证明病、病证结合、匠心用药、悟道创新、独辟蹊径等大医诊疗特质，并经过长期的艰苦努力，悉心探索，潜心研究才可能实现。因此，在探究提升糖尿病临床疗效的道路上必须有"三种动力"的支撑，才能达到成功的彼岸，才可能得心应手，做糖尿病友的良师益友。

（一）使命至上，做中医糖尿病防治事业的成功者以"立功"

作为中医糖尿病专科的一名医生，应该始终把发展糖尿病事业，尤其是要把中医、中西医结合糖尿病事业，当成自己无尚的追求、终生的奋斗目标，一定要持续不断地在医疗、教学、科研方面有精深的建树，有所创造、有所发明、有所进步，努力取得让同行专家赞评、让同道学用、让业内推广的标志性成果。始终不懈地坚持"以糖友为中心""以解决糖友痛苦为己任"的宗旨和从医信念，能准确地运用中医理论、辨治技法、临证心得及科研支撑解决糖友身心之痛，能科学地为糖友提供最优化的临床治疗路径，能精准地为糖友提供绝对或相对安全而有效的治疗手段与方法，能系统地提供有效调控血糖或治疗糖尿病急慢性并发症且无毒副作用或毒副作用小的中医药特色疗法。能够使国内、国外更多的糖友，走上康复之路，为糖友实现"健康、长寿、高品质生活"的三大目标，做出我们每位糖尿病治疗工作者自己的努力和贡献，做中医糖尿病防治事业的成功者以"立功"。

（二）糖友至上，做糖友康寿的呵护者以"立德"

作为中医糖尿病专科的一名医生，首先要对糖友怀有一颗感恩之心。因为是糖友为我们提供了临床实践、临床科研、学习提升等成长与进步的机会。为此，我们必须真正树立"糖友至上、真诚关爱、亲情服务、创造感动"的诊疗服务理念，把糖友的痛楚、冷暖放在心坎上，放在诊疗工作的第一位。在"治未病"理念的指引下，把做好糖尿病的三级预防当成自己终生的使命，对于糖尿病前期的人群要采取措施，及早发现，及早干预，尽可能使之逆转、康复或延缓糖尿病的进程。尽可能使更多的糖尿病前期人群，不得糖尿病，晚得糖尿病，少得糖尿病，做"未病先防"的"上工"；对已经患上糖尿病的糖友，要通过对糖友进行健康宣教，教会糖友保健方法，让糖友尽早治疗，规范治疗，使血糖、糖化血红蛋白、血糖波动指数等相关指标得到良好的控制，使胰岛功能尽可能地、最大限度地改善与恢复，使糖友不出现并发症、少出现或晚出现并发症，努力提高综合治疗效果，改善糖友的生活品质，力求"既病防变"的最佳效果，实现糖友"健康、长寿、高品质生活"的三大目标，造福于广大糖友以"立德"。

（三）学术至上，做业内话语权的主导者以"立言"

作为中医糖尿病专科的一名医生，要在探究糖尿病学术，继承先贤学术思想、临证经验的基础上，把发前人之未发、阐前人之未阐、创前人之未创当成自己终生的追求，发皇古义、融汇新知、继承创新、创立新论。要在医疗、教学、科研的有机结合上做好规划，要勤于临床、善于临床、总结经验、有得辄著、发表文章，尤其是在探索纯中药治疗糖尿病和并发症方面，要在诊疗方案、临床路径、辨证施治、学术观点、中药配伍、量效关系、慢性并发症辨治等方面不断总结临床经验，倾智凝练出自己的学术观点和学术思想，力求得到业内及学术界的广泛认可，形成新论。通过发表文章，或出版专著，广泛推广成果，从而指导临床，启迪后学，流芳于世以"立言"。

二、持续强化中医思维，活用十种法则

《史记·扁鹊仓公列传》："医之所病，病道少。"学习改变中医糖尿病专科医生的命运，智慧创造提升糖尿病临床疗效的未来！

医圣张仲景在《伤寒杂病论》的序中指出："勤求古训，博采众方。"中医典籍、经书时书，可谓汗牛充栋，宝库极丰。我们当择需读之、择优读之。要围绕提升中医糖尿病专科理论水平、提升中医糖尿病专科临床疗效，实现糖友"健康、长寿、高品质生活"的三大目标而勤奋钻研，广征博采，汇通中西，学贯古今。我们更要有严谨的治学态度和良好的治学方法，要多读书、读原著、读经典等，从先贤著作的字里行间中，寻找病因、病机、治则、方剂、用药等能"有所突破"的理论依据，正如屠呦呦在研发青蒿素的过程中求解于《肘后备急方》。

厚积薄发，意思是经过长时间有准备的积累必将大有作为。苏轼《稼说送张琥》："博观而约取，厚积而薄发，吾告子至于此矣。"但愿我们从事中医糖尿病诊疗的诸君，人人皆当如此。

临床疗效是中医糖尿病科生存和发展的基石，是打造品牌专科的生命力之所在，高疗效才是硬道理。因此，中医糖尿病医、教、研工作者所做的一切都必须围绕提高疗效开展工作，否则就没有必要浪费大量的时间和金钱去进行糖尿病学的研究，也没有必要对糖尿病前沿的研究进展进行探索。那么，如何提高纯中药治疗 2 型糖尿病的临床疗效，应该成为中医糖尿病防治工作者共同关注和思考的首要问题。

（一）创新中医思维，活用"三辨诊疗模式"

唐容川曾指出："业医不知脏腑，则病原莫辨，用药无方。"充分强调了临床首重诊断的意义。作为中医糖尿病专科医生，只有明辨了中医的证，认准了中、西医的病，辨准了中医的体，识病明证，病证结合，病体结合，融会贯通，治疗方案

方能有理有据，丝丝入扣，取得高效，进退自如。否则就会成无源之水，无本之木，治疗用药无从下手，甚至延误病机，必当慎之又慎！

正确的辨病诊断和精准的辨证、辨体，是拟定正确治疗方案的前提，是合理用药、施针、施护等的科学依据，是提升临床疗效的根本保证。因此，我们必须熟练掌握中医学的基本理论、中医诊法及现代医学糖尿病理论、诊疗方法等，用心进行临床诊疗活动。同时还要注意学习和应用自然辩证法、医学辩证法、逻辑学、思维学等有关科学知识。真正做到识病明证，识病明体，双重诊断与三辨（辨病、辨证、辨体）结合，为精准治疗提供基础性保障。

当糖尿病出现明显的"三多一少"症状时，属于中医"消渴病"的范畴，古人将其分为上、中、下"三消"，其基本病机是肺燥、胃热、肾亏，阴亏为本，燥热为标。随着中医对糖尿病认识的逐步深入，传统"消渴"所论之病因、病机、证型、治则、方药等，已不能完全解读当今糖尿病的全过程，"消渴病"和糖尿病之间既有联系又有区别，切不可完全等同。古之"消渴"作为中医的一个"证"，高度概括了现代糖尿病、甲亢、尿崩症等多种疾病的某一个阶段的证候、病因、病位及发展变化等。现代亦称之为"消渴证"，是为广义的"消渴病"；狭义的"消渴"专指尿有甜味的消渴，即"消渴病"，见于现代医学糖尿病"三多一少"的症状期。而在糖尿病群体中，虽然部分患者体检、化验血糖等相关检测的指标已达到现代医学诊断糖尿病的标准，但却没有多饮、多食、多尿、消瘦的"三多一少"症状，就不能诊断为中医的"消渴病"，所以，"消渴病"不能和糖尿病完全画等号。

2型糖尿病的中医诊疗应遵循辨病、辨证、辨体的"三辨诊疗模式"，结合现代医学的检测指标和临床表现，审证求因，洞察原委。笔者认为先天不足、五脏柔弱、过食肥甘、情志失调、劳逸失度是糖尿病产生的主要病因；肥臃是2型糖尿病的主要萌发土壤；痰浊中阻、湿热内蕴是2型糖尿病的始动因素；土壅木郁是2型糖尿病的重要发病环节；痰热耗损气阴是造成2型糖尿病"三多一少"的内在因素；气虚是2型糖尿病迁延不愈的关键症结；气阴两虚是2型糖尿病病程中的枢机阶段；阴阳两亏是2型糖尿病发展的必然趋势；血瘀是造成2型糖尿病合并症的主要原因；浊毒内生是2型糖尿病病程中的变证。故笔者将糖尿病分为热盛伤津证、气阴两虚证、肝郁脾虚证、痰浊中阻证、湿热内蕴证、脾肾气虚证、阴阳两虚证七个证型。

在国医大师王琦教授中医体质学思想指引下结合临床实践，根据"体病相关""体质可调"的理论，初步构建了"辨病－辨证－辨体"三辨诊疗模式，将辨病、辨证、辨体密切结合，贴合临床应用，更是对辨病、辨证之既往"两辨"诊疗模式不足的补充和完善，有助于精准施治和疗效的提高。

（二）遣方择药，精究配伍

望闻问切务达神圣工巧，遣方用药必明君臣佐使，方可为精诚大医。临证中不仅要明确现代的病，即2型糖尿病，更要明确中医的病，即消渴病、上消病、中消病、下消病和脾瘅五种中医病名。审病求因、据因定证、依证立法、依法选方。以方剂配伍的君臣佐使为指针来选配药物，确定剂量。在处方择药时一定要根据辨证和辨体选药，精究主药、辅药之间的配伍，一定要充分把握和体现君臣佐使的配伍原则，努力杜绝有药无方或有方无药，尤其是要杜绝以现代单味"药研"有降糖作用为依据，进行药物堆积的累方行为。要以中医方剂配伍理论为指导，处方用药方面使君臣佐使的配伍规律有道可寻，依序排列，对疾病的认识主次分明，用药精当，了然于胸。

知常达变，善用"反治"。常与变，反映了矛盾的普遍性与特殊性、共性与个性的关系。临床上，各种疾病的发病过程，其表现和机理都极其错综复杂，时常又掺杂诸多特殊因变，正如李中梓所言："病无常形，医无常方，药无常品。"因而当疾病的症状与本质不一时，就要精究医理，把握本质，准确辨证，求本而治，即逆疾病表象而治。诸如《伤寒论》第317条曰："少阴病，下利清谷，里寒外热，手足厥逆，脉微欲绝，身反不恶寒，其人面色赤，或腹痛……通脉四逆汤主之。"此条即是用回阳救逆的姜附剂治疗身热而赤的阴盛格阳证。就高血糖的治疗而言，血糖升高起因有多端，终归如一，即谷精不布，壅滞血中是其公理，在脏责之于脾，脾不升清，谷精难布则"糖浊"内生。因此我们在辨证的基础上，加用"升清法"调控已升高的血糖，临床常在辨证基础上，将升麻用至30g，姜半夏用至20g，方大见功效。寓降"糖浊"于"升谷清"之中，"升谷清"于"降糖浊"之内，多升麻与半夏同用，或升麻与牛膝同用，以助升清降浊之功，此"升清法"，以"升清"治"升糖"之法，实乃反治法的巧妙运用。

（三）三因制宜，把握法度

由于2型糖尿病发病存在地域、环境、季节、年龄、性别之异。因此在处方用药治疗的过程中就不能孤立地就病证而说病证，就病证而处方药，还必须注重"天人合一"和把握整体与个体的特点，时时强化因时、因地、因人制宜的"三因制宜"理念，充分体现中医治病的整体观念和辨证论治在实际应用上的原则性和灵活性。

因时、因地制宜，强调了自然环境对人体的影响，因人制宜，则强调个体化辨证、辨体与生理病理特性。只有胸怀全人类、胸怀大自然、胸怀人与自然的有机统一，才能全面地认识病证、病体，抓牢病机，把握态势，心中全了，治法全明。善于因时、因地、因人制宜，才能取得较好的治疗效果。如在临床中发现2型糖尿病患者在冬季血糖偏高，在夏季出汗、能量散发，血糖易于控制，从而猜测血糖控制与自然天气温度相关。因此，在运用降糖药时就应根据具体情况来调整用药：南方气温偏高，用药宜远温近凉，北方寒冷，用药宜近温远寒；小儿为稚阴稚阳之体，用药宜轻灵微剂，中青年体壮多实，用药宜重剂祛邪，老人多体虚气弱或阴精亏少，用药宜补益固肾，女子多阴血不足或血脉瘀滞，治当养血活血，妊娠期用药，当遵守法度，轻剂补养，注重安胎。

（四）内外同治，多途给药

就2型糖尿病的临证治疗而言，多年的临证验证表明，内外合治，确属提高疗效的重要途径，所以近20年来，我力倡之，习用之。清代医家吴师机在《理瀹骈文》中指出："外治之理即内治之理，外治之药亦即内治之药，所异者法耳。"临证处方汤剂既可以内服，也可以外用，对所有的糖友均内服与外洗并用，内治、外治相结合，具有殊途同归、异曲同工之妙。尤其是在治疗消渴病痹症、消渴病水肿、消渴病瘙痒时，常规将内服药煎煮，药渣再煎煮后熏洗患部，每天两次，较单内服者疗效更佳，甚至糖友自己都说："大夫，我觉得熏洗比喝药的效果还好！"足见外治的功效。再如糖尿病病人的耳穴贴压法，主穴以内分泌、肾上腺为主；配穴偏上消者加肺、渴点；偏中消者加脾、胃；偏下消者加膀胱；运用整体观念指导临床以调控血糖，减轻症状，助提疗效。

转变观念，治防结合，中医历来倡导"治未病"的理念，故而《素问·四气调神大论》有云："是故圣人不治已病治未病，不治已乱治未乱……夫病已成而后药之，乱已成而后治之，譬犹渴而穿井，斗而铸锥，不亦晚乎！"指出全程"治未病"的重大意义。历代医家对这一理念都有很好的发挥，元·朱震亨指出："与其救疗于有疾之后，不若摄养于无疾之先。"当代著名中医学家、国医大师王琦教授倡导辨别体质治未病等。因此，就中医防治糖尿病而言，要做好未病先防，已病早治，既病防变，择时防发，瘥后防复。对于防治糖尿病的多种急、慢性并发症的意义尤其重大。

（五）既善于启用"药物新秀"，又要重视"老药"新用

2型糖尿病的研究受到了临床药学界不断地关注，中西医药界不断推出降糖新药，临床选用既要参考现代药理研究，同时又要避免盲目"追新求洋"，更要依据中医同病异治、异病同治、辨证施治原则，悉心用好"老药"，使更多的"老药""返老还童"。比如用于治疗肠道感染的黄连素，经现代药理研究，它在治疗糖尿病的时候，既可以有效地治疗糖尿病性腹泻，又能够有效地调控血糖，改善胰岛素抵抗，降低胰高血糖素。又如收敛止血药仙鹤草既可以常规地用于各种血证，又对糖尿病性泌汗异常之自汗、盗汗有良好的疗效；止血药云南白药既可常规地用于跌打损伤，又可用于治疗糖尿病性周围神经病变等。要多读文献，了解"老药""古方"的新用，对拓展临床思路，增强治疗手段，提升疗效，节约药源具有积极的意义。

（六）集医护技药和合，聚君臣佐使效能

在2型糖尿病临床中，现代医学治疗提出"五驾马车"。笔者提出"386诊疗方案"，倡导中医治疗整体施治，医药护技四支力量，精诚合作，犹如君臣佐使，失之则缺法度、少合力、低效能。只有君臣佐使各司其属、和合作战，才能更好地发挥团队的作用，而协同增效。医者主诊疗，主医事，立规则，处方药，是为主帅，如同治国理政的"君主"，处方主帅之"君药"；护理团队乃医生之使也，主执医嘱，施针药，用灸术。常言道："三分治疗七分护理。"护者首辅医生，如同朝中宰相，处方中之"臣药"；医技团队，掌检测仪器，主司探病源之职，为医生诊断治疗与疗效判定提供佐证，如同处方中之"佐药"；药师团队，主调剂，保证药物供应，直达病所，如同引经信使，是谓方中的"使药"。运用中医药治疗糖尿病时，诊疗方案的实施要通过医、药、护、技团队协作，定期联合查房，用团队的力量促进中医药最大效用发挥，共同推动医疗质量提升和临床疗效的提高。

中医调控血糖之路漫漫分而修远，苍生大医肩负着平稳调糖、安脏和腑的重任，需要吾辈潜心探究，既要继承先辈们呕心沥血积累下来的丰厚经验，又要有自己的创新与发挥，在"诊"和"疗"上另辟蹊径。如近20年来，我们开封市中医院糖尿病科科研团队，在继承传统理论、借鉴专家经验的基础上，总结出我们的证治心得后，初步形成了纯中药治疗2型糖尿病的证治体系，辨证、辨体、治则、方药一线相贯，推出专病专药（院内制剂）、专证专方、专病专茶之"三专"，并形成纯中药治疗2型糖尿病的"序贯三法"，即依血糖高低、胰功实况、病程长短、体型

胖瘦、并发症有无等，选择专药单用，或专药专方（汤剂）并用，或专药专方专茶三联用之。以上皆是已成团队共识、共享、共用的成果，并在全国纯中药治疗 2 型糖尿病专科联盟 16 省 26 家二甲以上医院推广应用。

（七）常法罔效，另辟蹊径

2 型糖尿病及其常见并发症，临床有时按常证常法治疗却往往小效或罔效，需要经过反复思悟，达变求本，另辟蹊径，才能柳暗花明，病证痊愈。如学生在治疗糖尿病并发自主神经病变时，见患者出现自汗、盗汗，用当归六黄汤加浮小麦等以敛汗，效果欠佳，引发纠纷，邀笔者诊治解围。笔者根据经验结合辨证，处以太子参 30g，麦冬 10g，仙鹤草 180g，一剂汗出减半，二剂汗止出院。又如在运用胰岛素后，血糖控制仍不达标时，查胰岛功能显示：患者的胰岛素分泌量尚可，高峰延迟或胰岛素抵抗伴胰高血糖素不适宜升高，就停注射胰岛素，改为口服药物，或单用中医综合疗法，或中西合璧，每每收效。

血糖难控时，当另辟蹊径，临床中，有少部分糖友虽用遍中西医药治疗，但血糖仍居高不下，甚至有个别病例虽经全国著名的大医院的内分泌权威专家调治，血糖仍不达标。此时，首先应该分析其无效原因，若已用大量口服西药或大量胰岛素，应在参考各种化验指标，确保医疗安全的情况下，停服口服降糖药或停胰岛素，或两者均停，彻底抛开西医理论，完全用中医理论进行辨证施治，直接采用前人或我们自己的经验，汤剂、成药结合，内治、外治并举，殊途同归，异曲同工。如我们治疗的来自内蒙古、安徽、河北、四川及美国、澳大利亚等国内外符合上述类型的糖友，确收好效。基于此，我们正在积极探究，力争再有进展。

（八）切忌以单味"现代药研"为据累药组方

现代药理对中药降糖作用的研究结果，多数是源自动物实验，然而仅对单味药进行药理研究，与中医整体观念和辨证论治的理论难以契合，违背了中药君臣佐使精当配伍，共同作用以防治疾病的初衷。因此，我们无论在治疗糖尿病还是糖尿病并发症时，处方用药唯一正确的途径是辨证施治，辨体调治，按方剂配伍原则，遣方用药。我们在实践中体会到，开中药时，脑海中必须坚定纯中医诊疗理念，审证求因，辨证论治，辨体调治，精究配伍，不掺"西化"杂念，才能达到良好的治疗效果。这并不是排斥现代药理研究，而是要在中医理论的指导下，辨证施治的基础上，选择既符合证候性质，又经过药物临床研究试验筛选的有降糖作用的中药，中西共理，衷中参西。杜绝不讲辨证、不究组方原则，将单药研究中有降糖作用的中药进行堆积，累药组方，失去配伍法度的做法。

（九）善用经方，活用时方，巧用单方

《伤寒杂病论》无疑是在大量临床实践经验基础上总结集合而成的，诸多经方如真武汤、五苓散、葛根芩连汤、金匮肾气汤、小柴胡汤等，在辨证准确的基础上，遵法用之，常获良效。此外，还有诸多时方，如逍遥散、归脾汤、补阳还五汤在治疗专病方面，功效卓著。如治疗消渴病痹症的六种证型：气虚血瘀证，方选补阳还五汤加减以补气活血、化瘀通痹；寒凝血瘀证，方选当归四逆汤加减以温经散寒、通络止痛；阴虚血瘀证，方选芍药甘草汤合桃红四物汤加减以滋阴活血、柔筋缓急；痰瘀阻络证，方选指迷茯苓丸合活络效灵丹加减以化痰活血、宣痹通络；肝肾亏虚证，方选壮骨丸加减以滋补肝肾、填髓充肉。以上都是经方、时方的灵活运用，且收效显著。而单方仙鹤草汤在治疗消渴病汗证的运用中也屡投屡验。

（十）食疗辅助，寓药于食，适当忌口

血糖高低与饮食、运动、情绪、睡眠、服药等多种因素密切相关。因而在治疗过程中，不仅要重视检测、诊断与治疗用药，还应注重调糖的基础治疗，如饮食疗法、运动疗法、心理调摄、睡眠状态、服药时间及服药方法等细节。中医治病自古以来重视整体观念，在施药治病之时，要权衡矛盾主次，要做到重视药疗，勿轻细节，如诸多注意事项、药物煎煮、服法、忌口、调护等，都要全面兼顾，不遗疏漏。

《淮南子·修务训》记载："神农……尝百草之滋味，水泉之甘苦，令民知所避就。当此之时，一日而遇七十毒。"可见神农时代药与食不分，无毒者可就，有毒者当避。因而在防治疾病方面，中医食疗也有诸多讲究，要做到益则食，损则忌。《内经》曾指出，凡饮食应以"五谷为食，五果为助，五畜为益，五菜为充"，强调了以谷物为主体，以水果为辅助，以肉类来补益，以蔬菜为补充，"谷肉果菜，食养尽之"的平衡膳食观，这一观念至今仍有很强的指导意义。因此糖尿病病人要坚持做到控制总量，调优结构，吃（食）序正确。如进餐时先喝汤、吃青菜，快饱时再吃些主食、肉类。素食为主，其他为辅，营养均衡。在平衡膳食的基础上，还应根据病人体质的寒热虚实选择相应的食物：火热者选用清凉类食物，如苦瓜、蒲公英、苦菜、苦杏仁等；虚寒者选用温补类食物，如生姜、干姜、肉桂、花椒做调味品炖羊肉、牛肉等。针对糖尿病不同的并发症，需要不同的饮食调摄，如合并脂代谢紊乱者可用菊花、决明子、枸杞子、山楂等药物泡水代茶饮。而这些食物也属于药物，药食同源，寓调养于生活中，简、便有效，糖友易于接受。

糖尿病患者可根据自身情况选用相应饮食疗法进行自我保健。当出现并发症时，按并发症饮食原则进行饮食管理。

第五章　基于中医思维的 2 型糖尿病临床精准诊疗三要素

　　中医思维是中医的灵魂之所在，是取得临床疗效的关键所在。因此，纯中药治疗 2 型糖尿病必须在坚定中医信念的前提下，打好中医的理论功底，要在整个辨证施治的过程中，体现出中医的语言力、辨证力、诊断力、治疗力、疗效力、凝练力，为纯中药治疗 2 型糖尿病提供内在和原始的动力。

一、活用"土壤理论"，从源头上寻找 2 型糖尿病的中医病因

　　从自然界看，要想让种子生根发芽，就必需将其置入适宜的土壤。笔者认为，2 型糖尿病是由于体质、遗传等内在因素和环境等外在因素共同作用的结果。就人体而言，"种子"与外环境是外因，比如暴饮暴食、精神刺激、熬夜等这些都是外因，所有的外因都必须通过内环境才起作用的。"土壤"就是人体的内环境，这个内环境决定自身是孕育健康态或是疾病态，好比遗传、暴饮暴食是种子，同样具备遗传、暴饮暴食之人，却有病、有不病者，这就是和不同自身内环境（代谢环境等）有关。糖尿病其实就是通过遗传与暴饮暴食等外因与身体内环境之体质状态（土壤）的相互作用而长出的"毒草"。一块正常的土壤（体质）适合正常作物的生存，就不适合"毒草"（糖尿病）生存，反之亦然，常言道："什么样的土地，长什么样的苗。"外因作用于人体的土壤（内环境），激活种子（遗传基因），从而使之在身体内环境这块土壤上生根、发芽长出"毒草"（糖尿病）。而且，不同的土壤适合不同的植物生长，人体的体质与内环境不同，体质基因势必会出现相应证型的糖尿病。我们在国医大师王琦指导下，于 2005 年做了 471 例 2 型糖尿病与中医体质

相关性研究发现，气虚质、阴虚质、痰湿质等都是适宜 2 型糖尿病生长的"土壤"，拥有这些体质的人群，极易发展成为 2 型糖尿病。因此，我们提出了"肥胖是 2 型糖尿病萌发的主要土壤"的观点；还发现与"胖人"相比，"瘦人"的糖尿病血糖更难以控制，预后较差，补虚难，患消渴病者补阴更难。2 型糖尿病的治疗关键在预防，通过基因检测、了解家族史可以了解糖尿病的易感性，即看是否已埋下糖尿病易发的"种子"。通过中医的辨体质、辨证型，可以了解身体的内环境，即查看"土壤状态"是否具备 2 型糖尿病的发生条件。在外环境方面，应持之以恒保持健康的生活方式，如良好的作息规律，适当的运动锻炼，均衡合理的饮食，使人体各系统功能保持在健康的"土壤"中发挥作用。

在 2 型糖尿病治疗中，西医学在糖尿病的诊断与疗效评价的客观化方面具有明显的优势，但对"土壤"的改良尚缺简便有效的手段与方法，对于形成糖尿病的土壤研究仍处于探索阶段。中医学认为证因脉治是一体相贯的，在治疗中应用"土壤理论"，通过改造土壤和外环境，以辨体、辨证论治为宗，以"阴平阳秘"为目标调理体质与身体内环境，达到枯苗先枯根的目的以治本；以扶正祛邪为治则，祛邪扶正，铲除已生出的"毒草"以治标，标本兼治，相得益彰。中医治疗的是得糖尿病的人，通过对体质与整个身体内环境的"土壤"改良，使人体的内环境不再适合糖尿病"种子"的萌芽，从而从根源上阻断或延缓糖尿病的发生，更希望能探究出"灭种"的良方，以杜绝其萌芽、成长与发展变化。

二、活用"治未病"理论，指导 2 型糖尿病的中医防治

糖尿病发病率逐年升高，关键原因在于广大民众预防意识薄弱。《素问·四气调神大论》曰："是故圣人不治已病治未病，不治已乱治未乱，此之谓也。夫病已成而后治之，乱已成而后治之，譬犹渴而穿井，斗而铸锥，不亦晚乎！"孙思邈在《备急千金要方·论诊候》亦提出："上医医未病之病，中医医欲病之病，下医医已病之病。""治未病"是指采取预防或治疗手段，防止疾病发生、发展与变化的方法。"治未病"理论包括以下三个方面。

1. 未病先防

这一阶段属于"无病状态"或"糖尿病前期状态"或"病而未发状态"。对于易患糖尿病的高危人群，我们要用"治未病"的理念与方法提前干预，使之不发生糖尿病、少发生糖尿病、晚发生糖尿病。可通过辨体、调体的方法，通过口服一些

中药药茶，或者改变不良的生活习惯，调节饮食，适当运动以防止健康人群、糖尿病前期（糖耐量受损或空腹血糖受损）人群发展为糖尿病患者。

2. 既病防变

若患者已发生糖尿病，务必早治恒治，保持血糖恒稳达标，延缓急慢性并发症的发生与发展。此时可根据病情选择专病专药、专证专方、专体专方、专病专茶以及体针、耳针、穴位贴敷、穴位注射、中药泡洗、中药外敷等以预防糖尿病血管、神经病变等的发生与发展。

3. 瘥后防复

对于经住院或门诊控制，血糖达标后的糖尿病病人，应嘱病友有一个健康的生活习惯，戒烟限酒，适当控制饮食，加强运动，保持体重，防止超重，坚持用药，定期监测血糖，定期复诊，防治高血糖反复；对于已存在糖尿病急性或慢性并发症的病友，经治疗并发症好转后，平素应保持病友血糖、血压、血脂平稳，以避免并发症的反复或加重。

三、活用"标本缓急"理论，指导 2 型糖尿病精准临床实践

标与本是相对而言的，在中医学中常用来概括病变过程中矛盾的主次先后关系。笔者认为就患者与医生而言，患者是本，医生是标；就疾病先后而言，旧病、原发病为本，新病、继发病为标。在辨证治疗时，必须通过标本的分析归纳，分清矛盾的主次关系，从而确定治疗的步骤，以指导临床实践。《素问·标本病传论》："知标本者，万举万当，不知标本，是谓妄行。"

笔者认为 2 型糖尿病不同于其他内科系统疾病，血糖的高低不但与服用降糖药物有关，还与饮食、运动、睡眠、情绪等多种因素密切相关，非药物基础性治疗贯穿治疗始终。在糖尿病的治疗过程中我们常常本末倒置，病人以医生为本，把所有的希望都寄托于医生身上；医生以病人为标，病人不知基础治疗的重要性，以为只要吃了降糖药就万事大吉。医生常常根据病人血糖水平调控降糖药物，却没有让病人意识到饮食运动等的重要性。糖尿病患者要想血糖平稳达标，长久稳定，最重要的是患者的重视和配合，只有患者控制饮食，适量运动、精神调畅，同时配合按时、按要求服药，血糖才能保持长久稳定。此外，就病机和症状而言，病机为本，症状为标，如糖尿病患者血糖升高是由气虚、阴虚、痰浊等因素所造成的结果，治疗时若只是一味"累药组方"降糖则如扬汤止沸、蜻蜓点水，无法从根本上解决问题，

应致力于补气、养阴、化痰以治本，选加有降糖作用的中药以治标，标本同治，改变其致病之因、发病之基、解开症结，则犹如釜底抽薪、斩草除根，不但疗效显著，而且作用稳定持久。

2型糖尿病的治疗遵循"急则治其标，缓则治其本"的原则，还体现在治疗本病与并发症方面，2型糖尿病是一种终身性慢性疾病，在某些情况下也会发生糖尿病酮症酸中毒、高渗性昏迷、低血糖等急性并发症，甚则可危及生命，此时中西结合应先治疗其急性并发症，等病情平稳后方可辨证论治调控其血糖。

第六章　纯中药治疗 2 型糖尿病"三辨诊疗模式"与"序贯三法"的具体运用

笔者临证 40 年，专长内科，主攻糖尿病的中医诊疗，1989 年拜国医大师王琦教授为师，悟王老"体病相关，体质可调"之要旨，将其融入临床实践，逐步建立了以"辨病 – 辨证 – 辨体"与"治病 – 和证 – 调体"为抓手的"三辨诊疗模式"，用于 2 型糖尿病的诊疗，贴近临床，为纯中药治疗 2 型糖尿病的相对精准辨治提供参考。

一、影响 2 型糖尿病中医正确诊治的原因分析

诊疗模式是人们对于医疗活动内在规律认知的反映，诊疗模式的实用性和先进性直接关系到临床水平与疗效 [1]。目前中医界在 2 型糖尿病的诊治过程中存在片面强调辨证论治的情况，脱离临床实际，另有部分中医临床医师受西医思维方式的影响，热衷于用西医的理论及化验指标阐释中医理论，或用现代药理研究及西医观点择药累方，逐渐演化出影响中医正确诊治 2 型糖尿病的以下三种现象。

1. 西化现象

其本质是累药组方，有违辨证论治与组方法度。中医诊疗是从整体观念、平衡阴阳的角度出发，辨证施治，对患者进行个体化的"精准"治疗，而今西化者只关注中药降糖的有效成分，忽视中药的四气五味、性味归经和制方的君臣佐使，用西医思维研究中医、套用中医。

2. 硬套现象

其本质是着重辨病，淡化中医思维，盲目将 2 型糖尿病与消渴病画等号，使辨

证施治误入歧途。以往中医常用"消渴病"的诊疗模式来治疗现代的 2 型糖尿病，事实上，现代的 2 型糖尿病只是"消渴病"的一部分。据笔者初步分析显示，临床属于"消渴病"的糖友仅占 2 型糖尿病的 5.6%，且病程都偏中后期。主因古代营养状况差，且无仪器检测血糖值，患者往往罹病多年后，身体渐衰，并发糖尿病肾病、蛋白尿等，出现身体逐渐消瘦、多尿、多饮等阴虚躁热的症状，才会被归类为"消渴病"。反观现代，大多数患者体型偏胖，还未出现"三多一少"的症状时，就已通过仪器检测发现血糖升高，而被诊为"2 型糖尿病"，所以"消渴病"不是 2 型糖尿病的代名词，不可生搬硬套。

3. 失准现象

临床中无明显"三多一少"或伴随症状时，医者为满足诊断为中医"消渴病"的需要，反复诱导患者模糊认症以满足辨证需要，以致辨证时缺乏真实可靠、符合临床实际的辨治依据；更有对无症状者，"医诱选症"造病型，或"差不多"定证、定病型；或受上报病例信息的限制，人为硬套中医病名和证型，以致形成有证可辨、辨而失准，或无证可辨，盲目定证的现状。

二、构建"三辨诊疗模式"的理论依据

笔者在长期临床实践的基础上，仿国医大师王琦之"三辨诊疗模式"，并略有调序，初步探索出 2 型糖尿病"三辨诊疗模式"。而"三辨诊疗模式"是在充分根据疾病、证候、体质三者之间内在联系的前提下，根据"体病相关""体证相关""体质可分""体质可调"的理论，以辨体论治为核心，将辨病、辨证、辨体有机结合，进行综合临床运用的一种诊疗思想。

国医大师王琦之"三辨诊疗模式"的核心是辨体论治，以体质作为临证诊治的根本问题。因为不论是疾病，还是证候，其产生无不根植于体质，"体质为本，病证为标"。重视辨体论治，实际上体现了当今医学由重视"人的病"转向了"有病的人"的模式转变[2]。2 型糖尿病从单纯地被辨为中医消渴病，到辨病与辨证、辨体的有机结合，并逐渐发展至辨病、辨证、辨体相结合的"三辨诊疗模式"。这一诊疗模式体现了以人为本、因人制宜、无证可辨、辨体调治的特点，弥补了当前 2 型糖尿病诊疗体系的缺陷，也凸显了个体化诊疗的要素，拓展了临床思维，丰富了诊疗体系，更好地诠释了"同病异治""异病同治"，体现了治病求本，以及病、证与体质本质的有机结合。

三、"三辨诊疗模式"的具体内涵

1. 先行辨病诊断，确定中医病名

我的学生贾林梦等人随机统计 2 型糖尿病门诊病历 300 份，结果显示 95.36%
的 2 型糖尿病患者无典型的"三多一少"症状，甚至无任何临床症状，只是在体检
时发现血糖升高。如果简单地将 2 型糖尿病与"消渴病"画等号，生搬硬套，就会
僵化辨证思维，甚至将中医的诊疗引入歧途。因此，笔者认为必须据其不同的病理
阶段和临床表现，根据临床实际情况命名中医病名。我们在临床上据其表现的不同，
当分别命名为中医的"消渴病""上消病""中消病""下消病"和"脾瘅病"，
以确保中医病名在指导辨证求因、审因论治时正确的导向作用。

2. 次行辨证诊断，确立精准证型

笔者在对多年糖尿病临证经验分析悟道的基础上，将 2 型糖尿病的病机特点概
括为：肥臃是 2 型糖尿病萌发的基础土壤；痰浊中阻、湿热内蕴是其始动因素；湿
浊、湿热困阻中焦，土壅木郁，脾失健运，肝失疏布，水谷精微壅滞血中，是血糖
升高与发病的重要环节；精津布运失常、痰热耗津损阴是形成"三多一少，尿有甜
味"的内在原因；病程渐进，邪伤正气，肺脾肾三脏气虚是其迁延不愈的关键症结；
气损及阴、阴损及气、气阴两虚是其枢机阶段；气虚渐之、阴损及阳、阴阳两虚是
其发展的必然趋势；血瘀是造成多种并发症的主要原因；痰湿化浊、瘀热化毒、浊
毒内生是病程中的变证[3]。要识理明证，审证求因，尤其要"观其脉证，知犯何逆，
随证治之"，认识到糖尿病不尽是"阴虚热盛""气阴两虚"等证，而是动态发展的。
我们通过近十年逾万例 2 型糖尿病中医诊疗的临床实践，总结出来源于临床实践的
七种证型，分别为热盛伤津证、气阴两虚证、肝郁脾虚证、痰浊中阻证、湿热中阻证、
脾肾气虚、阴阳两虚证。

3. 临床无证可辨，再施精准辨体

通过对大量临床症状分析，笔者发现，约 95% 的 2 型糖尿病患者无"三多一少"
的典型症状。大约有 60% 的糖友只在体检时才发现血糖升高，临床症状并不明显，
甚至无任何症状。闫铺、朱璞等[4]通过对 471 例 2 型糖尿病患者进行问卷调查分析，
显示数量排名前 5 位的体质类型是：气虚质 166 例（35.2%）、平和质 125 例（26.5%）、
阳虚质 82 例（17.4%）、阴虚质 54 例（11.5%）、痰湿质 44 例（9.3%）。而据流
行病学调查和科研观察，痰湿体质是代谢性疾病（包括 2 型糖尿病）的"共同土壤"[5]。

因此对于无证可辨的 2 型糖尿病患者，我们在运用纯中药治疗时，可以遵循"三辨诊疗模式"之"辨体调治"的学术思想，分别采用补气、护正、温阳、养阴、祛湿、清热等调糖法则，多能收到满意的疗效。

四、"三辨诊疗模式"的临床应用

《兰台轨范》曰："一病必有主方，一方必有主药。"又曰："如一方而所治之病甚多者，则为通治之方，先立通治方一卷，以俟随症拣用。"现代学者谓专病通治方，就是针对临床某一疾病的若干证候均能通治获效的方剂，前人亦称其为主方 [6,7]，亦有将专病专方与主病主方等同者 [8]。根据王琦教授提出的"主病主方主药"构想，将主病主方的内涵界定为：高度针对贯穿整个疾病始终的主导病机，以一方为主，并可根据病情、证候、体质的多样性，据主方加味，体现"体－病－证"的一统观 [9]。基于上述认识，从调整改良"土壤"入手，将辨证论治、辨体调治与专方专药有机结合，渐序实现调糖控糖，脉平身和的目标。诊疗中以"辨病－辨证－辨体"为原则，以"专病专治""专证专治""专体调治"与"专病专药""专病专方""专体专方"有机结合为途径，活用"治病、和证、调体"与"调和""平调""稳控"之术。针对"七证"定立"七法"，"七法"所立以"和"统之，即清热生津，热清津复，和合阴津之"和"；益气养阴，气复阴平，气阴和合之"和"；疏肝健脾，木达土运，肝脾调和之"和"；燥湿健脾，降浊和胃，清升浊降之"和"；清热化湿，分离实邪，畅达中州，健脾和胃之"和"；健脾益肾，脾肾互资，和合互助之"和"；滋阴温阳，固肾涩精，调补阴阳之"和"。依据"七法"创制七个"专证专方"，研发两个"专病专药"，六个"专体专方"，先辨病，次辨证，再辨体，形成"三辨诊疗模式"，依病选药，切机遣方，辨体用方，因人用茶，序贯用方。

1. "序贯三法"的应用依据与方法

拟入选纯中药治疗患者，前期已用降糖药物者停药 3 天，未用降糖药物者直接入选纯中药治疗 2 型糖尿病"十统一"进行实验检查。入选后根据不同血糖水平分别采用单行、二联、三联之"序贯三法"治疗方案，入选时若出现空腹和餐后血糖分属不同治疗方案，以高阶梯方案为准选择用药。待血糖第一次达标，即空腹血糖（FPG）≤ 7.0mmol/L，非空腹血糖 ≤ 10.0mmol/L，改为 D 阶梯专病专药以巩固治疗，4 周后若血糖下降至正常范围则调整为单用专病专茶进行治疗，若血糖达标后又有反弹或持续升高者，则重新回到上一阶梯治疗方案，巩固治疗可依据血糖水平调整用量。如图1所示。

图 1　纯中药治疗 2 型糖尿病序贯法则

说明：①三种方案中的任意一种的持续应用时长最长不超过 3 周；任何一种方案治疗 2 周后，血糖仍无明显变化或有上升趋势者，直接调整为上一阶梯治疗方案。②专病专药 A 阶梯：糖尿康片 10 片，黄连降糖片 6 片，均为日 4 次口服；B 阶梯：糖尿康片 10 片，黄连降糖片 6 片，均为日 3 次口服；C 阶梯糖尿康片 8 片，黄连降糖片 5 片，均为日 3 次口服；D 阶梯：糖尿康片 5 片或黄连降糖片 3 片，均为日 3 次口服

2. 辨病论治，专病专药

（1）糖尿康片（豫药制字 Z04020167）：纯中药制剂，主要由柴胡、苍术、黄芪、生地黄、玄参、黄连、鬼箭羽、生龙骨、生牡蛎等药物按制备工艺要求生产加工成

片剂。本方共奏调和肝脾、调和气机、调和气阴、调和升降之功，以和治之，以和调之，寓调（糖）于和之中。

（2）黄连降糖（浊）片（丸）（豫药制字 Z20180048000）：纯中药制剂，主要由黄连、酒大黄、知母、麦冬、生地黄、丹皮等按制备工艺加工制片而成。本方扶正与祛邪相结合，补中有泻，泻中有补，使热清津生，浊清瘀消，邪去正复，全身气血津液调和。

3. 巩固防复，专病专茶

（1）六仙饮：适用于以虚证为主者，日 1 袋，水冲代茶饮用，频服。

（2）降糖茶：适用于以实证为主者，日 1 袋，水冲代茶饮用，频服。

4. 辨证论治，专证专方

（1）热盛伤津证

[主症] 口渴，多饮，多食易饥，形体消瘦，小便频数量多，心烦易怒，口苦，大便干结，舌质红，苔薄黄干，脉弦或数。

[治法] 清热生津，调糖止渴。

[方名] 清热养阴调糖饮。

[处方] 生石膏 30 ～ 60g，肥知母 10g，干生地黄 30 ～ 50g，麦冬 10g，川牛膝 30 ～ 50g，太子参 30g，粉葛根 30 ～ 60g，天花粉 30g，炒苍术 10 ～ 30g，炒枳壳 10g，升麻片 3 ～ 6g，生甘草 6g。

（2）气阴两虚证

[主症] 倦怠乏力，精神不振，口干咽干，口渴多饮，形体消瘦，腰膝酸软，自汗盗汗，舌质淡红或舌红，苔薄白干或少苔，脉沉细。

[治法] 益气养阴，扶正调糖。

[方名] 益气养阴调糖饮。

[处方] 太子参 30 ～ 50g，生黄芪 30 ～ 80g，干生地黄 30 ～ 50g，山茱萸 30g，炒山药 30g，苍术、白术各 10 ～ 30g，建泽泻 10g，紫丹参 30g，云茯苓 30g，炒枳壳 10g，麦冬 10g，升麻片 6 ～ 30g。

（3）肝郁脾虚证

[主症] 情志抑郁或因精神刺激而诱发血糖升高，烦躁易怒，脘腹胀满，大便或干或溏，女性常伴有月经不调，乳房胀痛，舌质淡红，苔薄白，脉弦。

[治法] 疏肝健脾，理气调糖。

[方名] 疏肝健脾调糖饮。

[处方] 北柴胡10g，全当归10g，云茯苓30g，生白芍30g，苍术10g，白术10g，粉丹皮10g，炒栀子10g，淡豆豉10～30g，川牛膝30g，苏薄荷10g，生甘草3g，升麻片6g。

（4）痰浊中阻证

[主症] 形体肥胖，身重困倦，纳呆便溏，口黏或口干渴但饮水量不多。舌质淡，苔腻，脉濡缓。

[治法] 化痰降浊，和中调糖。

[方名] 和中降浊调糖饮。

[处方] 苍术30g，白术30g，广陈皮10g，川厚朴10g，建泽泻30g，猪苓30g，茯苓30g，川桂枝6～10g，生薏苡仁30～50g，姜半夏10～30g，川牛膝30～50g，升麻片3～6g，生甘草3g。

（5）湿热内蕴证

[主症] 口干口渴，饮水不多，口苦，口中异味，形体肥胖，身重困倦，大便黏腻不爽，舌质淡，苔黄腻，脉濡数。

[治法] 清热化湿，升清降浊，和中调糖。

[方名] 清热化湿调糖饮。

[处方] 川黄连10g，川厚朴10g，炒栀子10g，姜半夏10g，生薏苡仁30g，炒苍术10g，淡豆豉30g，黄芩10g，柴胡根10g，细芦根50g，川牛膝30g，升麻片6g。

（6）脾肾气虚证

[主症] 腰酸腰痛，眼睑或下肢水肿，自汗，小便清长或短少，夜尿频数，性功能减退，或五更泄泻，舌淡体胖有齿痕，苔薄白而滑，脉沉迟无力。

[治法] 健脾益肾调糖。

[方名] 健脾益肾调糖饮。

[处方] 太子参30～50g，生黄芪30～80g，炒山药30g，熟地黄30g，山茱萸30g，建泽泻30g，怀牛膝30g，苍术、白术各10～30g，炒枳壳10g，猪苓、茯苓各30g，桑螵蛸30g，升麻片10～30g。

（7）阴阳两虚证

[主症] 口渴多饮，小便频数，夜间尤甚，夜尿常达3～5次，甚则十数次，

混浊多泡沫，伴腰膝酸软，四肢欠温，畏寒肢冷，或颜面肢体浮肿，阳痿或月经不调，舌质淡嫩或嫩红，苔薄少而干，脉沉细无力。

[治法] 滋阴温阳，补肾涩精调糖。

[方名] 阴阳双补调糖饮。

[处方] 淡附片 10～30g（先煎 60～120 分钟），上肉桂 6g（后下），川桂枝 6g，熟地黄 30g，山萸肉 30g，枸杞子 30g，炒山药 30g，云茯苓 30g，建泽泻 10g，炒白术 10g，炒枳壳 10g，盐杜仲 30g，鹿角胶 10g，桑螵蛸 30g。

5. 辨体调治，专体专方

临床上，对"无证可辨者"按照王琦教授的中医体质诊断标准[9]，结合中华中医药学会批准的《中医体质分类判定标准》[10] 进行体质辨识，参考闫镛、朱璞等[4] 对 471 例 2 型糖尿病患者问卷调查的分析结果，分为以下 6 种体质类型进行辨体调治。

（1）气虚质

[常见表现] 肌肉松软不实，平素语音低弱，气短懒言，容易疲乏，精神不振，易出汗，舌淡红，舌边有齿痕，脉弱。

[调则] 健脾补气。

[方名] 补气固本调糖饮。

[处方] 太子参 15g，黄芪 30g，炒白术 6g，云茯苓 15g，炒枳壳 6g，升麻 3g，淡竹叶 3g，生甘草 3g。

（2）平和质

[常见表现] 体形匀称健壮，面色、肤色润泽，头发稠密有光泽，目光有神，鼻色明润，嗅觉通利，唇色红润，不易疲劳，精力充沛，耐受寒热，睡眠良好，胃纳佳，二便正常，舌色淡红，苔薄白，脉和缓有力。

[调则] 平调益气阴。

[方名] 护正固本调糖饮。

[处方] 太子参 10g，麦冬 6g，炒白术 6g，云茯苓 15g，炒枳壳 3g，广陈皮 6g，生甘草 3g。

（3）阳虚质

[常见表现] 肌肉松软不实，平素畏冷，手足不温，喜热饮食，精神不振，舌淡胖嫩，脉沉迟。

[调则] 温阳补肾。

[方名] 温阳调糖饮。

[处方] 淡附片 6g，肉桂 6g，熟地黄 30g，山茱萸 30g，牡丹皮 10g，炒山药 30g，云茯苓 30g，建泽泻 10g，干姜 6g，炒枳壳 6g，炙甘草 6g。

（4）阴虚质

[常见表现] 体形偏瘦，手足心热，口燥咽干，鼻微干，喜冷饮，大便干燥，舌红少津，脉细数。

[调则] 滋阴清热。

[方名] 养阴调糖饮。

[处方] 枸杞子 30g，女贞子 30g，旱莲草 30g，生地黄 30g，山茱萸 15g，牡丹皮 12g，生山药 30g，北沙参 30g，建泽泻 10g，怀菊花 3g。

（5）痰湿质

[常见表现] 体形肥胖，腹部肥满松软，面部皮肤油脂较多，多汗且黏，胸闷痰多，口黏腻或甜，喜食肥甘厚腻之品，苔白厚腻，脉滑。

[调则] 健脾化痰，理气化湿。

[方名] 化痰祛湿调糖饮。

[处方] 炒苍术 10g，姜厚朴 10g，广陈皮 10g，冬瓜皮 30g，玉米须 30g，白茅根 30g，姜半夏 10g，川牛膝 10g，升麻 6g，生甘草 3g。

（6）湿热质

[常见表现] 形体中等或偏瘦，面垢油光，易生痤疮，口苦口干，身重困倦，大便黏滞不畅或燥结，小便短黄，男性易阴囊潮湿，女性易带下增多，舌质偏红，苔黄腻，脉滑数。

[调则] 清热祛湿。

[方名] 清热祛湿调糖饮。

[处方] 生薏苡仁 30g，滑石 30g，粉葛根 30g，川黄连 6g，酒黄芩 10g，生栀子 10g，建泽泻 30g，川木通 6g，车前草 30g，生地黄 10g，淡竹叶 6g，生甘草 6g。

五、纯中药治疗 2 型糖尿病"辨病－辨体诊疗模式"的构建与应用体会

糖尿病是由于遗传因素和环境因素长期相互作用所引起的胰岛素分泌不足或作

用缺陷，同时伴有胰高血糖素不适宜增高的双激素病，以血中葡萄糖水平升高为生化特征及以多饮、多食、多尿、消瘦、乏力等为临床特征的代谢紊乱综合征[11]。在糖尿病患者中 90% 以上为 2 型糖尿病[12]。在采用纯中药治疗 T2DM 探索中，深悟国医大师王琦院士中医体质学说之要旨，针对"无证可辨"的 T2DM，采用"辨病 – 辨体诊疗模式"进行治疗，临床疗效确切，指导性强，总结如下。

1."辨病 – 辨体诊疗模式"构建依据

随着人们保健意识的增强与健康体检的普及，无症状 T2DM 发现率呈上升趋势。研究发现 95% 的 T2DM 患者无典型的"三多一少"症状，大约有 60% 的糖友只在体检时才发现血糖升高，临床症状并不明显，甚至无任何症状[13]。针对"无证可辨"者，中医"辨病 – 辨证"的诊疗模式，已不能满足当今中医辨治 T2DM 的需要，而"辨病 – 辨体诊疗模式"才是中医治疗"无证可辨"T2DM 的唯一正确途径。

中医体质学认为，许多相关疾病发生的"共同土壤"在于其体质基础，体质状态决定发病与否以及发病的倾向性[14,15]。我们通过对 471 例 T2DM 患者中医体质问卷调查结果分析[16]，总结出 T2DM 患者六种常见体质类型：痰湿质、湿热质、气虚质、平和质、阳虚质、阴虚质。李莉芳等[17]对 74 例 T2DM 患者进行体质辨识，发现 T2DM 患者中痰湿质、瘀血质、阴虚质患者所占比例较高，其中痰湿质患者比例最高。孙理军等[18]运用临床调查方法，对 476 例糖尿病患者进行调查发现：在 T2DM 患者体质类型中痰湿质、阴虚质约占发病人数的 80%，痰湿质发病人数明显高于阴虚质发病人数。由此可见，针对"无证状"T2DM 进行辨体论治，据体立法，依法遣方，辨体调治，纠偏调糖，另辟蹊径，可见守正创新之一斑。

2.辨病 – 辨体诊疗模式的构建

临床中，针对体检发现并确诊的无症状 T2DM，在我们近十年来应用"辨病 – 辨证 – 辨体"之"三辨诊疗模式"基础上，从临床实际出发，截其路径用于临床，探索出了"辨病 – 辨体"诊疗模式。

（1）先行辨病诊断，确定中医病名：针对无典型"三多一少"症状，甚至无任何临床症状，仅在检验时发现血糖值高并符合《中国 2 型糖尿病防治指南》诊断标准者，按《纯中药治疗 2 型糖尿病实践录》[19]中医病名统一诊断为"脾瘅病"。T2DM"脾瘅病"期的病理特点为脾虚失运，谷精壅滞，尚未达到"其气上溢"转为"消渴病"的程度。因此，明确中医病名，以发挥其中医病名内涵的导向作用，这是该诊疗模式的第一步。

（2）次行辨体诊断，确定治则方药：体质学说创始人王琦院士提出体质是相对稳定的个性特征，具有可调性，主张和重视对个体体质状态的辨析，特别是在临床"无证可辨"的"未病状态"，辨体质的意义尤其重大[20]。体质学在治疗学上的意义，突出体现在"治病求本"的治疗原则上[21]。针对临床中"无证可辨"的 T2DM 患者，依据中华中医药学会 2009 年发布的《中医体质分类与判定标准》进行体质分型，其中痰湿质、湿热质、阴虚质、气虚质、阳虚质、平和质是 T2DM 的主要体质类型，采用辨体论治，理法合一，指导性强。

气虚质

[辨体要点] 肌肉松软不实，平素语音低弱，气短懒言，容易疲乏，精神不振，易出汗，舌淡红，舌边有齿痕，脉弱。

[调体法则] 健脾补气。

[方药] 补气固本调糖饮。组成：太子参 15g，黄芪 30g，炒白术 6g，云茯苓 15g，炒枳壳 6g，升麻 3g，淡竹叶 3g，生甘草 3g。

平和质

[辨体要点] 体形匀称健壮，面色、肤色润泽，头发稠密有光泽，目光有神，鼻色明润，嗅觉通利，唇色红润，不易疲劳，精力充沛，耐受寒热，睡眠良好，胃纳佳，二便正常，舌色淡红，苔薄白，脉和缓有力。

[调体法则] 平调益气阴。

[方药] 护正固本调糖饮。组成：太子参 10g，麦冬 6g，炒白术 6g，云茯苓 15g，炒枳壳 3g，广陈皮 6g，生甘草 3g。

阳虚质

[辨体要点] 肌肉松软不实，平素畏冷，手足不温，喜热饮食，精神不振，舌淡胖嫩，脉沉迟。

[调体法则] 温阳补肾。

[方药] 温阳调糖饮。组成：淡附片 6g，肉桂 6g，熟地黄 30g，山茱萸 30g，牡丹皮 10g，炒山药 30g，云茯苓 30g，建泽泻 10g，干姜 6g，炒枳壳 6g，炙甘草 6g。

阴虚质

[辨体要点] 体形偏瘦，手足心热，口燥咽干，鼻微干，喜冷饮，大便干燥，舌红少津，脉细数。

[调体法则] 滋阴清热。

[方药] 养阴清热调糖饮。组成：枸杞子30g，女贞子30g，旱莲草30g，干地黄30g，山茱萸15g，牡丹皮12g，生山药30g，北沙参30g，建泽泻10g，怀菊花3g。

痰湿质

[辨体要点] 体形肥胖，腹部肥满松软，面部皮肤油脂较多，多汗且黏，胸闷痰多，口黏腻或甜，喜食肥甘厚腻之品，苔白厚腻，脉滑。

[调体法则] 健脾化痰，理气化湿。

[方药] 化痰祛湿调糖饮。组成：炒苍术10g，姜厚朴10g，广陈皮10g，冬瓜皮30g，玉米须30g，白茅根30g，姜半夏10g，川牛膝10g，升麻6g，生甘草3g。

湿热质

[辨体要点] 形体中等或偏瘦，面垢油光，易生痤疮，口苦口干，身重困倦，大便黏滞不畅或燥结，小便短黄，男性易阴囊潮湿，女性易带下增多，舌质偏红，苔黄腻，脉滑数。

[调体法则] 清热祛湿。

[方药] 清热祛湿调糖饮。组成：生薏苡仁30g，滑石30g，粉葛根30g，川黄连6g，酒黄芩10g，生栀子10g，建泽泻30g，川木通6g，车前草30g，生地黄10g，淡竹叶6g，生甘草6g。

3. 辨体论治验案举例

验案1：痰湿质验案

周某，男，39岁，河南开封市人，干部，2019年5月31日首诊。

半年前体检时测空腹血糖7.8mmol/L，未予重视和治疗。后因其体重渐增，经朋友介绍来医院调体减肥。考虑其有高血糖病史，测指尖血糖为11.8mmol/L。刻下症：体型肥胖，腹部肥满松软，额头油腻，身体沉重，上眼睑微肿，舌质淡红，舌体胖大，边有齿痕，苔白厚腻，脉弦滑。身高173cm，体重85kg，体重指数（BMI）28.4，嘱其检测胰岛功能等相关指标。

6月3日二诊：6月1日查胰功：空腹及餐后1、2、3小时血糖分别为7.92、15.6、11.4、7.13mmol/L；空腹及餐后1、2、3小时胰岛素分别为14.9、52.2、31.4、20.2μIU/mL；空腹及餐后1、2、3小时胰高血糖素分别为109.3、115.2、103.3、97.7pg/mL；空腹及餐后1、2、3小时C-肽分别为3.1、5.9、3.47、3.77ng/mL。

果糖胺2.76mmol/L，糖化血红蛋白8.1%。总胆固醇4.66mmol/L，甘油三酯1.65mmol/L，高密度脂蛋白1.37mmol/L，低密度脂蛋白2.92mmol/L。尿葡萄糖±，尿酸280μmol/L。

西医诊断：2型糖尿病；中医诊断：脾瘅病。

辨体结果：痰湿质。

治则：健脾化湿，理气化痰。

方药：化痰祛湿调糖饮加减。组成：肥猪苓30g，云茯苓30g，炒苍术30g，炒白术30g，建泽泻30g，姜半夏10g，广陈皮10g，姜厚朴10g，北柴胡10g，川牛膝45g，升麻片6g，川桂枝10g，佩兰叶10g，老生姜10g，甘草6g。中药颗粒12剂，每日1剂，分2次开水冲服。同时遵照《糖尿病膳食指南》给予患者生活方式指导。

6月14日三诊：体重下降1.5kg，额头油腻稍改善，身体沉重感改善，上睑微肿，舌质淡红，舌体胖大，边有齿痕，苔薄白腻，脉弦滑。用药至第8天（6月11日）测空腹、早餐后2小时、午餐前、午餐后2小时、晚餐前、晚餐后2小时、睡前（22：00）血糖分别为6.1、6.2、6.6、10.1、9.2、6.7、7.7mmol/L，血糖水平标准差（SDBG）1.6mmol/L，餐后血糖波动幅度（PPGE）2.0mmol/L，最大血糖波动幅度（LAGE）4.0mmol/L。血糖稳降，效不更方，上方继服。

7月30日四诊：体重下降7kg，额头油腻明显改善，身体沉重感明显减轻，上眼睑微肿，舌质淡红，舌体胖大，边有齿痕，苔薄白腻，脉弦缓。用药第56天（7月29日）测空腹、早餐后2小时、午餐前、午餐后2小时、晚餐前、晚餐后2小时、睡前（22：00）血糖分别为6.3、6.7、6.1、10.3、7.4、8.3、10.4mmol/L，SDBG1.9mmol/L，PPGE1.9mmol/L，LAGE4.3mmol/L，各时间点血糖及血糖波动值基本正常。

8月27日五诊：体重下降9kg，额头油腻、身体沉重感消失，上眼睑正常，舌质淡红，舌体胖大，边有齿痕，苔薄白腻，脉弦滑。用药85天（8月26日）测空腹、早餐后2小时、午餐前、午餐后2小时、晚餐前、晚餐后2小时、睡前22：00血糖分别为5.8、6.7、5.7、7.8、5.9、6.8、6.1mmol/L，SDBG0.8mmol/L，PPGE1.3mmol/L，LAGE2.1mmol/L，各时间点血糖值及血糖波动值全部恢复正常。

治疗90天，停药3天，9月4日查胰功：空腹及餐后1、2、3小时血糖分别为6、8.6、7.7、5.24mmol/L；空腹及餐后1、2、3小时胰岛素分别为6.6、33.9、24.8、9.3μIU/mL；空腹及餐后1、2、3小时胰高血糖素分别为94.6、90、80.8、77.4pg/mL；空腹及餐后1、2、3小时C-肽分别为2.18、5.05、5.14、3.2ng/mL。

果糖胺 2.53mmol/L，糖化血红蛋白 5.7%。总胆固醇 4.27mmol/L，甘油三酯 0.84mmol/L，高密度脂蛋白 1.25mmol/L，低密度脂蛋白 2.21mmol/L。尿葡萄糖阴性，尿酸 241μmol/L。体重 76kg，BMI 由 28.4 降至 25.39。

按语：本案无症状 T2DM 采用辨体论治，取得了良好的降糖、降脂、降体重、改善胰岛功能的效果，其关键点有三点：①无"证"可辨，先辨病诊断，再辨体论治。患者青年男性，经体检发现血糖异常，无"三多一少"症状，先辨病诊断，西医诊断为 2 型糖尿病，中医诊断为脾瘅病。因无"证"可辨，故辨体调糖。据其体型肥胖，腹部肥满松软，额头油腻，身体沉重，上眼睑微肿，舌体胖大，边有齿痕，苔白厚腻，脉滑等辨为痰湿质。针对"无三多一少"症状的糖友，进行辨体论治，为"无证"可辨的 T2DM 治疗提供了新思路。②肥胖者多痰湿，肥臃为 T2DM 萌发的土壤。患者腹部肥胖，平素缺乏运动，饮食嗜食肥甘厚味，肥甘之品聚湿生痰，湿浊蕴结日久生热，脾失健运，气机升降失调，谷精失布则壅滞血中，血糖渐升而发为脾瘅病。③健脾化痰，脂减糖降：患者经过 90 天的纯中药调体治疗及生活方式干预，体重下降 9kg，痰湿体质状态得以改善，胰岛素抵抗改善，血糖渐趋正常，停药观察 3 个月血糖稳定在正常范围。

验案 2：湿热质验案

王某，男，44 岁，河南兰考人，农民，2019 年 2 月 26 日首诊。

1 年前患者于当地医院确诊为 2 型糖尿病，二甲双胍片口服 0.5 片，日 2 次，1 周前查空腹血糖 9.5mmol/L，餐后 2 小时血糖（2hPG）14.6mmol/L，慕名来诊。刻下症：口黏伴口中异味，时有胃脘部嘈杂不适，纳食尚可，小便频数，大便黏腻，少寐多梦，时有头痛，舌体胖、质淡暗，苔黄厚腻，脉弦滑。既往有"高脂血症、脂肪肝"病史，未用药物治疗。有吸烟史 20 年余，现 40 支 / 天，有饮酒史 20 年，现 250mL/d。体重 95kg，身高 173cm，BMI31.7，腰围 114cm，臀围 115cm，腰臀比 0.99。

2 月 27 日查胰岛功能：空腹及餐后 1、2、3 小时血糖分别为 9.84、14.8、15.3、10.29mmol/L；空腹及餐后 1、2、3 小时胰岛素分别为 10、42.8、57、23.4μIU/mL；空腹及餐后 1、2、3 小时胰高血糖素分别为 145.9、157.9、144.2、144pg/mL；空腹及餐后 1、2、3 小时 C- 肽分别为 2.75、5.75、9.79、6.06ng/mL。HbA1c7.50%，总胆固醇 6.29mmol/L，甘油三酯 4.16mmol/L，低密度脂蛋白 3.98mmol/L，尿酸 491μmol/L。

西医诊断：2 型糖尿病、高脂血症、脂肪肝、高尿酸血症；中医诊断：脾瘅病；

辨体结果：湿热质。

治法：清热化湿，和中调体。

方药：清热化湿调糖饮加减。组成：川黄连 15g，川厚朴 10g，姜半夏 6g，炒栀子 10g，淡豆豉 30g，细芦根 45g，石菖蒲 6g，川牛膝 45g，升麻片 6g，盐黄柏 10g，炒苍术 30g，薏苡仁 30g，6 剂，水煎服，日 1 剂，分 3 次温服。同时停用二甲双胍片，结合患者治疗意愿，单用中药汤剂治疗，并嘱患者每日控制饮食，注意餐后散步 30 ～ 40 分钟。

3 月 4 日二诊：空腹血糖 7.0mmol/L，早餐后 2 小时血糖 11.5mmol/L。口中异味减轻，但仍有口黏，大便黏腻好转，守原方姜半夏加至 10g，以增强燥湿化痰之功，6 剂，服法同前。

3 月 11 日三诊：空腹血糖 6.8mmol/L，早餐后 2 小时血糖 10.5mmol/L。口黏、口中异味明显好转，大便顺畅，但餐后时有腹胀，守 3 月 4 日方薏苡仁加至 50g，川厚朴 10g，以增强健脾利湿、行气消胀之功。再予 10 剂。

3 月 22 日四诊：空腹血糖 6.5mmol/L，早餐后 2 小时血糖在 9.0mmol/L。口黏、口中异味消失，大便顺畅，精神状态良好，效不更方，嘱中药汤剂服 5 天休息 2 天，治疗 3 个月复查相关生化指标。

随访发现患者已停服中药汤剂 2 个月，复查胰岛功能回示：空腹及餐后 1、2、3 小时血糖分别为 7.08、13、10.6、7.31mmol/L；空腹及餐后 1、2、3 小时胰岛素分别为 12.2、58.4、47.5、23.8μIU/mL；空腹及餐后 1、2、3 小时胰高血糖素分别为 135、142、126.6、122.3pg/mL；空腹及餐后 1、2、3 小时 C- 肽分别为 3.01、7.36、9.05、6.42ng/mL。HbA1c7.10%。总胆固醇 5.06mmol/L，甘油三酯 4.82mmol/L，高密度脂蛋白 1.09mmol/L，低密度脂蛋白 2.91mmol/L，各项指标均较首诊明显改善。

按语：①按照纯中药治疗 T2DM "辨病 - 辨体诊疗模式"的要求，中医将其诊为"脾瘅病"，以免步入既往"消渴"诊断的误区，这是本案取胜的基本前提。②该糖友无"三多一少"症状，辨为湿热质，故当以清热化湿。其标责之湿热之邪，本责之脾虚不运。湿热不除，脾难健运，脾不健运，湿热易生。因此，治疗上应标本兼治。一方面，燥湿健脾，使脾主升清的功能复常，全身气血津液得以正常流通输布，有利于湿热之邪的分化排出，同时避免痰浊、瘀血、郁热等继发性致病因素的产生。标本兼治，相得益彰。③结合患者治疗意愿，停服二甲双胍片，采用单纯中药汤剂治疗，服清热化湿调糖饮，配合饮食调控、运动锻炼，血糖逐步下降，使

FPG、2hPG 均控制在达标的范围内。初期血糖下降缓慢，且有波动情况，经近 3 个月的治疗后血糖平稳达标。停药 2 个月，复查胰功等各项指标仍较稳定。

4. 应用体会

21 世纪是生命科学的世纪，医学模式正在发生着巨大的变化，从以疾病为中心的群体医学向以病人为中心的个体医学转变。我们在长期临床实践的基础上，考虑到当今中医界对 T2DM 诊疗过程中存在西化现象、硬套现象、辨证失准现象等问题，忽略辨体论治、辨病等重要因素，淡化中医"体病同调"思维能力，致使临床思维局限，理论覆盖不全，解释能力不足，诊疗水平下降。大量流行病学研究表明，体质不同可影响糖尿病的发病、病程及预后。在临床中发现，T2DM 患者的体质类型分布具有一定的聚集性且具有一定的偏颇体质易感性。根据王琦国医大师"体病相关""体证相关""体质可分""体质可调"的理论，初步形成 T2DM "辨病 – 辨体诊疗模式"，实现了当今诊治 T2DM 由重视"人的病"转向重视"病的人"的模式转变，弥补了当前 T2DM 诊疗体系的缺陷，体现了中医"以人为本"的根本思想，改善偏颇体质是中医学防治 T2DM 的新途径。因此，针对无"三多一少"症状的糖友，应先辨病诊断，再采用辨体施治的思路调治，这为临床治疗无"证"可辨的 T2DM 患者提供了思路，"辨病 – 辨体"诊疗模式丰富了 T2DM 的临床诊疗体系，是中医治疗无症状 T2DM 的正确途径。

六、小结

随着对 2 型糖尿病中医研究及临床实践的不断深入，诊疗模式也在不断发生变化，笔者已从 40 年前传统的辨证施治诊疗模式转向现在的"辨病 – 辨证 – 辨体"之"三辨诊疗模式"。该诊疗模式有利于更加全面地把握 2 型糖尿病的本质，制定出切合临床实际和把握 2 型糖尿病发展规律的诊疗方案。该模式的构建首先是以辨病为先导，因为病名具有较强的导向作用，所以说明确 2 型糖尿病的中医诊断是有效调控血糖的前提，只有将 2 型糖尿病分别正确归属于"消渴病""上消病""中消病""下消病""脾瘅病"这五种中医病名诊断，才能做到有的放矢。据临床症状确定中医病名，依中医病名析病因、明病机，依病机定治法，依治法精准选方。其次要根据糖友的临床实际表现进行辨证施治，因此我们在总结大量临床实践的基础上，确定了切合临床实际的七个证型。再次，若患者无"三多一少"症状，甚则无任何症状时，此时唯一能指导正确运用中药的依据就是"辨体调治"。我们通过对 471 例 2 型糖尿病中医体质进行辨析，初步总结出 2 型糖尿病的六种体质类型，因体用方，有理有据，精准诊治可窥一斑。辨体调治是对 2 型糖尿病"辨病 – 辨证"诊疗模式的一大补充和创新。同时，"三辨诊疗模式"的构建，也进一步完善了纯中药治疗 2 型糖尿病的"序贯三法"诊疗体系。在临床应用过程中，当谨守"三辨诊疗模式"的具体要求，遵循"病 – 证 – 体"的思路，尤需注意将"三辨诊疗模式"与"专病、专药、专方"融会贯通，活用"序贯三法"，切忌生搬硬套。坚定中医诊治信念，全面把握 2 型糖尿病的诊治过程，持续深化中医思维是用好纯中药治疗 2 型糖尿病和确保调控血糖平稳达标的根本保证。

参考文献

[1] 王振宇，姚海强，王琦 . 辨体 – 辨病 – 辨证诊疗模式的临床运用 [J]. 中医杂志，2016，57（22）：1921–1924.

[2] 杨正，马明越，王济，等 . "辨体 – 辨病 – 辨证"诊疗模式的创建与临床应用 [J]. 现代中医临床，2017，24（3）：9–12.

[3] 庞国明，闫镛，朱璞，等 . 纯中药治疗 2 型糖尿病的临床研究 [J]. 世界中西医结合杂志，2017，12（1）：74–77.

[4] 闫镛，朱璞，张芳，等 . 2 型糖尿病患者中医体质类型与相关指标关系的分析 [J]. 中医学报，2010，25（6）：1154–1156.

[5] 孙冉冉，郑燕飞，李玲孺，等 . 从中医体质角度探讨 2 型糖尿病的防治 [J]. 环球中医药，2014，7（5）：375–377.

[6] 陶晓华 . 中医文献中的专病通治方 [J]. 江西中医药，1997（1）：45–46.

[7] 陶晓华 . 有关辨证论治和专病通治方的思考 [J]. 中国中医基础医学杂志，1996（4）：41.

[8] 房定亚 . 对岳美中教授所谈专病专方的体验 [J]. 广西中医药，1984（1）：8–10，17.

[9] 王琦 . 中医体质学 [M]. 北京：人民卫生出版社，2005：85–94.

[10] 中华中医药学会 . 中医体质分类与判定 [M]. 北京：中国中医药出版社，2009：1–7.

[11] 庞国明，倪青，温伟波，等 . 糖尿病诊疗全书 [M]. 北京：中国中医药出版社，2016：4–5.

[12] 中华中医药学会. 糖尿病中医防治指南 [M]. 北京：中国中医药出版社，2007：5.

[13] 庞国明，王凯锋，贾林梦，等. 纯中药治疗 2 型糖尿病"三辨诊疗模式"探悉 [J]. 世界中西医结合杂志，2019，14（5）：713.

[14] 王琦. 论中医体质研究的 3 个关键问题 [J]. 中医杂志，2006，47（5）：329-332.

[15] 闫镛，朱璞，张芳，等. 2 型糖尿病患者中医体质类型与相关指标关系的分析 [J]. 中医学报，2010，25（6）：1154-1156.

[16] 李莉芳，唐望海，王燚乾，等. 中医体质与 2 型糖尿病患者胰岛 β 细胞功能的关系 [J]. 吉林中医药，2013，33（1）：45.

[17] 孙理军，崔刚，王震. 咸阳地区糖尿病中医体质的临床调查研究 [J]. 陕西中医学院学报，2010，33（4）：35.

[18] 庞国明. 纯中药治疗 2 型糖尿病实践录 [M]. 北京：中国中医药出版社，2019：4.

[19] 王亭，唐志坤. 浅议辨体论治 [J]. 湖南中医杂志，2012，28（5）：126-129.

[20] 钱彦方. 治病求本应注重辨体论治 [J]. 中国中医基础医学杂志，2006，12（2）：94-96.

[21] 陈明霞，王瑞丽，荆朝霞，等. 浅析经方在中医辨体论治中的优势 [J]. 陕西中医学院学报，2011，24（2）：7-8.

第七章　临证心悟

近年来，我和我的团队围绕纯中药治疗 2 型糖尿病开展了一系列研究，总结临床经验，发表心得，本章选择了近年来发表的代表性论文八篇择要修编，以供同道参考。

一、论疏肝健脾法治疗 2 型糖尿病

2 型糖尿病的中医诊疗体系日趋完善，但由于中医学对人体疾病的认识具有复杂多变、动态发展的特点，导致 T2DM 中医证治呈现出日趋西化的现象，未能充分体现中医思维指导下的辨证特点。因此，以中医思维为导向，在临床辨治 T2DM 中，坚持以整体观念、辨证论治为核心要素，构建基于中医思维的诊疗模式，析悟原委，把握"证"素，辨清疾病的病性、病位、邪正关系，在明确证型的前提下，构建理 – 法 – 方 – 药的诊疗路径，对指导临床实践具有重要意义。

近年来，随着对古今文献的习悟和临床病例研究的分析总结，确立了来源于临床实践，符合临床实际的 T2DM 七种证型诊断，即热盛伤津、气阴两虚、肝郁脾虚、痰浊中阻、湿热内蕴、脾肾气虚、阴阳两虚，初步形成了基于中医思维的中医药辨治 T2DM 的七证七方病证结合诊疗模式。在病证结合模式的指导下，肝郁脾虚证作为 T2DM 的一个主要的证型，以疏肝健脾立法，遣专证专方之"疏肝健脾调糖饮"治之，其理清、法明、方对、效确，浅析如下，以飨同道。

（一）立证依据

我们之所以将疏肝健脾法列为临床辨治 T2DM 的常规七法之一，其据有三。

1. 证存因在，因郁致消

通过近 10 年专项研究发现，素性刚暴之人，或卒受情绪打击，致肝气郁结，横逆犯脾，土壅木郁，肝脾不调，精津输布失常，因而发病。临床多显性起病，以

"三多一少"为主证，我们将其称为"因郁致消"。对因体检发现血糖升高而被确诊的 T2DM 病友而言，虽然无"三多一少症状"，但却因病而烦，因病而郁，久郁化热，热伤阴津，其气上溢，转为消渴，我们将其称为"因病转消"。正如《内经》所云"百病皆生于气"，《临证指南医案》亦明确指出"心境愁郁，内火自燃，乃消证大病"，其根源在于肝气郁结，郁久化火，火灼阴液，进而呈现阴虚内热诸证；肝旺乘脾，脾失健运，谷精壅滞血中则血糖升高、口渴多饮、多尿诸症蜂起。因此，情志失调、肝郁脾虚是导致 T2DM 发生发展的关键因素之一。

2. 据证立法，疏木达土

情志失调，肝失疏泄，久郁化火，土壅木郁，肝郁脾虚是消渴病重要的病因病机。肝为刚脏，性喜调达而恶抑郁，体阴而用阳。若七情不和，肝失疏泄，则横逆犯脾，而致烦躁易怒、腹胀等症。脾虚气弱则运化无权，肝郁则疏泄不利，而致谷精壅滞。法当疏肝健脾、理气调糖。《素问·六元正纪大论》曰"木郁达之"，达者畅也，大凡木郁之病，其脏多应肝胆，其经在胁肋，其伤在脾，因木喜调达而主疏泄，故疏肝之法，以达为要！土郁夺之，大凡土郁之人，湿滞之属，其脏多应脾胃，土畏壅滞，其滞在中者夺其中，故治脾之法，当以运为要。"木郁达之，土郁夺之"，肝郁脾虚之证治当疏肝理气，脾虚土壅失运当健脾化湿，疏木达土，土和木畅，则气机调畅，谷精输运有常，清升浊降，是以不降糖而血糖自平矣。

3. 依法遣方，方证对应

临证针对肝郁脾虚之证，治以疏肝健脾，理气调糖，基于临床变通时方逍遥散、栀子豉汤、枳术丸，化裁方证相应之专方"疏肝健脾调糖饮"，方药包括北柴胡15g，全当归 10g，生白芍 30g，云茯苓 30g，苍术 10g，白术 10g，苏薄荷 10g，炒栀子 10g，淡豆豉 10～30g，川牛膝 30g，升麻片 6g，生甘草 3g。

方中以北柴胡疏肝解郁、调达肝气为君。全当归甘辛苦温，为血中之气药，养血补血、行气活血；白芍酸苦微寒，养血敛阴、柔肝缓急，当归、芍药与柴胡同用，补肝体而助肝用，使血和肝和、血充肝柔，共为臣药。肝木克伐脾土，方选白术、苍术、云茯苓、生甘草健脾化湿益气，其功有二：一则使营血化生有源，二则实土以御木侮，共为佐药。淡豆豉除烦、宣发郁热之邪，加以少许苏薄荷辛散达郁，疏散郁遏之气，透达肝经郁热；炒栀子清郁热、除烦闷。《临证指南医案》中载"脾宜升则健，胃宜降则和"，故调和脾胃时应重视气机之升降。取川牛膝活血化瘀，引血下行，升麻片升举清阳、调和气机，北柴胡芳香疏散，升散并举，相须为用。得柴胡升肝胆之清阳、行气于左，得升麻片升阳明之清气、行气于右，一降两升，疏木达土，升清降浊，且北柴胡作为肝经之引药，兼为使药。全方肝脾同治，重用补肝体、助肝用，体用同调，气血津液兼顾，使肝得疏泄，血虚得充，脾弱得运，清升浊降，气机调畅，精微得布，血糖自平。

（二）验案举隅

[基本情况] 郭某，男，50岁。2018年4月初诊。

[简要病史] 患者以发现血糖升高2年余为主诉就诊。

患者2年前于平舆县人民医院体检查FPG8.2mmol/L，确诊为2型糖尿病，未重视。平素情志不遂，病情渐重，血糖控制欠佳，慕名求中医调治而来就诊。现无口渴、多饮、多尿等"三多一少"症状，伴腹胀，无手脚麻木，余无明显不适，纳眠可，大便正常，小便有泡沫，夜尿1次/日。舌质淡红，舌体胖，有齿痕，苔薄白，脉弦滑。既往有脂肪肝病史，否认药物、食物过敏。

[疗前检查] 于2018年4月9日查胰岛功能示FPG及餐后1、2、3小时PG分别为10.36、17.2、17.8、14.4mmol/L，空腹及餐后1、2、3小时胰岛素分别为18.7、45.0、59.9、45.8μIU/mL；空腹及餐后1、2、3小时胰高血糖素分别为115.5、137.3、132、124.1pg/mL；空腹及餐后1、2、3小时C-肽分别为2.6、3.69、5.18、4.45ng/mL；胰岛素抗体2.1IU/mL；HbA1c8.0%；FMN2.44mmol/L。尿常规：尿葡萄糖4+。血脂四项未见异常。肝肾功：总胆红素34.5μmmol/L。尿蛋白四项：α1微球蛋白33.7μmmol/L。BMI28.7kg/m²。

[诊断] 中医诊断：脾瘅病；西医诊断：2型糖尿病，脂肪肝。

[中医辨证] 肝郁脾虚证。

[治法] 疏肝健脾，理气调糖。

[方药] ①专证专方：疏肝健脾调糖饮加减。

北柴胡30g，炒白芍30g，全当归10g，云茯苓30g，苏薄荷10g，苍术、白术各30g，生薏苡仁30g，盐黄柏6g，川牛膝30g，升麻10g，葛根30g，炒枳壳10g，生甘草3g。10剂，水煎服，日1剂，早、中、晚温服。

②专病专药：糖尿康片10片，黄连降糖片5片，均日3次口服。

③专病专茶：六仙饮每日1包，冲茶频服。

[治疗经过]4月22日二诊：近日FPG7.0～9.0mmol/L，2h PG8.0～13.0mmol/L，自述用药后口中反酸，尿多，喝水多，右上腹腹胀未减轻，尿中泡沫较前减少，余

无不适，纳眠可，二便调，夜尿 2 次，舌边尖红，边有齿痕，苔薄白，脉弦滑。在上方基础上去苏薄荷、盐黄柏，加青皮、陈皮各 10g，川厚朴 10g，15 剂，水煎服，日 1 剂，早晚温服。

5 月 11 日三诊：近日 FPG6.0 ～ 7.8mmol/L，2h PG8.0 ～ 10.9mmol/L，今日查 FPG7mmol/L，自述反酸、右上腹腹胀等症状较前减轻，余无不适，纳眠一般，大便稍溏，夜尿 1 次，尿中带有泡沫，舌质淡红，边有齿痕，苔薄白，脉弦缓无力。成药继服，中药汤剂守上方加川牛膝至 45g，升麻至 20g，生黄芪 50g，10 剂，水煎服，日 1 剂，早晚温服。

5 月 22 日四诊：患者近日 FPG6.0 ～ 8.0mmol/L，2h PG8.0 ～ 11.6mmol/L。患者自述稍有口干、腹胀、反酸，纳眠一般，大便稍溏，夜尿 0 ～ 1 次，伴有泡沫，舌质淡红，苔薄白腻，脉弦滑。成药继服，汤药继服 10 剂。

6 月 10 日五诊：患者近日 FPG6.0 ～ 8.0mmol/L，2h PG8.0 ～ 10.0mmol/L。患者自述稍有腹胀、反酸，余无不适，纳眠可，大便正常，夜尿 0 ～ 1 次，伴有泡沫，舌质淡红，苔薄白，脉弦滑。成药继服。

7 月 6 日六诊：停药 3 天复查胰岛功能，FPG 及 1、2、3 小时 PG 分别为 7.05、12、10.9、8.13mmol/L；空腹及餐后 1、2、3 小时胰岛素分别为 13.4、53.8、54.4、33.7μIU/mL；空腹及餐后 1、2、3 小时胰高血糖素分别为 105.2、112.4、107.2、104.2pg/mL；空腹及餐后 1、2、3 小时 C- 肽分别为 2.07、4.05、4.84、3.55ng/mL；胰岛素抗体 5.5IU/mL；HbA1c5.9%；FMN2.35mmol/L。胰岛功能五项示：餐后 1 小时的胰岛素及 C 肽分泌较前增加，胰高血糖素较前下降。HbA1c 及 FMN 都较上次下降且都在正常范围。患者血糖平稳，基本达标，偶现波动，精神体力、饮食睡眠俱佳。纯中药治疗 3 个月，患者胰岛功能各项指标均显著改善。

[按语] 患者为中年男性，年过半百，素体肥胖，肝郁之体，情志不遂，易致脾郁或因消致郁，肝病及脾，脾胃失健，其气壅滞中焦则见腹胀，水湿困阻中焦，土壅则木郁，肝郁气机失调，水湿代谢失常，湿浊内蕴困脾，加重脾虚；脾虚运化无力，导致水湿不化，阻滞气机，加重气机郁滞，加重肝郁，无论由肝及脾或脾病及肝，殊途同归，肝郁脾虚乃其终果，肝失疏泄，脾失健运，水谷精微壅滞血中则血糖升高，发为肝郁脾虚之脾瘅。舌质淡红，舌体胖，苔薄白，边有齿痕，脉弦滑亦是肝郁脾虚之征象。以逍遥散为基础方疏肝健脾，木达土运，以达肝脾调和之"和"。"纯中药治疗 T2DM 三辨诊疗模式"以辨病为先，明确 T2DM 中医病名诊断是有

效调控血糖的前提，确定分属"脾瘅病"；其次跳出窠臼，创新理论，抓住疾病核心证机之"肝郁脾虚"，治以疏肝健脾，"木郁达之"，正如《血证论》言"木之性主疏泄，食之入胃，全赖肝木之气以疏泄而水谷乃化"，予专证专方"疏肝健脾调糖饮"肝脾同调，使肝得疏泄，脾得健运，清升浊降，气机调畅，精微得布，配合专药"糖尿康""黄连降糖片"，扶正与祛邪结合，使阴阳平衡，则身体自然康复。同时结合患者体质特征和证候特点用药，将"纯中药治疗 T2DM 三辨诊疗模式"与"专病、专药、专方"融会贯通应用。根据病情权衡斟酌，时时动态调方调量，二诊腹胀甚者加用青皮、陈皮、厚朴以破气消滞除满，脾虚湿浊黏腻交织重用生黄芪、升麻升补中焦之气，取气能胜湿化湿之妙；津血同源，痰瘀相兼，时时不离川牛膝化瘀之功！尤重调其升降，升清降浊之法并用，故加川牛膝及升麻以升降调达气机。

中医药的发展历程必将经历临床病例总结深化、理论研究同步升华等模式，到与临床实践贴合为一的转变，这样的转变需要当代中医人牢牢坚定中医诊治信念，持续深化中医思维，是用好中药治疗 T2DM 的根本，从理 – 法 – 方 – 药全面地把握 T2DM，以中医思维为引领，重视"病证结合、随证立法、方证对应"新模式，为 T2DM 的治疗提供了新的理解思路及治疗方案。因此我们在临证中不断思悟，如何坚持中医整体观与辨证观的有机结合，如何将收集的大样本病历深化，升华为来源于临床实践总结、符合临床实践的证型诊断、可指导临床实践的一把利剑，实现对当前中医药治疗 T2DM 的补充与发扬，进而提升临床医师诊疗水平。

原文刊载于《中华中医药杂志》2021 年 2 月第 36 卷第 2 期（庞国明，张平，弓意涵等编写）

二、基于真实世界应用"纯中药治疗 T2DM 三辨诊疗模式"治疗 546 例患者临床特征回顾性分析

2021 年 12 月 6 日国际糖尿病联盟（IDF）公布的第 10 版全球糖尿病地图显示，2021 年全世界有 5.37 亿成年人患有糖尿病，占 10.5%，估计 2021 年约有 670 万成年人死于糖尿病或其并发症，占全球全因死亡人数的十分之一（12.2%）以上，并且发病率持续增加，预计到 2030 年和 2045 年，全球糖尿病患者总数将增至 6.43 亿（11.3%）和 7.83 亿（12.2%）。由此可见，糖尿病已经发展成为严重威胁全人类生命健康的重大慢性病之一。因此，如何有效预防和治疗糖尿病及其并发症已成为亟待解决的关键公共卫生问题之一。

我国糖尿病流行病学特点显示以 2 型糖尿病为主，目前 2 型糖尿病的治疗主要为滞后性、对抗性治疗。中医在 T2DM 的防治中具有自身的特色与优势，但目前中医界在 T2DM 的诊疗过程中存在片面强调辨证论治、用西医思维套用中医、辨证脱离临床等问题。庞国明教授潜心临床实践，依据王琦院士"体病相关、体质可调"的理论思想构建了"纯中药治疗 T2DM 三辨诊疗模式"，其以"和"立法，辨体调体，注重改善糖尿病萌发"土壤"，补充了当前 T2DM 诊疗体系的缺陷，也突显了糖尿病治疗中个体化诊疗的要素，拓展了临床思维，更好地诠释"同病异治""异病同治"的中医思维。依据该诊疗模式治疗，能通过改善 T2DM 患者胰岛素抵抗，升高胰岛素敏感指数，发挥血糖、血脂同调的作用，且安全性较好，研究证明不良反应为轻度胃肠道反应，且在早期临床探索中有糖尿病患者出现糖尿病缓解或逆转情况。

为进一步明确该诊疗模式的适应人群、优势人群，本研究基于真实世界研究原理，收集 2018 年 8 月 1 日至 2020 年 8 月 1 日于全国 5 家二级、三级医院就诊并应用"纯中药治疗 T2DM 三辨诊疗模式"治疗的患者，分析其基本特征、诊断、病程等信息，为该诊疗模式的进一步推广提供客观依据。本研究已通过开封市中医院医学伦理委员会审批 [2018 伦理审第（02）号]。

（一）临床资料与方法

1. 数据来源

以医院 HIS 系统为数据仓，筛选提取 2018 年 8 月 1 日至 2020 年 8 月 1 日期间于开封市中医院、四川省第二中医院、北京中医药大学深圳医院、武穴市中医院、兰州市中医院就诊且符合 T2DM 西医诊断的住院患者 546 例（开封市中医院 442 例、四川省第二中医院 32 例、北京中医药大学深圳医院 25 例、武穴市中医院 25 例、兰州市中医院 22 例）。分中心单位使用中医病例云平台在线填报系统进行数据录入和管理，所提取信息包括患者住院基本信息（不包含姓名）、中西医诊断信息、医嘱信息等模块。

2. 数据纳入标准

①西医诊断为 T2DM [参照 WHO（1999 年）糖尿病诊断及分型标准]；②中医诊断包括"脾瘅病""上消病""中消病""下消病""消渴病"；③入院治疗不小于 3 天；④治疗方法符合"纯中药治疗 T2DM 三辨诊疗模式"及"序贯三法"治疗 T2DM 的要求。

3. 数据排除标准

①住院天数小于 3 天；② HIS 系统显示退费出院；③不符合"纯中药治疗 T2DM 三辨诊疗模式"及"序贯三法"诊疗要求；④临床诊疗信息不全的患者。

4. 数据标准化

参照国际疾病分类（ICD-10）编码标准化西医诊断，根据国家标准《中医病证分类与代码》规范中医证候，去除冗余信息后进行分析。

5. 统计学方法

本研究采用 SPSS25.0 统计软件对数据进行统计学分析。正态分布的连续型数值变量采用（ $\bar{x} \pm s$ ）表示；组间比较符合正态分布的资料用独立样本 t 检验；不符合正态分布的数据采用非参数检验的统计方法。计数资料采用 n（%）进行统计描述。组间比较采用卡方检验。以 $P < 0.05$ 为差异具有统计学意义。

（二）诊疗方法

"纯中药治疗 T2DM 三辨诊疗模式"是在充分根据疾病、证候、体质三者之间内在联系的前提下，根据"体病相关""体证相关""体质可分""体质可调"的理论，以辨体论治为核心，将"辨病 – 辨证 – 辨体"与"治病 – 和证 – 调体"有机结合，进行综合临床运用的一种诊疗思想。

1. 具体内容

（1）先行辨病诊断，确定中医病名

五种病名：①具有多饮、多食、多尿、消瘦或伴尿中甜味者诊为"消渴病"；②对以口干渴多饮为主者诊为"上消病"；③对以多食易饥，或伴消瘦为主者诊为"中消病"；④对以小便频数，饮一斗、小便一斗为主者诊为"下消病"；⑤对仅有口中甜味或伴形体肥胖，或体检发现血糖数值高，符合 T2DM 诊断者诊为"脾瘅病"。

（2）次行辨证诊断，确立精准证型

七种证型：①热盛伤津证。主症：易饥多食，形体消瘦，烦渴引饮，大饮不解其渴；次症：心烦易怒，口苦，大便干结，小便频数量多；舌脉：舌质红，苔黄燥，脉弦数或细数。②气阴两虚证。主症：咽干口燥，口渴多饮，神疲乏力，心慌；次症：气短懒言，形体消瘦，腰膝酸软，自汗盗汗，五心烦热，心悸失眠；舌脉：舌红少津，苔薄白干或少苔，脉沉细。③肝郁脾虚证。主症：情志抑郁，胸胁胀满，烦躁易怒，脘腹胀满；次症：时有头痛目眩，口燥咽干，神疲食少，大便溏结不调或先干后稀；

舌脉：舌质淡胖，苔白或腻，脉弦。④痰浊中阻证。主症：形体肥胖或超重，腹部增大，身重困倦，口黏；次症：面垢多油，纳呆便溏，口干口渴，饮水量不多；舌脉：舌质淡，舌体胖大，齿痕明显，苔腻，脉滑。⑤湿热内蕴证。主症：身重困倦，口苦、口中异味，大便黏腻不爽；次症：口干不欲多饮，饮水量多，形体肥胖，小便短黄；舌脉：舌质淡，苔黄腻，脉滑数。⑥脾肾气虚证。主症：腰酸腰痛，眼睑或下肢水肿，夜尿增多；次症：自汗，小便清长，或短少，或有五更泄泻；舌脉：舌淡体胖，有齿痕，苔薄白，脉沉迟无力。⑦阴阳两虚证。主症：畏寒肢凉，下肢浮肿，甚则全身皆肿，五心烦热，心悸腰酸，神疲；次症：小便频数，夜尿增多，浑浊如脂膏，甚至饮一溲一，口干咽燥，耳轮干枯，面色黧黑，阳痿；舌脉：舌淡，少津，脉沉细无力。患者具备主症 2 项及次症 2 项或 2 项以上并参考舌脉即可诊断为该证型。

（3）临床无证可辨，再施精准辨体

对于无证可辨的 T2DM 患者，遵"纯中药治疗 T2DM 三辨诊疗模式"之"辨体调治"的学术思想，根据中华中医药学会发布的《体质分类与判定》判定体质类型，根据体质分别采用补气、护正、温阳、养阴、祛湿、清热等法则。

2. 序贯三法

中药"序贯三法"治疗 T2DM 方案以常规膳食指导、运动方案、心身调适为基础治疗，根据患者空腹血糖值、餐后血糖值的范围及临床经验，制定专证专方、专病专药、专病专茶的单行、二联、三联之五个阶梯方案，依据患者血糖变化升阶或降阶的"序贯"动态循环治疗方案，常规疗程为 12 周。

其中包括专证专方 7 种：热盛伤津证（清热养阴调糖饮）、气阴两虚证（益气养阴调糖饮）、肝郁脾虚证（疏肝健脾调糖饮）、痰浊中阻证（和中降浊调糖饮）、湿热内蕴证（清热化湿调糖饮）、脾肾气虚证（健脾益肾调糖饮）、阴阳两虚证（阴阳双补调糖饮）。专病专药 2 种：糖尿康片（豫药制字 Z04020167）、黄连降糖（浊）片（豫药制字 Z2018004800）。专病专茶 2 种：六仙饮（用于以虚证为主者）、降糖茶（用于以实证为主者）。

（三）结果

1. 一般情况特征

共纳入有效病例 546 例，其中男性 356 例，占 65.20%，女性 190 例，占 34.80%，男女比 1.92。年龄 18～85 岁，平均年龄为（51.53±13.01）岁，男性平均年龄为（50.89±12.02）岁，女性平均年龄为（52.86±13.01）岁。发病时间从初发、初诊断至确诊25年，人均住院天数为（11±4.43）天，人均费用（9135.02±3474.16）元。

2. 546例患者性别、住院天数在不同年龄段的分布特征

为了解不同年龄患者临床特征情况，本研究按18～44岁、45～59岁、60～74岁、75岁及以上4个年龄段，对符合纯中药治疗T2DM患者的性别、住院天数进行分层分析，年龄集中在18～59岁，共425例，占77.84%。由于真实世界中≥75岁的单纯糖尿病患者较少，结果可能存在偏倚。如表7-1示，18～74岁不同年龄段患者中男性患者数量均高于女性，随着年龄增加，男女比差距越来越小。住院天数在不同年龄段差异无统计学意义，详见表7-1。

表7-1　546例糖尿病患者性别、住院天数在不同年龄段的分布特征

年龄	男性	女性	住院天数（天）
18～44岁	93	44	11.54±4.94
45～59岁	193	95	11.15±4.40
60～74岁	60	50	10.22±3.78
≥75岁	10	1	11.36±4.08
检验值（Z）	9.54		4.49
P值	0.02		0.21

3. 不同病程阶段患者分布特征

患者病程从初诊断至确诊25年，根据病情进展诊疗阶段不同，将患者分层分析，初诊期为初诊断～0.5年，0.5～5年为早期，5～10年为中期，＞10年为晚期。本研究结果显示，病程小于5年占绝大多数，初诊断期188例，占34.43%；早期233例，占42.67%；初诊断期和早期总共占77.11%，中后期各有88例、37例，各占16.12%、6.78%。

4. 合并疾病分布特点

合并疾病排名前5位：高脂血症（293例，53.66%）、高血压病（195例，35.71%）、动脉粥样硬化（122例，22.34%）、脂肪肝（118例，21.61%）、冠心病（74例，13.55%）。临床上合并高血压、冠心病病情控制稳定者，延续原治疗方案不变，病情不稳定者待控制稳定后方可入组。高脂血症、脂肪肝提示患者糖脂代谢均有异常，本研究方案有"糖脂同调"的作用，故不予其他药物干预。

5. 中医辨病、辨证、辨体的临床分布特征

根据"纯中药治疗 T2DM 三辨诊疗模式"中关于中医病名证型的论述，本研究收集数据中病名有五，证型有六。按照病名出现的频率顺位排序，"消渴病"出现最多，有298例，占54.58%；其次分别是"上消病"124例，占22.71%；"脾瘅病"83例，占15.20%；"下消病"26例，占4.76%；"中消病"最少，15例，仅占2.75%。本研究为真实世界研究，一方面反映出临床中西医将 T2DM 与中医"消渴"等同思想根深蒂固，另一方面有典型症状者适用"纯中药治疗 T2DM 三辨诊疗模式"疗效确切，这有待后期进一步研究明确。

证型出现频率最多的是"气阴两虚证"，有216例，占39.56%；其次分别是"痰浊中阻证"，占23.44%；"肝郁脾虚证"，占13.37%；"脾肾气虚证"，占4.03%；"湿热内蕴证"，占2.38%；"热盛伤津证"，占2.02%。有研究显示有90%左右的 T2DM 患者无典型的"三多一少"症状，但在本组数据中"消渴病"占54.58%。证候出现频率排序为气阴两虚证＞痰浊中阻证＞肝郁脾虚证＞脾肾气虚证＞湿热内蕴证＞热盛伤津证。

脾瘅病无典型"三多一少"症状，临床以辨体论治，由于住院标准等限制，脾瘅病入组患者较少，以门诊治疗为主。本组数据"脾瘅病"共83例，占15.20%，以痰湿质为主。其中痰湿质56例，占总病例数的10.26%，占"脾瘅病"的67.47%；其次分别是气郁质19例，占3.48%；阴虚质5例，占0.91%；气虚质3例，占0.55%。详见表7-2。

在中医证型研究中，为研究方便，根据证素一致原则，将痰湿质归为痰浊中阻证，气郁质归为肝郁脾虚证，气虚质、阴虚质归为气阴两虚证，后文依此分析。

表7-2　546例患者中医不同病名、证型、体质类型的分布特征

分类		例数	占比
辨病诊断	脾瘅病	83	15.20
	上消病	124	22.71
	中消病	15	2.75
	下消病	26	4.76
	消渴病	298	54.58

分类		例数	占比
辨证分型	气阴两虚证	216	39.56
	痰浊中阻证	128	23.44
	肝郁脾虚证	73	13.37
	脾肾气虚证	22	4.03
	湿热内蕴证	13	2.38
	热盛伤津证	11	2.02
体质类型	痰湿质	56	10.26
	气郁质	19	3.48
	阴虚质	5	0.91
	气虚质	3	0.55

6. 不同证型性别、年龄分层特征

首先进行不同性别在证型分布上的比较，男女都以气阴两虚证为主，痰浊中阻证、肝郁脾虚证不同性别所占比差异较大（$P < 0.05$），差异有统计学意义。

本研究男性多于女性，男女比大于1。其中肝郁脾虚证男女比0.92，异于其余证型，女性明显多于男性，$P < 0.001$，差异有统计学意义。为了更直观地了解各年龄段中各证型的发病住院情况，对各证型的年龄段进行分层分析，不同证型年龄比较，采取秩和检验，$P < 0.05$，差异有统计学意义，见表7-3。

表7-3　不同证型性别、年龄分布特征

证型	男（例数）	女（例数）	年龄（岁）
湿热内蕴证	10	3	45.08±12.24
痰浊中阻证	147	37	49.74±9.95
脾肾气虚证	13	9	55.82±9.35
肝郁脾虚证	44	48	50.98±12.34
气阴两虚证	135	89	53.55±13.67
热盛伤津证	7	4	49.82±12.43
检验值（c^2/H）	34.33		18.94
P	< 0.001		0.002

7. 不同性别年龄段证型分布特征

证型随年龄增加分布差异较大，本研究对性别进行分层后分析各证型分布。不同年龄段性别证型分布分析，18～44岁气阴两虚证共53例（男性33例，女性20例），$P < 0.001$，差异有统计学意义。从表7-4可看到男性随着年龄增加气阴两虚证所占比例持续增加，占比从35.48%增加至50.00%，年龄≥75岁数据较少，未予纳入分析。痰浊中阻证集中于45～59岁，不同性别间比较，$P < 0.001$，差异有统计学意义。肝郁脾虚证在不同年龄阶段女性均大于男性。脾肾气虚证、湿热内蕴证、热盛伤津证相对较少，散在分布于不同性别、不同年龄段。详见表7-4。

表7-4　不同性别、不同年龄段中医证型分布（546例）

性别	年龄	气阴两虚证（例数/%）	痰浊中阻证（例数/%）	肝郁脾虚证（例数/%）	脾肾气虚证（例数/%）	湿热内蕴证（例数/%）	热盛伤津证（例数/%）	合计（例数/%）
男性（356例）	18～44岁	33/35.48	41/44.08	10/10.75	3/3.23	5/5.37	1/1.08	93/26.12
	45～59岁	66/34.20	86/44.56	24/12.44	8/4.14	5/2.59	4/2.07	193/54.22
	60～74岁	30/50.00	19/31.67	8/13.33	2/3.33	0	1/1.67	60/16.85
	≥75岁	6/60.00	1/10.00	2/20.00	0	0	1/10.00	10/2.81
女性（190例）	18～44岁	20/45.45	10/22.73	9/20.45#	3/6.82	2/4.55	0	44/23.16
	45～59岁	40/42.11	20△/21.05	29/30.53#	3/3.16	0	3/3.16	95/50.00
	60～74岁	28/56.00	7/14.00	10/20.00#	3/6.00	1/2.00	1/2.00	50/26.31
	≥75岁	1	0	0	0	0	0	1/0.53
合计	（例数/%）	224/41.03	184/33.70	92/16.85	22/4.03	13/2.38	11/2.01	546

备注：△：不同性别间比较，$P < 0.001$；#：不同性别间比较，$P < 0.05$。

8. 不同中医诊断证型分布特征

消渴病占总病例数的54.58%，其中气阴两虚证占58.05%，痰浊中阻证占26.17%，肝郁脾虚证占15.44%；上消病证型相对分散，气阴两虚证、痰浊中阻证、肝郁脾虚证各自占29.03%、33.87%、18.55%，湿热内蕴证、热盛津伤证相对集中。中消病病例较少，占总病例数2.75%。下消病以脾肾气虚证为典型证型，详见表7-5。

表 7-5　不同中医诊断证型分布特征

中医诊断	气阴两虚证（例数）	痰浊中阻证（例数）	肝郁脾虚证（例数）	脾肾气虚证（例数）	湿热内蕴证（例数）	热盛伤津证（例数）	总计（例数 /%）
脾瘅病	8	56	19	0	0	0	83/15.20
上消病	36	42	23	0	12	11	124/22.71
中消病	3	8	4	0	0	0	15/2.75
下消病	4	0	0	21	1	0	26/4.76
消渴病	173	78	46	1	0	0	298/54.58

9. 不同病程阶段的证型分布特征

按病程分层分析，初诊断期（病程＜0.5 年）者 76 例，占总病例数的 34.43%；早期（病程 0.5～5 年）者 233 例，占总病例数的 42.67%；中期（病程 5～10 年）者 88 例，占总病例数的 16.12%；后期（病程＞10 年）者 37 例，占总病例数的 6.78%。在该研究病例中，病程长短与证型之间未发现相关规律。6 种证型在不同病程中均有不同例数的分布，见表 7-6。

表 7-6　不同病程阶段的证型分布

病程阶段	气阴两虚证（例数）	痰浊中阻证（例数）	肝郁脾虚证（例数）	脾肾气虚证（例数）	湿热内蕴证（例数）	热盛伤津证（例数）	总计（例数 /%）
初诊断期	76	68	27	9	3	5	188/34.43
早期	98	75	41	9	6	4	233/42.67
中期	31	34	18	2	2	1	88/16.12
晚期	19	7	6	2	2	1	37/6.78

（四）讨论

1. 关口前移，辨体论治早期糖尿病

"纯中药治疗 T2DM 三辨诊疗模式"注重辨体论治，属于中医治未病思维的精华体现。由于健康体检的普及，无明显典型糖尿病症状的 T2DM 患者越来越多，在真实世界中绝大多数达不到住院标准，以门诊治疗为主，故本研究中"脾瘅病"仅占 15.20%，以痰湿质为主。且 T2DM 患者越来越年轻化，本研究从年龄和病程分

层分析，年龄在 18 ～ 59 岁中青年患者占 77.84%、病程小于 5 年者占 77.11%，初诊断、早期糖尿病患者应用本诊疗模式比较多见，疗效确切。

体质具有相对稳定性及一定范围的可变性，是糖尿病及并发症发生、发展的基础。王琦国医大师的九种体质目前广泛运用于临床，杜虹教授运用相关性研究证实中医体质与胰岛素抵抗密切相关，痰湿或湿热体质具有较高糖尿病风险，张成明、李文东等认为糖尿病体质主要类型为痰湿质、阴虚质，以痰湿质最为常见，相兼体质以气虚兼气郁质、气虚兼阴虚质多见。

体质是在遗传基础上，在潜在的环境因素作用下，在生长发育和衰老过程中渐进性地形成的个体特殊性，特殊体质对某些致病因子具有易感性，体质状态决定发病与否以及发病的倾向性，更早期的纠正体质，把疾病发展遏制在萌芽阶段，可达到事半功倍的效果。

2. 明晰 T2DM 对应中医病名

中医病名在现代医学的冲击下越来越边缘化，不是因为现代医学对这些疾病有了更科学的解释，而是中医学者没有及时给出符合现代文化的白话解释。

中医对糖尿病的认识历史悠久，仅《黄帝内经》时期，与糖尿病相关的病名就有十余种，如"消中""消瘅""消渴""风消""肺消""膈消"等，各代医家在继承前人学说的基础上，皆从不同角度阐发见解，对消渴病的各病理阶段的不同症状、不同病理特点方面给予补充及区别，至宋代明确提出三消的分类论治，《丹溪心法·消渴四十六》明确了上消、中消、下消的定义，至今仍广泛应用于临床。但是随着对糖尿病病程的认识更加全面，为发挥中医病名在指导辨证论治中的正确导向作用，糖尿病不同时期病位、主要临床表现不同，单纯"三消"命名不能满足临床应用。2007 年中华中医药学会研究、整合、优化以往中医糖尿病标准方面的研究成果，结合临床实际，确定了糖尿病前期属中医"脾瘅"病范畴，得到学术界普遍认可。

为强化中医思维，更易于临床应用，"纯中药治疗 T2DM 三辨诊疗模式"博采众长，根据糖尿病不同病程、不同主要临床表现分别进行命名，为"脾瘅病""上消病""中消病""下消病""消渴病"五个病名。结合本研究，病名与证型有明确相关性，"脾瘅病"以痰湿体质为主，"下消病"以脾肾气虚为主，湿热内蕴证、热盛伤津证集中于"上消病"，本研究入组患者"中消病"多以明显消瘦为主要症状，临床病例较少。本研究结果显示病名在辨证论治中具有一定的导向作用。

3. 中医证型分布及其与不同性别、年龄相关分析

T2DM 属中医学"消渴病"范畴，长期以来中医学家认同消渴病根本病机为"阴虚为本，燥热为标"。消渴日久，燥热更伤阴液则气阴两伤，日久阴阳两虚，兼有湿、痰、浊、瘀等实邪，因此在 T2DM 进展过程中，气阴两虚为病情变化的枢机阶段，处于该病机阶段的证型为临床主要证型。

冷雪教授等研究显示随着年龄的增长及病程的延长，实证所占比率逐渐下降，虚证或虚实夹杂证所占比率则呈逐渐上升趋势，提示不同年龄阶段虚实证型分布不存在必然联系。本研究结果显示各证候在不同年龄期的分布有差异，脾肾气虚证、湿热内蕴证、热盛伤津证相对较少，散在分布于不同性别、不同年龄段，临床必须识理明证、审证求因，尤其要"观其脉证，知犯何逆，随证治之"，老年糖尿病不尽是"脾肾气虚""气阴两虚"等证，而是动态发展的。

女性体质以其独特的生理心理特点，常出现脾虚肝郁的病理状态，不同性别比较，痰浊中阻证型明显男性高于女性，肝郁脾虚证男性明显低于女性，推测与男女之间体质心理状态相关，男性多禀阳刚体质，青中年发病多见痰浊实证。

笔者在 40 余年临证基础上建立的"纯中药治疗 T2DM 三辨诊疗模式"将辨体、辨证、辨病三者结合，以体为基，以证为靶，以病为参。点、面、体结合的整体综合辨治模式既治疗了症状、证候，又解决了疾病的治疗问题。应用"纯中药治疗 T2DM 三辨诊疗模式"治疗的患者以病程小于 5 年的初诊断期、早期为主，年龄多分布在 18 ～ 59 岁之间，辨证以气阴两虚证、痰浊中阻证、肝郁脾虚证多见。

本研究数据来源于五家三甲医院的 HIS 系统，纳入病例 546 例，信息准确，真实性较好，因此分析获得的结论可为临床提供重要参考。本研究初步明确了"纯中药治疗 T2DM 三辨诊疗模式"特征人群，为进一步优化方案提供理论依据，为进一步推广奠定临床基础。但是本研究也存在一定的局限性，在后期的研究中课题组必将继续加强队伍建设，严格数据质量控制，开展多中心、深层次、大样本的研究，以更好地辅助临床决策。

原文刊载于《中医杂志》2021 年 9 月第 62 卷第 18 期（庞国明，曹秋平，李鹏辉等编写）。

三、论从痰论治 2 型糖尿病

在既往和现今的中医临床中，多将 2 型糖尿病归属于"消渴"范畴，从"三消"

立论，以"肺燥、胃热、肾亏"为病机特点，以"润肺、清胃、益肾"为治疗大法。庞国明主任医师通过对近 20 余年中医药治疗 T2DM 的回顾总结，尤其是近五年纯中药治疗 T2DM 的深入探索，临床科研一体化平台的构建，真实世界临床研究的初步总结表明，在 T2DM 中医临床诊疗活动中，初步呈现了现有 T2DM 中医临床症状、病因、病机、治法、方药与现代中医教科书、颁布的诊疗方案具有明显的不一致性与游离性，即一定程度上呈现了"古论"与今病临床"不相能"现象。我们通过对 2018 年 10 月～ 2019 年 3 月临床科研共享系统中纯中药治疗的 240 例病例结果分析显示，其中符合中医消渴病诊断者 88 例，仅占总数的 36.7%，辨证诊断符合痰浊中阻证占 33.3%、痰热内蕴证占 16.7%，痰邪类致病者占总数的 50%。基于此，庞师提出"痰病致消"的观点，T2DM 肥臃者多由"痰邪作祟"，治当以"化痰祛邪"为大法。庞国明及其团队的临床实践表明，中医治疗对"痰邪致消"的 T2DM 患者具有见效快、疗效好、效果稳、无反弹等特点。为丰富中医治疗 T2DM 的学术内涵，促进临床疗效的持续提升，现将庞国明从痰论治 T2DM 学术经验整理如下。

1. 追根探源，从痰立论

1.1 肥臃风湿聚痰是 T2DM 萌发的基础"土壤"

在我国群体糖尿病中，T2DM 约占 90%，其中超重和肥胖亦占据多半，据相关调查显示，我国超重与肥胖糖尿病患者群的患病率分别为 12.8% 和 18.5%。2017 版《中国 2 型糖尿病防治指南》指出肥胖和超重人群糖尿病患病率显著增加，肥胖人群糖尿病患病率升高了 2 倍。我们于 2018 年 12 月随机抽取近期门诊纯中药治疗 T2DM100 例，统计显示，超重与肥胖者占到门诊 T2DM 的 65%，且在初诊患者中这个比例更高，高达 85%。结果与现代流行病学调查十分接近。基于此，庞师遵循岐黄之道，契用临证之验谈，受王琦国医大师体质思维之启迪，悟到糖尿病合并肥胖（糖胖症）之根基在"肥"与"臃"。"肥"即多肉也，其人或素体肥美，或嗜食肥甘厚味之品，或身倦懒动，其体脂因肥滞而布散失常；"臃"即壅滞失畅，其体脂着而不行，滞于腠理、肌肉、筋脉，致气血津液输布无常、壅涩难行，风湿积聚，变生"痰邪"。湿邪既成，内伏碍脾，障阻谷精布运，成为孕育高血糖"幼苗"的"土壤"。因此，"肥臃"是肥胖渐进而成为 T2DM 的基础土壤。

1.2 聚湿生痰是 T2DM 的始动因素

"肥臃"既成，一定程度上就具备了 T2DM 发生的"土壤"。肥人多湿、胖人多虚。"肥臃聚痰"，生痰之因，不外两端。其一，胖人气虚不能运津、不能化津则痰邪内生；其二，肥人多湿，湿聚成痰，痰碍气机，气病生痰，气不行津又反过来加重痰邪。痰邪从寒而化则变生痰浊而阻滞中焦；痰邪从热而化则变生痰热，内蕴弥漫则三焦失于宣畅。痰浊、痰热一旦形成，必首困脾土，侵扰中焦，致脾不能正常布运谷精津液，胃不能正常纳化水谷，脾不升清，胃不降浊则"升糖"病机形成，故成为 T2DM 的始动因素与发生的主要病理机制之一。

1.3 土壅木郁是 T2DM 发病中的重要环节

痰浊中阻，脾土被遏，土壅则木郁，脾病及肝，肝脾不调，肝脾失于升清疏运，脾胃失于降泄浊邪，谷精不升，壅滞血中，变为"糖浊"而至血糖升高。故庞师认为土壅木郁是 T2DM 病程中的重要环节，正如黄坤载《四圣心源》中所云："消渴者，足厥阴之病也。厥阴风木与少阳相火，相为表里，风木之性，专欲疏泄，土湿脾陷，乙木遏抑，疏泄不遂，而强欲疏泄……风火合邪，津血耗伤，是以燥渴也。"此阶段，脾湿肝郁，肝脾失和，失其布精运化之功则谷精壅滞血中，成为"其气上溢，转为消渴"之先决条件，进而成为血糖升高与发生 T2DM 的重要环节。

1.4 痰病有二，浊热有别

痰邪致病，从化有二，临床所见，主要有痰浊中阻和痰热内蕴两个证型。

痰浊中阻证多由素体肥胖，脾虚湿盛，痰邪内伏，邪从寒化，则见形体肥胖，面泛油光，大腹便便，脘腹满闷，身重困倦，或眼睑、下肢浮肿，按之凹陷不起，纳呆，口黏腻不渴，或口渴多饮，或口干不欲饮，偶有睡中流涎，舌质淡白、舌体胖大、边有齿痕，苔白厚腻，脉滑或濡缓。痰浊重趋、黏滞碍气。痰浊渍脾，脾土不健，不能布运水湿，津不上承，以饮为充，故口干多饮，睑肿、肢肿、腹满均为痰浊困脾主症，舌体胖大、边有齿痕、如锯齿状以及舌苔白厚腻、脉滑为痰浊中阻证的辨证要点。

痰热内蕴多素体蕴热，或嗜食膏粱酒醴，恣食辛辣，或饥饱无度，积食郁久，食郁生热，或时行湿热之邪，蒸于其外，内外相合，邪从热化，痰热乃现，故见口干渴，饮水不多，口苦、口中异味，或易饥多食，食倍常人，形体肥胖，身重困倦，心烦，睑肿、肢肿，大便黏腻不爽，或腹坠后重，或肛门灼热，舌体胖，舌边尖红，舌苔黄厚腻，脉滑或滑数。痰热上扰心神则心烦失眠；痰热中阻，虽致津不上承，但又因中有痰浊，故口干渴而饮水不多，痰热蕴腐胃中谷食，浊腐之气上泛，故见口苦、口臭、口中异味；痰热困脾，谷精未能被身体所用，反化为"糖浊"，五脏六腑、四肢百骸失其滋养，故此证多见易饥多食，食倍常人。庞师以"消食之剂治中消之病"的多例成功实践，佐证了该病机的存在。痰热下注则肢肿、大便黏腻、腹坠后重、会阴潮湿等，舌体胖、舌边尖红、舌苔黄厚腻而干、脉滑或滑数为痰热内蕴的辨证要点。

2. 以和立法，治痰为要

庞师从痰论治 T2DM，倡导以"和"立法，旨在化痰和中、升清降浊、调和肝脾、输布精津、稳控血糖。《黄帝内经》云"疏其血气，令其调达，而致和平"，寓调糖于调和之中，以调和肝脾、调和升降为途径，化痰祛邪为目的，慎选温清两大法则，临证遣方分设以和中降浊调糖饮、清热化痰调糖饮两个专方。

2.1 燥湿化痰，和中降浊

痰浊中阻证多源于体胖脾弱，不运水津。庞师认为临床治痰应从其形与意入手，痰浊主要来源于中焦，病机重在脾虚生痰，痰邪从寒化，变生痰浊。脾喜燥恶湿，故临床从燥湿健脾以杜生痰之源入手。痰浊中阻证治当以燥湿化痰、和中、降浊，"中"即中焦脾胃，脾以升清为健，胃以降浊为顺，庞师常于方中加入"半夏、升麻"这一药对，取半夏化痰和胃降浊之"降"、升麻升脾胃清阳之"升"，助脾之健运之功，恢复气机斡旋之力，使脾升胃降，中焦"和"则痰浊自消。

2.2 化痰清热，寒温并用

痰热内蕴以化痰清热立法。庞师认为痰邪从热化，变生痰热，痰热互结，其性胶结，单祛痰则热难除，单清热则痰难化，故临证当清热、化痰并举，权衡温清，寒温并用。在临床诊疗过程中，据痰热偏倚程度，调整清热与化痰药药量之比重。同时在辨治痰热内蕴之证时，亦不离芳香之品以化湿醒脾，诸如藿香、佩兰、石菖蒲等，但虑其辛香之性过于辛燥，久用易伤阴耗气，遂酌情配伍生地黄、知母、天花粉、芦根等清热养阴之品。同时庞师亦提出"针对痰热之证，亦可以少许性温之药以少少反佐"，概温有助于分化痰热之邪，使痰热得温化乃解。"中宫"脾病为痰郁化热之根源，故健运中焦、固护脾胃是不可忽视的重要环节。

2.3 疏木达土，调和升降

痰乃津聚所生，津液赖气化得以宣通，故理气疏肝之法亦化痰之法，气行津化则痰自消，取其"善治痰者，不治痰而治气，气顺则一身之津液亦随气而顺矣"之妙。我们在临床中也发现，当体检发现血糖升高并被确诊为 T2DM 的群体中，大约有1/3的人多伴有性情刚暴易怒史，而通过在和中降浊、化痰清热治疗方药中加柴胡、薄荷、香附、郁金等疏肝解郁调气之品后，在血糖稳定的同时，情绪也会逐渐改善。

因此，临床中对于脾病以痰邪为患的 T2DM 患者，在应用和中降浊调糖饮或清热化痰（湿）调糖饮为主方的同时，不离疏肝行气之法，以疏木达土，土和木达，调而和之，调而控之。庞师重视调和升降，从肝脾二脏而论，辨证以痰为主，善用"半夏、天麻"，取半夏之辛温性燥，以健脾燥湿化痰，天麻甘平质润入肝，功长平肝调肝，肝疏脾和则津液自通；若以血瘀为重，多选"升麻、牛膝"之药对，取升麻之"升"，升脾胃清阳之气，助脾气上行，川牛膝性善下行以引血活瘀，一升一降，斡和中州，开清气、泄痰浊，使气行、津化、谷消。

2.4 痰瘀同根，化痰活血

痰为津聚，津血同源相生，痰瘀同根相长。痰乃津液异化而生，渗入脉道，阻滞气机、血涩黏滞脉道，则瘀血故现。《血证论》中载："须知痰水之壅，由瘀血使然，但去瘀血，则痰水自消。"且久病多瘀，故庞师在病久缠绵之 T2DM 中，从痰论治，常常配以活血化瘀之法，屡获良效，临床常用川牛膝、桃仁、红花、丹参等药即是化瘀降浊的具体应用，以活血化瘀为消渴辨治之常法。

3. 方证对应，专证专治

T2DM 辨证属痰浊中阻证，立专方以和中降浊调糖饮治之，组成：猪苓 30g，茯苓 30g，桂枝 10g，陈皮 10g，苍术 30g，白术 30g，川厚朴 10g，生薏苡仁 30g，川牛膝 45g，姜半夏 10g，泽泻 30g，升麻 6g，甘草 3g。脾为太阴湿土，性喜燥恶湿，湿滞中焦，则脾失健运，肝失疏泄，肝木克伐脾土。治以燥湿化痰、升清降浊。方中苍术辛温苦，芳香燥湿强脾，直达中州且兼升阳散邪，除上湿；白术甘苦温以健脾益气，二者补运相合，培固后天，共为君药。猪苓、茯苓、泽泻利水渗湿健脾，泽泻兼泄肾浊，补利兼行，补心脾不滞湿，利小便不伤正，因势利导，使湿邪从小便而下，共为臣药。佐以川厚朴、姜半夏、陈皮行气燥湿化痰；痰瘀同根，以川牛膝化瘀利血以消痰；生薏苡仁清热祛湿；升麻透达升清，与川牛膝相配，一升一降，调畅气机；"病痰饮者当以温药和之"，少佐桂枝温阳化气利水，共为佐药。甘草为使，益气和中、调和诸药。全方燥湿、化痰并用，以化痰为要，调和升降、以"和"立法，理法方药灵活化裁，调脏养脏从脾入手，审证求因，随证设法。

湿热内蕴遣以清热化湿调糖饮，组成：川黄连 15g，川厚朴 10g，炒苍术 10g，黄芩 10g，柴胡根 10g，薏苡仁 30g，姜半夏 6g，川牛膝 45g，炒栀子 10g，淡豆豉 30g，芦根 45g，升麻 3g。此方系乃连朴饮化裁而来。方中川黄连苦寒清热燥湿，川厚朴行气化湿，共为君药。薏苡仁清热祛湿健脾，《本草正》中载："薏苡，味甘淡，气微凉，性微降而渗，故能去湿利水……以其性凉，故能清热，止烦渴。"姜半夏与厚朴辛温与苦温并用，开泄气机，燥湿化浊，黄芩清热，共为臣药。炒栀子清宣胸膈郁热，淡豆豉性寒味甘，宣发郁热而化痰透邪外达，芦根甘寒质轻，清热和胃、生津行水，川牛膝活血化瘀、祛风除湿，引瘀浊下行，炒苍术燥湿化痰，柴胡根疏肝理气，升麻升举脾胃清阳之气，与牛膝相配，调和升降，共为佐药。诸药合用，化痰清热，和中调糖，则痰热去，脾胃和，清升浊降，则血糖自安。

4. 典型病案

[基本情况] 杨某，男，37岁，河南杞县人。2018年5月11日初诊。

[简要病史] 主诉口渴、多饮6个月。

患者6个月前于当地医院体检发现血糖升高，诊断为2型糖尿病，现应用"诺和锐50R早18U、晚16U和二甲双胍片0.85mg早晚服"控制血糖，平素空腹血糖6～7mmol/L，餐后血糖未监测，近期反复出现心慌、出汗、饥饿感等低血糖现象，且服二甲双胍片后出现纳呆、恶心、胃部胀满不适，今特慕名来寻求中医药治疗。症见体胖，大腹便便，口渴多饮，日饮水约4000mL，双下肢酸困，纳眠差，胃部胀满不适，大便秘，1～2次/日，小便多，昼日8～10次。舌质淡暗，舌体胖大，边有齿痕，苔白厚腻，脉濡。身高170cm，体重87kg，BMI30.10kg/m²。

[疗前检查] 空腹及餐后1、2、3小时血糖分别为9.05、16.9、15.9、11.63mmol/L；空腹及餐后1、2、3小时胰岛素分别为22.9、37.6、46.6、30.2μIU/mL；空腹及餐后1、2、3小时胰高血糖素分别为107.7、133.8、126.3、122.8pg/mL；空腹及餐后1、2、3小时C-肽分别为3.08、4.04、4.73、4ng/mL；胰岛素抗体936.4IU/mL。

[诊断] 中医诊断：上消病；西医诊断：2型糖尿病。

[中医辨证] 痰浊中阻。

[治法] 燥湿化痰，升清降浊。

[方药] ①停原方案，予专证专方：和中降浊调糖饮加减。

苍术30g，白术30g，猪苓30g，茯苓30g，陈皮10g，姜半夏10g，川厚朴10g，川桂枝10g，泽泻30g，生薏苡仁50g，川牛膝45g，升麻10g，生姜6g，生甘草3g。12剂，日1剂，早晚温服。

②专病专药：糖尿康片（豫药制字Z04020167，纯中药制剂）8片，日3次；黄连降糖片（豫药制字Z2018004800，纯中药制剂）8片，日3次，口服。

[治疗经过] 2018年5月24日二诊：测FPG7.3mmol/L，餐后2小时血糖9.8mmol/

L。诉口渴、胃部胀满不适明显好转，日饮水约减少至 2600mL，双下肢酸困较前减轻，小便昼日 4～6 次，守上方继服 10 剂，专病专药同前。

2018 年 6 月 3 日三诊：测 FPG6.6 mmol/L，2hPG6.9mmol/L。大便秘，2 日一行。守上方加大黄 6g 继服 20 剂，分早、晚两次温服，汤剂连服 5 日停 2 日，专病专药同前。

2018 年 7 月 1 日四诊：测 FPG6.7mmol/L，2hPG6.8mmol/L，诉口渴较前明显减轻，日饮水约 2000mL，纳眠可，大便溏，2～3 次／日。守上方去大黄、甘草继服 15 剂，嘱服汤剂 5 天，休息 2 天，分早、晚两次温服，专病专药继服。嘱患者每 1 个月复诊 1 次，其间复诊 5 次，继以此方服 5 日停 2 日，服上方略有加减 103 剂。

2019 年 1 月 11 日十诊：测 FPG5.1～6.2mmol/L，2hPG6.8～8.9mmol/L，偶有口渴，饮水量明显减少，日约 2000mL，纳眠可，二便调，舌质淡红，苔薄白，脉和缓，体重减至 80.3kg。目前方案不变，嘱停药 3 天，复查胰岛功能。

2019 年 1 月 18 日十一诊：复查胰岛功能结果：FPG 及餐后 1、2、3 小时血糖分别为 6.8、9.7、8.2、6.72mmol/L；空腹及餐后 1、2、3 小时胰岛素分别为 14.1、28.9、22.5、18.7μIU/mL；空腹及餐后 1、2、3 小时胰高血糖素分别为 109.7、142.7、119.7、108.1pg/mL；空腹及餐后 1、2、3 小时 C-肽分别为 2.4、6.4、4.07、3.79ng/mL；胰岛素抗体 8IU/mL。停汤剂，继予糖尿康片 8 片，日 3 次口服；黄连降糖片 8 片，日 3 次口服。

2019 年 5 月随访：从 2019 年 1 月 18 日至今，单用专病专药，停汤药后 FPG5.0～6.9mmol/L，2hPG6.0～10.0mmol/L，偶测 2hPG 超过 11mmol/L。其间共监测 FPG32 次、2hPG48 次，其中 FPG 在 3.9～6.1mmol/L 为 27 次，占总次数 84.4%，FPG 在 6.2～7.0mmol/L 为 5 次，占总次数的 15.6%；2hPG4.4～7.8mmol/L 为 39 次，占总次数的 81.3%，2hPG7.9～10.0mmol/L 为 9 次，约占总次数的 18.7%。目前体重 76kg，BMI26.29kg/m²，且坚持饮食控制、运动锻炼。

[按语] 本案是停用西药后，凭脉辨证，从痰论治，使用纯中药治疗的成功病例之一，其取效关键及值得推广的思路与方法主要有五：①应用"纯中药治疗 T2DM 三辨诊疗模式"指导实践，从"痰病致消致渴"入手，以"口渴多饮"为抓点，中医辨病诊为"上消病"；据其体胖腹便、舌体胖大、苔白厚腻、脉濡辨证为痰浊中阻证，以燥湿化痰、升清降浊为法，方用和中降浊调糖饮治之；②严格遵循纯中药治疗 T2DM "序贯三法"要旨，遣方择药，取专病专药、专证专方二联疗法以和中调糖；③靠中医思维导航，纯中药治疗 12 天 2hPG 首次达标，由 15.9mmol/L

降至 9.8mmol/L，用药 22 天，患者 FPG 由 9.05mmol/L 降至 6.7mmol/L，2hPG 由 15.9mmol/L 降至 6.8mmol/L，FPG（FPG ≤ 7mmol/L）、2hPG（2hPG ≤ 10mmol/L）双双达标，至投稿时总计观察 356 天，其间 FPG5.0 ～ 6.9mmol/L，2hPG6.0 ～ 10.0mmol/L；④动态观察，据症调药：三诊大便秘，虑其邪不降浊，加生大黄 6g 以泻下通便、通腑导浊；四诊大便溏，次数偏多，去大黄以防下气久泻伤脾，祛邪中病即止；去甘草防其久用闭门留寇（湿），加重痰湿壅滞；血糖平稳后，停服汤药，单用专病专药以巩固治疗；⑤中药调糖，平稳安全，力求治本：本案为纯中药调糖，血糖平稳，同时避免了原服用西药低血糖及胃肠道症状，患者精神、体力俱佳。肥腴从中焦脾土论治，立足于"和"，燥湿化痰、和中降浊调糖，体重指数由 30.10 降至 26.29，改善肥腴"土壤"，以枯苗先枯根治本，从根源上阻断或延缓 T2DM 的发生，以杜绝其萌芽、成长与发展变化，故论治 T2DM 当以"和"立法，治痰为要。

原文刊载于《中医杂志》2019 年 9 月第 60 卷第 18 期（庞国明，张平，孙扶等编写）。

四、论纯中药治疗消渴合并郁证

庞国明教授认为消渴病和郁证在病机上联系密切，认为两者的关系符合张景岳提出的"因病致郁""因郁致病"。消渴合并郁证病位不离乎肝，又不止于肝，心、肺、脾、肾均可涉及，且日久则常兼化火、瘀阻、痰凝，变证多端，虚实相兼，寒热错杂。其主要病机为气机郁滞导致肝失疏泄，肝气郁滞。辨证多分为以下六种证型：肝郁血虚型、瘀血阻络型、痰热瘀结型、心脾两虚型、肝肾阴虚型、脾肾气虚型，临证多采用疏肝健脾、清热豁痰化瘀、健脾养心、滋肾养阴、健脾益肾佐以安神等法。从消渴合并郁证的病因病机、辨治经验入手，结合验案浅谈庞国明教授辨治消渴合并郁证的临床经验，具有善辨病性、抓主证、立主方的特点，临床疗效肯定，值得借鉴。

（一）病因病机

消渴病，中医学认为其病机主要是阴津亏损、燥热偏胜，而以阴虚为本，燥热为标，消渴日久又可致阴损及阳，阴阳俱虚；病久入络，则致血脉瘀滞。庞教授在临证中，综各家之论，认为阴亏为糖尿病发生的关键，气虚是迁延不愈的症结，气阴两虚是病程中的枢机阶段，肝郁脾虚是其不可忽视的证型，阴阳两亏是发展的必然趋势，血瘀是造成合并症的主要原因，湿热阻滞是病程中的变证。广义的郁证范围很宽，泛指因为各种致病因素导致的气血津液凝滞，而狭义的郁证，则单指以情志不舒为病因的郁证。郁证的病因总属情志所伤，发病与肝的关系最为密切，其次涉及心、脾，肝失疏泄、脾失健运、心失所养、脏腑阴阳气血失调是郁证的主要病机。

庞国明教授认为消渴病和郁证在病机上联系密切，认为两者的关系符合张景岳提出的"因病致郁""因郁致病"。消渴和郁证同属气血津液病证，二者共病的病理基础为气、血、津、液的运行失常，输布失度，从而导致发病。五脏之中，肝是二者联系的重要纽带。情志失调，恼怒伤肝，肝气疏泄失常，日久郁而化火，灼伤阴津，发为消渴，其中肝气郁滞为郁证的基本病机。消渴合并郁证病位不离乎肝，又不止于肝，心、肺、脾、肾均可涉及，日久则常兼化火、血瘀、痰凝，变证多端，虚实相兼，寒热错杂。临证中，庞国明教授采用疏肝健脾、清热豁痰化瘀、健脾养心、滋肾养阴、健脾益肾佐以安神等法治疗消渴合并郁证，效如桴鼓。

（二）分型治疗

1. 肝郁血虚型

主症：情绪抑郁，善太息，多愁善感，悲观厌世，胸胁胀满窜痛，食少，腹胀，便溏不爽，或月经不调，舌淡红或淡白，苔白，脉弦细或弦而虚者。

治疗原则：疏肝解郁，养血健脾，佐以安神。

基本方：逍遥散加减。

方药：柴胡、当归、赤芍、白芍、茯神、白术、苍术、香附、川芎、薄荷（后下）、栀子、生龙骨、生牡蛎、琥珀（装胶囊）、首乌藤、生甘草。

若肝郁血虚日久，生热化火，可用加味逍遥散，其中牡丹皮以清血中之伏火，炒栀子善清肝热，并可导热下行。

2. 瘀血阻络型

主症：情绪抑郁，急躁易怒，入暮潮热，面色晦暗，胸闷刺痛，胁肋胀痛，可能有自杀企图，或妇女闭经。唇暗或两目暗黑，舌质紫暗或舌有瘀斑、瘀点，脉涩或弦紧。

治疗原则：理气化瘀，疏通气机，佐以安神。

基本方：血府逐瘀汤合参冬饮加减。

方药：太子参、麦冬、桃仁、杏仁、红花、当归、川芎、炒枳壳、赤芍、白芍、柴胡、川牛膝、生龙骨、生牡蛎、琥珀（装胶囊）、首乌藤、朱砂。

3. 痰热瘀结型

主症：心烦不寐，情绪不宁，胸闷脘痞，泛恶嗳气，伴口苦，头重，目眩，舌质红，或有瘀点，舌苔黄腻，脉滑数。

治疗原则：清热化痰，豁瘀安神。

基本方：黄连温胆汤加减。

方药：丹参、黄连、姜半夏、陈皮、茯苓、炒枳实、姜竹茹、藿香、佩兰、首乌藤、琥珀（装胶囊）、生甘草、炒栀子、淡豆豉。

4. 心脾两虚型

主症：失眠健忘，多思善虑，头晕，神疲，心悸胆怯，倦怠乏力，食欲不振，面色不华，舌淡胖或有齿痕，脉沉细或细弱。

治疗原则：健脾养心，补益气血。

基本方：归脾汤加减。

方药：太子参、炒白术、当归、生黄芪、茯神、远志、木香、柏子仁、炒酸枣仁、龙眼肉、生龙骨、生牡蛎、首乌藤、柴胡、炙甘草。

5. 肝肾阴虚型

主症：失眠健忘，心烦多梦，头晕，目眩，耳鸣，腰膝酸软，口燥咽干，五心烦热，颧红，男子遗精，女子月经量少，舌红，苔少，脉弦细无力或弦细而数。

治疗原则：滋肾养阴，清肝泄热，佐以安神。

基本方：滋水清肝饮、知柏地黄汤合交泰丸加减。

方药：太子参、麦冬、丹参、生地黄、生山药、山茱萸、牡丹皮、茯苓、泽泻、炒栀子、首乌藤、柏子仁、炒酸枣仁、炒枳壳、生甘草。

6. 脾肾气虚型

主症：精神萎靡，情绪低沉，嗜卧少动，心烦惊恐，心悸失眠，面色苍白，纳呆便溏，男子阳痿遗精，妇女带下清稀，舌质淡胖或边有齿痕，苔白，脉沉细。

治疗原则：健脾益肾。

基本方：金匮肾气丸、补中益气汤加减。

方药：太子参、生黄芪、山茱萸、生地黄、生山药、苍术、白术、泽泻、川牛膝、猪苓、茯苓、炒枳壳。

（三）验案举隅

案 1

[基本情况] 王某，女，42 岁，教师。2017 年 3 月 24 日初诊。

[简要病史] 患者有糖尿病病史 8 个月余，自确诊糖尿病以来，情绪低落，对糖尿病及其并发症充满恐惧，紧张时手颤抖，就诊时提及糖尿病则害怕，哭泣。血糖控制欠佳，空腹血糖控制在 12 ～ 14mmol/L。自述自发现糖尿病开始，严格控制饮食，三餐不吃主食。3 个月以来，严重失眠，入睡困难，多梦易醒，大便干稀不调，舌质淡暗，苔黄腻，脉弦虚数。每日口服多塞平 25mg，3 次 / 日，效果较差。

[诊断] 中医诊断：消渴病、郁证；西医诊断：糖尿病，抑郁症。

[中医辨证] 肝郁血虚，郁热内阻。

[治法] 疏肝健脾，清热解郁，宁心安神。

[方药] ①在基础治疗的同时拟方：丹栀逍遥散加减。

牡丹皮 20g，当归 10g，薄荷 10g，栀子 10g，柴胡 30g，赤芍 30g，白芍 30g，茯苓 30g，白术 10g，首乌藤 50g，百合 30g，炒枳壳 10g，生甘草 3g。6 剂，水煎 400mL，每日 2 次，早晚温服。

②专病专药：糖尿康片 10 片，日 3 次口服；黄连降糖片 5 片，日 3 次口服。并嘱其控制饮食，舒畅情志，增强降糖信心。

[治疗经过]2017 年 4 月 1 日二诊：患者服药后，睡眠较前改善，二便调，舌质淡暗，苔薄黄，脉弦虚数。近日自测空腹血糖 6.5 ～ 10.4mmol/L，餐后 2 小时血糖 7.2 ～ 13.4mmol/L。守上方继服，同时继用中成药。

2017 年 5 月 1 日三诊：患者服药后，近日自测空腹血糖 6.4 ～ 7.0mmol/L，餐后 2 小时血糖 8 ～ 9.1mmol/L。患者自述因近日血糖控制较好，空腹及餐后血糖双双达标，因此近日睡眠较前明显改善，二便调，舌质淡暗，苔薄白，脉弦稍数。停用汤药，继用中成药，以巩固疗效。近半年随访，患者情志调畅，空腹血糖 6.2 ～ 7.0mmol/L，餐后 2 小时血糖 8.0 ～ 9.5mmol/L，血糖控制良好，且患者 HbA1c 由 12.10%（2017 年 3 月 24 日）下降至 5.4%（2017 年 6 月 27 日），降糖效果确切。

[按语] 根据患者就诊时的精神状态及四诊信息，辨证为肝郁血虚，内有郁热证。正如张景岳所说"因病致郁""因郁致病"。肝性喜调达而恶抑郁，若情志不畅，肝木不能调达，则肝体失于柔和，以致肝郁血虚。郁而化火，虚火扰动心神，则致

失眠、多梦。选用丹栀逍遥散以养血健脾，疏肝清热。同时加赤芍 30g 以增强清热散瘀之力；炒枳壳 10g，行气开胸，宽中除胀。首乌藤 50g，百合 30g，味甘，入心、肝二经，能补养阴血，养心安神。全方共用，以疏肝健脾、清热解郁、宁心安神，使肝气舒、郁热清、心神安，神安则可入眠，情志也可调达舒畅。

案2

[基本情况] 杨某，女，51岁，干部。2017年5月24日初诊。

[简要病史] 患者有糖尿病病史4年余，血糖控制欠佳，空腹血糖控制在 10～13mmol/L，餐后2小时血糖 14～20mmol/L。有高血压病史3年，近3个月以来，精神萎靡，时有恐惧感，焦虑不安，担心自己会晕倒，心悸失眠，耳鸣，手心出汗多，四肢偶有麻木、针刺感，眼睑及双下肢水肿，腰膝酸软，神疲乏力，纳呆便溏，舌质淡胖，有瘀点，边有齿痕，苔白，脉沉细。每日口服盐酸氟西汀20mg，2次/日，效果较差。

[诊断] 中医诊断：消渴病、郁证；西医诊断：糖尿病，抑郁症。

[中医辨证] 脾肾气虚兼瘀。

[治法] 健脾益肾，佐以化瘀。

[方药] ①在基础治疗同时拟方：参芪地黄汤、四君子汤、丹参饮加减。

太子参 30g，生黄芪 50g，山茱萸 30g，生地黄 30g，生山药 30g，苍术 30g，白术 30g，泽泻 30g，川牛膝 30g，猪苓 30g，茯苓 30g，牡丹皮 10g，升麻 10g，生龙骨 30g，生牡蛎 30g，首乌藤 50g，炒枳实 10g。14剂，水煎400mL，每天2次，早晚温服。

②专病专药：糖尿康片10片，日3次口服；黄连降糖片5片，日3次口服。并嘱其控制饮食，舒畅情志，增强降糖信心。

[治疗经过] 2017年6月7日二诊：患者服药后，手心汗出较前明显减少，双下肢水肿较前明显减轻，耳鸣次数较前有所减少，乏力困倦缓解，睡眠改善，近日未再出现四肢麻木，大便正常，舌体胖大，舌质淡暗，苔薄白，脉沉细。近日自测空腹血糖 8～10mmol/L，餐后2小时血糖 12～15mmol/L。处方：上方调生黄芪60g，川牛膝40g，升麻20g，10剂，水煎服，每日1剂，同时继用中成药。

2017年7月1日三诊：患者服药后，近日自测空腹血糖 5.9～7.0mmol/L，餐后2小时血糖 7.6～9.1mmol/L。患者自述因近日血糖控制较好，空腹及餐后血糖双双达标，睡眠较前明显改善，二便调，舌质淡暗，苔薄白，脉沉。处方：停用汤药，继用中成药，以巩固疗效。近1年随访，患者情志调畅，空腹血糖5.0～6.8mmol/L，餐后2小时血糖7.6～8.5mmol/L，血糖控制良好，且患者HbA1c由11.10%（2017年5月24日）下降至5.7%（2017年8月27日），降糖效果确切。

[按语] 根据患者就诊时的精神状态及四诊信息，辨证为脾肾气虚兼瘀。脾主运化，脾气虚弱，健运失职，水湿不运，故见纳呆；水湿泛溢肌肤，则见眼睑及双下肢水肿；脾虚失运，清浊不分，水湿下注肠道，则见大便稀溏；肾气亏虚，腰膝、脑神、耳窍失养，则腰膝酸软，耳鸣，神疲乏力；气虚日久，运血无力，瘀血阻滞，则见四肢偶有麻木、针刺感。治以健脾益肾，佐以化瘀，选用金匮肾气丸、补中益气汤加减。方中重用黄芪，味甘微温，补中益气，升阳固表，为君药。配伍太子参、白术，补气健脾，与黄芪合用，以增强其补中益气之功，为臣药。生地黄、山茱萸、生山药三药配合，肾、肝、脾三脏共补，是为"三补"；猪苓、茯苓、泽泻增健脾利水之力，牡丹皮清热凉血；并以少量升麻升阳举陷，协助君药以升提下陷之中气；川牛膝补益肝肾、引火下行；同时庞师认为"秽浊之血为瘀血"，故加用苍术燥湿健脾，祛秽化浊；炒枳实行气开胸，宽中除胀；首乌藤补养阴血，养心安神；龙骨、牡蛎取其收敛之性，重镇安神，均为佐药。全方共用肾虚得固，脾虚得健，水肿得消，瘀血得去，失眠得除。

（四）体会

目前消渴病合并郁证的发病率高，共病患者思想负担重，同时对消渴病伴发郁证不够重视，临床诊断率低，西药治疗本病临床疗效肯定，但也存在一定的问题，如部分抗抑郁药由于对血糖有影响而不推荐使用，或药物起效慢，或价格偏昂贵，或用药时产生不良反应等。中医学在治疗本病方面，以"整体观念"和"辨证论治"为依据，发挥中医治疗多角度、多层次的特长和优势，尤其在改善临床症状方面，有特别优势。庞教授坚持"望闻问切务达神圣工巧，遣方择药必明君臣佐使"的原则。从调整脏腑阴阳入手，在疏肝健脾、清热豁痰化瘀、健脾养心、滋肾养阴、健脾益肾等基本治疗的同时佐以养心安神定志、交通心肾之法，使心神得养，心肾相交，郁证得除。其临床疗效肯定，值得借鉴。文中所加按语系笔者个人理解，如有不当之处，还望同道斧正。

原文刊载于《世界中西医结合杂志》2018年第13卷第9期（庞国明、贾林梦编写）。

五、论清热养阴调糖饮治疗 2 型糖尿病

T2DM 是由遗传因素和环境因素长期相互作用所引起的胰岛素分泌不足和（或）作用缺陷，同时伴有胰高血糖素不适宜增高的双激素病，以血中葡萄糖水平升高为生化特征，以多饮、多食、多尿、消瘦之"三多一少"为临床特征的代谢紊乱症候群。大样本流行病学调查，我国 2013 年成人糖尿病患病率为 10.9%，糖尿病前期流行率为 35.7%。糖尿病死亡人数和医疗费用的支出日益增加，糖尿病疾病负担日趋严重。T2DM 被称为终生性疾病，易引起各种急慢性并发症，尤其是各种慢性并发症，可以说是从头到足。常见的主要慢性并发症有糖尿病周围神经病变、糖尿病足、糖尿病牙周疾病、糖尿病皮肤瘙痒等，中医药对这些慢性并发症的治疗有疗效、有特点。

典型的具有"三多一少"特征的 T2DM 属于中医学"消渴"范畴。传统上、中、下"三消"，肺燥、胃热、肾虚的阴虚燥热学说作为消渴基本病机的认识由来已久，庞教授根据临床经验及传统理论依据，将 2 型糖尿病分为七个证型，其中热盛伤津证最能体现"消渴病"的临床特征，表现为肺胃热盛、津气两伤之候。其病理主要在于燥热偏盛，阴津亏耗，肺燥、胃热、肾虚常可同时存在。其症主要是口渴多饮，多食易饥，形体消瘦，小便频数量多，心烦易怒，口苦，大便干结，舌质红，苔薄黄干，脉弦细数。"三消"临床很难截然分开，往往肺、胃、肾兼而有之，治宜以清热、生津、止渴为主，方用清热养阴调糖饮化裁。

（一）治 2 型糖尿病——因病施治，以和立法

[基本情况] 王某，男，45 岁。2017 年 5 月 16 日初诊。

[简要病史] 患者以间断口干多饮、多尿 2 年，加重伴体重下降 3 个月就诊。

诊见口干多饮、多尿、周身乏力、多食易饥，近 3 个月体重下降约 10kg，睡而多梦，偶有失眠，大便干结，2～3 日一行，小便频，舌质红，苔薄黄干，脉细数。患者 T2DM 病史 2 年，平素时有口干多饮、多尿症状，未规范诊治，平素血糖未规范监测，3 个月前因饮食不节后上述症状加重。

[疗前检查] FPG 及餐后 1、2、3 小时血糖分别为 8.59、14.1、13.5、13.24mmol/L，空腹及餐后 1、2、3 小时胰岛素分别为 7.8、16.5、20.9、16.2μIU/mL；空腹及餐后 1、2、3 小时胰高血糖素分别为 125.9、126、146.5、130.7pg/mL；空腹及餐后 1、2、3 小时 C- 肽分别为 1.24、2.17、3.59、4.02ng/mL；HbA1c7.7%；FMN2.98mmol/L；胰岛素抗体阴性。BMI23.8kg/m²，腰臀比 0.98。

[诊断] 中医诊断：消渴病；西医诊断：2型糖尿病。

[中医辨证] 热盛伤津。

[治法] 清热生津。

[方药] 清热养阴调糖饮加减。

生石膏30g，肥知母10g，干生地黄30g，麦冬10g，川牛膝30g，太子参30g，粉葛根30g，天花粉30g，炒枳壳10g，升麻片6g，生甘草6g。7剂，每日1剂，分2次温服。

[治疗经过] 2017年5月24日二诊：FPG6.3mmol/L，2hPG10.2mmol/L；口干多饮、多食易饥、大便干结症状大为改善，舌质红，苔薄黄，脉细，且血糖逐渐下降。原方既效，加龙骨30g，牡蛎30g，服用14剂后口干多饮、多尿、多食易饥等症状基本消失，睡而多梦及大便干结明显改善，血糖基本达标。随访1个月，患者基本上无口干多饮、多尿等症状，FPG波动在5.7～6.8mmol/L，2hPG波动在7.8～11.5mmol/L。

[按语] 该患者当属热盛伤津之证。患者就诊时症见口干、多饮、多尿、多食易饥、体重下降，"三多一少"症状突出，当属"消渴病"。患者为中年男性，因恣食辛辣、肥甘厚腻，情志郁结，日久化火，火生内热，热灼肺胃，伤津消食，从邪正虚实来看，该证邪热炽盛，正气已损，正虚主要表现为津液的亏损，《医学心悟》说："治上消者，宜润其肺，兼清其胃。"本证适宜用清热养阴调糖饮治疗。方中石膏辛甘大寒，清阳明有余之火而不损阴，故为君药；生地黄甘苦，清热生津，用为臣药。君臣相伍，清火生津，虚实兼顾。知母苦寒质润、滋清兼备，一助石膏清胃热而止烦渴，一助生地黄养阴生津；麦冬微苦甘寒，助生地黄滋阴而润胃燥，且可清心除烦；川牛膝甘苦，既补肾之不足，又可导热引血下行；太子参甘苦，可益气生津；葛根辛甘，既可生津又可升举清阳；天花粉甘苦，既可助石膏清热，又可助生地黄生津；枳壳宽中下气，升麻升举清阳，一升一降，从而使中气畅达，以上共为佐药。生甘草调和诸药，为使药。诸药合用，共奏清热养阴之功，使热清津复，阴精和合，从而达到降糖的目的。

（二）2型糖尿病性牙周疾病——审证求因，上清下利

[基本情况] 孙某，女，65岁。2018年6月18日初诊。

[简要病史] 患者以"牙齿松动1周"就诊。

患者有T2DM病史11年，肾脏病变V期，现未用降糖药，FPG波动在4.6～7.1mmol/L，2hPG波动在6.5～9.8mmol/L，1周前因受凉后出现发热、咳嗽、

咳黄痰等症状，渐之出现自觉牙齿松动等症状。诊见口干多饮，自觉牙齿松动，咀嚼无力，早晚刷牙时牙龈出血，可闻及口中异味，大便时干时稀，日一行。舌质暗红，苔黄，脉弦数。

[诊断] 中医诊断：消渴病肾病，齿衄；西医诊断：2 型糖尿病并发肾脏病变 V 期，牙周病。

[中医辨证] 脾胃积热，脾胃气虚，心肝火旺，脾肾虚衰。

[治法] 清热生津，滋阴降火。

[方药] 上清下利之清热养阴调糖饮加减。

生石膏 30g，熟地黄、生地黄各 15g，麦冬、牡丹皮各 12g，知母、牛膝、当归、升麻各 10g，黄连 5g，甘草 6g。7 剂，每日 1 剂，水煎，分早、中、晚 3 次口服。

[治疗经过] 服药 7 剂后牙齿松动、出血症状好转，但出现牙龈红肿，原方既效，在原方基础上加金银花 10g，连翘 10g，蒲公英 20g，再服 7 剂，诸症消失。随访 2 个月，患者未再出现牙齿松动、牙龈出血等症状，进食酸辣刺激之物亦无明显不适。

[按语] 国内外多项研究讨论了牙周病和糖尿病之间的关系，李浩萍研究发现牙周病与糖尿病相互影响，合并糖尿病的牙周病患者对血糖进行控制时治疗效果较好。牙周疾病虽发于口腔局部，但与全身脏腑功能失调密切相关，历代医家多从脾胃积热、脾肾虚衰、肝肾阴虚等论治。该例为 2 型糖尿病并发肾脏病变 V 期患者，身体虚弱，又因发热导致虚火上炎，热盛伤津，津伤阴亏，饮水自救则口干多饮，热伤血络而出血。基于上述认识，庞教授虚实兼顾，取清热养阴调糖饮化裁。方中生石膏、知母清脾胃虚火，清胃而不伤阴；黄连、升麻治实火，生地黄、牡丹皮凉血，以求气血两清，熟地黄、麦冬、当归滋阴降火，壮火之主以制阳光，牛膝一味导热下行，甘草以调和诸药。该方灵活化裁，审证求因，上清下利，收效良多。

（三）2 型糖尿病性周围神经病变——精究配伍，组方严谨

[基本情况] 李某，男，79 岁。2017 年 9 月 29 日初诊。

[简要病史] 患者以"肢体麻木 1 个月"就诊。

患者有 T2DM 病史 7 年，现用甘舒霖 30R 早 18U、晚 12U 餐前皮下注射控制血糖，自测 FPG7 ～ 12mmol/L，餐后血糖未监测。近 1 个月来，肢体麻木，乏力，未行诊治，渐重。诊见口干多饮，乏力倦怠，肢体麻木、疼痛、发热，夜间加重，不能覆被，盗汗，小便频数，伴泡沫尿，大便干结，舌质红，苔薄，脉弱。

[诊断] 中医诊断：消渴病痹症；西医诊断：2 型糖尿病性周围神经病变。

[中医辨证] 阴虚火旺，瘀血阻络证。

[治法] 滋阴清热降火，活血通络。

[方药] ①专证专方：清热养阴调糖饮加减。

生石膏 30g，川黄连 6g，肥知母 10g，干生地黄 30g，麦冬 10g，川牛膝 30g，粉葛根 30g，丹参 30g，延胡索 30g，天花粉 30g，仙鹤草 60g，威灵仙 10g，生甘草 6g。10 剂，水煎，日 1 剂，早、中、晚温服。

②专病专药：停用甘舒霖 30R。降糖方案调整为糖尿康片 8 片，4 次 / 日，口服；黄连降糖片 6 片，4 次 / 日，口服。

[治疗经过] 2017 年 10 月 9 日二诊：FPG5 ～ 8mmol/L，2hPG8 ～ 12mmol/L，患者自述肢体麻木、疼痛、发热、口干多饮等症状大为改善，但仍有盗汗之症。上方疗效显著，守方随症加减，仙鹤草增加至 100g，加太子参 30g。7 剂，水煎，日 1 剂，早、中、晚温服。

2017 年 10 月 16 日三诊：FPG5.2 ～ 7.1mmol/L，2hPG7.3 ～ 10.1mmol/L，患者自述肢体麻木、疼痛、发热、口干多饮、盗汗等症状基本消失。原方继服，方药制成水丸，巩固调治，以求长效；糖尿康片、黄连降糖片等成药继服。

[按语] 本病属中医学"痹症"及"痿症"范畴，消渴并发神经病变病机不一，临床表现相异，但五脏热盛伤津，精气不能布化是本病的病因。《内经》以"燥生痿躄"立论，认为"肺热叶焦，则皮毛虚弱急薄，著则生痿躄也"（《素问·痿论》）。其病因病机为消渴日久，阴虚燥热，煎熬津液，血黏生痰，瘀血阻络，导致风邪侵袭，气血不能通达四肢，肌肉筋脉失养，故阴虚为本，风邪、燥热、瘀血为标，治以滋阴清热降火、活血通络。方中生石膏、川黄连、知母、生地黄、麦冬滋阴降火，牛膝、丹参、延胡索活血通络，威灵仙祛风通络，粉葛根、天花粉益气养阴，仙鹤草收敛止汗，甘草调和诸药。诸药合用，精究配伍，组方严谨，共奏奇效。

原文刊载于《世界中西医结合杂志》2020 年第 15 卷第 8 期（庞国明，孙扶，翟纪功等编写）。

六、论"和法"在糖尿病治疗中的运用

庞国明教授结合传统医家的认识，并根据自己纯中药治疗糖尿病多年的临证经验，巧妙应用"和法"治疗糖尿病，活用"治病、和证、调体"与"调和、平调、稳控"之术，取得了良好的临床疗效。现将庞国明教授以"和法"治疗糖尿病的学术思想

总结如下。

（一）"和法"治疗糖尿病的理论基础

"和法"系八法之一，亦称和解法，指通过和解、调和或缓和等作用治疗疾病的方法。"和法"最早由清·程钟龄在《医学心悟》中明确提出，是"汗、和、下、消、吐、清、温、补"八法之一，是中医学最重要的治法之一。"和法"的形成和发展，经历了漫长的历史过程，早在《黄帝内经》中，就在养生、健康、疾病、治疗等方面论述了"和"的思想，如《素问·生气通天论》言"是以圣人陈阴阳，筋脉和同，骨髓坚固，气血皆从，如是则内外调和，邪不能害，耳目聪明，气立如故"，《素问·六微旨大论》又言"应则顺，否则逆，逆则生变，变则病"，在治疗上，《素问·至真要大论》提出"寒者热之，热者寒之"，《素问·阴阳应象大论》曰"形不足者，温之以气，精不足者，补之以味"，《伤寒论》曰"阴阳自和者，必自愈"。《伤寒杂病论》在《黄帝内经》的基础上进一步推动了"和法"的形成和发展，创制了小柴胡汤、半夏泻心汤等应用"和法"的经典方剂。明·张景岳阐述了"和法"的本质，谓"和法"为"和其不和者也"。戴北山在《广温热论》中进一步详细阐明了"和法"，提出"寒热并用之谓和，补泻合剂之谓和，表里双解之谓和，平其亢厉之谓和"，大大扩展了传统"和法"的意义和应用范围。现代医家对"和法"的认识不尽相同。胡焕章教授认为，"和法"是以"和解"为基础，包括汗、下、温、清、消、补等其他治法的一种综合疗法。国医大师李振华提出"和法"是一种既能祛除病邪，又能调整脏腑功能的治法，无明显寒热补泻之偏，性质平和，全面兼顾，适用于邪犯少阳、肝脾不和、肠寒胃热、气血营卫失和等病机较为复杂的病证。国医名师魏子孝教授认为"和法"治疗一般包括以下特点：顺应人体气机运动，调理升降出入；多种治法并存，寒热并用、升降并举；组方药物相伍为用，相反相成；用药不刚不柔，作用和缓。

糖尿病在中医学中归属于"脾瘅""消渴"范畴，多因先天禀赋不足、情志失调、饮食不节、劳欲过度所致，传统中医认为其基本病机在于阴津亏损，燥热偏盛，而以阴虚为本，燥热为标。庞国明教授在完善和发展前人理论的基础上，提出糖尿病的发病机制：肥胖是糖尿病萌发的基础土壤；痰浊中阻、湿热内蕴是其始动因素；湿浊、湿热困阻中焦，土壅木郁，脾失健运，肝失疏布，水谷精微壅滞血中是血糖升高与发病的重要环节；精津布运失常、痰热耗津损阴是形成"三多一少，尿有甜味"的内在原因；病程渐进，邪伤正气，肺脾肾三脏气虚是其迁延不愈的关键症结；气损及阴、阴损及气、气阴两虚是其枢机阶段；气虚渐之、阴损及阳、阴阳两虚是其发展的必然趋势；血瘀是造成多种合并症的主要原因；痰湿化浊、瘀热化毒、浊毒内生是病程中的变证。综上而言，肝脾肺肾不调，气血阴阳不和，湿热痰瘀失布是消渴病发生发展的关键。因此，庞教授认为治疗消渴病，重在执中致和，倡导以"和"立法，旨在化痰和中、升清降浊、调和肝脾、输布精津、益气养阴、调补阴阳、稳控血糖。

（二）"和法"在糖尿病中医治疗中的应用

庞教授认为"和法"作为八法之冠，除了传统的和解少阳、调和肝脾、平调寒热、攻补兼施等方法之外，还应包括五脏同调、气血同养、升降同治等。庞教授以"和"立法，认为升清降浊是"和法"治疗糖尿病的核心环节。

1. 燥湿健脾，降浊和胃，清升浊降谓之"和"

《中国 2 型糖尿病防治指南》（2017 年版）指出，肥胖和超重人群糖尿病患病率显著增加。庞教授认为，糖尿病合并肥胖之根基在"肥"与"臃"。"肥"即素体肥胖，或嗜食肥甘厚味之品，或身倦懒动，其体脂分布失常；"臃"即壅滞失畅，其体脂滞于腠理、肌肉、筋脉，致气血津液输布失常，风湿积聚，变生"痰邪"。湿邪既成，内伏碍脾，阻碍谷精布运，成为孕育糖尿病之土壤。因此，"肥臃"是肥胖渐进而糖尿病萌发的基础土壤。脾胃为气机升降之枢纽，脾主运化，以升清为健，胃主受纳，以降浊为顺。先天脾胃虚弱，或后天脾胃失养，升降失调，运化失常，水津失布，困阻中焦，谷精壅滞血中，发为糖尿病。这类患者往往症见形体肥胖，身重困倦，纳呆便溏，口黏口渴但饮水不多，舌质淡，苔腻，脉濡缓。庞教授倡导以"和"立法，认为脾喜燥恶湿，故治疗宜燥湿健脾，化痰降浊，使痰化湿去，脾升胃降，水谷精微敷布正常，从而达到化痰止渴、调控血糖的目的。立方和中降浊调糖饮化裁：苍术、白术各 30g，广陈皮 10g，川厚朴 10g，建泽泻 30g，猪苓、茯苓各 30g，川桂枝 10g，生薏苡仁 30g，姜半夏 10g，川牛膝 30g，升麻片 6g，生甘草 3g。方中苍术辛苦温，芳香性燥，直达中州，善除三焦之湿，为燥湿健脾之强药，白术健脾益气，合苍术奏和中祛湿之功，其一补一运，共为君药；陈皮、厚朴理气燥湿，行气温中以绝痰饮化生之源，猪苓、茯苓、泽泻健脾渗湿利水，薏苡仁健脾祛湿，兼通经络，能补能泻，泻中蕴补，补心脾而不滞湿，利小便不伤正，使邪从小便而去，共为臣药；川牛膝活血化瘀、引血下行，升麻善升脾胃清阳之气，一升一降调畅气机，桂枝温阳化气利水，共为佐药；生甘草健脾和胃，兼和中气以助运，共为使药。全方以"和"立法，调理脾胃之升降、脏腑之阴阳，脾健则湿去痰化，湿去则脾胃清阳之气得以升发，中焦枢机通利，达阴阳"平和"之境。全方扶正与祛邪相结合，补中有泻，泻中有补，使脾气健运，痰湿清化，脾升胃降，中焦得"和"。该方以和立法、以和为用，调和升降、调和脏腑，治本为主、标本同治，改变糖尿病致病之因、发病之基、转逆之结，使全身气机津液调达，则身体自然康复。

2. 清热化湿，畅达中州，健脾和胃谓之"和"

长期饮食不节，损伤脾胃，运化失职，湿浊内生，蕴而化热，或素体湿热，胶着不去，精津不布，亦可发为消渴。这类患者，临床常见口干口渴，饮水不多，口苦口臭，形体肥胖，身重困倦，大便黏滞，舌质淡，苔黄腻，脉濡数。湿从热化，变生湿热，湿热互结，其性胶结，当以清热化湿立法，单祛湿则热难除，单清热则湿难化，故临证当清热、化湿并举，寒温并用。在临床诊疗过程中，根据湿热程度，调整清热药与化湿药的药量之比。同时在辨治湿热内蕴证时，亦不离芳香之品以化湿醒脾，诸如藿香、佩兰、石菖蒲等，但虑其辛香之性过于辛燥，久用易伤阴耗气，故酌情配伍知母、天花粉、芦根等清热养阴之品。同时，庞教授提出脾病为湿郁化热之根源，故健运中焦、固护脾胃是不可忽视的环节。庞教授治疗湿热内蕴型糖尿病多从清热化湿、理气和中、升清降浊、标本兼治入手，立方清热化湿调糖饮治疗：川黄连 10g，川厚朴 10g，炒栀子 10g，姜半夏 10g，生薏苡仁 30g，炒苍术 10g，细芦根 50g，川牛膝 30g，升麻片 3g，淡豆豉 30g，嫩黄芩 10g，柴胡根 10g。方中川黄连清热燥湿，川厚朴行气化湿，共为君药；生薏苡仁健脾清热祛湿，姜半夏燥湿降逆和胃，共为臣药；川牛膝活血通经、利尿通淋，炒栀子清热利尿，二药合用，使湿热从小便去，同时炒栀子可清透胸中郁热而除烦；细芦根清热和胃、除烦止呕、生津止渴、行水除湿；升麻片升举清阳，与川牛膝合用，一升一降，调和气机。诸药合用，清热化湿，理气和中，升清降浊，则湿热去，脾胃和，清升浊降，血糖自平。

3. 疏肝健脾，木达土运，肝脾调和谓之"和"

糖尿病与肝脏的关系较为密切。长期过度的精神刺激，如郁怒伤肝，或肝气郁结，郁久化火，火热内燔，消灼肺胃阴津而致消渴。脾土壅滞，脾病及肝，则肝失疏泄，肝郁化火，克伐脾土。肝脾同病，脾不健运则水谷难化，肝失疏泄则难助脾气升清，故水谷精微壅滞血中，精微不布，进而成为血糖升高与发生糖尿病的重要环节。正如《临证指南医案》言："心境愁郁，内火自燃，乃消症大病。"对于此类肝郁脾虚的糖尿病患者，临床常见情志抑郁或因精神刺激而诱发血糖升高，烦躁易怒，脘腹胀满，大便或干或溏，女性常伴有月经不调、乳房胀痛，舌质淡红，苔薄白，脉弦。治宜疏肝健脾，使土和木达，调而和之。立方疏肝健脾调糖饮治疗：北柴胡10g，全当归10g，云茯苓30g，生白芍30g，苍术、白术各10g，炒栀子10g，粉丹皮10g，淡豆豉10～30g，川牛膝30g，苏薄荷10g，升麻片6g，生甘草3g。方中柴胡疏肝解郁，使肝气得以调达，为君药。当归既能养血补血，又可行气活血，白芍养血敛阴，柔肝缓急，归、芍与柴胡同用，补肝体而助肝用，使血和则肝和，血充则肝柔，共为臣药。肝木郁久克伐脾土，则脾土失于健运，故本方以苍术、白术、茯苓健脾益气，牛膝脾肾双补，使脾肾互资，强健脾土，诸药合用，既能实土以御木侮，又使营血生化有源；薄荷疏散郁遏之气，透达肝经郁热；在调理脾胃时，升清之中稍加降浊之品，降浊之中少佐升清之味，从而使升降相因，出入相济，故加用药对川牛膝、升麻以升降调达气机，升麻升举清阳，调和气机，与柴胡相配升阳举陷，柴胡芳香疏泄，可升可散，能疏肝解郁，又可升举清阳，二者合和，相须为用，柴胡升肝胆之清阳，行气于左，升麻升阳明之清气，行气于右，二者合用，一左一右，升脾胃之清阳；淡豆豉、粉丹皮以清热，共为佐药。生甘草一则同白芍配合，可以缓解诸痛，二则调和诸药，为使药。诸药合用，共奏疏肝健脾之功，使木达土运，肝脾调和，血糖得平。

4. 清热生津，热清津复，和合阴津谓之"和"

糖尿病患者平素大多饮食不节，《素问·奇病论》云："此人必数食甘美而多肥也，肥者令人内热，甘者令人中满，故其气上溢，转为消渴。"庞教授认为，燥热偏盛，阴津亏损是糖尿病发病的始动因素，嗜食辛辣厚味、情志郁结化火等均易导致胃热炽盛，热盛日久，耗伤津液，导致以口干、多饮、多食、易饥、消瘦等为主要表现的糖尿病。在运用"和"法治疗糖尿病的时候，应清热生津同举，达到热清津复，和合阴津之"和"。治以清热生津、止渴调糖，立方清热养阴调糖饮治疗：干生地黄30g，麦冬10g，生石膏30g，肥知母10g，川牛膝30g，太子参30g，粉葛根30g，天花粉30g，炒苍术10g，炒枳壳10g，升麻片3g，生甘草6g。方中生地黄滋阴生津，麦冬滋阴润燥、清心除烦，共为君药。生石膏辛甘大寒，清热泻火，知母苦寒质润，滋清兼备，一助石膏清胃热而止烦渴，一助生地黄养阴生津；川牛膝既补肾阴之不足，又可导热下行；太子参益气生津，共为臣药。葛根既可生津止渴，又可升举清阳；天花粉既可助石膏清热，又可助生地黄养阴；苍术燥湿健脾，既能防止石膏清热太过，又可防止诸多滋阴药物腻而伤胃；枳壳宽中下气，牛膝引血下行，升麻升举清阳，葛根升发津液，两升两降，气血调畅，清升浊降，从而使中气畅达，精津得布，共为佐药。生甘草和中护胃、调和诸药，为使药。诸药合用，共奏清热养阴之功，使热清津复，阴精和合，血糖渐趋平稳。

5. 益气养阴，气复阴平，气阴和合谓之"和"

庞教授认为消渴日久，必耗气伤阴，气损及阴、阴损及气，气阴两虚是消渴病的枢机阶段。这个阶段可见倦怠乏力，精神不振，口干咽干，口渴多饮，形体消瘦，腰膝酸软，自汗盗汗，舌质淡红或舌红，苔薄白干或少苔，脉沉细。治宜益气养阴调糖，立方益气养阴调糖饮治疗：太子参30g，生黄芪30g，干生地黄30g，山萸萸30g，炒山药30g，苍术、白术各10g，建泽泻10g，紫丹参30g，云茯苓30g，炒枳壳10g，麦冬10g，升麻片6g。方中太子参益气养阴，生黄芪补气升阳，共奏健脾助运、布散谷精之效，为君药；山萸萸、生地黄、麦冬，固护津液，共为臣药；丹参活血化瘀，取气血通畅、津液得布之效，苍术、白术、茯苓燥湿健脾，升麻升阳助运，泽泻利湿降浊，共为佐药。全方共奏益气养阴、通络助运之效。方中用苦寒之丹参活血清心，以制约山萸萸之温涩；宽胸下气之枳壳与升举清阳之升麻同用，升降相因，气机畅达，使气复阴平，气阴和合，然补气、滋阴太过，则易气机壅滞、滋腻碍胃，故当补行并举，滋清同用，是以不降糖而血糖自平矣。

6. 健脾益肾，脾肾互资，和合互助谓之"和"

庞教授认为消渴日久，迁延不愈，阴精亏耗，气化无源，阴损及气，亦可出现脾肾两虚证。其病理基础为先天五脏脆弱，脏气不足，数食甘美肥腻，脾胃损伤，后天失养。其主要症状为腰酸腰痛，眼睑或下肢水肿，自汗，小便清长或短少，夜尿增多，或五更泄泻，舌淡体胖有齿痕，脉沉迟无力。肾为先天之根，脾为后天之本，先天生后天，后天资先天，脾的运化功能须得肾阳的温煦蒸化方可完成，而肾气需要后天脾胃水谷之精气不断化生和充养。脾肾气虚是消渴病迁延不愈的主要症结，治疗重点在健脾益肾，脾肾同调，立方健脾益肾调糖饮治疗：太子参30g，生黄芪30g，炒山药30g，熟地黄30g，山萸萸30g，建泽泻30g，怀牛膝30g，苍术、白术各30g，炒枳壳10g，桑螵蛸30g，猪苓、茯苓各30g，升麻片10g。方中太子参、黄芪甘平补中，运化水谷以消谷精之壅滞，转输精津回归血脉，复其循常布散之职，为君药；山药健脾补虚，涩精固肾，补后天以充先天，熟地黄、山萸萸滋肾固精，三药均可防止肾精外泄，预防糖尿病肾病的发生，为臣药；泽泻利湿而泻肾浊，利水道而补阴不足，猪苓、茯苓淡渗利湿，补泻共用，助真阴得复其位，苍术、白术燥湿健脾，升麻升清，桑螵蛸摄精止遗，共为佐药；枳壳理气和胃以助运化，为使药。诸药合用，健脾补肾，祛瘀利水，扶正祛邪，标本兼顾。本方重在补益脾肾，补而不腻，温而不燥，使脾气得健，肾气得充，阴平阳秘，谷精、水津得布，血糖渐平，则诸症自缓，是以不止渴而渴自解矣。

7. 滋阴温阳，固肾涩精，调补阴阳谓之"和"

庞教授认为，阴阳互根互用，消渴日久则阴损及阳，出现阴阳俱虚。阴阳两虚是糖尿病的最终发展趋势，是其重要的病机。消渴病阴阳两虚证症见口渴多饮，小便频数，夜间尤甚，夜尿常达 3 ～ 5 次，甚则 10 余次，混浊多泡沫，伴腰膝酸软，四肢欠温，畏寒肢冷，或颜面肢体浮肿，阳痿或月经不调，舌质淡嫩或嫩红，苔薄少而干，脉沉细无力。《黄帝内经》言："阳气根于阴，阴气根于阳。无阴则阳无以生，无阳则阴无以化。"明代张景岳总结："善补阳者，必于阴中求阳，则阳得阴助，而生化无穷；善补阴者，必于阳中求阴，则阴得阳升，而源泉不竭"。肾为水火之脏，内寓元阴元阳，故治宜滋阴温阳、补肾涩精，立方阴阳双补调糖饮治疗：淡附片 10g（先煎），上肉桂 6g（后下），川桂枝 10g，熟地黄 30g，山茱萸 30g，枸杞子 30g，炒山药 30g，云茯苓 30g，建泽泻 10g，炒白术 10g，炒枳壳 10g，盐杜仲 30g，鹿角胶 10g，桑螵蛸 30g。方中用淡附片温肾助阳，禀纯阳而主动，走而不守，可制约熟地黄滋腻，熟地黄补阴养血，禀纯阴而主静，守而不走，可缓和附子燥烈之性，两药相合，补而不腻，益阴助阳，共为君药；肉桂辛热纯阳，能补命门之火，温通经脉，以助附子温阳，桂枝温通经脉、助阳化气，白术健脾胃，温分肉，与附子同用，温补脾肾之阳，山茱萸、枸杞子滋补肝肾之阴，共为臣药；杜仲、炒山药滋阴补阳，补气健脾；云茯苓健脾利水，泽泻合茯苓可利水渗湿，亦可清肾火，鹿角胶温补肝肾，益精养血，桑螵蛸补肾固精，共为佐药；炒枳壳行滞消胀，防大量滋补之药碍胃，为使药。诸药合用，共奏滋阴温阳之功，使阴平阳秘，血糖渐平。

庞教授认为糖尿病的发生发展主要是由于身体脏腑、气血、津液、阴阳的失和，治疗的关键在于"调和"，或调和津液、气阴、阴阳，或调和肝脾、脾肾、脾胃。脏腑、津液的生理功能均离不开气的升降出入，《素问·六微旨大论》言："故非出入，则无以生长壮老已；非升降，则无以生长化收藏。是以升降出入，无器不有。"《读医随笔》亦云："升降出入者，天地之体用，万物之橐籥，百病之纲领，生死之枢机。"气机失调，升降失常，百病由生，故庞国明教授认为升清降浊是"和法"

治疗糖尿病的核心环节，临床常用"和法"治疗糖尿病，以使升降相因、气机平和、阴平阳秘、精神乃治、血糖得平、疾病乃控。

原文刊载于《世界中西医结合杂志》2021 年第 16 卷第 6 期（王志强，庞国明，王凯峰等编写）。

七、治疗 2 型糖尿病脾肾气虚证临床经验

庞国明教授认为气虚是 T2DM 迁延不愈的症结，主要涉及脾、肾两脏，发病率高。现将庞国明教授治疗脾肾气虚型 T2DM 经验总结如下，供同仁参考。

（一）脾肾气虚是糖尿病迁延不愈的主要症结

现在中医学将糖尿病归属于"消渴"范畴，庞国明教授在对本病辨证论治的实践中体会到，消渴日久，迁延不愈，阴精亏耗，气化无源，阴损及气，亦可出现脾肾气虚证。其主症为腰酸腰痛，眼睑或下肢水肿，自汗，小便清长或短少，夜尿增多，或五更泄泻，舌淡胖，有齿痕，脉沉迟无力。庞师认为脾肾气虚、浊瘀壅滞是 T2DM 迁延不愈的症结，本虚标实是其主要特点。《内经》认为"脾脆则善病消瘅易伤"，"肾脆则善病消瘅易伤"。《景岳全书》云："消证有阴阳，尤不可不察。……凡此者，多由于火，火盛则阴消，是皆阳消之证也。……五脏之脉细小者，皆为消瘅。"目前认为此病属于终身性疾病，尚未有根治方法，庞师认为其主要症结在于先天五脏脆弱，脏真不足，加之数食甘美肥腻，脾胃损伤，后天失养，形成脾肾气虚的病理基础。消渴日久，肾虚精少，可见腰部酸痛，不能固摄于下则溲溺混浊或清长。脾肾受损，精微不化，五脏失养，谷精壅滞，水津不布，壅滞血中，则血糖居高不下而迁延难愈。

痰浊瘀血是糖尿病迁延不愈的另一原因。脾失健运，脾不能为胃输其谷精，谷精壅滞血中不仅不能化为精微，反变为"糖浊"，肾虚则水津不运，聚湿为浊，两浊相加，浊而益甚；脾肾气虚无力推动血液运行，而致血液运行受阻，发生瘀滞；津血同源，浊瘀相关，因浊因瘀，脏腑失养，必致本病。反之，肾气亏虚不能固摄于下则精微走泄而发为肾消，浊瘀壅滞，血脉经络运行受阻则发为痹症。痰浊瘀血既是疾病发展过程中的病理产物，又是造成合并症的机制。消渴病一旦发生并发症，其治疗更加缠绵棘手，故庞师认为，脾肾两虚、浊瘀壅滞是本病迁延不愈的重要机制，发病之际，常虚实夹杂，脾肾两虚为本，浊瘀壅滞为标。

（二）健脾益肾是治疗糖尿病的重要法则

1. 辨证汤剂

脾肾气虚是糖尿病迁延不愈的主要症结，故健脾益肾法是治疗糖尿病的重要法则。对于 T2DM 脾肾气虚证，庞师多采用健脾益肾调糖饮加减，方药如下：太子参、生黄芪、炒山药、熟地黄、猪苓、茯苓、建泽泻、怀牛膝、山茱萸、苍术、白术、桑螵蛸、炒枳壳、升麻片等。本方重在补益脾肾，补而不腻，温而不燥，为治疗 T2DM 脾肾气虚证的不二首选。方中太子参、黄芪甘平补中，运化水谷以消谷精之壅滞，转输精津回归血脉，复其循常布散之职。山药健脾补虚，涩精固肾，补后天以充先天，熟地黄、山茱萸滋肾固精，三药均可防止肾之精微外漏，预防糖尿病肾病的发生。现代药理研究表明，补肾中药具有内分泌激素样作用，通过修复胰岛 β 细胞维持胰岛功能，如山茱萸提取物均可通过保护胰岛 β 细胞或促进受损 β 细胞的修复而提高血清胰岛素水平。建泽泻利湿而泻肾浊，利水道而补阴不足，猪苓、茯苓淡渗而泄脾湿，以除肾虚而生之病理产物，三药共用，助真阴得复其位。苍术燥湿而健脾胃；升麻升清阳；枳壳理气和胃以助运化。诸药合用，健脾补肾，祛瘀利水，扶正祛邪，标本兼顾。对于年老体衰或病久虚弱者，参、芪、萸、地等补益之品宜先从小剂量开始使用，待脾胃功能恢复后可渐加剂量；服药后腹泻者，用薏苡仁、大枣补中止泻；便秘者，加酒大黄；肢体水肿者加桂枝以温阳化气利水；形体肥胖或痰湿症状明显者，苍术、茯苓、泽泻加量；胃脘痛者，加丹参、檀香和胃止痛。

2. 专病专方

T2DM 的致病因素复杂，西药降糖药多是针对某一个发病环节而起作用，而中药复方的多组分具有多靶点、多途径、多效应的特点，更加符合糖尿病的发病机制。对于 T2DM 脾肾气虚证者若血糖无法控制，可加用糖尿康片、黄连降糖片。糖尿康片、黄连降糖片为开封市中医院院内制剂，药虽不同，但方从法出，均为治疗 T2DM 的专病专药。糖尿康片由柴胡、苍术、黄芪等组成，组方遣药立足于"和"，旨在调和肝脾、调和气机、调和升降，寓调糖于"和"之中。以"和"立法，以"和"调之，以"和"治之，以达气血调和、升降调和、阴平阳秘之功，则身体自然康复。黄连降糖片由黄连、知母、牡丹皮等组成，扶正与祛邪相结合，立足于调，补中有泻，泻中有补，使热清津生，浊清瘀消，邪去正复。

3. 外治疗法

糖尿病的治疗若只求糖高降糖则如扬汤止沸，无法从根本上解决问题，故临床治疗应致力于内外同治，标本同治，改变其致病之因、发病之基，转逆并发症发病之根结。T2DM 的二级预防重在预防并发症的发生，庞师在临床治疗中秉承"治未病"的理念，认为对既病人群，务必早治恒治，外治与内治并行，以延缓急慢性并发症的发生与发展。如在口服汤药的同时可使用药渣或我院自制糖痛外洗方，加水2000mL，文火煎沸，将药液放入盆中，嘱患者先热熏后泡洗四肢，同时配合针刺，以预防糖尿病周围神经病变；用中药封包热敷双眼以预防糖尿病眼病的发生等。将中药静脉针剂、中药汤剂、中成药、药浴、穴位贴敷、中药封包、针刺、红光照射等多种疗法综合运用于糖尿病的治疗，经临床验证疗效持久稳定，可以提高患者的生存质量。

（三）验案举隅

[基本情况] 张某，男，59岁，河南周口人。2016年3月18日初诊。

[简要病史] T2DM 史3年，平素未予重视，5天前于某三甲医院体检查FPG9.4mmol/L，2hPG16.5mmol/L，慕名到我院寻求纯中药治疗。症见神志清，无口干多饮症状，体重下降约5kg，性功能减退，腰部发凉，双下肢轻度水肿，夜尿3～4次。舌质淡暗，苔腻，六脉沉细。

[疗前检查] 查胰岛功能示：空腹及餐后血糖升高，胰岛素分泌延迟，胰高血糖素水平较高，C-肽成倍数关系；HbA1c7.6%。

[诊断] 中医诊断：消渴病；西医诊断：2型糖尿病。

[中医辨证] 脾肾气虚证。

[治法] 法当补脾益肾，固精利水。

[方药] ①专证专方：健脾益肾调糖饮加减。

太子参30g，生黄芪30g，熟地黄30g，炒山药15g，猪苓、茯苓各30g，福泽泻30g，山茱萸15g，苍术、白术各15g，炒枳壳6g，粉牡丹皮6g，姜半夏10g，升麻3g，生姜3g。6剂，水煎，日1剂，早晚温服。同时嘱患者将药渣加水再煎，将药液放入盆中，先热熏，后泡洗双下肢。

②专病专药：糖尿康片6片、黄连降糖片5片，均日3次，餐前服。

[治疗经过] 3月21日自测FPG7.8mmol/L，2hPG13mmol/L。

3月26日二诊：FPG6.7mmol/L，2hPG8.8mmol/L，血糖双双达标，医患同喜。

腰部发凉消失，双下肢水肿减轻，舌红，苔薄白，脉沉，守法继之。

4月19日三诊：FPG5.3～6.7mmol/L，2hPG6.6～8.5mmol/L。自述性功能恢复正常，双下肢水肿消失，夜尿1～2次，停汤药，改糖尿康片5片、黄连降糖片3片，日3次口服。

5月20日四诊：FPG5.3～6.5mmol/L，2hPG6.1～9.6mmol/L。诸症好转，脉息调匀，治疗如前。

6月25日五诊：停药3天复查胰岛功能，胰岛素分泌功能较前改善，胰高血糖素下降，HbA1c5.0%。

7月20日六诊：自测FPG、2hPG均在达标范围，未现波动，嘱定期复诊。

（四）体会

1. 洞悉原委，牢抓本质

既往人们常将T2DM归为消渴范畴，以"三消"分证，以"阴亏为本，燥热为标"立论，以润肺、清胃、滋肾立法，近清滋而远温补。庞师范于法而不囿于法，认为消渴日久，阴亏阳消，气失所依，亦可出现脾肾气虚证，临证过程中采用温补脾肾法，则脾气得健，肾气得充，阴平阳秘，谷精、水津得布，血糖渐平，则诸证自缓，是以不止渴而渴自解矣。

2. 内外同治，异曲同工

中医外治疗法在防治糖尿病并发症过程中起到重要作用。吴师机《理瀹骈文》指出："外治之理，即内治之理；外治之药，亦即内治之药，所异者法耳。"庞师认为内服外治，同理同方药，外治可与内治并行，更能补内治之不及。内外同治，则不但疗效显著，且作用稳定持久。尽管中药降糖作用相对缓慢，但中药能促进人体的整体调节且降糖作用时间持久，还顾及病程发展和预后，具有西药不可替代的作用。

3. 用药遣方，把握法度

以"纯中药治疗2型糖尿病"为指导，全面分析病情，在以节饮食、适运动、畅情志基础治疗为前提下，"因人因症制宜"选用健脾益肾调糖饮，"因病制宜"选用专病专方糖尿康片、黄连降糖片，配合外治疗法，稳步调糖，有条不紊。临证、施法、遣方、用药，应遵循辨证施治的原则，用中医思维指导临床。洞悉原委，抓主症、求主因、抓本质、立主法、明主方，理法方药一线相贯是取效的关键，且在诊疗过程中尤为重视病证结合，随证遣方，随症用药，多法活用。

原文刊载于《世界中西医结合杂志》2018 年第 13 卷第 8 期（庞国明，代珍珍编写）。

八、论反治法治疗 2 型糖尿病消谷善饥

庞国明教授从医 40 余载，师古习今，析证探源，提出 T2DM 不完全等同于"消渴病"，对 T2DM 病名、病机的认识有其独特见解，提出根据其临床症状不同，分为脾瘅病、上消病、中消病、下消病、消渴病，即单纯血糖升高，临床无明显症状者诊为"脾瘅病"，以口干渴多饮为主者诊为"上消病"；以消谷善饥，体重下降为主者诊为"中消病"；以小便频数为主者诊为"下消病"；同时具有多饮、多食、多尿、体重减轻者诊为"消渴病"。庞国明教授师于古而不拘泥于古，治疗 T2DM 审其病因，参其病机，做到灵活运用，常运用"反治法"治疗中消病之消谷善饥之证，疗效显著。本人有幸跟师于庞国明教授，兹将此经验总结如下。

（一）消谷善饥，非独胃火炽盛论

既往临床中，常常将"消谷善饥"责之于胃火炽盛，庞师临证数载，基于中医思维，把握临床实践，分析总结，提升悟道，从而总结"消谷善饥"主要有以下三个证型。

1. 痰浊中阻

庞教授提出"肥膀是 T2DM 萌发的基本土壤，痰浊中阻是其始动因素"，过食肥膏，运化不及，壅于血道，津气血壅滞不通，脾运化失司，故聚湿生痰，痰盘踞中焦，土壅木郁，肝失疏泄，由脾胃转化之水谷精微不能布散五脏六腑，故出现肥胖、口干、多饮、舌苔腻之症，四肢百骸失于充养，反现"饥饿"之信号，食量倍增，亦可加重脾胃运化负担，犹如"鞭打病牛"，如此往复，恶性循环，形成消谷善饥。

2. 湿热内蕴

痰浊郁久化热，变生湿热，湿热之邪重浊黏腻，困阻中焦，脾不能运化水谷上乘于口，故可出现口干、口苦、口黏、渴不欲饮之象。水谷精微布散失常，水反为湿，谷反为滞，不能濡养身体，身体营养受用不足，然身体仍需精微物质充养，在口干、口苦、口黏、渴不欲饮等的基础上出现易饥多食之症。

3. 肝郁脾虚

"见肝之病，知肝传脾"，情志不遂，肝失疏泄，脏腑气机失调，肝木乘脾，影响脾胃的运化功能，脾胃无法正常运化水液、食物，即导致水谷的摄纳、运化、吸收和转输出现障碍，出现口干、多饮之症，水谷精微壅滞，形成湿、浊、瘀病理

之邪，身体充养不足，出现"饥为号"之象，故可出现消谷善饥症状。

（二）思辨悟道，以消治消

庞教授从"消谷善饥"病机出发，起初运用健脾之法治疗此症，疗效甚微或缓慢。对此庞师进行深入思考，认为糖尿病消谷善饥，是湿、浊、瘀标实产物已经形成，此时补虚而不去实，则虚无从得补，正如吴鞠通《俗传虚不受补论》一文中提到："俗传虚不受补，便束手无策，以为可告无愧。盖曰非我之不会补，彼不受也。不知虚不受补之症有三：一者湿热盘踞中焦，二者肝木横穿土位，三者前医误用呆腻闭塞胃气、苦寒伤残胃阳等弊。湿热者，宣其湿而即受补；肝木横者宣肝络，使不克土即受补；误伤胃气者，先和胃气即受补矣。"《素问·至真要大论》云："逆者正治，从者反治。"庞教授恍悟，因此临证中运用"反治法"治疗消谷善饥症状，即运用具有消食导滞功能的药物治疗此症，正如凿井取水，必先驱其泥沙，疏其泉脉，则清源不绝。痰浊、湿热已成，急治其标，给予升清降浊、清热祛湿、消食导滞之药，待标实已去，再给予补益脾胃之药物，缓治其本，则疗效显著；肝木乘脾之虚实夹杂之症，给予消补兼施之疏肝健脾、消食导滞之品，标本同治，收获颇丰。庞教授每每运用此法，效如桴鼓。

（三）审机辨证，专药治消

庞师在临床实践中，根据消渴病特点将消渴病分为七种证型，其中临床发现，痰浊中阻证、湿热内蕴证、肝郁脾虚证常出现多食易饥之症状，根据三种证型的不同特点，运用不同的消食导积药物，收获良效。

1. 湿热内蕴证

表现为口干不欲饮水，口有异味，体态肥胖，身重乏力，大便黏腻，如厕不爽，舌质淡，苔黄腻或黄厚，脉濡数。《丹溪心法》载："凡饮食饱闷，痞塞不消，若脾胃素实，止因倍食暴伤而患者，宜用神曲、山楂等辈消耗之。"此症若有消谷善饥之症，于清热祛湿调糖的基础上加山楂、神曲以消食导积，并佐以味苦微寒之连翘，既可散食积之结，又可清食积之热。

2. 痰浊中阻证

表现为口干渴但饮水量少，纳呆便溏，体态肥胖，身困，舌质淡，苔腻，脉濡缓。若有消谷善饥之症，在化痰降浊调糖的基础上加莱菔子以化痰消食。本证患者素食肥甘厚味之品，可加神曲消食和胃，尤善消酒食陈腐之积。

3. 肝郁脾虚证

心情烦闷，脘腹胀满，常由情志不舒而致病情加重，大便或干或溏，女性多有月经不调症状，舌质淡红，苔薄白，脉弦。如消谷善饥者，在疏肝健脾调糖的基础上加山楂、麦芽以消食除胀，且二药同入肝经，亦可作为引经药增强全方疏肝健脾之功效。

（四）验案举隅

案 1

[基本情况] 张某，男，49 岁。2020 年 6 月 8 日初诊。

[简要病史] 患者以间断口干多饮、多尿 5 年，加重伴饥饱无度 5 个月为主诉就诊。

患者 5 年前发现血糖升高，曾于当地中心医院行住院治疗，给予胰岛素泵强化治疗以控制血糖（具体不详），出院后给予精蛋白重组人胰岛素注射液（优思灵 30）早 18U、晚 16U，餐前 15 分钟皮下注射以控制血糖，平素血糖控制欠佳，空腹血糖 9～11mmol/L，早餐后 2 小时血糖 12～15mmol/L。5 个月前患者因饮食不节，上述症状再次加重，伴消谷善饥，体重下降。诊见口干多饮，易饥多食，口苦，乏力困倦，近 5 个月体重下降 6kg，平素易急躁，无疼痛，眠可，大便日 3 次，伴酸腐味，肛门排气增多，小便黄，量多。舌质暗红，苔腻微黄，舌体大，舌下脉络迂曲，脉弦细。

[疗前检查] FPG 及餐后 1、2、3 小时血糖分别为 7.89、12.2、13.4、10.8mmol/L，空腹及餐后 1、2、3 小时胰岛素分别为 17.4、42.4、56.2、19.3IU/mL；空腹及餐后 1、2、3 小时胰高血糖素分别为 84.8、111.9、90、69.2pg/mL；空腹及餐后 1、2、3 小时 C-肽分别为 2.21、5.69、6.87、3.46ng/mL；HbA1c7.7%；FMN3.11mmol/L；胰岛素抗体阴性。

[诊断] 中医诊断：消渴病；西医诊断：2 型糖尿病。

[中医辨证] 湿热内蕴。

[治法] 清热祛湿，理气和中。

[方药] ①专证专方：清热化湿调糖饮加减。

川黄连 15g，炒苍术 30g，炒栀子 10g，姜半夏 30g，细芦根 30g，云茯苓 60g，生薏苡仁 50g，川牛膝 50g，葛根 50g，黄芩 10g，神曲 30g，升麻 10g。10 剂，每日 1 剂，分两次温服。

②专病专药：停用胰岛素，给予糖尿康片 8 片，3 次 / 日，口服；黄连降浊丸 15 丸，

3次/日，口服。

[治疗经过]2020年7月19日二诊：FPG6.3～7.2mmol/L，2hPG7.5～10.3mmol/L，患者诉仍有乏力困倦，口干多饮较前缓解，易饥多食明显改善，二便正常，舌质红，苔中后部黄腻，舌体大，脉弦细，血糖逐渐下降。效不更法，守上方加谷麦芽30g，服药15剂后，患者饥饿感、乏力困倦及情绪急躁等症状基本消失，血糖基本达标。

随访2月余，患者口干、多饮、易饥多食、乏力困倦等症状未再出现，FPG5.3～7.1mmol/L，2hPG6.8～9.8mmol/L。

[按语]患者消渴病"三多一少"症状明显，据庞教授辨病依据，中医病名诊为"消渴病"。《景岳全书》云："消渴病，其为病之肇端，皆膏粱肥甘之变，酒色劳伤之过，皆富贵人病之而贫贱者少有也。"患者此次发病之根源在于暴饮暴食肥甘之品，聚湿生痰，阻滞中焦，脾之运化功能失常，气机升降失调，谷精不布则壅滞血中，而致血糖升高。痰聚热生，湿热蕴结脾胃，则口苦；脾失健运，水谷精微布散失常，身体受用不足，则消谷善饥；湿邪为病，重着黏滞，留滞经络，困遏清阳，则乏力困倦；结合舌脉，四诊合参，可辨为湿热内蕴证。方中川黄连清热燥湿，炒苍术善除中焦湿邪，二者合用，燥湿焦脾，共为君药。栀子清宣胸脘之郁热；半夏燥湿降逆而和胃，增强君药化湿和胃止呕之力；芦根性甘寒质轻，清热和胃，除烦止呕，生津行水；茯苓渗湿健脾，共为臣药。薏苡仁健脾清热，祛中焦之湿邪，但虑其功力甚缓，用为佐使宜倍；川牛膝活血通经，祛风除湿，利尿通淋，偏走下焦，使湿热之邪下有出路；葛根生津止渴，归脾胃经；黄芩清上焦之湿热，使上、中二焦之湿热得解，则消渴自平；神曲甘辛性温，消食化滞，亦佐苦寒清热之品伤胃；升麻升清降浊，共兼佐使药。诸药合用，热去湿化，清升浊降，气机畅达，则血糖自平。同时，食积得消，脾胃和合，水谷精微得以布散身体，则消谷善饥自愈。

案2

[基本情况]师某，女，43岁。2019年8月4日初诊。

[简要病史]患者以发现血糖升高6年，伴易饥多食半年为主诉就诊。

患者6年前体检时发现血糖升高，于当地医院诊断为2型糖尿病，给予患者"二甲双胍片0.5g，3次/日"口服以控制血糖，患者平素用药不规律，血糖监测不及时，偶测空腹血糖8～10mmol/L，餐后2小时血糖未监测。诊见：面色萎黄，体型肥胖，消谷善饥，晨起口干、口黏，乏力困倦，时有头晕，间断心慌、胸闷，活动后加重，纳食尚可，睡眠尚可，大便日行一次，小便频数，有泡沫、尿不尽感，不伴尿急尿痛。舌质淡暗，有齿痕，苔薄腻，脉弦。

[疗前检查] 体重指数 29.3，腰臀比 0.98。查胰岛功能提示胰岛素分泌量不足，不伴高峰延迟，分泌曲线低平，胰高血糖素分泌量高。FPG 及 2hPG 分别为 8.25mmol/L、12.9mmol/L，HbA1c8.60%，FMN2.4mmol/L。

[诊断] 中医诊断：结合庞师"纯中药治疗 T2DM 三辨诊疗模式"，中医病名当属中消；西医诊断：2 型糖尿病。

[中医辨证] 痰浊中阻。

[治法] 健脾祛湿，和中降浊。

[方药] ①专证专方：和中降浊调糖方加味。

炒苍术 30g，炒白术 30g，粉猪苓 30g，云茯苓 30g，福泽泻 30g，姜半夏 12g，陈皮 10g，桂枝 6g，姜厚朴 10g，薏苡仁 50g，川牛膝 30g，莱菔子 10g，炒谷芽 30g，炒麦芽 30g，升麻 6g。6 剂，水煎服，日 1 剂，分早、晚 2 次温服。

②专病专药：配合糖尿康片 6 片，黄连降浊丸 12 丸，均日 4 次口服。

[治疗经过] 8 月 10 日二诊：患者自述服药 3 天后口渴、头晕、乏力困倦等症状有所减轻。时测 FPG7.6mmol/L，2hPG12.0mmol/L；服药第四天饥饿感减轻，FPG7.1mmol/L，2hPG11.2mmol/L。二诊时仍有尿频、尿不尽感，泡沫尿，调整上方加车前子 10g。6 剂，水煎，日 1 剂，分 3 次饭前温服，成药继服。

8 月 17 日三诊：患者诉 8 月 13 日饥饿感、多食基本缓解，口干、口黏、乏力困倦、头晕等症状消失，尿频较前改善，FPG6.7mmol/L，2hPG9.8mmol/L，FPG 及 2hPG 均第一次达标。三诊时仍时有心慌、胸闷，舌苔转为薄苔，去炒谷芽、炒麦芽，加瓜蒌、薤白各 10g，守上方继服 15 剂，成药如前巩固治疗。9 月 5 日随访，患者诸症皆消，FPG 及 2hPG 均波动较小，患者因外地出差，已停用中药汤剂，继服成药。

[按语] 患者为中年女性，素体脾胃虚弱，脾虚运化失司，聚湿生痰，痰浊阻络，反而壅阻中焦，加重脾胃运化负担，致精微不能布散，身体失养，故"以饥为号"，饮食倍增，出现多食症状；脾主四肢肌肉，脾虚四肢失于濡养，则乏力困倦；痰浊郁而化热，而见口黏；湿热下行膀胱，则尿不尽；痰浊痹阻胸脉，发为心慌、胸闷，结合舌脉，故辨证为痰浊中阻证。主方以和中降浊调糖方加味，方中炒苍术健脾平胃，燥湿化浊，升阳散邪；炒白术益气健脾，燥湿化浊，共为君药。陈皮、厚朴理气燥湿化痰，姜半夏燥湿化痰和胃；猪苓、茯苓、泽泻、薏苡仁淡渗利水，共为臣药。

升麻善升脾胃之阳气，桂枝温阳化气利水，川牛膝引药下行，莱菔子、炒谷芽、麦芽健脾消食，是为佐药。二诊，患者仍有尿频、尿不尽感，考虑湿热下注膀胱，膀胱气化失司，加车前子以清热利湿通淋。三诊，患者易饥多食症状基本缓解，仍心慌、胸闷不适，考虑为痰浊闭阻胸阳而为之，加瓜蒌、薤白以化痰散结。本方总以"和"立法，燥湿降浊，化痰和中，湿去则清阳之气得以升发，体内气机升降有序，从而症消糖调。

反治法是指治疗时用药的性质、作用趋向顺从病证的某些表象而治的一种治则，所谓"从者反治"，亦称为"从治法"。本文主要阐述了庞教授运用反治法治疗2型糖尿病"消谷善饥"症的经验，认为"消谷善饥，非独胃火"引起，从痰热中阻证、湿热内蕴证、肝郁脾虚证三个方面加以论述，在和中降浊、清热祛湿、疏肝健脾的治法上，巧用谷芽、麦芽、莱菔子等消食导滞的药物治疗，获效颇丰。启示我们在临证中遇到一些运用常规治疗久治不效之症，运用反治法或许能给我们提供一种新的思路与方法。

原文刊载于《光明中医》2022年3月第37卷第6期（庞国明，孔丽丽，李方旭等编写）。

第八章　中医思维在临床中的应用

中医思维饱含了中医学和思维力的深刻魂魄，饱含了用中医防治疾病的唯物观、哲学观和国学智慧，它是中医临床中认知、思考、分析、防治疾病方式的维度与以结果预测为特征的表现。正确智慧的中医思维是打开诊治疑难杂大门的金钥匙。

一、强化中医临床思维训练五步曲

近年来，我通过对中医思维的学习与临证体悟，认为：中医思维至少可分为中医理论思维、中医临床思维和中医科研思维三大门类。中医临床思维作为中医思维的重要组成部分，或者说是重中之重，是连接中医理论思维、中医科研思维与中医实践活动的桥梁和纽带，它始终有效地指导着临床诊疗实践的全过程。从对疾病临床症状的收集及脉证、因机的辨析，到治法方药选择与具体防治措施实施的分析总结，实质上是医者经历了一个"认识－实践－再认识－再实践"的复杂思维过程，其中中医临床思维方法的指导是正确诊疗与取效的前提。强化中医临床思维是发挥中医药特色优势，促进临床诊治目的实现的有效途径；是培养中医临床医师运用理论知识，最大限度地发挥其理论效用和临床技能升华的必由之路；强化中医临床思维对于中医临床优秀人才的培养、对于中医临床医师理论的升华及"传承精华，守正创新"具有重要的现实意义。因此，我们基于对中医思维的学习，基于中医临床思维的实践与应用，创办了中医临床思维训练门诊，以强化中医临床思维训练，提升中医临床思维力，具体步骤有五。

（一）上好"热爱中医"的第一课

唯有热爱，方有所成。乔布斯说过："成就一番伟业的唯一途径，就是热爱自己的事业。"所以要想学好中医，就必须有一颗热爱中医的赤诚衷心。因此，强化中医思维训练的第一步就是要上好"热爱中医"这节课，持续开展热爱中医的说服教育，培养学员坚定的中医信念和做"铁杆中医"的决心与信心。我们的做法是：第一，让学员们学习和了解中医学发展史。中医学历史悠久、博大精深，学习发展史不仅能够让学员们了解中医学的形成与发展历程，还可以让其通过对中医学先进理念及治疗法则的了解，来体悟感受中医学之伟大。如《内经》"上工不治已病治未病，不治已乱治未乱"的伟大思想，有效地指导着疾病防治和健康中国建设，已成为治国安邦的重要理念；华佗创制"麻沸散"，开创了麻醉药用于外科手术的先河，较西医麻醉药的发明早了 1600 多年；《肘后备急方》中记载了用青蒿治疟，屠呦呦受此启发提取青蒿素而获医学诺贝尔奖；中医首创"人痘接种法"，盛传国际，为天花的防治做出了杰出贡献；等等。只有对中医学发展有深刻的认识与了解，才会由衷热爱中医、学习中医、使用中医。第二，要让学员们了解学好中医、用好中医的目的和意义。中医学历经数千年，久盛而不衰，是先祖留给我们的瑰宝与国粹，传承与发展中医是代代中医人的责任与使命。作为中医人，我们必须担起重任、砥砺前行，为中医药事业的发展贡献力量。第三，大医精诚是学好中医的不竭动力。孙思邈说："学者必须博极医源，精勤不倦，不得道听途说，而言医道已了，深自误哉！……凡大医治病，必当安神定志，无欲无求，先发大慈恻隐之心，誓愿普救含灵之苦。"我们必须悟透大医精诚的真谛、践行好大医精诚的理念。我们不仅要有精湛的医术，还必须有高尚的医德，要始终牢记普救众生苦难之初心。学好中医上可弘扬国粹，助力健康中国建设；下可更好地为亲友、百姓解除病痛；中可为自己养生保健与健康长寿提供坚实保障。正如医圣张仲景所说："上以疗君亲之疾，下以救贫贱之厄，中以保身长全，以养其生。"

（二）做好中医思维系列培训

中医思维在指导中医理论学习和中医临床实践的各个环节都发挥着极其重要的作用。掌握和运用中医思维对于中医学的理论学习、认识上的深化和临床实践活动，均具有重要的指导意义。所以，我们在对学员们开展"热爱中医"教育的同时，所做的第二项工作就是开展中医思维系列知识培训，主要包括中医思维的概念、原理、方法、模式、应用要点及强化"中医思维六力"训练等内容，从理论上加强对中医思维的学习，尽可能地使学员们了解中医思维的系统知识与基本框架，打牢根基，为临床应用做足准备。其中"中医思维六力"训练是我们在临床实践中总结提炼出的、用以培养学员们中医思维力的抓手，包括语言力、诊断力、辨证力、治疗力、想象力和凝练力。语言力以充分彰显中医原创思维、原创理念、原创方法、语出经典、言中的矢为标志，能让同行同道和病友感到讲者是在用中医"美妙""动听"且能够听得明白的语言来和大家说话，能够让他们听后迅速产生由衷的欣慰感；诊断力是在中医思维的指导下，通过对望、闻、问、切四种诊法的娴熟应用，体现对临床诊断力的充分挖掘，能充分彰显出运用中医诊法收集病史资料、症状体征及判定疾病轻重缓急、预后善恶的综合效能与效力，为正确有效施治奠定良基；辨证力是将四诊所收集的资料、症状和体征，通过分析、综合，辨清疾病的原因、性质、部位和邪正之间的关系，概括、判定为某某病和某某证的精准能力，也是确定正确治疗方法的前提；治疗力是根据辨证的结果，确定相应的治疗法则，提高临床疗效的能力；想象力基于对中医取象思维以及经典理论、经典治法、经典方剂、经典药物、名医经验、医案医话、民间疗法、单方验方等深刻含义和效验的思考与启迪，以整体、动态、辨证及正治反治、治病同异、标本缓急等为指导，以促进临床疗效的提升为目的，总结出新的想象模型、提升想象空间，以充分彰显中医思维方式、思维方法及象思维与想象力；凝练力是在充分彰显以上五力的前提下，抓住提升临床疗效这个核心之核心，在中医思维的指导下，深入探究、用心悟道、步步深入，探究出新的机理，总结其"前奏观点"、证治心得、处方用药特点等，以凝练出学术观点、初步形成其学术思想基本框架等。

（三）做好临床思维示范带教

中医思维的训练主要是在实践中进行并不断得到强化的。因此，我们尤其着重推出了临床思维的示范带教训练法。带教老师基于临床真实案例，就诊疗过程提出问题、开展讨论、总结经验、凝练观点、纠偏补弊、提出改进措施，步步深入、循序渐进。久而久之，冀望能够达到潜移默化、润物无声的效果，冀望能够使学员们在临床中树立中医思维意识、掌握中医临床思维方法。张伯礼院士说："中医强调案例式教学，不是落后了，而是一种先进的学习方法。"这种案例式教学模式，基于临床、紧贴实践、以案解析，将中医思维融入临床带教中，更容易让学员接受和理解，记忆也会更加深刻。比如在临床中我常用提壶揭盖法治疗癃闭、水肿、腹泻、便秘、闭经等，将取得良效的病例与学员分享，讨论中医象思维的运用。如一老年女性，糖尿病30余年，突发不能自主排尿，用导尿管导尿已2个月余，生活质量低下，分别住省级中、西医三甲医院治疗，仍未恢复自主排尿，靠保留导尿管排尿。基于辨证分析，确认本病属癃闭，前医用五苓散、真武汤并配合针灸治疗未能奏效，我与会诊专家共析之，方对证应，为何不效？思考良久，顿悟其道，当提壶揭盖。我在前医五苓散的基础上加用桔梗，以启上窍而开下窍，5剂药之后患者即可自主排尿。分析原委，肺为水之上源，肾为水之下源，上窍不通，则下窍不利，故治疗时在化气利水的同时加桔梗提壶揭盖以宣通上窍，上窍通则下窍利，近3个月之疾，5剂药奏效，这便是用中医思维指导临床治疗、打开诊治疑难杂病大门的案例之一。

（四）做好持续强化引导工作

有了理论和实践的基础，还须引导学员自行加强中医思维的学习和应用。为此我们还专门设计了"一篮子"训练法的"跟师录得本"，其内容主要包含训练目标、训练工具、考核办法及"中医思维六力"的训练等，要求学员们书写训练时着重体现中医思维"一篮子"工程中的运用要点。所以书写此"跟师录得本"的目的不仅是积累和总结老师的诊疗经验，更重要的是强化学员的中医思维。另外，我们还制定了相关要求，带教老师要定期检查、批改学员的"跟师录得本"，科教科定期对"跟师录得本"进行展评、交流，扬长补短，对于疑难或概念、方法上易于出现的问题开展研讨会，总结经验、吸取教训，促进持续提高。明医成名，无不以熟谙经典为本，以奠定学术基础，并在此基础上旁及各家，博及医源，所以还需要引导学员们熟读《黄帝内经》《伤寒论》《金匮要略》和温病学的经典著作，加强中医经典文献的学习。学员们还要定期总结跟师心得、临证体悟，只有常总结、常改进，技能不断提升，才能提炼精华，从而实现从量到质的飞越，走一条从明医到名医之路。

（五）加强目标管理，撬起双轮驱动杠杆

为强化中医思维训练，我们制定了目标管理方案，建立了奖罚机制，还设立专门的基金，以促进学员们自我强化中医思维的意识。对学员设定了考核目标，主要从理论学习、跟师次数、书写医案、经验总结、观点凝练、发表论文等方面进行考核，奖优罚劣，考核成绩与个人绩效挂钩以达加压驱动之目的。表现优异者，可以享受加薪、奖金、奖品等物质奖励，可以优先获得进修、晋升机会，还可以作为访问学者出访学习；对表现庸常，目标任务完成不好者，则要适当扣点奖金、通报批评、延缓进修和晋升等。用好加压驱动与利益驱动之杠杆，使之相辅相成。同时，要求学员们增强中医传承与发展的责任感和紧迫感，树立更高的标杆，以更坚决的意志、更有力的举措、更扎实的作风促进中医思维的形成。

中医思维是中医学的精髓，是中医学的本质特征，是中医学生存与发展的根本要素，是提高中医临床疗效的重要遵循。《论语》曰："必也正名乎。"中医思维是中医正本清源的基础，是中医学的灵魂，是中医临床有效诊疗的法宝，要坚定不移地把它贯穿学习体悟、临证诊疗的始终。所以我们提出强化中医思维训练五步曲，以飨同道，希望给大家带来参考和启示，并希望同道批评指正。

二、论中医思维力的标志、培养与临床应用

中医学博大精深，经历了数千年的临床实践，已成为一门具有独特优势的学科，在现代医学中具有举足轻重的地位。应用中医基础理论，培养中医思维模式，是当代中医人成长的关键一环。由于现有的中医思维培养模式不完善、中医学习氛围缺乏，很多中医师缺乏系统的中医思维模式，导致其在临床诊疗中困难重重。因此，如何认识、建立、培养完善的中医思维模式，促进中医药更好地传承和创新发展，突出中医诊疗疾病的优势，是目前亟待解决的问题。

（一）中医思维的概念

中医思维是中医师在整个医疗过程中，运用思维工具对患者、病证及相关事物和现象进行一系列调查研究、分析判断，形成决策、实施和验证，以探求疾病本质与治疗规律的思维活动过程。正确智慧的中医思维是打开诊治疑难杂症大门的金钥匙，对临床诊治起着决定性的作用，是做好中医药知识的传承和创新，建立中医思维模式及加强中医思维力培养的关键点。

（二）中医思维的地位与临床价值

中医思维在中医学中有着重要地位，首先中医思维属于中国原创，是中医学发展与进步的灵魂。中医思维对当代和未来中医学领域的科学研究和创新发展具有极其重要的启示和促进作用，如夜间海岸的灯塔，散发光亮，指引道路！

（三）评判中医思维力的"六标志"

1. 语言力

语言力是指语言的能力和分量。中医语言是广大中医药工作者在千百年临床基础上总结归纳而形成的能反映中医临床实践疗效的语言。它可以传递中医学知识，帮助人们认识中医，学习中医。学习中医学的过程，就是掌握中医语言的过程。清代郑板桥说过："欲为一代经纶手，须读数遍要紧书。"中医学知识体系大致包括两类：一是基础知识，包含阴阳五行、藏象、经络、中药等；二是临床知识，主要

有中医四诊、方剂、辨证等。掌握中医学的语言力要从这两方面入手，经过系统学习，不断实践总结归纳，形成自己学习中医的心得能力。《素问·著至教论》中记载了黄帝与雷公的一段对话："黄帝坐明堂，召雷公而问之曰：子知医之道乎？雷公对曰：诵而颇能解，解而未能别，别而未能明，明而未能彰，足以治群僚，不足至侯王。……帝曰：善！无失之，此皆阴阳、表里、上下、雌雄相输应也，而道上知天文，下知地理，中知人事，可以长久，以教众庶，亦不疑殆，医道论篇，可传后世，可以为宝。"这里既提出了理解中医语言的层次，即"诵、解、别、明、彰"；又指明了理解中医语言所需的知识，即"上知天文，下知地理，中知人事"。

作为当代中医人，必须掌握中医语言，用好中医语言，语中的矢，多读，多背诵，中医语言才有分量，才能显示出强大的语言力。

2. 诊断力

中医诊断力主要包括望、闻、问、切四种中医诊法，也称中医四诊。望，即望患者的神色形态；闻，即听声息和嗅气味；问，即询问症状；切，即切患者脉搏或身体其他部位。望、闻、问、切四诊各具独特的作用，又都有局限性，不能互相替代，临床中必须四诊并用才能全面收集辨证论治所需要的各方面资料。四诊昭彰，方能诊断明确。我在临床诊疗中总结了一条基本原则：望闻问切务达神圣工巧，遣方择药必明君臣佐使。

3. 辨证力

辨证力就是将四诊所收集的资料、症状和体征，通过分析、综合，辨清疾病的原因、性质、部位和邪正之间的关系，概括、判断为某种病证的能力，是确定正确治疗方法的前提。几千年的中医发展形成了众多中医流派，因对病证及病因认识不同，形成了对病证、病因等的不同分析和看法，也形成了不同的辨证治疗方法。其中主要包括八纲辨证、气血津液辨证、脏腑辨证、六经辨证、卫气营血辨证、三焦辨证、经络辨证等。由于中医理论本身的宏观性和哲学性及证候的多态性、动态性、复杂性等特点，决定了各种辨证方法之间既有区别，又有联系。因此，在临床中我们要具体问题具体分析，洞悉原委，审辨明本。

4. 治疗力

治疗力是根据辨证的结果，确定相应的治疗方法，提高临床疗效的能力。辨证是确定治疗方法的前提和依据，论治是辨证的目的，通过疗效可以检验辨证论治是否正确。治疗力的体现有五个标志：①有理有据，理法方药，一线相贯；②综合治疗，内外同治，针药并用；③法中标靶，药中的矢，直达病所；④预测有效，以理推之，必有效应；⑤体现纵横，生克制化，君臣佐使。

5. 想象力

中医想象力蕴含着丰富的内容，"上知天文，下知地理，中晓人事"，无所不及。将人体与自然界、社会环境等作为相互关联的整体来考察，是应用整体观研究中医基础理论的典范。中医是以整体、动态、辨证的观点去把握生命、健康、疾病与药物的关系，其特色是"天人相应"和整体协调。

6. 凝练力

中医临床研究应以提高诊疗水平、提高临床疗效为核心，要深入研究中医疗效优势、疗效定位、疗效特点、疗效基础、疗效机理，凝练临床治疗规律。《黄帝内经》云："知其要者，一言而终。不知其要，流散无穷。"中医临床学习要在继承学习前人的基础上创新发展，以临床实践为检验，总结凝练思想观点，厚积薄发，点石成金。

（四）指导临证的五种中医思维形式

1. 宏观思维

宏观思维，又叫整体思维，就是将所判断的对象作为一个整体来考虑，注重疾病防治的整体观，把疾病和时间、空间联系在一起，强调整体性、统一性、长期性。整体思维不局限于具体事物的特征，而是用外部与之进行比较，看外部变化对其产生的影响。把一个庞大的对象看成是一个整体，抽象成一个完整的、步调一致的对象，而忽略其内部结构，这与通常思考问题的方式并不一致，所以，需要训练。

2. 微观思维

微观思维是面向事物内部深处，从大到小、从粗到细，从可以感觉到的事物向无法感觉的事物进行认识与开拓的一种思维方式。微观思维兼具精确性、依赖性、创造性、实用性。注重疾病防治的个体差别和病理调整。因人制宜、因时制宜、因地制宜，异病同治，同病异治，具体问题具体分析。

3. 治未病思维

治未病思维注重疾病防治的提前干预。主要指预先采取措施，防止疾病的发生、发展、传变、复发；也就是未病先防，关口前移，既病防变，愈后防复。治未病不是时髦的语言文字和单纯的临床实践，临床运用更需要理论指导，建立未病治疗学科体系，让中医治未病所体现的医学学术优势，成为中医学发展的动力所在。

4. 动态思维

动态思维，即动态观，是指用发展的观点看问题，正确认识当代疾病的特点。《易传·系辞下》："易之为常也不可远，为道也屡迁，变动不居，周流六虚，上下无常，刚柔相易，不可为典要，唯变所适。"运动是物质的存在形式，宇宙的所有事物始终处于不断运动、变化之中。在运动变化中维持和谐的状态。随症指导，调整方、法、药量等，"观其脉症，知犯何逆，随证治之"。

5. 三辨诊疗思维

在长期临床实践的基础上，我参考王琦国医大师中医体质学"三辨诊疗模式"，探索出的"辨病－辨证－辨体"相结合的一种临床诊疗思维。它是从疾病、证候、体质三个不同角度、不同层面对疾病本质、规律与特征的反映，以辨病为基础，辨证为核心，辨体为补充，将"辨病－辨证－辨体"与"治病－和证－调体"有机结合，符合当前形势下疾病的诊疗。

"三辨诊疗思维"在现代2型糖尿病中医临床诊疗中广泛应用。先行辨病诊断，确定中医病名：根据T2DM不同临床表现分别进行命名，临床上对具有多饮、多食、多尿、消瘦或伴尿中甜味等症状者诊为"消渴病"；对以口干渴多饮为主者诊为"上消病"；对以多食易饥，或伴消瘦为主者诊为"中消病"；对以小便频数，饮一斗、小便一斗为主者诊为"下消病"；对仅有口中甜味或伴形体肥胖，或体检发现血糖数值高，符合T2DM诊断者诊为"脾瘅病"。次行辨证诊断，确立精准证型：根据T2DM的病机特点，肥胖是T2DM萌发的基础土壤；痰浊中阻、湿热内蕴是其始动因素；湿浊、湿热困阻中焦，土壅木郁，脾失健运，肝失疏布，水谷精微壅滞血中是血糖升高与发病的重要环节；精津布运失常、痰热耗津损阴是形成"三多一少，尿有甜味"的内在原因；病程渐进，邪伤正气，肺脾肾三脏气虚是其迁延不愈的关键症结；气损及阴、阴损及气、气阴两虚是其枢机阶段；气虚渐之、阴损及阳、阴阳两虚是其发展的必然趋势；血瘀是造成多种合并症的主要原因；痰湿化浊、瘀热化毒、浊毒内生是病程中的变证。提出T2DM中医七型辨证：热盛伤津证、气阴两虚证、肝郁脾虚证、痰浊中阻证、湿热内蕴证、脾肾气虚证、阴阳两虚证。临床无症可辨，再施精准辨体。大量临床资料分析发现，95%的T2DM患者无"三多一少"的典型症状。大约60%的糖尿病患者只在体检时才发现血糖升高，临床症状并不明显，甚至无任何症状。临证治疗中，遵循"辨体调治"的原则，根据不同体质类型，采用补气、护正、温阳、养阴、祛湿、清热、化瘀等法则进行调养，达到控糖效果。

（五）临床实践五种中医思维方法

1. 司外揣内法

又称从外知里法、以表知里法。外，指因疾病而表现出的症状、体征；内，指脏腑等内在的病理本质。司外揣内法指通过观察、分析人体外部表现，以测知其体内的生理、病理变化的思维方法。即"有诸内者，必形诸外"，如通过人体爪甲的荣枯，来推知肝血的盛衰等。《灵枢·论疾诊尺》说"从外知内"，就是说通过诊查其外部的征象，便有可能测之内在的变化情况。《灵枢·本脏》说："视其外应，以知其内脏，则知所病矣。"说明脏腑与体表是内外相应的，观察外部的表现，可以测知内脏的变化，从而了解疾病发生的部位、性质，认清内在的病理本质，便可解释显现于外的证候。《丹溪心法》总结说："欲知其内者，当以观乎外；诊于外者，斯以知其内。该有诸内者形诸外。"

2. 援物比类法

又称取象比类法。运用形象思维，根据被研究对象与已知对象在某些方面的相似或类同，从而认为两者在其他方面也可能相似或类同，并由此推测被研究对象某些性状特点的认知方法。如用"釜底抽薪法"治疗火热上炎，用"增水行舟法"治疗肠燥便秘，用"提壶揭盖法"治疗小便不利等。

3. 揆度奇恒法

又称以常衡变法、以常达变法。运用比较的方法对事物进行鉴别，从一般与特殊的比较中，从异常与正常的比较中，找出不同或相同之处，从而发现其规律。如通过脉率的比较，可以区分和鉴别平脉、病脉和危重病脉的方法。

4. 试探反证法

试探是指对复杂的研究对象先提出设想，并采用一些尝试性的措施，然后根据实践结果，再做出适当的调整，完善或修订原有设想，以决定下一步措施的一种逐步深入探求实质的思维方法；反证是指从结果来追溯原因并加以证实的一种逆向思维方法。如中医学认识病因的"审证求因"，即是典型的反证法。如患者表现有恶寒、无汗、头身痛、鼻塞、流清涕、舌淡红、苔薄白等症状或体征，再结合其发病时令、患者的衣着和居住环境，即可反推出系"寒邪"为病。

5. 内景反观法

又称内视法、内照法，即认为身体在某种特殊状态下，人的自我感知能力可在一定的程度内，体察或感知自身的内在景观（通常指内部的功能状态），甚至能做出某些适度调控的一种特殊方法。明代李时珍在《奇经八脉考》中指出："内景隧道，唯反观者能照查之。"即脏腑内景和经络隧道，只有某些经过特殊修炼、能内视反观的人方能体察而感知。

　　科学的发展史实际上就是一部思维的发展史，人类的一切知识都是人思维的产物，中医学更是如此。中医思维是中医学的精髓，是中医学的本质特征，是中医学生存与发展的根本，是提高中医临床疗效的唯一遵循。要坚定不移地把它贯穿学习参悟、临证诊疗的始终。

第九章　纯中药缓解 2 型糖尿病诊疗方案的背景与策略

一、构建纯中药缓解 / 逆转 2 型糖尿病诊疗方案的背景与策略

随着我们团队纯中药治疗 2 型糖尿病的不断深入，近年来国内外已正式提出并发布了缓解 / 逆转 2 型糖尿病专家共识，这些均为我们开展纯中药缓解 / 逆转 2 型糖尿病的临床探索奠定了基础、提供了支撑，也坚定了我们坚持走纯中药缓解 / 逆转 T2DM 道路的信心和决心。基于我们近 2 年来对纯中药逆转 2 型糖尿病的初步探索，将从以下几个方面对我们所做的工作予以初步总结，以期能够推动我们中医药界进一步探索纯中医药治疗、缓解 2 型糖尿病的临床研究。

（一）构建纯中医缓解 / 逆转 2 型糖尿病诊疗方案的背景

之所以同行专家推荐我牵头制定《缓解 2 型糖尿病中医专家共识》，主要由以下三个方面因素决定。

1. 国内外缓解 / 逆转 2 型糖尿病专家共识的发布，为中医制定缓解 2 型糖尿病专家共识提供了基本支撑

2009 年美国糖尿病学会（ADA）首次提出"糖尿病缓解"这一概念，2016 年 WHO《全球糖尿病报告》明确提出，可通过减重和限制能量摄入实现缓解 T2DM。至 2021 年美国糖尿病学会和欧洲糖尿病学会（EASD）联合发布《糖尿病缓解专家共识》。近 40 年来，在我国超重及肥胖患病率中，小于 40 岁的中青年糖尿病患病率逐年上升。目前我国已经成为全球第一糖尿病大国，寻求一个缓解或逆转糖尿病的有效方法迫在眉睫，在众多糖尿病专家的共同努力下，《缓解 2 型糖尿病中国专家共识》已于 2021 年 9 月在《中国糖尿病杂志》发布。指南将"停降糖药至少 3 个月以上，HbA1c < 6.5%，或 FPG < 7mmol/L，或持续葡萄糖检测估算的 HbA1c

< 6.5% 作为 T2DM 的缓解标准"。该共识一经发布便得到广泛关注，也为广大 T2DM 患者摆脱终身使用降糖药物提供信心，为中国糖尿病医生治疗、缓解 2 型糖尿病提供依据。

2. "纯中药治疗 T2DM 三辨诊疗模式"的构建与推广应用，为方案制定奠定了坚实的工作基础

我和我的团队经过近 30 年的实践，初步探索出了"纯中药治疗 T2DM 三辨诊疗模式"，并在全国 27 省 100 家医院推广应用。通过中医辨病、辨证、辨体相结合的手段，将 T2DM 划分为五种病名、七种证型、六种体质类型进行精准诊疗，并研发出 15 种获省药监局批准的治疗糖尿病及其并发症的院内制剂，构建了一种全新的诊疗模式，使之可复制、可推广。尤其是经过 10 年的临床应用与推广，"纯中药治疗 T2DM 三辨诊疗模式"得到广大同行专家和"糖友"的一致认可。

3. 构建纯中药缓解 / 逆转 2 型糖尿病诊疗方案是回应国家、社会、"糖友"关切的需要

中国科协第十次全国代表大会上明确指出：科技工作者要面向国家重大需求，突破一批关键核心技术；面向人民生命健康，健全社会民生科技体系。为此，探索纯中医药缓解 T2DM 诊疗方案是响应国家号召的需求；是满足广大"糖友"期盼纯中医治疗的需要；是探索中医药有效防控糖尿病慢病管理模式的需要；是助建 T2DM "宜中则中，宜西则西"诊疗模式的需要；是创建中医治疗 T2DM 可复制模式的需要；是助成"三名"建设，加快模式推广应用的需要；更是助推编制《缓解 2 型糖尿病中医专家共识》的需要。

（二）构建纯中药缓解 / 逆转 T2DM 诊疗方案的工作基础

近 30 年来，我和我的团队倾智倾力于开展纯中药治疗 2 型糖尿病的系列临床研究，为制定《缓解 2 型糖尿病中医专家共识》打下一定的基础。

1. 源于临床实践的"纯中药治疗 T2DM 三辨诊疗模式"

（1）构建"纯中药治疗 T2DM 三辨诊疗模式"的理论依据

在国医大师王琦院士中医体质学"三辨诊疗模式"的基础上，我们团队在近 30 年纯中药治疗 T2DM 的探索中，初步探索出"纯中药治疗 T2DM 三辨诊疗模式"。"纯中药治疗 T2DM 三辨诊疗模式"是在疾病、证候、体质三者之间内在联系的前提下，根据"体病相关""体证相关""体质可分""体质可调"的理论，以辨体论治为核心，将辨病、辨证、辨体有机结合，进行综合临床运用的一种诊疗思想。

T2DM 从单纯中医辨病诊断为消渴病到辨病与辨证、辨体的有机结合，并逐渐发展至辨病、辨证、辨体相结合的"纯中药治疗 T2DM 三辨诊疗模式"，体现了以人为本、因人制宜、辨体调治的特点，弥补了当前 T2DM 诊疗体系的缺陷，也突显了个体化诊疗要素，拓展了临床思维，丰富了诊疗体系，更好地诠释"同病异治""异病同治"，体现了治病求本与病、证、体三者的有机结合。该模式在全国 100 余家中医院推广应用，得到了医生与"糖友"的一致认可。

（2）"纯中药治疗 T2DM 三辨诊疗模式"的具体内涵

中医药缓解 / 逆转 2 型糖尿病的实践表明：在 T2DM 的诊疗中应做到遵循"先行辨病诊断，确定中医病名，次行辨证诊断，确立精准证型，临床无症可辨，再施精准辨体"的有机步骤与模式。

先行辨病诊断，确定中医病名：我们团队随机统计了 300 份 T2DM 门诊病历，结果显示，95.36% 的 T2DM 患者无典型的"三多一少"症状，60% 的 T2DM 无任何自我感知不适的临床症状，只是在体检时发现血糖升高而被确诊为 T2DM。如果简单地将 T2DM 与"消渴"画等号，生搬硬套，就会僵化思维，甚至将中医的诊疗引入歧途。因此我们认为，中医病名诊断当据其不同临床表现分别进行命名。坚持规范病名诊断以发挥中医病名在指导辨证论治中的正确导向作用。

次行辨证诊断，确立精准证型：识证明理、审证求因，尤其要"观其脉证，知犯何逆，随证治之"，认为糖尿病不尽是"阴虚热盛""气阴两虚"等证，而是动态发展变化的过程。

临床无症可辨，再施精准辨体：大约有 60% 的"糖友"只在体检时发现血糖升高，临床症状并不明显，甚至无任何症状。我们通过对 471 例 T2DM 患者问卷调查分析，结果显示前 5 位的体质类型依次是：气虚质 166 例（35.2%）、平和质 125 例（26.5%）、阳虚质 82 例（17.4%）、阴虚质 54 例（11.5%）、痰湿质 44 例（9.3%）。而据流行病学调查和科研观察，痰湿体质是包括 2 型糖尿病在内的多种代谢性疾病的"共同土壤"。

2."五专序贯疗法"的广泛应用

基于上述认识，从调整改良"土壤"入手，辨证论治、辨体调治与专方专药有机结合，以调和气血、调和脏腑、调和阴阳为出发点，以"和"立法，渐序实现止消调糖的目标。诊疗中以"辨病－辨证－辨体"之"纯中药治疗 T2DM 三辨诊疗模式"为途径，利用"专证专方""专证专药""专病专药""专病专茶""专体专方"

之"五专"，针对热盛伤津证、气阴两虚证、肝郁脾虚证、痰浊中阻证、湿热内蕴证、脾肾气虚证、阴阳两虚证之"七证"定立"七法"，即清热生津，益气养阴，疏肝健脾，燥湿健脾，和中降浊，清热化湿，健脾益肾，滋阴温阳。依据"三辨"和"七法"拟定七个"专证专方"，研发七个"专证专药"、两个"专病专药"、两个"专病专茶"，并据其血糖水平的变化构建了"五专序贯疗法"。

3. 构建了助力医教研同步受益的"十统一"

基于30余年的纯中药治疗T2DM的探索，总结出便于医教研同步收益的"十统一"，即统一检测前准备、统一检测项目、统一入选标准、统一治疗路径、统一治疗方案、统一监测复查、统一观察指标、统一填写表格、统一报送病例、统一统计方法，严格按照该方法进行实践，收集数万份纯中药治疗2型糖尿病的病历，以便科研教学之用。由开封市中医院牵头组建的纯中药治疗2型糖尿病专科联盟，已纳入20个省份近千份纯中药治疗2型糖尿病病历，通过大量病历的分析，已完成十余项省、市级课题。

4. 临床观察表明"减重"是缓解/逆转T2DM的重要抓手

研究表明：我国成年人的超重率达41%，肥胖率达24.3%，我们团队总结出"肥臃是T2DM萌发的基础土壤"，并提出"肥为百病之长"的致病理论，明确指出减肥是阻断T2DM进展的关键环节。

《缓解2型糖尿病中医专家共识》与《全球糖尿病报告》也明确提出：通过减重和限制能量摄入缓解T2DM。糖尿病的治疗除采用生活方式管理、药物治疗、治疗并发症和提高患者生活质量外，对超重或肥胖的T2DM患者，在T2DM早期通过生活方式和药物进行干预，可有效降低患者的体重而缓解T2DM，这应成为当代治疗T2DM的新策略和常规临床实践。研究表明体重改善幅度与T2DM缓解效果相关。降低体重可使患者的异位脂肪沉积、胰岛β细胞功能、胰岛素抵抗、血糖、血脂、高血压等得到明显改善。

（三）谋建缓解/逆转T2DM方案探讨

1. 谋建缓解/逆转T2DM的重要意义

（1）是传承、创新、弘扬中医药的需要

中医注重通过提升人体免疫功能，激发内在的防御和自愈能力，使人能够有效应对各种致病病因，并从根本上解决问题。这使得中医在面对缺乏特效治疗方法的疫情时期，能有独立的思考，进行有效的治疗。由于运用系统思维来辨证论治，能够迅速找到具有实效的治疗之策，因而面对新冠肺炎疫情这样的世界性难题时，中医以无数治疗成功的案例大显身手。经过中西医联合治疗新型冠状病毒的3年，中药在治疗和预防方法上独具特色，已经证明联合中医药防治在各阶段的新冠治疗中都能发挥重要作用。

张伯礼院士曾在多次发言中说："对于无症状感染者，西医认为无症状，但中医认为有证候，使用中医药干预后，在防止病情进展等方面显示出良好的疗效。针对老年人有基础疾病者多的特点，总结了'先症而治，截断病势'的治疗原则，早识别、早研判、早干预，防止转重。对于重症患者，一定要坚持中西医结合救治，最大程度降低病亡率。针对核酸转阴后恢复期的患者，提出'早期康复、综合康复、自我康复'理念，西医做健康评估，中医干预促进全面康复。"

随着中医药在公共卫生中发挥越来越大的作用，中医药已被越来越多的人所认可。寻求纯中药治疗糖尿病等疾病的有效方法一直被大家所期盼。为此，中医药界的同仁们在数十年宝贵经验的基础上，不断丰富、充实、完善中医药缓解／逆转糖尿病这一治疗体系。

（2）是与时俱进、更新防治观念的需要

随着T2DM在中国的发病率越来越高，在1亿多糖尿病患者以及近5亿糖耐量受损病友的强烈期盼下，寻求缓解／逆转T2DM的呼声越来越高，在此背景下制定糖尿病逆转方案迫在眉睫。我们联合国内30余家专家团队经过近十年临床初步探索，发现糖尿病有缓解的可能性、可行性及可复制推广的模式，糖尿病病友终生服药的认识正在逐渐改变，国内外均有部分的"糖友"在停止药物治疗的情况下血糖控制正常或达标，并且中医药降糖已得到越来越多外国专家的认同和推广应用。构建诊疗方案是基于前期的临床实践和方案总结升华的基础上进行的，也是糖尿病更新防治观念的需要。

2. 构建纯中医药缓解／逆转2型糖尿病诊疗方案的策略

（1）聚智制定专家共识，在推广与实践中坚定信心

随着中医药在治疗糖尿病中的优势逐渐显现，越来越多的关于中医治疗糖尿病及其并发症的专家共识发布和推广应用，其中《2型糖尿病病证结合诊疗指南》《糖尿病周围神经病变病证结合诊疗指南》《糖尿病合并心脏病中医诊疗标准》《糖尿病肾病病证结合诊疗指南》等均由我和我的团队执笔参与制定，在临床中得到反复验证，取得一致好评，治疗病证更加得心应手。指南中体现了一些广为人知的名师

大家的观点理论，如林兰教授"三型辨证糖尿病"、我和我的团队的"纯中药治疗T2DM三辨诊疗模式"，均得到业内高度认可。

（2）强化生活方式干预，牢抓减重缓解这一抓手

在《缓解2型糖尿病中医专家共识》中，明确指出T2DM缓解与纠正肥胖或显著改善体重、脂肪肝、脂肪胰、胰岛素抵抗、高胰岛素血症相关。实现缓解的主要途径是通过强化生活方式干预、运动干预、营养治疗联合运动治疗等方面达到减重的目的。《缓解2型糖尿病中医专家共识》认为强化生活方式干预，不但是预防糖尿病的最佳手段，也是促进超重或肥胖类型T2DM缓解的最有效治疗途径和方法。

由潘孝任教授主持观察的一项为期30年的研究显示，血糖异常患者未进行饮食干预，30年后有93%发展为糖尿病，心血管意外发生率达60%，而通过饮食干预的血糖异常患者转变为糖尿病的发生率较前者低43%，心脏病、脑血管病减少了26%。多项实验研究证实减重是缓解超重或肥胖型T2DM的核心，体重改善幅度是T2DM缓解效果的标志。降低体重可使患者的异位脂肪沉积、胰岛 β 细胞功能、胰岛素抵抗、高血糖、高血脂、高血压等得到改善。通过生活方式干预、医学营养治疗、短期药物治疗或代谢手术实现减重后，能够有效缓解T2DM。

缓解/逆转T2DM的饮食控制关键在于降低热量，维持正常体重；均衡膳食，防止营养过剩；提高膳食纤维比例，防止餐后血糖升高；限制脂肪摄入；发展多方面营养支持体系。这些更有利于T2DM逆转/缓解以及延缓并发症的发生。

我和我的团队已经探索出"五级分层"（三级医院，二级医院，社区卫生中心、社区卫生服务站，家庭管理专员）、"六师公管"（临床医师、专科护师、心理咨询师、健康管理师、营养医师、运动师）、"五三支撑"（辨病、辨证、辨体的"纯中药治疗T2DM三辨诊疗模式"，专药、专方、专茶之的"五专序贯疗法"，序贯三法、三级预防，标准化代谢性疾病管理中心、远程会诊、微信会诊的三大平台支撑）的T2DM慢性病管理模式。

（四）初步经验与思考

1. 从纯中药降糖实践看T2DM缓解/逆转之"三性"

不少人在得知血糖偏高时，会出现焦虑、急躁等不良情绪，严重者还会影响日常生活。其实糖尿病本身并不可怕，而是思想束缚了行为。为此，我和我的团队通过纯中药实践与实验研究证明糖尿病逆转具有可能性、可行性、可及性，以冀能给广大T2DM"糖友"带来新的期望。

（1）缓解/逆转 T2DM 的可能性

①从现代医学研究看 T2DM 缓解的可能性：多项临床实践表明控制饮食、降脂、改善胰岛素抵抗、减少 β 细胞凋亡、减轻体重、调节双循环等方法是缓解 T2DM 的重要方法。

②从纯中药治疗 T2DM 的实践看缓解/逆转 T2DM 的可能性：我院开展了一项为期 3 年的多中心临床大样本观察，符合 T2DM 诊断的患者共 255 例，在心理、饮食、运动等基础治疗上，给予 12 周的中药序贯治疗，结果证明纯中药治疗的患者在血糖、HbA1c、血脂等方面较治疗前均有所改善。同时我院更有不计其数的患者在数月药物治疗后停服药物，在控制饮食、加强运动的情况下，血糖数年维持在正常水平。

（2）缓解/逆转 T2DM 的可行性

《专家共识》已经明确指出 T2DM 缓解标准为以下几点，停用降糖药物或单纯生活方式干预至少 3 个月后：① HbA1c < 6.5%；②在不适合用 HbA1c 作为血糖水平评价指标时，FPG < 7.0mmol/L，或通过 CGM 估算的 eA1c < 6.5%；③ T2DM 缓解后，仍需要每 3 个月或 6 个月复查 HbA1c、FPG 或 eA1c。该标准的发布为糖尿病缓解提供理论支撑。

（3）缓解/逆转 T2DM 的可及性

《缓解 2 型糖尿病中医专家共识》中建议采用以下四点作为 T2DM 缓解的基本条件：①胰岛素自身抗体阴性；② BMI ≥ 25；③空腹 C 肽 ≥ 1.1μg/L，餐后 ≥ 2.5μg/L；④病程小于 5 年。在此基础上对于肥胖或超重型糖尿病患者，在体重减少 15kg 时 T2DM 的完全缓解率可达 86%。

我们团队通过近一年的观察，发现已有 60 例 T2DM 患者实现了缓解目标，其临床研究正在深化推进之中。

2. 纯中药缓解/逆转 T2DM 的优势

中医治疗糖尿病的优势首先表现在改善症状上见效快、效果好。在临床实践中发现，口服西药或应用胰岛素使血糖达标的患者口渴、多饮、乏力等症状依然存在，而采用中医手段进行辨证施治，一般在 3～5 天都能有效地改善临床症状，这样有利于 T2DM 患者树立信心。

我和我的团队通过 30 年的跟踪随访发现，用纯中医手段治疗的肥胖型 2 型糖尿病患者中，有部分病例在停药 3 个月、1 年、3 年，甚至 5 年后，空腹血糖都能控制在 7.0mmol/L 以下，符合中国专家共识制定的 2 型糖尿病逆转的标准，但有待进一步深入研究。

中医综合疗法不仅能够有效地改善症状、控制血糖,有效地改善胰岛素 β 细胞,还能有效地改善胰岛素抵抗,提高胰岛素的敏感性,降低胰高血糖素。这是用现代科学手段,对纯中药治疗有效的佐证。

3. 纯中药缓解 / 逆转 T2DM 的前景

中药缓解 / 逆转 2 型糖尿病将成为中医界的一大特色疗法,更是打造品牌专科的抓手!中医药具有绿色、天然、毒副作用小等特点,更能让广大患者接受。在治疗 T2DM 方面不仅能快速缓解症状、改善胰岛功能、稳定血糖波动、防治并发症,而且更容易被广大"糖友"所接受,有助于品牌专科打造。

糖尿病患者长期服药使其心理与经济负担很重,苦不堪言,已使众多"糖友"失去生活的希望。而纯中药治疗 2 型糖尿病从源头上寻找 2 型糖尿病的中医病因,活用"治未病理论"指导 2 型糖尿病的中医防治,通过"专药""专茶""专方"之"三专"疗法,独立运用中医缓解 / 逆转糖尿病,从而打破终生用药的传统认识,使亿万"糖友"坚定战胜 T2DM 信心。

二、缓解 2 型糖尿病病案

案 1

[基本情况] 汤某,男,47 岁,公务员。2018 年 3 月 29 日就诊。

[简要病史] 患者发现血糖高 3 年,加重 1 周来诊。

患者 3 年前体检查 FPG 在 7 ～ 8.3mmol/L,餐后血糖未测。患者平素饮食不节,无明显"三多一少"症状,未予重视及治疗,空腹血糖约 7mmol/L 左右,2 个月前患者因饮食不节出现口干、口黏等症状,曾服格列吡嗪片、二甲双胍片,症状无明显变化,血糖控制欠佳。现症见神志清,精神欠佳,口干,口黏,多饮,乏力困倦,小便泡沫多,大便溏,日 3 次。舌质淡暗,苔白腻,脉弦滑。

[疗前检查] 身高 170cm,体重 104kg,BMI36kg/m^2。HbA1c8.60%; FMN2.4mmol/L。

[诊断] 中医诊断:上消病;西医诊断:2 型糖尿病。

[中医辨证] 痰浊中阻。

[治法] 健脾祛湿,和中降浊。

[方药] ①专证专方:和中降浊调糖饮加减。

炒苍术 30g,炒白术 30g,肥猪苓 30g,云茯苓 30g,福泽泻 30g,广陈皮

10g，姜半夏 10g，姜厚朴 10g，川桂枝 10g，生薏苡仁 30g，川牛膝 30g，紫丹参 50g，升麻片 6g，细芦根 30g，生甘草 3g。水煎服，日 1 剂，分早、中、晚 3 次温服。

②专病专药：糖尿康片 6 片、黄连降糖片 5 片，均日 3 次口服。

[治疗经过]4 月 2 日：口渴、头晕、乏力困倦较前改善。FPG 由 7.8mmol/L 下降到 6.1mmol/L，2hPG13.0mmol/L，治疗 3 天后 FPG 达标。

4 月 4 日：FPG7.4mmol/L，2hPG9.8mmol/L，治疗 5 天 2hPG 达标。仍有泡沫尿，调整上方去厚朴、芦根，加熟地黄 30g，以益气养阴补肾。

4 月 8 日：根据动态血糖监测数据，患者 FPG 及早餐、午餐后血糖波动：FPG7.3 ～ 7.6mmol/L，2hPG10 ～ 12.0mmol/L，遂汤药在原方上去甘草，加玉米须 30g，熟地黄 30g，升麻由 6g 改为 10g，姜半夏改为 15g，牛膝改为 50g；糖尿康片改为三餐前各服 8 片；黄连降糖片三餐前及睡前各服用 4 片。

4 月 18 日：患者血糖 FPG4.7 ～ 6.0mmol/L，2hPG8.0 ～ 9mmol/L。至 4 月 11 日已用药 12 天，自诉口干、口黏、多饮等症状消失。FPG、2hPG 均已再次达标，遂停用汤药，血糖稳定，症平脉和，改服糖尿康片 8 片、黄连降糖片 5 片，日 3 次。

5 月 25 日：FPG4.6 ～ 7.0mmol/L，2hPG 未测。调为糖尿康片 5 片、黄连降糖片 3 片，日 3 次巩固疗效。

6 月 30 日：自诉已停药半月，近日自测血糖 FPG3.8 ～ 5.1mmol/L，2hPG5.3 ～ 6.7mmol/L。

随访：在 3 个月、6 个月回访中，患者自述 FPG4.2 ～ 5.6mmol/L，2hPG4.4 ～ 6.7mmol/L。自诉无明显不适，纳眠可，二便调。现体重 87kg，体重下降 20kg，BMI29.06kg/m²，目前血糖稳定，未现波动，精神体力、饮食睡眠俱佳。后停药 18 个月复查胰岛功能、血糖两项，见表 9-1。

表 9-1　汤某服用西药以及停药 6 个月、18 个月胰岛功能对比表

	血糖 mmol/L			胰岛功能 μIU/mL			胰高血糖素 pg/mL			C- 肽 ng/mL		
	A	B	C	A	B	C	A	B	C	A	B	C
空腹	7.85	6.43	6.64	14.7	9	11.7	111	100.9	93.6	4.24	2.98	3.41
餐后 1h	14.6	14.2	13.8	66.6	83.2	69.3	112.8	110.9	108.1	10.16	11.1	8.74
餐后 2h	12.7	10.2	12.6	51.2	40.7	68.3	105.7	111	105	9.71	10.4	11.8
餐后 3h	9.8	7.4	7.78	35.6	21.6	23	101.5	103.4	102.9	5.82	6.38	7.68

备注：A 代表服用西药（2018 年 3 月 31 日）；B 代表停服中药 6 个月（2019 年 6 月 26 日）；C 代表停服中药 18 个月（2021 年 10 月 20 日）。

患者停药 18 个月后测血糖有所反弹，随又服用黄连降浊丸 10 片，每日 3 次，3 个月，现又停药 4 个月测血糖两项。见表 9-2。

表 9-2　汤某服用西药以及服用降糖中药停药 6 个月，18 个月，

近期糖化血红蛋白、果糖胺对比表

	糖化血红蛋白 %				果糖胺 mmol/L			
	A	B	C	D	A	B	C	D
数值	4.6	5.4	5.6	5.7	2.4	2.43	2.23	2.22

备注：A 代表服用西药（2018 年 3 月 31 日）；B 代表停服中药 6 个月（2019 年 6 月 26 日）；C 代表停服药物 18 个月（2021 年 10 月 20 日）；D 代表近期（2022 年 6 月 25 日）。

[按语] 该患者病程日久，脾失健运，聚湿生痰，阻滞中焦，水饮不化而见痰浊中阻证。饮为阴邪，得温则化，少少佐以桂枝温阳化饮；痰瘀同根互化，因其舌质淡暗亦为有瘀之象，加丹参、川牛膝化瘀以消痰。病久易入里化热，加芦根清热，热清则湿易除。诸药配合，健脾燥湿，脾气得运，则气血通畅，水湿尽除，气阴渐复，诸症得解。临床纯中药治疗 T2DM，巧用"序贯疗法"，平稳调糖，本案采用二联疗法——辨证中药汤剂 + 专病专药（糖尿康片、黄连降糖片），根据动态血糖监测数据，精准调糖，随证遣药，据证加减，临证效验，糖安而诸证平。

1. 肥臃是导致痰浊中阻型 T2DM 发病的根源

肥胖和超重人群糖尿病患病率显著增加，肥胖人群糖尿病患病率升高了 2 倍。我们于 2018 年 12 月随机抽样 100 例纯中药治疗 T2DM 门诊病例，分析结果显示：超重与肥胖者约占到门诊总数的 65%，男性 55 人，超重与肥胖者 38 人，占 69.09%；其中女性 45 人，超重与肥胖者 27 人，占 60%，而且在初诊人群中这个比例还会更高，甚至达 85% 左右。"肥"即腴硕多肉，"臃"即壅塞不通，概多为过食肥脂，运化不及，脂肥之味壅于肌肤，则形肥，壅于血道，津气血壅滞不通，运化失司，故聚湿生痰，痰蕴中焦。我们认为"肥臃是 T2DM 萌发的基础"，其肥胖、臃肿土壤一旦形成，无论其病时间长短、程度轻重，在一定程度上可以说具备了 T2DM 萌发的环境和条件（温床），这种温床即 T2DM"生根""发芽""成长"的"土壤"，故临证辨治肥胖型 T2DM 从"痰浊土壤论"角度出发，改善土壤，活用"土壤理论"，从源头上寻找 T2DM 的中医病因——肥臃，究其病理基础——痰。

中医所指之"痰"，多指人体脏腑气血失和、津液运化失常的病理产物，成因多包含六淫、七情、饮食、劳倦等。脾虚不能输布津液，津停中焦，炼液为痰，津不上承于口则口干，故言痰浊中阻是其始动因素。

2. 土壅木郁是血糖升高的主要病理环节

痰浊壅滞中焦，致脾运化失常，故生冷痰、湿痰，痰湿聚而化浊，湿浊困阻亦反困中焦，加重脾土之壅滞，故言土壅则木郁。脾土壅滞，脾病及肝，则肝失疏泄；反之肝郁气机失和，易克伐脾土，肝脾同病，肝脾转输运化之力围困于湿浊之中，胶腻难解，脾不健运则水谷难化，肝失疏泄则难助脾气升清，故水谷精微壅滞血中，精微不布，浊阴难降，行于脉中，溢于肌肤，则成痰、成瘀，终成"膏浊"之态；肝脾失和，失其散精运化之功则谷精壅滞血中，成为"其气上溢"之先决条件，进而成为血糖升高与发生 T2DM 的重要环节。

3. 痰瘀互结是病进及各种并发症发生的病理基础

津血同源，痰瘀互化，巢元方《诸病源候论·诸痰候》明确指出："诸痰者，此由血脉壅塞，饮水积聚而不消散，故成痰也。"故其倡导"因瘀致痰"之说。张仲景亦在《金匮要略·水气病脉证并治》中论"血不利则为水"。"血和利"是血脉运行的前提，血的生成是以津液调和为基础的，津液是血的重要组成部分。津液的转输布散，有赖脾气的运化，肺气的宣发和肃降，肾中精气的蒸腾气化以及三焦的决渎气化。津、液、血亦同源于水谷精微，同源而异化。病久则多虚多瘀，或痰浊、或瘀血壅滞脉道，津液布散力阻，则易聚生痰，痰瘀同根互化，化瘀即为消痰，故临床消痰之法不可离化瘀之力。

4. 燥温并用、升降相因是缓解肥胖型 T2DM 的有效方法

肥臃导致痰湿的生成进而导致糖浊的蓄积，其本为痰饮。痰饮为阴邪，痰饮的成因乃肺、脾、肾三脏阳气亏虚，温煦失司，排泄失常，三焦水道不利，致使水湿停聚于局部，治病必求本，用温药扶阳以消阴翳，温药可振奋阳气，使津液通利，化痰蠲饮；饮性为阴，得温可化、可布；饮为阴邪，易阻遏、耗伤阳气，温药可推动气机与水液的运行，气行则水液得以运行，气滞则水液停聚，阴性之痰饮依赖阳气之温煦、推动。气的升降出入正常则痰可化，湿可除，饮可消，肥自减。

案 2

[基本情况] 王某，男，39 岁，2019 年 5 月 31 日初诊。

[简要病史] 主诉口腔溃疡 6 个月。

2018年12月体检时发现空腹血糖7.8mmol/L，未予重视和治疗。后因其体重渐增来医院调体减肥，考虑其有高血糖病史，遂测随机血糖为11.8mmol/L。患者体型肥胖，腹部肥满松软，额头油腻，舌淡胖，有齿痕，苔白厚腻，脉弦滑。

[疗前检查] 身高173cm，体重85kg，BMI28.4kg/m²，HbA1c7.92%，FMN2.76mmol/L。总胆固醇4.66mmol/L，甘油三酯1.65mmol/L，高密度脂蛋白胆固醇1.37mmol/L，低密度脂蛋白胆固醇2.92mmol/L，尿酸280μmol/L。

2019年6月3日，患者进行治疗前胰岛功能检查，检查结果见表9-3。

表9-3 王某治疗前胰岛功能检查结果

	血糖 mmol/L	胰岛素 μIU/mL	胰高血糖素 pg/mL	C-肽 ng/mL	胰岛素抗体 IU/mL
空腹	7.92	14.9	109.3	3.1	
餐后1h	15.6	52.2	115.2	5.9	3.2
餐后2h	11.4	31.4	103.3	3.47	
餐后3h	7.13	20.2	97.7	3.77	

[诊断] 中医诊断：脾瘅；西医诊断：2型糖尿病。

[中医辨体] 痰湿质。

[治法] 健脾化湿，理气化痰。

[方药] 化痰祛湿调糖饮加减。

炒苍术30g，炒白术30g，云茯苓30g，肥猪苓30g，建泽泻30g，姜半夏10g，广陈皮10g，姜厚朴10g，佩兰叶10g，北柴胡10g，川牛膝45g，升麻片6g，川桂枝10g，生姜片10g，生甘草6g。中药颗粒12剂，每日1剂，分2次开水冲服。嘱节饮食、适量运动等。

[治疗经过]

2019年6月11日，服药第9天，测血糖情况见表9-4。

表9-4 王某服药第9天血糖（mmol/L）及血糖波动（mmol/L）监测表

日期	空腹	早餐后2h	午饭前	午饭后2h	晚餐前	晚餐后2h	睡前	SDBG	PPGE	LAGE
6月11日	6.1	6.2	6.6	10.1	9.2	6.7	7.7	1.6	2	4

2019年6月14日三诊：体重由85kg下降至83.5kg，下降了1.5kg，额头油腻

稍改善，身体沉重减轻，上眼睑微肿，舌质淡红，舌体胖大，边有齿痕，苔薄白腻，脉弦滑。效不更方，继服36剂，服6天，休息1天。

2019年7月30日四诊：体重由85kg下降至78kg，下降了7kg，额头油腻明显改善，身体沉重明显减轻，上眼睑肿消失，舌质淡红，舌体胖大，边有齿痕，苔薄白腻，脉弦缓。各时间点血糖及血糖波动值较好。初诊方继服25剂，服5天休息2天。服药第57天血糖见表9-5。

表9-5 王某服药第57天测血糖（mmol/L）及血糖波动（mmol/L）监测表

日期	空腹	早餐后2h	午饭前	午饭后2h	晚餐前	晚餐后2h	睡前	SDBG	PPGE	LAGE
7月29日	6.3	6.7	6.1	10.3	7.4	8.3	10.4	1.9	1.9	4.3

2019年8月27日五诊：体重由85kg下降至76kg，下降了9kg，额头油腻、身体沉重消失，舌质淡红，舌体胖大，边有齿痕，苔薄白腻，脉弦滑。7次血糖值及其波动情况全部正常。见表9-6。

表9-6 王某服药第87天血糖（mmol/L）及血糖波动（mmol/L）监测表

日期	空腹	早餐后2h	午饭前	午饭后2h	晚餐前	晚餐后2h	睡前	SDBG	PPGE	LAGE
8月26日	5.8	6.7	5.7	7.8	5.9	6.8	6.1	0.8	1.3	2.1

[疗效小结] 治疗90天后停药3天，2019年9月4日测胰岛功能，见表9-7。

表9-7 王某治疗90天后停药胰岛素功能检查结果

	血糖 mmol/L	胰岛素 μIU/mL	胰高血糖素 pg/mL	D-肽 ng/mL	胰岛素抗体 IU/mL
空腹	6	6.6	94.6	2.18	
餐后1h	8.6	33.9	90.0	5.05	
餐后2h	7.7	24.8	80.8	5.14	2
餐后3h	5.24	9.3	77.4	3.2	

测FPG6mmol/L，FMN2.53mmol/L，HbA1c5.7%，达到缓解停药标准。总胆固醇4.27mmol/L，甘油三酯0.84mmol/L，高密度脂蛋白胆固醇1.25mmol/L，低密度脂蛋白胆固醇2.21mmol/L。尿酸241μmol/L。体重76kg，BMI降至25.39kg/m^2。

患者要求停药，靠生活方式干预，自 2019 年 9 月停药至今，2022 年 6 月 25 日随访，达到缓解标准，体重 75kg，精神体力好。空腹血糖在 6.5mmol/L 内，餐后 2 小时血糖在 8.2mmol/L。

[按语] 本例"无症状"T2DM 患者采用辨体论治，取得了良好的降糖、降脂、降体重、改善胰岛功能的效果。体质具有相对稳定性，故效不更方，3 个月为 1 个疗程。患者经过 90 天的纯中药调体治疗及生活方式干预，体重下降 9kg，下降了 10.59%，痰湿体质状态得以改善。辨体评估，体质转为平和质，胰岛素抵抗改善，血糖渐趋正常，停药观察 3 个月，血糖基本稳定在正常范围。停药 3 个月 FPG ＜7mmol/L，仍在缓解状态。

1. 中医诊治 T2DM 遇"无症可辨"者当辨体论治

患者为青年男性，体检时发现血糖异常，无"三多一少"症状，先辨病诊断，西医诊断为 2 型糖尿病，中医诊断为脾瘅。因无"症"可辨，故辨体为上。据其体型肥胖，腹部肥满松软，额头油腻，身体沉重，上眼睑微肿，舌体胖大，边有齿痕，苔白厚腻，脉滑等辨为痰湿质。针对无"三多一少"症状的患者进行辨体论治，为无"症"可辨 T2DM 的治疗提供了新思路。

2. 肥臌是 T2DM 萌发的基本土壤

患者腹部肥胖，平素缺乏运动，嗜食肥甘厚味，肥甘之品聚湿生痰，湿浊蕴结日久生热，脾失健运，气机升降失调，谷精失布则壅滞血中，血糖渐升，仅有口甜或无症状，诊为脾瘅。有临床症状时则诊为上消病或中消病。

3. 健脾化痰、降浊减重是实现缓解目标的重要途径

《临证指南医案·痰》云："善治者，治其所以生痰之源，则不消痰而痰自无矣。"药用麸炒苍术、麸炒白术、茯苓以益气健脾，猪苓、泽泻以利水渗湿、健脾祛湿，以杜生痰之源；姜半夏、陈皮、姜厚朴以燥湿健脾、理气化痰，佩兰有芳香化湿祛浊之用；柴胡以疏肝解郁，升麻、川牛膝配为药对，一升一降，调畅气机，使气畅水行；"病痰饮者当以温药和之"，桂枝、生姜以通阳化湿，甘草补脾益气，兼有调和诸药之用。

第十章　五专疗法简介

通过近十年临床实践和不懈探索，我和我的团队总结出了"五专疗法"，分述于后。

一、专病专药疗法

1. 糖尿病专药疗法

（1）糖尿康片

[成分] 黄芪、地黄、苍术、玄参、黄连、鬼箭羽。

[规格] 每片重 0.25g。

[功能主治] 益气养阴，降糖止渴。用于阴虚型 2 型糖尿病。

[用法用量] 口服，一次 3～5 片，一日 2～3 次。

[批准文号] 豫药制字 Z20120840（汴）。

（2）黄连降浊丸

[成分] 黄连、酒大黄、知母、麦冬、生地黄、牡丹皮。

[规格] 每瓶装 30g。

[功能主治] 清热生津，降糖止渴。主治热盛津伤型消渴病。症见口干多饮、多食易饥、形体消瘦等。

[用法用量] 口服，一次 3g，一日 2 次。

[批准文号] 豫药制备字 Z20180048000。

2. 糖尿病性周围神经病变专药疗法

降糖通络片

[成分] 黄芪、赤芍、水蛭、地龙、桃仁、红花、丹参、桂枝、川芎、葛根、荔枝核、

鬼箭羽、益母草、地黄。

[规格] 每片重 0.3g。

[功能主治] 益气养阴，降糖活血。用于糖尿病并发症。

[用法用量] 口服，一次 6 片，一日 3 次。

[批准文号] 豫药制字 Z20120872（汴）。

3. 糖尿病性肾病专药疗法

十一味益肾降糖片

[成分] 黄芪、生地黄、白术、山药、山茱萸、鬼箭羽、益母草、泽泻、怀牛膝、车前子、防风。

[规格] 每片重 0.3g。

[功能主治] 益气健脾，补肾降糖，利水消肿。用于糖尿病肾病，症见蛋白尿、水肿、腰膝酸软、乏力。

[用法用量] 口服。每次 10 片，每日 3 次。

[批准文号] 豫药制字 Z20120852（汴）。

4. 糖尿病性视网膜病变专药疗法

降糖明目片

[成分] 黄芪、山药、女贞子、墨旱莲、丹参、夏枯草、葛根、三七粉、枸杞子、菊花、密蒙花。

[规格] 每片重 0.3g。

[功能主治] 益气养阴，化瘀止血，清热明目。用于非增殖期糖尿病视网膜病变、视网膜周围炎、视网膜中央静脉阻塞。

[用法用量] 口服，一次 4～6 片，一日 2～3 次。

[批准文号] 豫药制字 Z20120871（汴）。

二、专证专药疗法

1. 和中降浊调控丸

[成分] 麸炒苍术 120g，麸炒白术 150g，姜半夏 100g，茯苓 150g，猪苓 90g，陈皮 40g，姜厚朴 40g，桂枝 40g，大皂角 40g，升麻 30g，川牛膝 150g，佩兰 30g，甘草片 20g。

[规格]30g。

[功能主治] 燥湿化痰，升清降浊，和中调糖。用于 2 型糖尿病痰浊中阻证，症见形体肥胖、身重困倦、纳呆便溏、口黏或口干渴等。

[用法用量] 口服。一次 2 ～ 3g，一日 2 ～ 3 次；或遵医嘱。

[批准文号] 豫药制备字 Z20220065000。

2. 健脾益肾调控丸

[成分] 太子参 90g，麸炒白术 100g，黄芪 120g，麸炒山药 90g，酒萸肉 90g，熟地黄 90g，麸炒苍术 90g，茯苓 90g，猪苓 90g，泽泻 90g，麸炒枳壳 30g，升麻 30g。

[规格] 30g。

[功能主治] 健脾益肾，补虚血糖。用于 2 型糖尿病脾肾亏虚证，症见神疲乏力，腰酸腰痛，眼睑或下肢水肿，自汗，小便清长或短少，夜尿频数，性功能减退，五更泄泻等。

[用法用量] 口服。一次 2 ～ 3g，一日 2 ～ 3 次；或遵医嘱。

[批准文号] 豫药制备字 Z20220066000。

3. 清热化湿调控丸

[成分] 黄连片 50g，姜厚朴 40g，炒栀子 40g，淡豆豉 120g，姜半夏 40g，薏苡仁 120g，黄芩片 40g，麸炒苍术 40g，川牛膝 120g，芦根 200g，葛根 120g，北柴胡 40g，升麻 30g。

[规格] 30g。

[功能主治] 清热化湿，升清降浊，布精调糖。用于 2 型糖尿病湿热内蕴证，症见头身困重、心胸烦闷、小便黄、大便黏滞不爽等。

[用法用量] 口服。一次 2 ～ 3g，一日 2 ～ 3 次；或遵医嘱。

[批准文号] 豫药制备字 Z20220064000。

4. 清热养阴调控丸

[成分] 生地黄 150g，知母 90g，麦冬 60g，石膏 60g，葛根 150g，天花粉 150g，川牛膝 150g，麸炒苍术 80g，麸炒枳壳 50g，升麻 30g，甘草片 30g。

[规格] 30g。

[功能主治] 清热生津，调糖止渴。用于 2 型糖尿病热盛伤津证，症见口干多饮、多食易饥、心烦易怒、口苦、大便干结等。

[用法用量] 口服。一次 2 ～ 3g，一日 2 ～ 3 次；或遵医嘱。

[批准文号] 豫药制备字 Z20220063000。

5. 疏肝健脾调控丸

[成分] 北柴胡 120g，当归 80g，麸炒白芍 150g，麸炒苍术 70g，麸炒白术 70g，茯苓 150g，牡丹皮 50g，炒栀子 50g，淡豆豉 150g，薄荷 50g，升麻 30g，甘草片 30g。

[规格]30g。

[功能主治] 疏肝健脾，调和气机，理气调糖。用于 2 型糖尿病肝郁脾虚证，症见情绪烦躁、脘腹胀满、大便干溏不调、女性月经不调或乳房胀痛等。

[用法用量] 口服。一次 2 ～ 3g，一日 2 ～ 3 次；或遵医嘱。

[批准文号] 豫药制备字 Z20220062000。

6. 阴阳双补调控丸

[成分] 枸杞子 100g，附片 30g，肉桂 30g，熟地黄 90g，酒萸肉 90g，麸炒山药 90g，茯苓 90g，泽泻 90g，麸炒白术 60g，麸炒枳壳 30g，盐杜仲 90g，桑螵蛸 90g，牛膝 90g，升麻 30g。

[规格]30g。

[功能主治] 滋阴温阳，补肾调糖。用于 2 型糖尿病阴阳两虚证，症见精神萎靡、口干渴、腰膝酸软、四肢清冷、心胸烦闷、小便清利等。

[用法用量] 口服。一次 2 ～ 3g，一日 2 ～ 3 次；或遵医嘱。

[批准文号] 豫药制备字 Z20220061000。

7. 益气养阴调津丸

[成分] 黄芪 230g，太子参 150g，生地黄 110g，天花粉 90g，麦冬 80g，玄参 80g，鬼箭羽 130g，苍术 80g，陈皮 50g。

[规格]30g。

[功能主治] 益气养阴，通络助运。主治气阴两虚型消渴病，症见多饮、多食、多尿、疲劳无力、体重下降等。

[用法用量] 口服。一次 2 ～ 3g，一日 2 ～ 3 次；或遵医嘱。

[批准文号] 豫药制备字 Z20180047000。

三、专证专方疗法

1. 疏肝健脾调糖饮

[组成] 北柴胡 10g，全当归 10g，云茯苓 30g，生白芍 30g，生苍术、白术各 10g，粉牡丹皮 10g，炒栀子 10g，淡豆豉 10 ～ 30g，川牛膝 30g，苏薄荷 10g，生甘草 3g，升麻片 6g。

[功效] 疏肝健脾调糖。

[主治] 肝郁脾虚证之 2 型糖尿病。

[用法] 上药入锅，加入水约 2000mL，浸泡 120 分钟，文火煎煮 40 分钟，滤汁，如法再煎一次，两汁混匀约 750mL，分 3 次温服。

[方解] 方中以北柴胡疏肝解郁，使肝气得以调达，为君药。全当归既能养血补血，又可行气活血，生白芍养血敛阴，柔肝缓急，全当归、生白芍与北柴胡同用，补肝体而助肝用，使血和则肝和，血充则肝柔，共为臣药。肝木郁久克伐脾土，则脾土失于健运，故本方以生苍术、白术、云茯苓健脾益气，川牛膝脾肾双补，使脾肾互资，强健脾土。诸药合用，既能实土以御木侮，又使营血生化有源。苏薄荷疏散郁遏之气，透达肝经郁热，粉牡丹皮、炒栀子、淡豆豉清郁热，除烦闷，《临证医案指南》云"脾宜升则健，胃宜降则和"，故在调理脾胃时，尤重调其升降，常用升清降浊之法。升清之中稍加降浊之品，降浊之中少佐升清之味，从而使升降相因，出入相济，故加用川牛膝与升麻片之药对以升降调达气机。升麻升举清阳，调和气机，与柴胡相配升阳举陷，北柴胡芳香疏泄，可升可散，能疏肝解郁，又可升举清阳。二者相须为用，柴胡升肝胆之清阳，行气于左，升麻片升阳明之清气，行气于右，二者合用，一左一右，直升胃之清阳，共为佐药。生甘草一则同白芍配合，可以缓解诸痛；二则调和诸药，为使药。综观全方，补而不滞，滋而不腻，化痰而不伤阴，祛瘀而不伤正，诸药合用，共奏疏肝解郁、健脾益气之效，使肝得疏泄，脾得健运，气机调畅，痰化瘀去，郁滞得散，精微得布，血糖乃平。

[临床加减] 瘀血者，可酌加紫丹参、赤芍药、川芎、三七、桃仁、红花等活血化瘀之药；肝郁气滞者，加香附、郁金、川芎；肝郁化火者，加栀子；呕吐，不能食者，加砂仁、五味子；纳差，加酸枣仁、远志、茯神等；腹痛，加延胡索等。

[心得体会] 脾胃损伤，水湿运化失司，湿困中焦，则土壅木郁，肝失疏泄，脾失健运，水谷精微壅滞血中而发为以高血糖为特征的消渴病。《临证指南医案》

云"心境愁郁，内火自燃，乃消证大病"，提出情志失调是糖尿病的重要致病因素之一，肝气郁结，肝旺乘脾，脾失健运，水谷之精壅滞血中则血糖升高，情绪烦躁、脘腹胀满、大便干溏不调、女性月经不调或乳房胀痛等肝郁脾虚之症蜂起。治以疏肝健脾、调和升降，使肝复其疏泄之职，脾复其运化之功，则精津输运、布散复常，是以不降糖而血糖渐平矣。方中用柴胡、升麻以辛散，用白芍以酸敛，用炙甘草以甘缓，体现了《内经》中的治肝三法，即辛以散之、酸以敛之、甘以缓之。合此三法为一方。

2. 和中降浊调糖饮

[组成]生苍术、白术各30g，广陈皮10g，川厚朴10g，建泽泻30g，猪苓、茯苓各30g，川桂枝6～10g，生薏苡仁30～50g，姜半夏10～30g，川牛膝30～50g，升麻片3～6g，生甘草3g。

[功效]和中降浊调糖。

[主治]痰浊中阻证之2型糖尿病。

[用法]上药入锅，加入水约2000mL，浸泡120分钟，文火煎煮40分钟，滤汁，如法再煎一次，两汁混匀约750mL，分3次温服。

[方解]方中生苍术辛苦温，芳香性燥，直达中州，善除三焦之湿，为燥湿健脾之强药；生白术健脾益气，合生苍术奏燥湿之功，其一补一运，共为君药。姜半夏助主药祛湿之力，广陈皮、川厚朴燥湿理气，行气温中以化痰饮，绝其痰饮化生之源；猪苓、茯苓、建泽泻渗湿利水消肿，兼助君药健脾，茯苓甘淡性平，健脾渗湿，兼能宁心安神；生薏苡仁独入阳明，祛湿兼通经络，能补能泻，泻中蕴补，补心脾而不滞湿，利小便而不伤正，使邪从小便而去，共为臣药。川牛膝化瘀活血、引血下行，升麻片善升脾胃清阳之气，一升一降调畅气机，川桂枝温阳化气利水，共为佐药。生甘草健脾和胃，兼和中气以助运，为使药。本方以"和"字立法，以调理中焦枢机之升降、脏腑之阴阳，脾健则湿去痰化，湿去则脾胃清阳之气得以升发，中焦枢机通利，故达阴阳和平之境也。和中降浊调糖饮组方严谨，配伍精当。综观全方，扶正与祛邪相结合，补中有泻，泻中有补，使脾气健运，痰湿清化，全身气机津液调达，则身体自然康复。

[临床加减]痰瘀常胶结致病，故在健脾化痰降浊的基础上，可酌加丹参、赤芍、川芎、三七、桃仁、红花等活血化瘀之药；脾虚湿盛甚者，加重苍术、白术、猪苓、茯苓、陈皮、薏苡仁的用量，可酌加白扁豆、砂仁等；痰浊甚者，可酌加桔梗、贝母、

天南星、白前等。

[心得体会] 我们认为"肥臃"是 2 型糖尿病萌发的土壤，痰浊是 2 型糖尿病病程中的始动因素，痰遏中土，土壅木郁，津精布运失常，谷精滞壅血中，导致血糖升高、形体肥胖、身重困倦、纳呆便溏、口黏或口干渴但饮水量不多等痰浊中阻诸症蜂起。治以燥湿健脾、化痰降浊、和中调糖。燥湿健脾法既能够祛除体内原有之湿邪，又能够恢复脾的运化及升清功能，使中焦脾胃各司其职，中和土健，脾升胃降，以杜生痰聚浊之根源；通过化痰降浊，使体内的"浊毒"得以消散，阻滞的气机得以调畅，血脉中的精微物质得以正常输布，使脾气得运，痰浊得消。糖、脂、浊为脾虚、痰浊中阻所生，以此而制定的和中降浊调糖饮为中药颗粒配方，系胃苓汤化裁而来，白术、猪苓中含有多种可改善肠道菌群的有效成分，该方以和立法、以和为用，调和升降、调和脏腑、调脏养脏。脾胰同病，当脾胰同调，辨证施治，以治本为主，标本同治，改变其致病之因、发病之基、转逆之结。

3. 清热化湿调糖饮

[组成] 川黄连 10g，川厚朴 10g，炒栀子 10g，姜半夏 10g，生薏苡仁 30g，炒苍术 10g，细芦根 50g，川牛膝 30g，升麻片 6g，淡豆豉 30g，嫩黄芩 10g，柴胡根 10g。

[功效] 清热化湿，和中降浊调糖。

[主治] 湿热内蕴证之 2 型糖尿病。

[用法] 上药入锅，加入水约 2000mL，浸泡 120 分钟，文火煎煮 40 分钟，滤汁，如法再煎一次，两汁混匀约 750mL，分 3 次温服。

[方解] 该方由连朴饮、栀子豉汤、小柴胡汤、葛根芩连汤、四妙散化裁而来，因本属湿热中阻之证，故去黄柏，而取嫩黄芩，更具配伍意义。方中嫩黄芩善清中上焦湿热，柴胡根疏木达土，助嫩黄芩清化和解湿热，薏苡仁健脾清热祛湿，《本草正》曰："薏苡，味甘淡，气微凉，性微降而渗，故能祛湿利水……以其性凉，故能清热，止烦渴，上气。"三药共为君药。川黄连味苦，性寒，归心、脾、胃经，清热燥湿，清心泻胃；炒栀子助嫩黄芩、川黄连清化湿热，长于泻肝胆之火，阻滞肝木伐中焦；炒苍术味辛苦、性温，燥湿健脾，善除中焦湿邪，共为臣药。芦根性甘寒质轻，清热和胃，除烦止呕，生津行水；淡豆豉清郁热，除烦闷；川厚朴行气化湿；姜半夏燥湿降逆，助君药化湿和胃；川牛膝活化湿热蕴结之瘀血，引瘀血下行，皆为佐药。川牛膝与升麻片、姜半夏、柴胡根相配伍，一升一降，升清降浊，使气

机调畅，脾胃和，肝脾调，枢机利，精津布散正常，是以不降糖而血糖自平矣。

[临床加减] 瘀血者，可酌加丹参、赤芍、川芎、三七、桃仁、红花等活血化瘀之药；热盛伤津，口干渴者，可酌加石斛、麦冬、玄参等养阴生津之品；湿盛者，可酌加藿香、佩兰、白扁豆等；热盛者，可酌加蒲公英、栀子、石膏、知母等；纳差者，可酌加焦山楂、焦麦芽、焦神曲、莱菔子等。

[心得体会] 我们认为湿热内蕴是 2 型糖尿病发病的始动因素，多种因素失衡均易影响中焦脾胃，致脾胃损伤，水湿运化失司，湿困中焦，湿热蕴结，则土壅木郁，肝失疏布，脾失健运，水谷精微壅滞血中而发为以高血糖为特征的消渴病。湿与热结，如油入面，难分难解，缠绵难愈，进而出现头身困重、心胸烦闷、小便黄、大便黏滞不爽等湿热中阻诸症，治当清热化湿，使湿热分离。湿热致病，常弥漫三焦，故宜清化三焦。清热化湿调糖丸具有清热祛湿、理气和中之效，使清升浊降，血糖渐平。

4. 健脾益肾调糖饮

[组成] 太子参 30 ～ 50g，生黄芪 30 ～ 80g，炒山药 30g，熟地黄 30g，山茱萸 30g，建泽泻 30g，怀牛膝 30g，苍术、白术各 10 ～ 30g，炒枳壳 10g，猪苓、茯苓各 30g，桑螵蛸 30g，升麻片 10 ～ 30g。

[功效] 健脾益肾调糖。

[主治] 脾肾气虚证之 2 型糖尿病。

[用法] 上药入锅，加入水约 2000mL，浸泡 120 分钟，文火煎煮 40 分钟，滤汁，如法再煎一次，两汁混匀约 750mL，分 3 次温服。

[方解] 方中太子参味甘、平，补肺脾之气，止汗生津。生黄芪味甘而温，入脾肺经，补气升阳、益卫固表、利水退肿，二者共为君。熟地黄滋阴补肾，填精益髓，山茱萸补养肝肾，并能涩精，取 "肝肾同源" 之义；炒山药补脾之阴，且能固肾，共为臣药。建泽泻利湿泄浊，且防熟地黄之滋腻；茯苓、猪苓淡渗利湿，苍术、白术共用，以增运脾化湿之功；怀牛膝补益肝肾而兼具活血化瘀之功，炒枳壳行气燥湿，补而不滞；升麻气清味薄，《本草纲目》谓 "升麻引阳明清气上升"；桑螵蛸补肾固精缩尿，均为佐使之药。综观本方，补泻兼顾，补大于泻，补中兼有行气，补而不滞。诸药合用，使脾气健、肾气足，则本病可愈。

[临床加减] 下肢肿明显者加汉防己 30g，夜尿频者加金樱子 30g。对于年老体衰或病久虚弱者，参、芪、术、地等补益之品宜先从小剂量开始，待脾胃功能恢复后可渐加剂量。肢体水肿者加桂枝以温阳化气利水；服药后腹泻者，用薏苡仁、大

枣；便秘者，加酒大黄。临证遣方用药须谨慎，慎用辛燥苦寒之品，以防邪气羁留，加重病情；瘀血者，可酌加丹参、赤芍、川芎、三七、桃仁、红花等活血化瘀之药。

[心得体会] 脾失健运，肝失疏布，水谷精微壅滞血中是血糖升高与发病的重要环节；病程渐进，邪伤正气，肺脾肾三脏气虚是其迁延不愈的关键；脾肾气虚则会出现神疲乏力，腰酸腰痛，眼睑或下肢水肿，自汗，小便清长或短少，夜尿频数，性功能减退，或五更泄泻诸症，治当健脾益肾。健脾益肾调糖饮中诸药合用，使脾气健、肾气足，则本病可愈。现代药理研究亦表明，补肾中药具有内分泌激素样作用，可修复胰岛 β 细胞，维持胰岛功能。如山茱萸提取物可通过保护胰岛 β 细胞或促进受损 β 细胞修复而提高血清胰岛素水平，从而调控血糖，治疗糖尿病。

5. 清热养阴调糖饮

[组成] 生石膏 30 ~ 60g，肥知母 10g，干生地黄 30 ~ 50g，麦冬 10g，川牛膝 30 ~ 50g，太子参 30g，粉葛根 30 ~ 60g，天花粉 30g，炒苍术 10 ~ 30g，炒枳壳 10g，升麻片 3 ~ 6g，生甘草 6g。

[功效] 清热生津，止渴调糖。

[主治] 热盛伤津证之 2 型糖尿病。

[用法] 上药入锅，加入水约 2000mL，浸泡 120 分钟，文火煎煮 40 分钟，滤汁，如法再煎一次，两汁混匀约 750mL，分 3 次温服。

[方解] 方中生石膏辛甘大寒，清阳明有余之火而不损阴，故为君药。生地黄甘苦，清热生津，用为臣药。君臣相伍，清火生津，虚实兼顾。肥知母苦寒质润，滋清兼备，一助生石膏清胃热而止烦渴，一助生地黄养阴生津；麦冬微苦甘寒，助生地黄滋阴而润胃燥，且可清心除烦；川牛膝甘苦，既补肾之不足，又可导热引血下行；太子参甘苦，可益气生津；粉葛根辛甘，既可生津，又可升举清阳；天花粉甘苦，既可助石膏清热，又可助生地黄生津；炒苍术辛苦，性温，可燥湿健脾，既能防止生石膏清热太过，又可防止诸多滋阴药物腻而伤胃；炒枳壳宽中下气，升麻升举清阳，一升一降，从而使中气畅达，以上共为佐药。生甘草调和诸药，为使药。诸药合用，共奏清热养阴之功，使热清津复，阴精和合，从而达到降糖的目的。

[临床加减] 若大便干结者，加生大黄；口渴甚者，重用天花粉，再加北沙参、天冬、玉竹等；瘀血者，可酌加丹参、赤芍、川芎、三七、桃仁、红花等活血化瘀之药。

[心得体会] 我们认为燥热偏盛、阴津亏损是 2 型糖尿病发病的始动因素，嗜食辛辣厚味、情志郁结化火等均易导致胃热炽盛，热盛日久，耗伤津液，津液不足

进一步导致阴虚，阴虚而致火旺，导致一系列以口干、多饮、多食、易饥、消瘦、心烦易怒、口苦、大便干结等为表现的热盛伤津诸症。治当清热生津，止渴调糖，张秉成《成方便读》云："夫人之真阴充足，水火均平，绝不致有火盛之病，若肺肾真阴不足，不能濡润于胃，胃汁干枯，一受火邪，则燎原之势而为似白虎之证矣。"清热养阴调糖饮具有清热养阴之功，使热清津复，阴精和合，血糖渐趋平稳。

6. 阴阳双补调糖饮

[组成] 淡附片 10～30g（先煎 60～120 分钟），上肉桂 6g（后下），川桂枝 6g，熟地黄 30g，山茱萸 30g，枸杞子 30g，炒山药 30g，云茯苓 30g，建泽泻 10g，炒白术 10g，炒枳壳 10g，盐杜仲 30g，鹿角胶 10g，桑螵蛸 30g。

[功效] 滋阴温阳，补肾涩精调糖。

[主治] 阴阳两虚证之 2 型糖尿病。

[用法] 上药入锅，加入水约 2000mL，浸泡 120 分钟，先煎淡附片 60～120 分钟，文火煎煮 40 分钟，滤汁，如法再煎一次，两汁混匀约 750mL，分 3 次温服。

[方解] 方中淡附片大辛大热，温肾助阳，为温阳诸药之首，禀纯阳而主动，走而不守，可制约熟地黄之滋腻；然肾为水火之脏，内寓元阴元阳，阴阳一方的偏衰必将导致阴损及阳或阳损及阴，而且肾阳虚一般病程较久，可由肾阴虚发展而来，若单补阳而不顾阴，则阳无以附，无从发挥温升之能，正如张景岳所说"善补阳者，必于阴中求阳，则阳得阴助，而生化无穷"，故重用熟地黄滋阴补肾，禀纯阴而主静，守而不走，可缓和淡附片燥烈之性，两药相合，补而不腻，益阴助阳，共为君药。上肉桂辛热纯阳，能补命门之火，温通经脉，以助附子温阳；川桂枝温通经脉，助阳化气；炒白术健脾胃，温分肉，与淡附片同用，温补脾肾之阳；山茱萸、枸杞子滋补肝肾之阴，共为臣药。盐杜仲、炒山药滋阴补阳，补气健脾；云茯苓健脾利水，建泽泻合云茯苓可利水渗湿，亦可清肾火，《别录》云："补虚损五劳，除五脏痞满，起阴气，止泄精、消渴、淋沥，逐膀胱、三焦停水。"鹿角胶温补肝肾，益精养血；桑螵蛸补肾固精；炒枳壳行滞消胀，防大量滋补之药碍胃，共为佐使药。方中补阳之品药少量轻而滋阴之品药多量重，可见其立方之旨，并非峻补元阳，乃在微微生火，鼓舞肾气，即取"少火生气"之义。正如柯琴所云："此肾气丸纳桂、附于滋阴剂中十倍之一，意不在补火，而在微微生火，即生肾气也。"

[临床加减] 尿频而混浊者，加益智仁、川萆薢等；乏力明显者，可增加生黄芪、太子参；阴虚甚者，可酌加麦冬、天冬、玉竹等；阳虚甚者，可酌加淫羊藿等；

瘀血者，可酌加丹参、赤芍、川芎、三七、桃仁、红花等活血化瘀之药。

[心得体会]我们认为阴阳两虚是2型糖尿病发病的最终结局，消渴以阴虚为本，阴阳互根互用，消渴日久则阴损及阳，出现阴阳俱虚。阴阳两虚是糖尿病的最终发展趋势，是其重要的病机。若阴阳两虚则会出现精神萎靡、口干渴、腰膝酸软、四肢清冷、心胸烦闷、小便清利而数、入夜尤甚诸症。法当护阳气、养阴液，滋阴温阳调糖。我们主张在"和"的思想下，以实现调控血糖为目标，在临床观察及总结前人治疗经验的基础上，总结出阴阳双补调糖饮，具有阴阳双补、调济水火之功。对于缓解患者症状，调脂调糖，延缓病情进展，改善生活质量有着重要的临床意义。

7. 益气养阴调糖饮

[组成]太子参30～50g，生黄芪30～80g，干生地黄30～50g，山茱萸30g，炒山药30g，苍术、白术各10～30g，建泽泻10g，紫丹参30g，云茯苓30g，炒枳壳10g，麦冬10g，升麻片6～30g。

[功效]益气养阴调糖。

[主治]气阴两虚证之2型糖尿病。

[用法]上药入锅，加入水约2000mL，浸泡120分钟，文火煎煮40分钟，滤汁，如法再煎一次，两汁混匀约750mL，分3次温服。

[方解]该方是在名方六味地黄汤的基础上配以参冬饮和太子参、生黄芪组合化裁而成，每获良效。方中太子参、生黄芪、炒山药甘平以益气健脾，运化水谷以消谷精之壅滞，运化水湿以消湿邪，转输精津回归血脉，循常布散，共为君药。干生地黄、山茱萸填精滋肾固精，为臣药。苍术、白术燥湿健脾，脾气健旺，气血生化有源；云茯苓淡渗利湿，并助炒山药之健运，与建泽泻共泻肾浊，助真阴得复其位；建泽泻利湿而泻肾浊，利水通淋而补阴不足，助真阴得复其位；麦冬养阴生津；炒枳壳理气和胃以助运化；紫丹参苦寒，能活血清心，并制山茱萸之温涩；升麻片调畅气机，共为佐药。诸药合用，健脾补肾，祛瘀利水，固本充源，扶正祛邪，标本兼顾。临证遣方用药须谨慎，慎用辛燥苦寒之品，以防邪气羁留，加重病情。

[临床加减]瘀血者，可酌加赤芍、川芎、三七、桃仁、红花；气虚甚者，可加重太子参、生黄芪用量；阴虚甚者，可酌加沙参、石斛、天冬、玉竹；脾虚者，可酌加薏苡仁、陈皮、砂仁；阴虚发热者，可酌加银柴胡、青蒿、地骨皮。

[心得体会]我们认为，气损及阴、阴损及气、气阴两虚是2型糖尿病的枢机阶段，《灵枢·五变》曰："五脏皆柔弱者，善病消瘅。"《灵枢·本脏》提出"心脆则

善病消瘅热中"，"肺脆则苦病消瘅易伤"，"肝脆则善病消瘅易伤"，"脾脆则善病消瘅易伤"，"肾脆则善病消瘅易伤"。先天禀赋不足是本病发生的内在因素。肾为先天之本，为诸气阴之根本，脾为气阴生化之源，气阴两虚，其本在脾，其根在肾。若气阴两虚，则会出现倦怠乏力、咽干口燥、口渴多饮、形体消瘦、腰膝酸软、自汗盗汗诸症。法当益气养阴调糖，则诸症皆除，血糖得调。

四、专体专方疗法

临床上，对"无证可辨者"按照王琦教授的中医体质诊断标准，结合中华中医药学会批准的《中医体质分类判定标准》进行体质辨识，参考闫镛、朱璞等对471例2型糖尿病患者问卷调查的分析结果，分以下6种体质类型进行辨体调治。

1. 气虚质

[常见表现] 肌肉松软不实，平素语音低弱，气短懒言，容易疲乏，精神不振，易出汗，舌淡红，舌边有齿痕，脉弱。

[调则] 健脾补气。

[方名] 补气固本调糖饮。

[处方] 太子参 15g，黄芪 30g，炒白术 6g，云茯苓 15g，炒枳壳 6g，升麻 3g，淡竹叶 3g，生甘草 3g。

2. 平和质

[常见表现] 体形匀称健壮，面色、肤色润泽，头发稠密有光泽，目光有神，鼻色明润，嗅觉通利，唇色红润，不易疲劳，精力充沛，耐受寒热，睡眠良好，胃纳佳，二便正常，舌色淡红，苔薄白，脉和缓有力。

[调则] 平调气阴。

[方名] 护正固本调糖饮。

[处方] 太子参 10g，麦冬 6g，炒白术 6g，云茯苓 15g，炒枳壳 3g，广陈皮 6g，生甘草 3g。

3. 阳虚质

[常见表现] 肌肉松软不实，平素畏冷，手足不温，喜热饮食，精神不振，舌淡胖嫩，脉沉迟。

[调则] 温阳补肾。

[方名] 温阳调糖饮。

[处方]淡附片6g，肉桂6g，熟地黄30g，山茱萸30g，牡丹皮10g，炒山药30g，云茯苓30g，建泽泻10g，干姜6g，炒枳壳6g，炙甘草6g。

4. 阴虚质

[常见表现]体形偏瘦，手足心热，口燥咽干，鼻微干，喜冷饮，大便干燥，舌红少津，脉细数。

[调则]滋阴清热。

[方名]养阴调糖饮。

[处方]枸杞子30g，女贞子30g，墨旱莲30g，生地黄30g，山茱萸15g，牡丹皮12g，生山药30g，北沙参30g，建泽泻10g，怀菊花3g。

5. 痰湿质

[常见表现]体形肥胖，腹部肥满松软，面部皮肤油脂较多，多汗且黏，胸闷痰多，口黏腻或甜，喜食肥甘厚腻之品，苔白厚腻，脉滑。

[调则]健脾化痰，理气化湿。

[方名]化痰祛湿调糖饮。

[处方]炒苍术10g，姜厚朴10g，广陈皮10g，冬瓜皮30g，玉米须30g，白茅根30g，姜半夏10g，川牛膝10g，升麻6g，生甘草3g。

6. 湿热质

[常见表现]形体中等或偏瘦，面垢油光，易生痤疮，口苦口干，身重困倦，大便黏滞不畅或燥结，小便短黄，男性易阴囊潮湿，女性易带下增多，舌质偏红，苔黄腻，脉滑数。

[调则]清热祛湿。

[方名]清热祛湿调糖饮。

[处方]生薏苡仁30g，滑石30g，粉葛根30g，川黄连6g，酒黄芩10g，生栀子10g，建泽泻30g，川木通6g，车前草30g，生地黄10g，淡竹叶6g，生甘草6g。

五、专病专茶疗法

1. 六仙饮

[组成]西洋参、麦冬、枸杞子等（因已经申请专利，故保留部分组成药物及用量）。

[功效] 益气养阴，扶助正气。

[应用] 辨证属气阴两虚证、脾肾气虚证、阴阳两虚证，或辨体属气虚质、阴虚质、阳虚质、平和质的 2 型糖尿病患者。

2. **降糖茶**

[组成] 苦瓜片、生地黄、陈皮等（因已经申请专利，故保留部分组成药物及用量）。

[功效] 化湿清热，养阴活血。

[应用] 辨证属热盛伤津证、痰浊中阻证、湿热内蕴证、肝郁脾虚证，或辨体属血瘀质、痰湿质、湿热质、气郁质等的 2 型糖尿病患者。

第十一章　2型糖尿病及其相关并发症中医外治疗法

外治法是指用药物和手术或配合一定的器械，直接作用于患者体表某部或病变部位，以达到治疗疾病效果的一种治疗方法。它同内服法一样，都能发挥治疗作用，有异曲同工之妙。外治法最早是用来治疗外科病及风湿诸疾的，如古代最原始的针刺工具砭石最初是用来刺破痈疡、排除脓血以减轻疼痛的，最初的气功是用来治疗湿痹诸疾的，最初的热熨疗法是用来治疗腰痛及关节病变的，最初的敷贴疗法是用来治疗创伤、外科疾病的。随着医学的发展，外治法逐渐被用来治疗内科疾病。如用针灸治肠炎、痢疾，用贴脐法治黄疸、便秘等，并创立了脊背针疗法、水针疗法、理疗法等。内分泌疾病外治法虽然没有系统的专著，但其许多内容都散在于民间并一直流传，被近代医家发展成有着广泛前景的治疗手段。

一、中药熏洗疗法

中药熏洗是利用药物煎汤的热蒸气熏蒸患处，待温后以药液淋洗局部的一种治疗方法。它借助药力和热力，通过皮肤黏膜作用于身体，促使腠理疏通，脉络调和，气血流畅。药液的淋洗又能使疮口洁净，祛除毒邪，从而达到治疗疾病的目的。目前内分泌科较多将该疗法应用于治疗糖尿病周围神经病变、皮肤病变等。

处方1

[组成] 透骨草30g，桂枝18g，川椒30g，艾叶10g，木瓜30g，苏木50g，红花12g，赤芍30g，白芷12g，白芍15g，川乌10g，草乌10g，生麻黄10g。

[用法] 上药共入搪瓷盆中，加水5000mL，放火炉上煮沸后，先熏手足30分钟，离火待药液温度降至50℃左右，再将手足入药液中浸泡30分钟，每日2次。每剂药可连用3～5日。

[适应证] 适用于 2 型糖尿病所致的手足麻木、疼痛、感觉减退等症。

[注意事项] 温度要适宜。熏洗时要趁热熏洗，一定要注意控制药汤的温度，如果温度太高会烫伤皮肤，可以在熏洗前先试一试，如果温度不能忍受就等稍凉时再熏洗；患处熏洗后要用洁净的干布擦干，还要注意保暖，避免受到风寒侵袭。

处方 2

[组成] 川桂枝、川乌、草乌、川椒、北细辛、制乳香、制没药各 10g，皂角刺、红花各 20g。

[用法] 加水煎成 1500mL 药液浸泡，水温度 38 ～ 40℃，药液没过双足，浸泡 20 ～ 30 分钟。完毕，用洁净毛巾擦拭干净，穿合适鞋袜。每日 2 次，每次 30 分钟。

[适应证] 适用于下肢无破溃流脓，见有肢体麻木，肤色黯红或青紫，局部刺痛，或疮口结黑痂者。

[注意事项] 水温适度，防止烫伤，完毕用洁净毛巾擦拭干净，穿合适鞋袜。

处方 3

[组成] 大叶桉叶、金银花、紫花地丁、蒲公英各 50g，延胡索 20g，赤芍、牡丹皮各 l5g。

[用法] 加水煎药汁 500mL，放置至常温，滤净药渣，清洗创面，完毕，清除坏死组织，再以浸湿药液的纱布（以不滴水为好）湿敷疮面，保持其湿润，干纱布覆盖固定，每日 1 ～ 2 次。

[适应证] 适用于局部溃破，见疮口大量流脓，气味恶臭，疼痛剧烈者。

[注意事项] 水温不宜过高，常温即可，不可浸洗时间过长，以 20 ～ 30 分钟为宜。治疗期间饮食应以温、软、淡、素、鲜为宜，戒烟酒、浓茶、咖啡。忌刺激性及过冷、过烫、过硬或粗糙、辛辣、肥甘的食物和阻塞气机的番薯、马铃薯等。

二、耳针疗法

耳针是指使用短毫针针刺或用王不留行按压等方法刺激耳穴，以诊治疾病的一种方法。辨证选取耳穴，对于糖尿病，糖尿病导致胃肠病变、失眠者等均可应用。

处方 1

[操作] 取穴肾、膀胱、交感、艇角、皮质下、三焦，用 75% 乙醇消毒后将王不留行置于 0.5cm×0.5cm 大小的医用胶布中间，贴于穴位处，单耳贴压，按压 3

次/天，每次 5min，依患者疼痛耐受程度掌握按压力度。每 3 天两耳交换耳穴压籽。每日 1 次，连续治疗 5 天，休息 2 天，4 周为一疗程。

[适应证] 适应于糖尿病膀胱病变。

[注意事项] 及时更换耳穴部位，避免穴位贴压时间过长造成皮肤破损、溃烂。

处方 2

[操作] 在耳穴脾、胃、肝、胰、神门、小肠、大肠、内分泌、糖尿病点、三焦、皮质下用 0.3cm×0.3cm 胶布将王不留行贴压固定。方法：每穴、每次按压 50 次，每天按压 3 次。轻手法，但是要求有酸、麻、胀、发热的感觉。2 天换贴 1 次，双耳交替进行。

[适应证] 糖尿病性胃轻瘫。

[注意事项] 过于饥饿、疲劳、精神高度紧张者慎用。

处方 3

[操作] 主穴：脾、心、胰胆、内分泌、三焦、神门。配穴：便秘者加便秘点、大肠；便溏者加小肠；肝脾不和、腹胀、嗳气者加肝；口苦加胆；血压高者加降压点等。每次取一侧耳，左右交替。按照《耳穴治疗学》中耳穴定位及耳穴视诊法选定耳穴及阳性反应点，用 75% 乙醇棉球消毒，用胶布把中药王不留行贴压在耳穴各点处，在贴压时给予揉、按、压刺激 2～3 分钟，在半小时、1 小时两个时间节点重复以上操作，以得气为度；嘱患者在每日三餐 15 分钟后自行按压，每天 3 次，自上而下，所有贴压穴位每次按压 2～3 分钟（20～30 下），强度以患者能耐受、耳部热胀、得气为度。3 日后来院换新的王不留行，并重复以上治疗 1 次，保持干燥，避免感染。

[适应证] 适应于糖尿病自主神经病变导致排汗异常的各种证型。

[注意事项] 过于饥饿、疲劳、精神高度紧张者慎用。

三、穴位贴敷疗法

穴位贴敷治疗，是在中医理论指导下，以中医经络学说为理论依据，选用某些特定药物，用介质（如水、醋、酒、蛋清、蜂蜜、植物油等）调成糊状，或用呈凝固状的油脂（如凡士林等）、黄蜡、米饭、枣泥制成软膏、丸剂、饼剂，或将中药汤剂熬成膏，或将药末撒于膏药上，再直接贴于穴位、患处，用于治疗疾病的无创疗法。可应用于糖尿病皮肤病变、糖尿病足等。

处方 1

[药物] 丹参 20g，黄芪、葛根各 15g，桃仁 10g，肉桂 5g。

[用法] 上药研细末，加蜂蜜调匀后贴敷于气海、关元、三阴交、涌泉、脾俞、肾俞穴位，外用胶布固定，每周 2 次，每次贴敷 4 小时。连续治疗 8 周。

[适应证] 适用于糖尿病肾病Ⅱ期～Ⅲ期患者。

[注意事项] 对上述药物过敏及局部皮肤破溃者禁用，在接受治疗期间避免食用刺激性食物，禁烟、酒，保持皮肤卫生。

处方 2

[药物] 黄芪 10g，赤芍 10g，肉桂 10g，丹参 10g，葛根 10g。

[用法] 上药共研细末，姜汁调匀，备用，贴敷于肾俞、气海、意舍、上脘、中脘、足三里、三阴交，外用医用胶布固定，每次贴敷 4 小时后取下，每周贴敷 2 次，4 周为 1 个疗程。

[适应证] 糖尿病性胃轻瘫患者。

[注意事项] 有严重皮肤病患者，或者过敏体质患者忌用；嘱患者禁食辛辣生冷食物。

处方 3

[药物] 主要成分为大黄、芒硝、当归、黄芪、冰片等，由制剂室提取有效成分，研制成粉，制为硬膏。

[用法] 患者取仰卧位，用 75% 乙醇清洁神阙穴后，将药饼贴敷于神阙穴，使用医用胶布固定。每次贴敷 4 ～ 6 小时，贴敷中出现排便情况即可取下药饼，若贴敷中未排便，6 小时后也取下药饼。

[适应证] 糖尿病性便秘。

[注意事项] 有严重皮肤病患者，或者过敏体质患者忌用；在贴敷过程中避免剧烈活动，以免药物脱落或移位；贴敷后皮肤可能会出现暂时性色素沉着，不需要进行处理，也不会留下瘢痕；嘱患者禁食辛辣生冷食物，多饮水，养成定时排便的习惯。

四、穴位埋线疗法

穴位埋线疗法是在中医理论指导下，将可吸收的药线植入身体特定部位(穴位)，利用其对穴位的持续刺激作用，及异体蛋白的刺激作用，激发经络气血，协调身体功能，达到防治疾病目的的一种中医外治方法。本疗法通过局部(穴位)的多种刺激，改变局部或所支配区域的内在、外在环境，重新使身体的生理状态达到平衡，起到防治疾病的目的。对糖尿病高血糖者及肥胖症者进行辨证取穴。

处方 1

[选穴] 以脾俞、足三里、肾俞、胰俞为主穴；血瘀证加血海、膈俞，痰湿证加丰隆，阴虚证加三阴交。

[方法] 让患者取舒适体位，常规消毒，采用注线法，使用 8 号一次性注射针头，用消毒镊子将 0.5～1cm 长 2/0 号羊肠线置于一次性注射针头前端内，快速刺入选定穴位皮下，进针深度 1～1.5cm，得气后，即局部有酸胀麻感，即用 0.30mm×40mm 一次性针灸针插入针管内，将羊肠线推入穴位后，拔出注射针头，针眼处用创可贴覆盖。6 小时后可以淋浴，不影响任何活动。每 10 天穴位埋线 1 次，治疗 3 个月。

[适应证] 适用于糖尿病肾病Ⅲ期患者。

[注意事项] 高敏体质者慎用，治疗期间禁食辛辣刺激食物，埋线处尽量保持清洁干燥，避免伤口感染。

处方 2

[选穴] 双侧天枢、足三里、上巨虚。

[方法] 按循经取穴、远部取穴的原则选取双侧天枢、足三里、上巨虚，取侧卧位，局部皮肤常规消毒，用无菌镊子夹取一段 1cm 羊肠线，放入针头前端，后接针灸针，将针头快速刺入选定穴的肌层，深 1.0～1.5cm，再将针芯向前推进，边推针芯，边退针管，把羊肠线埋入穴位中，用棉签按压针孔片刻，检查无出血后敷贴。

[适应证] 糖尿病性便秘。

[注意事项] 禁忌证：①蛋白过敏者；②长期疲惫虚弱者。

术后注意事项：①保持创面清洁干燥；②一周不吃鱼虾、海鲜、羊肉等高蛋白食物，以及生葱、生姜、生蒜、辣椒等刺激的食物。

处方 3

[选穴] 中极、次髎、关元、长强、命门等穴。

[方法] 用 8 号针头将医用 2 号羊肠线刺入上述穴位约 2cm 留置。于埋线后第 2 天，以手指捏住系带，持续搓捻系带和皮下羊肠线，每组操作 10 次，2 组，每 3 周为 1 个疗程。

[适应证] 适应于糖尿病性功能障碍的各种证型。

[注意事项] 过于饥饿、疲劳、精神高度紧张者慎用，并尽可能采取卧位。

五、穴位注射疗法

穴位注射法是将药水注入穴位以防治疾病的一种治疗方法，俗称的打水针就是穴位注射。它可以将针刺的刺激和药物的性能，及对穴位的渗透作用相结合，发挥其综合作用，故对糖尿病并发的神经及血管病变有比较好的疗效。

处方 1

[药物] 丹参注射液。

[用法] ①评估患者的局部皮肤情况、过敏史、用药史等，做好治疗前的解释和准备工作；②指导患者平卧或半坐卧位，双腿自然伸直，暴露足三里穴位；③定穴，并做好标记；④消毒局部皮肤，一只手绷紧局部皮肤，另一只手持注射器，针尖对准穴位迅速刺入皮下，上下提插，待患者有酸胀等得气感觉并且回抽无血后，将药物缓慢注入，每穴位注药 0.5mL，隔天一次。

[适应证] 适用于糖尿病视网膜病变患者。

[注意事项] 注意观察患者全身状况，患者要坚持复查；血糖须控制平稳；屈光间质条件尚可，不影响眼底检查。

处方 2

[药物] 黄芪注射液。

[用法] 取双侧肾俞、足三里穴。选择适宜的消毒注射器和针头，抽取 1mL 黄芪注射液，在穴位局部消毒后，右手持注射器对准穴位，快速刺入皮下，然后将针缓慢推进，达一定深度后产生得气感，如无回血，便可将药液注入，隔日 1 次，4 周 1 个疗程。

[适应证] 糖尿病肾脏疾病出现蛋白尿、乏力症状者。

[注意事项] 有出血倾向者禁用。严格消毒，防止感染。如注射后出现局部红肿、发热等，应及时处理。

处方 3

[药物] 维生素 B_1 注射液 50mg 或丙酸睾酮 5mg。

[用法] 轮流注入关元、中极、肾俞、气海，进针深度以酸胀为宜。

[适应证] 适应于糖尿病性功能障碍的各种证型。

[注意事项] 避免皮肤破损、溃烂。

六、针刺疗法

针刺疗法是指运用不同的针具，刺激身体某些特定部位，通过经络的作用调节身体功能，从而达到防病治病目的的治病方法。针刺疗法操作简单，实用安全，易于掌握，便于推广，早在古代就已经开始向国外传播，并为世界人民所重视。本法可以通过对人体穴位的刺激，疏通人体气血，调整脏腑功能，从而达到治疗疾病的目的。

处方1

[选穴] 主穴：膈俞、胃脘下俞、肝俞、脾俞、肾俞、足三里、太溪、阿是穴；配穴：上肢麻木疼痛者配肩髎、肩髃、曲池、外关、合谷；下肢麻木疼痛者配阳陵泉、丰隆、昆仑、太冲。

[操作] 根据病情和病位选取患者舒适的体位，穴位皮肤严格消毒后将毫针迅速刺入，根据患者体型选用合适规格的毫针常规针刺，行平补平泻法，阳陵泉、丰隆穴针感沿下肢放射，针刺得气后留针30分钟，其间行针2次，每日1次，10天为一疗程。

[适应证] 糖尿病周围神经病变属中、重度者。

[注意事项] 排除其他疾病引起的周围神经病变。糖尿病合并妊娠、肝肾功能损害者，有糖尿病昏迷史者，有其他严重的并发症，如增殖性视网膜炎、肢体溃疡者等慎用。

处方2

[选穴] 骶四穴。

[操作] 根据阴部神经走向选取骶尾部穴位，即骶尾关节旁开1cm处（双侧）和尾骨尖旁开1cm处（双侧），共4个穴，简称"骶四穴"，均使用4寸（0.35mm×100mm）针灸针进行针刺。骶尾关节处穴位使用长针进行直刺，针刺深度为3～3.5寸（80～95mm，深度差异因个人体质），使针感放射至尿道或肛门；尾骨尖处穴位使用长针向坐骨直肠窝方向斜刺，针刺深度为3～3.5寸（80～95mm，深度差异因个人体质调整），使针感放射至尿道周围。针感达上述部位后连接电针治疗仪，骶尾关节边缘处穴位（双侧）连接正极，尾骨尖处穴位（双侧）连接负极，电针采用连续波，频率为2.5Hz，电针期间使尿道周围的肌肉持续收缩，并保持尿道持续的反射性刺激感，强度以患者感到舒适或适中为准，每次电针持续45分钟。

[适应证] 适应于糖尿病膀胱病变的各种证型。

[注意事项] 过于饥饿、疲劳、精神高度紧张者不行针刺，体质虚弱者针刺不宜过强。

七、艾灸疗法

艾灸疗法是指运用艾炷或艾条的热力以及药物的作用来治疗疾病的一种方法，在临床上应用广泛。本疗法主要借灸火的热力、药物的作用以及灸疮的刺激，通过经络腧穴的调整作用改善体质，增强身体的抗病能力，从而达到治疗和保健的目的。

处方1

[操作] 第1组选穴（肝俞2、脾俞2、三焦俞2、肾俞2）；第2组选穴（腹哀2、腹结2、关元、章门2、足三里2）。阴虚热盛证加大陵、复溜，气阴两虚证加气海、关元，阴阳两虚证加关元、命门，血瘀气滞证加血海、阳陵泉。以上2组选穴，轮换灸，每次每穴非化脓麦粒灸5～7壮。9次为1个疗程，1个疗程结束后，休息1周，再进行第2个疗程。总共治疗3个疗程。

[适应证] 适用于糖尿病肾病Ⅲ期患者。

[注意事项] 局部皮肤破损者禁用；治疗期间禁食辛辣刺激食物；防止烫伤。

处方2

[操作] 取穴中脘、关元、足三里、内关。点燃的艾条距离皮肤2cm左右，以觉热不痛为度，每穴艾灸15分钟。

[功用] 健脾肾，温肾阳。

[适应证] 糖尿病性胃轻瘫。

[注意事项] 不宜在空腹时或饭后立即施灸；不宜在过劳、过饿、酒醉、情绪不稳时施灸；灸后饮温开水一杯补充水分；若施灸部位皮肤过红，局部可涂抹烧伤膏以避免烫伤起疱；患有皮肤感觉减弱或过敏者慎用。

处方3

[方法] 取腹泻特效穴（足外踝最高点直下，赤白肉际之处），用艾条按温和灸法操作，每穴每次10～15分钟，每日1～2次，病愈为止。

[适应证] 主治虚寒性腹泻。

第十二章　2 型糖尿病慢性并发症的中医证治

2 型糖尿病被称为终生性疾病。糖的代谢紊乱引起脂肪、蛋白质等代谢紊乱，从而引起各种急慢性并发症。尤其是各种慢性并发症，涉及病位从头到足，常见的有糖尿病周围神经病变、糖尿病肾病、糖尿病眼病、糖尿病泌汗异常等，这些并发症分别归属于中医学的消渴病痹症、消渴病肾病、消渴病目病、消渴病汗症等范畴，中医药对这些慢性并发症的治疗有疗效、有特色、有优势，现分述于后。

一、糖尿病周围神经病变（消渴病痹症）

糖尿病周围神经病变（DPN）[1]，是糖尿病所致神经病变中最常见的一种，发病率为 30%～90%。其主要临床特征为四肢远端感觉、运动障碍，表现为肢体麻木，挛急疼痛，肌肉无力和萎缩，腱反射减弱或消失等。按临床表现分为双侧对称性多发神经病变及单侧非对称性多发神经病变。该病早期呈相对可逆性，后期发展为顽固性神经损伤，发病机制目前尚未完全清楚，普遍认为其发生与血管病变、代谢紊乱、神经生长因子减少、遗传因素、自身免疫功能及血液流变学改变等多种因素相互作用有关。本病患者性别差异不明显，男女相当，患病年龄 70～80 岁不等，患病率随年龄的增长上升，高峰见于 50～60 岁。患病率与病程关系不明显，2 型糖尿病患者中约有 20% 的神经病变先于糖尿病症状出现，患病率与糖尿病病情严重程度无明显关系，但糖尿病血糖控制不良者，患病率明显增高。

本病的中医病名是"消渴病痹症"。

（一）病因病机

本病因患 2 型糖尿病日久，痰浊中阻或湿热内蕴，因痰致热、致瘀；或由于病久，耗伤气阴，阴阳气血亏虚，血行瘀滞，脉络痹阻所致，属本虚标实证。病位在肌肤、筋肉、脉络，内及肝、肾、脾等脏腑，以气血亏虚为本，瘀血阻络为标。

DPN 的病机有虚有实、虚实错杂。虚有本与变之不同。虚之本在于阴津不足，虚之变在于气虚、阳损。虚之本与变，既可单独在糖尿病周围神经病变的发生发展中起作用，也可相互转化，互为因果；既可先本后变，也可同时存在。实为痰与瘀，既可单独致病，也可互结为果。就临床实际情况来看，患者既可纯虚为病，又可虚实夹杂，但一般不存在纯实无虚之证。虚实夹杂者，在虚实之间，又多存在因果标本关系。常以虚为本，阴虚为本中之本，气虚、阴损为本中之变，而以实为标，痰浊瘀血，阻滞经络。

DPN 病机是动态演变的过程，随着糖尿病的发展，一般是按照气虚夹瘀或阴虚夹瘀→气阴两虚夹瘀→阴阳两虚夹瘀的规律演变。阴亏是 DPN 发生的关键；气虚是迁延不愈的症结所在；阳虚是 DPN 发展的必然趋势；血瘀是造成本病的主要原因。本病大致可以分为四个阶段[2]。

1. 以麻木为主期

多由于痰浊中阻或湿热内蕴，痰热瘀结或肺燥津伤，或胃热伤阴耗气，气阴两虚，血行瘀滞；或气虚血瘀，或阴虚血瘀，或气阴两虚致瘀，脉络瘀滞，肢体失荣。临床可见手足麻木时作，或如蚁行，步如踩棉，感觉减退等。

2. 以疼痛为主期

气虚血瘀，或阴虚血瘀，迁延不愈；或由气损阳，或阴损及阳，阳虚失煦，阴寒凝滞，血瘀为甚；或复因气不布津，阳不化气，痰浊内生，痰瘀互结，痹阻脉络，不通则痛。临床上常呈刺痛、钻凿痛或剧痛如截肢，夜间加重，甚则彻夜不眠等。

3. 以肌肉萎缩为主期

多由于上述两期迁延所致。由于久病气血亏虚，阴阳俱损；或因麻木疼痛而肢体活动长期受限，血行缓慢，脉络瘀滞，肢体、肌肉、筋脉失于充养，则肌肉日渐萎缩，肢体软弱无力。常伴有不同程度的麻木、疼痛等表现。

4. 与糖尿病足并存期

由于 DPN 常与糖尿病微血管病变、大血管病变互为因果，因此，DPN 后期往往与糖尿病足（简称 DF）同时存在。一旦病至此期，则病情更为复杂，治疗当与糖尿病足的治疗互参互用，选择最优方案治疗。

DPN 病位主要在肢体肌肤、筋肉、脉络，以气虚、阴虚或气阴两虚为本；或由此导致肢体络脉失荣，而表现为以虚为主的证候；或由此导致的脏腑代谢紊乱产生的瘀血、痰浊等病理产物相互交阻，留滞于络脉，表现为本虚标实之候。但无论是以虚为主或本虚标实，血瘀均贯穿 DPN 的始终。

（二）治疗

1. **基础治疗**

（1）情志疗法：诚心关爱，开导患者，让患者对自己的病情有一个正确的认识，解除不必要的恐惧、焦躁和消极悲观情绪，鼓励患者树立战胜疾病的信心。

（2）药膳饮食：气虚血瘀者宜常食黄豆、扁豆、鸡肉、泥鳅、香菇、绞股蓝；气虚血瘀夹湿者宜常食薏苡仁、山药、冬瓜等；肝肾亏虚者宜常食瘦猪肉、鸭肉、龟肉、荸荠；阳虚血瘀者宜常食牛肉、鳝鱼、韭菜、茺蔚、蜂胶；痰瘀互结者宜常食银耳、木耳、洋葱、花椰菜、海藻、海带、紫菜、萝卜、金橘。亦可针对患者病情选用食疗方剂，如气虚血瘀者可选用参苓山药二米粥（党参、茯苓、山药、粟米、大米）；阴虚血瘀者可选用黄杞炖鳖汤（黄芪、枸杞子、鳖肉）；阳虚血瘀者可选用姜附炖狗肉汤（熟附片、生姜、狗肉）；肝肾亏虚，肌肉萎缩者可选用牛髓二山排骨汤（牛骨髓、山茱萸、山药、猪排骨）或当归生姜羊肉汤（当归、生姜、羊肉）。

（3）运动：DPN 患者的活动内容很多，需要注意的是活动要在饭后进行，运动量适度，因人而异，循序渐进，持之以恒，注意选择舒适透气的鞋子和平坦的路面。

（4）血糖控制：综合运用中医辨证论治及中成药、外治法调节血糖。

2. **辨证论治**

糖尿病周围神经病变以凉、麻、痛、痿四大主症为临床特点[3]。其主要病机是以气虚、阴虚、阳虚为本，以瘀血、痰浊阻络为标，血瘀贯穿于 DPN 病程始终。临证当首辨其虚实，虚当辨气虚、阴虚、阳虚之所在；实当辨瘀与痰之所别，但总以虚中夹实最为多见。治疗当在辨证施治、遣方择药的前提下，酌情选加化瘀通络之品，取其"以通为补""以通为助"之义。本病除口服汤剂、中成药外，当灵活选用熏、洗、灸、针刺、推拿等外治法，内外同治，以提高疗效，缩短疗程[4]。

（1）气虚血瘀证

[主症] 手足麻木，如有蚁行，肢末时痛，多呈刺痛，下肢为主，入夜痛甚；气短乏力，神疲倦怠，自汗畏风，易于感冒，舌质淡暗，或有瘀点，苔薄白，脉细涩。

[治法] 补气活血，化瘀通痹。

[方名] 补阳还五汤加味。

[处方] 生黄芪 60g，当归尾 15g，赤芍 10g，川芎 10g，地龙 30g，桃仁 10g，红花 10g，枳壳 10g，川牛膝 30g。

[方义分析] 方中君药生黄芪大补脾胃之气，使气旺血行，瘀去络通。臣药当归尾长于活血，兼能养血，有化瘀而不伤血之妙。佐药赤芍、川芎、桃仁、红花，助当归尾活血祛瘀；地龙通经活络，加用川牛膝引血下行，枳壳宽中下气。配伍特点是将大量补气药与少量活血药相配，气旺则血行，活血而又不伤正，共奏补气活血、宣痹通络之功。

[用法] 上药入锅，加水约 800mL，浸泡 120 分钟，文火煎煮 40 分钟，滤汁，再加水 500mL，如法再煎，两煎取汁约 700mL，分 3 次，餐后服。药渣再加水 2500mL，煎 30 分钟后，熏洗双下肢及双足，每日 2 次，每次 30 分钟。

（2）阴虚血瘀证

[主症] 肢体麻木，腿足挛急，酸胀疼痛，或小腿抽搐，夜间为甚，或灼热疼痛，五心烦热，失眠多梦，皮肤干燥，腰膝酸软，头晕耳鸣；口干不欲饮，便秘，舌质嫩红或暗红，苔花剥少津，脉细数或细涩。

[治法] 滋阴活血，柔筋缓急。

[方名] 芍药甘草汤合四物汤加味。

[处方] 生白芍 30g，生甘草 6g，干地黄 30g，当归 10g，川芎 10g，川木瓜 15g，怀牛膝 15g，炒枳壳 10g。

[方义分析] 方中生白芍酸寒，养血敛阴，柔肝止痛；甘草甘平，健脾益气，缓急止痛。二药相伍，酸甘化阴，调和肝脾，有柔筋止痛之效。干地黄滋阴清热，当归补血活血调经，川芎活血行气开郁。加用川木瓜舒筋活络止痛，怀牛膝引血下行，枳壳宽中下气，补中有通，滋阴而不腻，温而不燥，阴阳调和，使营血恢复。

[用法] 上药入锅，加水约 800mL，浸泡 120 分钟，文火煎煮 40 分钟，滤汁，再加水 500mL，如法再煎，两次取汁约 700mL，分 3 次，餐后服。药渣再加水 2500mL，煎 30 分钟后，熏洗双下肢及双足，每日 2 次，每次 30 分钟。

（3）寒凝血瘀证

[主症] 肢体麻木不仁，四末冷痛，得温痛减，遇寒痛增，下肢为著，入夜更甚；神疲乏力，畏寒怕冷，尿清便溏，或尿少浮肿，舌暗淡或有瘀点，苔白滑，脉沉细涩。

[治法] 温经散寒，通络止痛。

[方名] 当归四逆汤加味。

[处方] 当归 12g，赤芍 10g，桂枝 10g，细辛 3g，通草 10g，干姜 6g，制乳香 6g，制没药 6g，制川乌 6g（先煎），甘草 4g。

[方义分析] 本方将桂枝汤中的生姜易为干姜，加当归、通草、细辛组成。方中当归甘温，养血和血；桂枝辛温，温经散寒，温通血脉，为君药。细辛、干姜温经散寒，助桂枝温通血脉；乳香、没药活血止痛；赤芍养血和营，助当归补益营血，共为臣药。通草通经脉，畅血行；制川乌温经止痛；甘草益气健脾，共为佐药。甘草兼调药性而为使药。全方共奏温经散寒、养血通脉之效。本方的配伍特点是温阳与散寒并用，养血与通脉兼施，温而不燥，补而不滞。

[用法] 上药入锅，加水约 800mL，浸泡 120 分钟，文火煎煮 40 分钟，滤汁，再加水 500mL，如法再煎，两次取汁约 700mL，分 3 次，餐后服。药渣再加水 2500mL，煎 30 分钟后，熏洗双下肢及双足，每日 2 次，每次 30 分钟。

（4）痰瘀阻络证

[主症] 肢体麻木不仁，常有定处，足如踩棉，肢体困倦，头重如裹，昏蒙不清，体多肥胖，口黏乏味，胸闷纳呆，腹胀不适，大便黏滞。舌质紫暗，舌体胖大有齿痕，苔白厚腻，脉沉滑或沉涩。

[治法] 化痰活血，宣痹通络。

[方名] 指迷茯苓丸合活络效灵丹加味。

[处方] 茯苓 20g，姜半夏 10g，枳壳 10g，生薏苡仁 24g，当归 10g，丹参 15g，制乳香 8g，制没药 8g，苍术 10g，川芎 10g，陈皮 12g，生甘草 6g，生姜 6g。

[方义分析] 方中以姜半夏燥湿化痰为君，以茯苓、薏苡仁健脾渗湿化痰为臣，三者合用，既消已成之痰，又杜生痰之源。佐以枳壳理气宽中，使痰随气行，气顺则痰消。生姜不但制半夏之毒，又可化痰散饮。方中当归、丹参活血化瘀，通络止痛，兼以养血；配伍乳香、没药、川芎以增强活血行气、消肿定痛之效。苍术、陈皮燥湿健脾；生甘草调和诸药。诸药配伍，燥湿化痰之力较强，对于痰停中脘之证，用此方消痰润下，确有"潜消默运"之功。

[用法] 上药入锅，加水约 800mL，浸泡 120 分钟，文火煎煮 40 分钟，滤汁，再加水 500mL，如法再煎，两次取汁约 700mL，分 3 次，餐后服。药渣再加水 2500mL，煎 30 分钟后，熏洗双下肢及双足，每日 2 次，每次 30 分钟。

（5）肝肾亏虚证

[主症] 肢体痿软无力，肌肉萎缩，甚者痿废不用，腰膝酸软，阳痿不举，骨松齿摇，头晕耳鸣，舌质淡，少苔或无苔，脉沉细无力。

[治法] 滋补肝肾，填髓充肉。

[方名] 壮骨丸加减。

[处方] 龟甲30g，黄柏10g，知母10g，熟地黄30g，山萸肉30g，白芍10g，锁阳10g，牛膝15g，当归12g，炒枳壳10g。

[方义分析] 方中熟地黄益精填髓；锁阳、龟甲为血肉有情之品，善补精血，二药重用，意在大补真阴，壮水制火以培其本，共为君药。黄柏、知母清热泻火，滋阴清肺，相须为用，泻火保阴以治其标，并助君药滋润之功，同为臣药。山萸肉补养肝肾，并能涩精，白芍柔肝敛阴，牛膝补肝肾、强筋骨，当归补血养血，共为使药，兼用炒枳壳以理气。诸药合用，使水充而亢阳有制，火降则阴液渐复，共收滋阴填精、清热降火之功。

[用法] 上药入锅，加水约800mL，浸泡120分钟，文火煎煮40分钟，滤汁，再加水500mL，如法再煎，两次取汁约750mL，分3次，餐后服。药渣再加水2500mL，煎30分钟后，熏洗双下肢及双足，每日2次，每次30分钟。

3. 专方专药

（1）降糖通络片［豫药制字Z20120872（汴）］：每日3次，每次5片。主要药物为黄芪、生地黄、当归、川芎、地龙、桂枝、荔枝核、鬼箭羽等。方中黄芪大补脾胃之气，使气旺而助血行，生地黄滋阴养血而共为君药；当归补血活血，祛瘀而不伤正，川芎、地龙活血化瘀，通经活络止痛而共为臣药；桂枝以温通络脉，引诸药至肢体病位，荔枝核、鬼箭羽解毒散结，减轻局部肿痛，共为佐药。全方共奏益气养阴、活血祛瘀之功效。据有关资料报道，上述中药分别具有降血糖、降血压、降血脂等功效。

内服法是治病之大法，本剂型即根据药品的特性，分别进行熬膏、粉碎、压片，既能充分发挥药效，又有方便携带的优点。

（2）糖痛外洗方（经验方）

[处方] 川芎30g，红花20g，赤芍30g，白芍30g，桂枝15g，川椒30g，艾叶20g，川乌30g，草乌30g，苏木50g，透骨草50g，干姜30g，白芥子30g，生甘草30g。

[功用] 温经活血，宣痹通络，缓急止痛。

[主治] 消渴病痹症瘀血阻络引发的凉、麻、痛、痿诸症。

[方义分析] 方中川芎辛散温通，既能活血化瘀，又能行气止痛，为"血中之气药"，具有通达气血的功效，红花、赤芍活血祛瘀止痛，三者共为君药；消渴病痹症日久，阴损及阳，阳虚则寒，寒性凝滞，得温则散，方中桂枝、川椒、艾叶温经通阳以助君药活血通络，宣痹通阳为臣药；川乌、草乌、苏木、透骨草温经通络止痛为佐药；干姜、白芥子辛温走窜，通脉达腠，二者相合，既加强全方活血化瘀通络之效，又可引诸药直达病所，白芍、甘草酸甘化阴，既可制君、臣、佐诸药之辛燥，又可助诸药缓急以止痛，四药共为使药。本方既可单独使用，也可与内服药并行，以达内外同治、殊途同归、事半功倍之效。

[用法] 共为粗末，装无纺布袋，每袋 200g，每日取药袋 1 个，泡于 3000mL 温水中，浸洗双腿、双足与双手，温度以 40℃为宜，浸泡 30～40 分钟，早晚各 1 次，10 日为一个疗程。

[加减] 阴亏灼痛者去辛温诸药，生白芍加至 50g，再加生地黄 50g，地骨皮 50g。阳虚甚显，入夜痛重，肢冷如冰者加细辛 30g，重用川乌、草乌，以肉桂易桂枝。

[注意事项] 水温不可太高，以 42℃以下为宜，以免烫伤皮肤，最好让健康人帮助试水温。本方仅限外洗，严禁内服。

（3）止消宣痹汤（经验方）

[处方] 生黄芪 30g，干生地黄 30g，全当归 10g，川芎片 10g，赤芍 30g，白芍 30g，川桂枝 6g，水蛭 6g，川牛膝 30g，生甘草 3g，生姜 3g。

[功用] 益气养阴，养血活血，通络宣痹。

[主治] 消渴病痹症不同阶段引发的手足或四肢凉、麻、痛、痿之症。

[方义分析] 在治痹名方黄芪桂枝五物汤的基础上，加入养血活血的四物汤、水蛭、川牛膝，拟成止消宣痹汤。方中生黄芪补气，干生地黄养阴，共奏益气养血之效，二药共为主药；当归配黄芪，可补气生血，配白芍、川芎、生地黄即有四物汤之义，既有补血之功，更有活血养荣之妙，与赤芍共为臣药；桂枝温经活血，水蛭破瘀通络、通痹止痛，助芪、地寓补于动，以防壅滞，共为佐药；川牛膝引血下行，甘草配白芍缓急止痛，生姜和胃调味，共为使药。纵观全方，以通为补，补中有通，通中有补，使全身气血调达，络通痹宣，则凉、麻、痛、痿渐缓至消。

[用法] 上药首煎加水 800mL，浸泡 120 分钟，武火煮沸后，再用文火煮 40 分钟，

滤出药汁，再加水 500mL，如法再煎，两煎取汁约 700mL，分三次，饭后 2 小时服。药渣加入白芥子 30g，干姜 30g，川椒 30g，入搪瓷盆中煎煮 30 分钟后，加入 52 度以上白酒 100mL，熏洗手足和双下肢，每次 30 分钟，每日两次，以达内外合治、殊途同归、协同增效之目的。

[加减] 若四末冰冷，疼痛剧烈，入夜难眠，舌质淡暗或紫暗，苔薄白而滑，脉弦紧或细涩属阳虚寒凝者，上方加细辛 3g，制川乌、制草乌各 6g（先煎 30 分钟），琥珀 6g（冲或装胶囊，分次随汤药冲服）以加强温通、止痛、安神之效；若手足灼热疼痛，心烦失眠，舌质嫩红，苔少，脉细数等阴亏内热的症状明显者，去桂枝加肉桂 3g，川连 6g，去赤芍改生白芍 40g，生甘草加至 6g，以酸甘化阴，引火归原，缓急止痛；若伴双下肢沉重如灌铅，行走如踩棉，舌质胖大，苔白腻等症状且兼有痰湿者，加苍术 10g，生薏苡仁 30g 以化痰通络，除湿宣痹；若久痹不通，伴双下肢肌肉萎缩者，加苍术、白术各 10g 以健脾生精，加怀牛膝 30g，山萸肉 30g 以益肝肾，补先天，资后天，以助起痿宣痹之功。

4. 研究述评

笔者自 2000 年任中华中医药学会糖尿病分会副主任委员以来，先是在分会中担任 DPN 学组的牵头组织工作，然后于 2003 年先后执笔完成《DPN 中医防治指南》《DPN 中医临床诊疗路径》《DPN 中医临床诊疗方案》及《DPN 中医防治指南解读》等，同时主持了 DPN 中医诊疗方案多中心的验证工作，并围绕 DPN 进行了文献研究、临床研究等，工作成果简述如下。

（1）消渴病痹症以麻、凉、痛、痿四大症为临床特点，分以麻木为主期、以疼痛为主期、以肌肉萎缩为主期、糖尿病足并存期四个阶段。其病机是动态演变的过程，基本上随着消渴病的发展，按照气虚夹瘀或阴虚夹瘀 → 气阴两虚夹瘀 → 阴阳两虚夹瘀的规律演变。阴亏是消渴病痹症发生的关键；气虚是迁延不愈的症结所在；阳虚是发展的必然结果；血瘀痹阻贯穿于始终。益气养阴，温经通阳，化瘀通络，宣痹止痛是治疗本病的基本大法，活血化瘀应贯穿治疗全过程。重内服的同时，决不可轻外治，内外合治，殊途同归[5]。

（2）国家中医药管理局"十一五"重点专科（专病）糖尿病周围神经病变协作组成员单位，通过对消渴病痹症诊疗方案进行验证，确定其方法的临床疗效和安全性，为进一步优化诊疗方案奠定基础。该方案采用非随机、多中心、治疗前后自身对照法，根据患者就诊先后顺序及患者的意愿将其纳入治疗组，治疗组根据辨证，采用相应方药和外治法。以 2 周为一疗程进行观察，每个疗程共观察 480 例患者治疗前后的临床症状、体征、血糖、血脂、Toronto 临床评分及安全指标等，并进行疗效分析及安全性评估。结果：消渴病痹症验证方案能显著改善患者凉、麻、疼、痿的症状及体征，改善血糖、血脂、Toronto 临床评分，总有效率达 95%。结论：消渴病痹症验证方案能够有效地缓解凉、麻、疼、痿的症状，改善血糖、血脂，降低 Toronto 临床评分，是一套疗效可靠、安全便捷的治疗方案，值得临床推广。

从中医辨证分型上看，所选 480 例病例中，气虚血瘀证者 192 例，占 40%；阴虚血瘀证者 120 例，占 25%；痰瘀阻络证者 115 例，占 24%；阳虚血瘀证者 32 例，占 6.7%；肝肾亏虚证者 16 例，占 3.3%。大部分病例都存在着舌暗或有瘀点的瘀血征象。这也说明气血亏虚是本病发生的根源，阴阳两虚是发展的趋势，血瘀是本病发生发展的关键因素，提示我们治疗时要在补气养阴、温阳固肾的基础上，将养血活血、化瘀通络贯穿治疗的始终，把握瘀之源头，瘀之程度，适当遣方，灵活化裁，方能收到事半功倍的效果 [2]。

（3）糖尿病周围神经病变为本虚标实之证，本虚为气阴亏虚，标实为痰结瘀阻，经络不通。研究表明，针灸疗法在本病中的应用具有药物难以比拟的优点，针刺治疗不仅能够改善糖尿病周围神经病变患者的临床症状，而且也能显著提高受损神经的传导速度，改善血生化和血流变的相关指标。

（4）糖尿病周围神经病变中出现的顽固性疼痛，如灼痛、刺痛等症状，在临床治疗方面尚属于难点，中西医治疗均无特效。针对糖尿病周围神经病变出现的顽固性疼痛（灼痛、刺痛、深度的持续性钝疼等），可采用穴位封闭疗法：使用中药制剂如复方丹参针、血塞通针等，选用足三里、三阴交、曲池等相应腧穴注射，每次 2 ～ 4mL，各穴位轮流应用，注射时以得气后再注入药液，10 天为 1 疗程。此法可应用于疼痛明显的患者。目前使用西药封闭者较为普遍，而对此方法的疗效评价有待于临床进一步验证、实践与提高，以得出客观的评估结果。

（5）早期诊断困难。50% 以上患者早期无临床症状，待临床症状出现，其神经的病理性损害多已不可逆。电生理检查神经传导速度的减慢在临床无症状时就已经存在，仅仅凭借中医传统的四诊合参，必然会出现漏诊。并且传统的神经电生理检查主要反映的是有髓大纤维的远端传导功能，不能反映 DPN 早期小的神经纤维和无髓自主神经纤维的功能变化及中、慢传导速度纤维的传导特征，所以 DPN 临床诊断的阳性率要远低于实际患病率。因此，在临床确诊糖尿病时，就要详查神经系统受累情况，并定期检查神经传导速度等神经电生理指标，以获得早期诊断。采用中医辨证与西医辨病相结合，有利于重新认识症状与中医证型的形成机制，体现中医整体观念，发挥中医治疗优势。

（6）现有的中医特色治疗如中药熏洗、中频离子导入、穴位封闭等外治法缺乏规范流程，使用工具仍待改进。中医外治药物，如黑膏药等，具有刺激皮肤、容易致敏及易污染衣物等临床应用的不便，亟待新的外用制剂的开发。亦可改进传统黑膏药的给药方式：选用热塑性弹性体的压敏胶或热熔体的压敏胶等作为制剂敷料，克服药物对皮肤的刺激，预防过敏等不良反应。

剂型一旦改变，临床诊治的各个环节均应进行量化，如中药熏洗法的流程、熏洗时间、温度等，以减少不良事件发生；针灸治疗方案的专家共识有待形成；中离子导入等治疗手段的流程有待进一步规范；对穴位封闭疗法及穴位贴敷疗法有待进一步评估，选择的药物须具辛透温通走窜之性，以利于直导病位。穴位选择应形成规范，分型施治。另外，尚需克服药物对皮肤的刺激，以防产生过敏等不良反应。

（7）中药在纠正代谢紊乱、改善微循环、改善神经营养和氧化应激等方面具有一定疗效，但作用机制还需进一步研究与明确。

（8）中医药综合治疗，多靶点作用。因为本病为慢性病程，大多数患者确诊时病程已较长，临床表现较为复杂，所以临证时要分清虚实，辨明寒热，或攻或补，或清或温，或攻补兼施，或寒热并用，并考虑患者的年龄、体质、病情、病程等。临床诊治时，采用单一的中医治疗方法，往往难以达到理想的效果。因此，将有效的治疗方法进行整合，形成综合治疗方案，内外治结合，药物外治与非药物外治结合等，即将中药汤剂、中成药、针灸、推拿、中药熏洗、离子导入等方法结合，可明显提高疗效，改善患者临床症状及相关指标。

（9）内外合治，协同增效。发挥中医外治优势，补内治之不足，"外治之理即内治之理，外治之药亦即内治之药"。中药外治，简、便、廉、捷、验，故外治法千载而不衰。书中涉及的方剂为基本处方，可根据具体情况随症加减，并参照相关法规和临床经验确定药物剂量，建议将内服汤剂煎后的药渣再煎后熏洗患处，以期达到内外同治、异曲同工的目的。

二、糖尿病肾病（消渴病肾病）

消渴日久，脾肾亏虚，久病入络，肾亏血瘀，痰湿内生，变为浊毒，损伤肾元，而形成正虚邪实，本虚标实的消渴病肾病。

1. 辨证论治

（1）气血亏虚兼瘀证

[主症] 精神差，双下肢指凹性水肿，口干、多饮、多尿，周身乏力，面色无华，视物模糊，时有头晕、心悸、胸痛，休息后缓解，小便频，夜尿多，3～5次，尿有泡沫。舌质淡暗，舌体胖大有齿痕，苔薄白，脉沉细无力。

[治法] 滋补肝肾，养血活血。

[方名] 参芪地黄汤合四物汤加味。

[处方] 太子参30g，生黄芪30g，炒苍术30g，炒白术30g，猪苓30g，云茯苓30g，熟地黄30g，全当归20g，建泽泻30g，炒山药30g，山萸肉30g，紫丹参50g，炒白芍30g，炒枳壳10g，川芎片10g，鲜生姜6g，炙甘草3g。

[方义分析] 方中太子参益气滋阴生津，黄芪益气固表，二者共为君药。山萸肉补养肝肾，并能涩精，取"肝肾同源"之意；炒山药补脾益肾，与山萸肉共为臣药。炒白芍、熟地黄养阴柔肝；苍术、白术健脾利湿；泽泻利湿而泻肾浊；猪苓、云茯苓淡渗利湿，并助山药之健运，与泽泻共泻肾浊，助真阴得复其位，以上共为佐药。当归补血活血调经，川芎活血行气开郁，加紫丹参活血化瘀，生姜增进血行，炒枳壳宽中下气，炙甘草调和诸药，共奏益气养血、活血化瘀之效。

[用法] 上药入锅，加水约800mL，浸泡120分钟，文火煎煮40分钟，滤汁，如法再煎，两煎取汁约700mL，分3次，餐后服。剩余药渣加水3000～5000mL，再煮30分钟，共入桶中。先熏双下肢，待水温至40℃以下时（温度表测试），将双下肢浸入桶中洗30分钟，每日2次，以达到内外结合、协同增效的作用。

（2）气阴两虚，湿瘀互结证

[主症] 乏力困倦，精神委顿，四肢酸软，懒言少动，双下肢水肿，颜面肿胀，腰空痛，晨起尤甚，自汗，口渴多饮，手足心热，偶有耳鸣，纳、眠差，尿频，日十余次，夜间尤甚，尿中泡沫多，大便无力，舌红少苔，舌底脉络迂曲紫暗，脉细无力。

[治法] 益气养阴，化湿活瘀。

[方名] 参芪地黄汤合五苓散加味。

[处方] 太子参15g，生黄芪30g，生地黄10g，生山药15g，山萸肉10g，粉丹皮10g，福泽泻10g，炒白术15g，紫丹参30g，肥猪苓30g，云茯苓30g，川桂枝

6g，粉葛根 30g，天花粉 10g，蒸玄参 10g，炒苍术 10g，全当归 10g，川芎片 6g。

[方义分析] 方中太子参益气滋阴生津，黄芪益气固表，生地黄清热生津为君药。山萸肉补养肝肾，并能涩精，取"肝肾同源"之意；生山药补脾益肾，与山萸肉共为臣药。白术健脾利湿；泽泻利湿而泻肾浊；猪苓、茯苓淡渗利湿，并助山药之健运，与泽泻共泻肾浊，助真阴得复其位，玄参益气养阴，苍术以燥湿化痰，共为佐药。丹皮清热凉血，丹参凉血活血化瘀，桂枝温阳利水，葛根清热生津，天花粉生津止渴兼以清热，共为使药。加当归养血活血，川芎行气，共达益气养阴、活血化瘀之效。

[用法] 上药入锅，加水约 200mL，浸泡 120 分钟，文火煎煮 40 分钟，滤汁，如法再煎一次，两煎取汁约 750mL，分 3 次餐后服。剩余药渣加水 3000 ～ 5000mL，再煮 20 分钟，共入桶中。先熏双下肢，待水温至 40℃以下时（温度表测试），将双下肢入桶中浸洗 30 分钟，每日 1 ～ 2 次，以达到内外结合、协同增效的作用。

（3）湿热内蕴，浊毒泛溢证

[主症] 神志清，精神差，乏力，双下肢浮肿，午后甚，乏力，胃脘痞闷，恶心欲呕，口干，口中常感有异味，大便干，2 ～ 3 天一行，夜尿多，2 ～ 5 次，尿有泡沫。舌红，苔黄厚腻，脉弦涩。

[治法] 清热和胃，降浊导毒。

[方名] 温胆汤合小承气汤加减。

[处方] 半夏 10g，姜竹茹 10g，广陈皮 10g，云茯苓 30g，炒枳实 10g，炒白术 10g，肥猪苓 30g，建泽泻 10g，川厚朴 10g，生大黄 6g，广藿香 10g，大苏叶 10g，春砂仁 6g，生姜 6g。

中药灌肠方：败酱草 50g，蒲公英 30g，煅瓦楞 30g，炒槐米 30g，生大黄 10g，上肉桂 3g。

[方义分析] 方中半夏辛温，燥湿化痰，和胃止呕，为君药。臣以竹茹，取其甘而微寒，清热化痰，除烦止呕。半夏与竹茹相伍，一温一凉，化痰和胃，止呕除烦之功备。陈皮理气行滞，燥湿化痰。枳实辛苦微寒，降气导滞，消痰除痞。陈皮与枳实相合，亦为一温一凉，而理气化痰之力增。佐以厚朴、白术、茯苓，健脾渗湿，以杜生痰之源。泽泻利湿而泻肾浊，猪苓淡渗利湿，大黄泻腑通便，广藿香芳香辛散，大苏叶芳香健胃，春砂仁理气和胃，煎加生姜调和脾胃，且生姜兼制半夏毒性。诸药合用，共达清热利湿、解毒散结之效。

[用法] 上药入锅，加水约 800mL，浸泡 120 分钟，文火煎煮 40 分钟，滤汁，如法再煎，两煎取汁约 700mL，分 3 次，餐后服。剩余药渣加水 3000 ～ 5000mL，再煮 30 分钟，共入桶中。先熏双下肢，待水温至 40℃以下时（温度表测试），将双下肢入桶中浸洗 30 分钟，每日 2 次，以达到内外结合、协同增效的作用。

（4）脾肾阳虚，湿瘀互结证

[主症] 面色㿠白，神疲乏力，形体虚胖，口干欲饮，饮水不多，畏寒，腰膝酸冷，双下肢浮肿，按之凹陷，视物模糊，胸闷气短，纳呆，或夜尿多，尿有泡沫，大便秘结。舌暗淡，边有瘀斑、齿印，苔白腻，脉沉细涩。

[治法] 健脾温肾，化湿活血。

[方名] 真武汤合五苓散加味。

[处方] 淡附片 10g（先煎 1 小时），云茯苓 30g，炒白芍 15g，白术 30g，生姜片 15g，全当归 20g，猪苓 30g，紫丹参 30g，炙黄芪 50g，玉米须 30g，炒山药 30g，益母草 15g，川桂枝 6g。

[方义分析] 方中以淡附片为君药，辛甘性热，用之温肾助阳，化气行水，兼暖脾土，以温运水湿。臣以茯苓利水渗湿，使水邪从小便去，白术健脾燥湿，佐以生姜之温散，既助附子温阳散寒，又合苓、术宣散水湿。白芍、当归亦为佐药，其义有四：一者利小便以行水气，《本经》言芍药能"利小便"，《名医别录》亦谓之"去水气，利膀胱"；二者柔肝缓急以止腹痛；三者敛阴舒筋以解筋肉瞤动；四者可防止附子燥热伤阴，利于久服缓治。猪苓利水渗湿，丹参活血化瘀，黄芪补中益气，升阳举陷，山药健脾益胃，桂枝温阳利水，益母草补气养血，玉米须泄热平肝，共达补脾益肾、活血利湿之效。

[用法] 上药入锅，加水约 800mL，浸泡 120 分钟，文火煎煮 40 分钟，滤汁，再加水 500mL，如法再煎，两煎取汁约 700mL，分 3 次，餐后服。剩余药渣加水 3000 ～ 5000mL，再煮 30 分钟，共入桶中。先熏双下肢，待水温至 40℃以下时（温度表测试），将双下肢入桶中浸洗 30 分钟，每日 2 次，以达到内外结合、协同增效的作用。

（5）阴阳俱虚血瘀证

[主症] 神志清，精神差，口干渴，多饮，消瘦，双下肢轻度浮肿，畏寒，手心热，自汗或盗汗，偶有头晕、头痛，视物模糊，时有胸闷，气短，尿有泡沫，夜尿 3 ～ 4 次，大便干，2 ～ 3 日一行。舌质淡暗，或舌边尖红点，苔薄腻有花剥，舌下脉络粗大，

脉沉细涩。

[治法] 滋阴助阳，补肾化瘀。

[方名] 肾气汤。

[处方] 制附子6g（先煎），桂枝12g，干地黄30g，生山药15g，制山萸肉15g，泽泻10g，云茯苓20g，牡丹皮10g，肉苁蓉30g，火麻仁30g，怀牛膝15g。

[方义分析] 方中附子辛甘性热，温肾助阳，化气行水，兼暖脾土，以温运水湿；桂枝温阳利水；地黄、山萸肉补益肾阴而摄精气；山药、茯苓健脾渗湿；泽泻泄肾中水邪；牡丹皮清肝胆相火，加以肉苁蓉、火麻仁泻腑通便；怀牛膝活血化瘀，引血下行。诸药合用，共奏温补肾气之效。

[用法] 上药入锅，加水约800mL，浸泡120分钟，文火煎煮40分钟，滤汁，再加水500mL，如法再煎，两煎取汁约700mL，分3次，餐后服。剩余药渣加水3000～5000mL，再煮30分钟，共入桶中。先熏双下肢，待水温至40℃以下时（温度表测试），将双下肢入桶中浸洗30分钟，每日2次，以达到内外结合、协同增效的作用。

2. 专病专药

十一味益肾降糖片[豫药制字Z20120852（汴）]。

[治法] 益气健脾，补肾降糖，利水消肿。

[处方] 黄芪15g，地黄15g，白术60g，山药150g，山萸肉70g，鬼箭羽150g，车前子6g，防风45g，益母草150g，牛膝15g。

[方义分析] 黄芪补气养阴，地黄补肾益阴，二者共为君药。山萸肉、山药、白术健脾益气，辅助君药增强补肾益气的功效，益母草活血消肿，鬼箭羽活血化瘀，车前子利小便，牛膝活血利水，防风祛风解表，诸药合用，共达补肾益气、活血利水之功效。

[适应证] 糖尿病肾病，有颜面及四肢浮肿，腰膝酸软，夜尿频多，乏力等脾肾气虚的症状及尿蛋白者。

[用法用量] 口服，一次6～8片，一日3次。

3. 外治专方

救肾灌肠方

[处方] 生大黄6g，生牡蛎30g，薏苡仁30g，炮附子10g，败酱草30g，蒲公英30g。

[方义分析] 方中大黄有荡涤肠胃，泻火解毒，活血化瘀的作用；附子能散寒湿，温脾阳，回阳救逆，加强祛除阴寒水湿的效果；大黄、附子一清一温，以大黄的寒凉对抗附子的辛温太过，攻补兼施，活血化瘀，利尿排浊；生牡蛎具有收敛固摄精微作用，防止大黄泻下太过；薏苡仁、败酱草、蒲公英等可解毒化湿降浊。

[治法] 利湿导浊，荡邪排毒。

[适应证] 治疗糖尿病肾病，改善肾功能，减少尿蛋白排泄，降低肌酐、尿素氮。

[用法用量] 每日 1 剂，水煎灌肠，日二次。

三、糖尿病便秘（消渴病便秘）

便秘属消渴常见并发症之一，病机主要责之于阴虚燥热或脾气不运。胃有燥热，伤津化燥，肠失濡润，传导不畅，或脾虚不运，大肠传导无力，糟粕内停而致便秘。肝疏泄失常，气机升降出入失常；水谷运化失度，三焦水道不利，津液代谢失常，也可导致便秘。粪便虽出于魄门，然需肺气之肃降方能使大肠内糟粕下行排出体外。肺与大肠相表里，肺中之燥热下移大肠，煎耗津液，传导失润，或肺气不降，腑气不通，大肠传导迟缓，则糟粕难于下行而成便秘。

（一）辨证论治

1. 阴虚燥热，津亏便结证

[主症] 大便干燥如羊屎，艰涩难下，数日一行，腹胀作痛，或可于左少腹触及包块，口干，或口臭，或头晕，舌红少津，苔黄燥，脉细涩。

[治法] 滋阴润肠，增液通便。

[方名] 增液汤加味。

[处方] 生地黄 30g，麦冬 15g，玄参 15g，甘草 10g，桃仁 10g，火麻仁 20g，生白术 30g，蒸首乌 30g，瓜蒌仁 15g，生大黄 6g（后下）。

[方义分析] 方中生地黄、麦冬、玄参增水行舟，泻热通便；瓜蒌仁、桃仁、火麻仁、蒸首乌润肠通便；生大黄泄热通便，急下存阴；生白术固护脾气，气充则传导有力；甘草以调和诸药。诸药合用，则津生热退，大便通畅。

[用法] 上药入锅，加水约 800mL，浸泡 120 分钟，文火煎煮 40 分钟，滤汁，再加水 500mL，如法再煎，两煎取汁约 700mL，分 3 次，餐后服。

2. 肝气郁滞证

[主症] 胸胁胀满，烦躁易怒，脘腹胀满，时有头痛目眩，口燥咽干，神疲食少，

大便溏结不调或先干后稀。舌质淡红，苔薄白，脉弦。

[治法] 滋阴润肠，行气通便。

[方名] 四逆散加减。

[处方] 柴胡 10g，枳实 10g，芍药 20g，桃仁 10g，决明子 30g，莱菔子 30g，桔梗 10g，炙甘草 6g。

[方义分析] 方中柴胡疏肝行气，枳实破气导滞，二者一升一降，推陈致新；芍药养血柔肝，与柴胡相配，使行气不伤津，养肝之体，助肝之用，养血通便；决明子、莱菔子行气通便；桃仁润肠通便；桔梗提壶揭盖，调畅气机；炙甘草调和诸药，益脾和中。诸药相伍，疏肝行气，气机顺畅，大便自通。

[用法] 上药入锅，加水约 800mL，浸泡 120 分钟，文火煎煮 40 分钟，滤汁，再加水 500mL，如法再煎，两煎取汁约 700mL，分 3 次，餐后服。

3. 肺热肠燥证

[主症] 大便秘结，小便短黄，口渴，鼻干咽干，或有咽喉红肿疼痛，舌红苔黄，脉洪数。

[治法] 宣肺降浊，润肠通便。

[方名] 清气化痰丸加减。

[处方] 黄芩 10g，瓜蒌仁 30g，姜半夏 10g，杏仁 10g，枳实 10g，生百合 30g，生白芍 30g，生大黄 3g，莱菔子 15g，甘草 6g。

[方义分析] 方中黄芩清降肺热；姜半夏、瓜蒌仁、杏仁化痰降浊，宣降肺气；生百合、生白芍益气润肠；生大黄、莱菔子、枳实泄热通便，导积行滞；甘草味甘和中，调和诸药。诸药合用，共奏宣肺降浊之功。

[用法] 上药入锅，加水约 800mL，浸泡 120 分钟，文火煎煮 40 分钟，滤汁，再加水 500mL，如法再煎，两煎取汁约 700mL，分 3 次，餐后服。

4. 气阴两虚证

[主症] 大便秘结，伴有咽干口燥，口渴多饮，神疲乏力，气短懒言，形体消瘦，腰膝酸软，自汗盗汗，五心烦热，心悸失眠。舌红少津，苔薄白干或少苔，脉沉细。

[治法] 益气养阴，润肠通便。

[方名] 益气增液通便汤（自拟方）。

[处方] 太子参 30g，生黄芪 30g，生白术 30～50g，枳实 10g，厚朴 10g，麦冬 20g，玄参 20g，生地黄 30～50g，当归 30g，蒸首乌 30g，火麻仁 30g，甘草 6g。

[方义分析] 方中玄参、麦冬、生地黄三药重用，为滋阴增液之要药，再合蒸首乌、火麻仁养阴润燥，当归养血润肠通便，令肠润而便通；太子参、生黄芪为补气要药，再合生白术健脾益气，共增运化传导之力；枳实、厚朴行气通便，以助大肠传导糟粕；甘草益气和中，调和诸药。诸药合用，共奏益气增液、润肠通便之功。

[用法] 上药入锅，加水约800mL，浸泡120分钟，文火煎煮40分钟，滤汁，再加水500mL，如法再煎，两煎取汁约700mL，分3次，餐后服。

5. 阳虚便秘证

[主症] 大便艰涩，排出困难，面色㿠白，四肢不温，喜热怕冷，小便清长，或腹中冷痛，拘急拒按，或腰膝酸冷，舌淡，苔白或薄腻，脉沉迟或沉弦。

[治法] 补肾化气，温阳通便。

[方名] 右归丸加减。

[处方] 制附子10g，肉桂3g，肉苁蓉15g，杜仲20g，山萸肉10g，熟地黄20g，枸杞子10g，油当归10g，蒸首乌30g，枳实10g，厚朴10g，炙甘草6g。

[方义分析] 方中制附子、肉桂、杜仲、肉苁蓉温肾助阳，化气行水；蒸首乌、熟地黄、山萸肉、枸杞子滋补肾阴，润肠通便，寓"阴中求阳"之意；油当归养血润肠；枳实、厚朴行气通便，使补而不腻；炙甘草调和诸药。诸药合用，使肾阳充足，气化津生，大便畅通。

[用法] 上药入锅，加水约800mL，浸泡120分钟，文火煎煮40分钟，滤汁，再加水500mL，如法再煎，两煎取汁约700mL，分3次，餐后服。

（二）专病专药

降糖通便丸（经验方院内制剂）

[治法] 益气养阴，运肠通便。

[处方] 生白术、油当归、生地黄、生大黄、生枳实、桃仁、火麻仁、生白芍、生甘草。

[方义分析] 方中生白术入脾、胃经，味甘能健脾益气，为"补气健脾第一要药"，脾气得补则助运化之功。生地黄甘寒质润，既能养阴清热，又能止渴生津，入肾经又能滋阴降火，养阴津而泻伏热。二药既能补肝肾之阴，又能健脾益气为君药。火麻仁甘平，入脾、胃、大肠经，质润多脂，能润肠通便，又兼有滋养补虚作用。桃仁富含油脂，能润燥滑肠，用于肠燥便秘。二药同用，起"增水行舟"之功，配合油当归补血活血以运肠通便，兼有活血行气之力，为臣药；生大黄苦寒，入脾、胃、

大肠经，有较强的泻下作用，能荡涤肠胃，推陈出新，为治疗积滞便秘之要药，又能下瘀血，清瘀热。白芍味酸，补益肝之阴血。枳实辛行苦降，善破气除痞，消积导滞，枳实与白术相配，健脾行气，运肠通便，相得益彰，甘草以调和诸药。

[适应证] 糖尿病性便秘。

[用法用量] 口服，每次 10 丸，每日 3 次。

（三）外治专方

采用自拟通便散神阙穴贴敷：用 75% 乙醇将大黄、芒硝、油当归、黄芪、冰片五味药粉调成糊状药饼，每日晨起贴敷于神阙，贴敷时间大于等于 6 小时，5 天为 1 个疗程。方中大黄、芒硝泻热通便，润燥软坚；油当归补血滋阴；黄芪补中益气，防止气虚脱肛；冰片具有透皮通窍之功；用 75% 乙醇调制，有助于药物的吸收。诸药合用，共促排便。

四、糖尿病泌汗异常（消渴病汗症）

糖尿病泌汗异常属中医消渴病汗症，是指消渴日久，阴津亏虚或气虚不固，导致腠理开阖失司，进而发生汗液排泄异常的病证。本病日久伤阴耗气，导致气阴俱损，甚则阴阳两亏，精、气、神衰惫，严重影响患者的生活及工作质量。

（一）辨证论治

1. 气虚卫弱证
[主症] 以自汗为主，伴神倦无力，面色少华，手足欠温，舌质淡，苔薄白，脉沉弱。

[治法] 益气固表。

[方名] 玉屏风散加味。

[处方] 黄芪 30g，防风 6g，炒白术 10g，仙鹤草 60～120g。

[方义分析] 黄芪补气固表，炒白术健脾益气，资气血之源，两药合用，气旺表固则汗自止；防风走表祛风，可协助黄芪益气御风，仙鹤草为民间治盗汗的要药，笔者取之，屡试屡验。本方治疗表虚不固所致自汗或盗汗均有很好的疗效。气虚甚者加太子参，以补气强卫；兼阴虚者加麦冬、五味子，养阴敛汗；兼阳虚者加附子温阳敛汗；汗出如注者加麻黄根、煅龙骨、煅牡蛎，固涩敛汗；半身或局部出汗者可配合四逆散（柴胡、白芍、枳壳、甘草），调畅气机以止汗。

[用法] 上药入锅，加水约 800mL，浸泡 120 分钟，文火煎煮 40 分钟，滤汁，

再加水 500mL，如法再煎，两煎取汁约 700mL，分 3 次，餐后服。

2. 气阴亏虚证

[主症]汗出较多，疲倦乏力，气虚者，以自汗为主，静时汗出，进食或稍动加重，多为全身汗出，以头面部为主；阴虚者，以盗汗为主，睡中汗出，或醒即汗出，通身大汗，甚则透衣湿被，口干多饮，手足心热。舌质淡，少苔，脉沉细或细数。

[治法]益气养阴。

[方名]生脉饮合仙鹤止汗方。

[处方]太子参 30g，麦冬 20g，五味子 10g，仙鹤草 60 ～ 180g。

[方义分析]方中太子参，益气生津止渴；麦冬，养阴生津、清虚热而除烦躁；五味子，酸收敛阴、止汗生津、安神宁心；仙鹤草又名脱力草，可用于治疗劳伤体倦，因收涩作用较强，也可用于止汗、止血、止泻等。笔者应用此方治疗气阴亏虚所致的自汗、盗汗四十多年，屡用屡验，一般 1 剂见效，3 剂可愈。气虚甚者，加生黄芪 30 ～ 60g 益气固表；阴虚甚者，加生地黄 30g，沙参 30g，滋阴敛汗。

[用法]上药入锅，加水约 800mL，浸泡 120 分钟，文火煎煮 40 分钟，滤汁，再加水 500mL，如法再煎，两煎取汁约 700mL，分 3 次，餐后服。

3. 肝郁化火证

[主症]心情抑郁，或心烦易怒，怒则汗出，面红、手心红，手足心热，或失眠多梦，梦后盗汗，纳呆，腹胀，舌质淡暗，或舌边红赤，苔薄白，脉弦缓或弦数。

[治法]调和肝脾，清热除烦止汗。

[方名]丹栀逍遥散加减。

[处方]牡丹皮 10g，炒栀子 10g，柴胡 10g，全当归 10g，生白芍 30g，茯苓 30g，炒白术 10g，苏薄荷 10g，淡豆豉 10g，仙鹤草 60g，甘草 6g，生姜 6g。

[方义分析]柴胡疏肝解郁，使肝气得以调达，为君药。当归甘辛苦温，养血和血；白芍酸苦微寒，养血敛阴，柔肝缓急，为臣药。白术、茯苓健脾去湿，使运化有权，气血有源；甘草益气补中，缓肝之急；仙鹤草因收涩作用较强，可用于止汗、止血、止泻等，为佐药。丹皮以清血中之伏火，炒栀子、淡豆豉善清肝热，并导热下行。加入薄荷少许，疏散郁遏之气，透达肝经郁热；再加生姜温胃和中，为使药。

[用法]上药入锅，加水约 800mL，浸泡 120 分钟，文火煎煮 40 分钟，滤汁，再加水 500mL，如法再煎，两煎取汁约 700mL，分 3 次，餐后服。

4. 湿热郁蒸证

[主症] 形体肥胖，蒸蒸汗出，汗黏而臭，饮酒后盗汗如注，透衣湿被，口苦口臭，小便色黄，大便黏滞不爽，舌红，苔薄黄，脉弦数。

[治法] 化湿清热，调中止汗。

[方名] 连朴饮加减。

[处方] 川黄连 10g，川厚朴 10g，炒栀子 10g，淡豆豉 10g，姜半夏 6g，生芦根 30g，石菖蒲 6g，炒枳壳 10g，炒白术 6g，仙鹤草 80～120g，葛根 30g，甘草 6g。

[方义分析] 方中黄连清热燥湿，厚朴行气化湿，共为君药。石菖蒲芳香化湿而悦脾，半夏燥湿降逆而和胃，增强君药化湿和胃止呕之力，是为臣药。栀子、豆豉清宣胸脘之郁热，仙鹤草收敛止汗，葛根升举阳气，白术以健脾燥湿，枳壳行气，芦根性甘寒质轻，清热和胃，除烦止呕，生津行水，皆为佐药。使以甘草以调和诸药。

[用法] 上药入锅，加水约 800mL，浸泡 120 分钟，文火煎煮 40 分钟，滤汁，再加水 500mL，如法再煎，两煎取汁约 700mL，分 3 次，餐后服。

（二）外治专法

外治之理即内治之理，外治之药即内治之药。我们认为，对于重型盗汗者，可取等量煅龙骨粉、五倍子，用凉开水调成糊状，敷脐部，外用纱布固定，每日 1 次。对于邪热郁蒸型盗汗者，常取黄柏、苍术、五倍子各 10g，共研成细末，用凉开水调制成 2 块药饼，置于两乳部，外用纱布固定，每日 1 次。内外合治，相得益彰。

五、糖尿病抑郁症（消渴病郁证）

消渴病和郁证在病机上联系密切，两者的关系符合张景岳提出的"因病致郁""因郁致病"。消渴和郁证同属气血津液病证，二者共病的病理基础为气、血、津、液的运行失常，输布失度，从而导致发病。五脏之中，肝是二者联系的重要纽带。情志失调，恼怒伤肝，肝气疏泄失常，日久郁而化火，灼伤阴津，发为消渴，其中肝气郁滞为郁证的基本病机。消渴合并郁证的病位不离乎肝，又不止于肝，心、肺、脾、肾均可涉及，日久则常兼化火、血瘀、痰凝，变证多端，虚实相兼，寒热错杂。

（一）辨证论治

1. 肝郁血虚证

[主症] 情绪抑郁，善太息，多愁善感，悲观厌世，胸胁胀满窜痛，食少，腹胀，

便溏不爽，或月经不调，舌淡红或淡白，苔白，脉弦细。

[治法] 疏肝解郁，养血安神。

[方名] 逍遥散加减。

[处方] 柴胡 12g，当归 10g，赤芍 30g，白芍 30g，茯神 30g，白术 10g，薄荷 10g（后下），栀子 10g，生龙骨 30g，生牡蛎 30g，琥珀 6g（装胶囊），首乌藤 50g，生甘草 3g。

[方义分析] 方中君药柴胡疏肝解郁；臣以当归、白芍养血柔肝；赤芍清热养血，与白芍相须为用，取其养血、活血、凉血之功，白术、甘草、茯神健脾养心，薄荷助柴胡以散肝郁，栀子清心热，龙骨、牡蛎、琥珀重镇安神，首乌藤养血安神，共为佐药。甘草调和诸药，为使药。本方辛甘酸苦合用，收散清补并进，肝脾并治，气血兼顾使肝郁得散、火热得去、心神得宁而愈。火热较甚者加用黄连；胁肋疼痛重者可加用金铃子、延胡索；呕吐酸水者可加用乌贼骨、瓦楞子；也可酌情加入丹皮 10g 以清血中之伏火。

[服用方法] 上药入锅，加水约 800mL，浸泡 120 分钟，文火煎煮 40 分钟，滤汁，再加水 500mL，如法再煎，两煎取汁约 700mL，分 3 次，餐后服。

2.瘀血阻络证

[主症] 情绪抑郁，急躁易怒，入暮潮热，面色晦暗，胸闷刺痛，胁肋胀痛，悲观厌世，或妇女闭经。唇暗或两目暗黑，舌质紫暗或舌有瘀斑、瘀点，脉涩或弦紧。

[治法] 理气化瘀，解郁安神。

[方名] 血府逐瘀汤合参冬饮加减。

[处方] 太子参 30g，麦冬 10g，桃仁 10g，杏仁 10g，红花 10g，当归 30g，川芎 10g，炒枳壳 10g，赤芍 30g，白芍 30g，柴胡 10g，川牛膝 30g，生龙骨 30g，生牡蛎 30g，琥珀 6g（装胶囊），首乌藤 50g，朱砂 1.5g（冲）。

[方义分析] 桃仁破血行滞，红花活血祛瘀，共为君药；赤芍、白芍、川芎、牛膝活血通经，引血下行，杏仁助气下行，共为臣药；当归养血活血，枳壳、柴胡疏肝理气，使气行则血行，生龙骨、牡蛎、琥珀、朱砂重镇安神，首乌藤养血安神，共为佐药。内热督闷，入暮潮热，为瘀久化热，故配合参冬饮，养阴清热。全方活血与行气相伍，祛瘀与安神同施，既行血分瘀滞，又解气分郁结，行气又无伤阴之弊，合而用之，共奏活血化瘀、养血安神之功。疼痛较甚加延胡索、地龙、水蛭、全蝎、蜈蚣等通络定痛之品；痰盛加半夏、竹茹、胆南星。

[服用方法] 上药入锅，加水约 800mL，浸泡 120 分钟，文火煎煮 40 分钟，滤汁，再加水 500mL，如法再煎，两煎取汁约 700mL，分 3 次，餐后服。

3. 痰热瘀结证

[主症] 心烦不寐，情绪不宁，胸闷脘痞，泛恶嗳气，伴口苦、头重、目眩，舌质红或有瘀点，舌苔黄腻，脉滑数。

[治法] 清热化痰，活瘀安神。

[方名] 黄连温胆汤加味。

[处方] 丹参 50g，黄连 10g，姜半夏 10g，陈皮 10g，茯苓 30g，炒枳实 10g，姜竹茹 10g，首乌藤 50g，琥珀 6g（装胶囊），炒栀子 10g，淡豆豉 10g，生甘草 3g。

[方义分析] 方中黄连苦寒泻火，清心除烦，解毒燥湿；半夏燥湿化痰，消痞散结，二者相合，清热化痰而为君药。竹茹甘寒，涤痰，开郁，清热，止呃，除烦而为臣。胆随胃降，必假阳明为出路，故加枳实以泻之，并助君药以清热化痰。佐以茯苓利水渗湿，且能健脾以杜生痰生源。陈皮健脾燥湿，理气化痰。丹参能祛瘀生新而不伤正，配伍竹茹、栀子、淡豆豉以增清热化痰、除烦止呕之功。琥珀重镇安神，首乌藤养血安神，共奏安神助眠之功。使以甘草，调和诸药。全方配伍严谨，用药精当，共奏清热涤、宁心安神之功。

[服用方法] 上药入锅，加水约 800mL，浸泡 120 分钟，文火煎煮 40 分钟，滤汁，再加水 500mL，如法再煎，两煎取汁约 700mL，分 3 次，餐后服。

4. 心脾两虚证

[主症] 失眠健忘，多思善虑，头晕，神疲，心悸胆怯，倦怠乏力，食欲不振，面色不华，舌淡胖或有齿痕，脉沉细或细弱。

[治法] 健脾养心，补益安神。

[方名] 归脾汤加减。

[处方] 太子参 30g，炒白术 10g，当归 10g，生黄芪 50g，茯神 30g，远志 10g，木香 10g，柏子仁 30g，炒枣仁 30g，龙眼肉 10g，生龙骨 30g，生牡蛎 30g，首乌藤 50g，柴胡 10g，炙甘草 6g。

[方义分析] 方中以参、芪、术、草大队甘温之品补脾益气以生血，使气旺而血生。当归、龙眼肉甘温补血养心；茯神、远志宁心安神；龙骨、牡蛎重镇安神；首乌藤、枣仁、柏子仁相须为用，增强养心安神之功。木香辛香而散，理气醒脾，与大量益

气健脾药配伍，复中焦运化之功，又能防大量益气补血药滋腻碍胃，使补而不滞，滋而不腻。肝木过于旺盛，易克伐脾土，使脾土不足，故临证酌情加入柴胡条达肝气，疏肝解郁。全方共奏益气补血、健脾养心之功，为治疗思虑过度、劳伤心脾、气血两虚之良方。熬药时再加入姜、枣，调和脾胃，以资化源。

[服用方法] 上药入锅，加水约 800mL，浸泡 120 分钟，文火煎煮 40 分钟，滤汁，再加水 500mL，如法再煎，两煎取汁约 700mL，分 3 次，餐后服。

5. 肝肾阴虚证

[主症] 失眠健忘，心烦多梦，头晕，目眩，耳鸣，腰膝酸软，口燥咽干，五心烦热，颧红，男子遗精，女子月经量少，舌红，苔少，脉弦细无力或弦细而数。

[治法] 滋肾养阴，清肝安神。

[方名] 滋水清肝饮加减。

[处方] 太子参 30g，麦冬 10g，丹参 30g，生地黄 30g，生山药 30g，山茱萸 30g，柴胡 10g，丹皮 10g，茯苓 30g，泽泻 10g，炒栀子 10g，首乌藤 50g，炒枣仁 30g，黄芩 10g，生甘草 6g。

[方义分析] 本方内含六味地黄丸，滋阴补肾，壮水制火；太子参益气养阴；麦冬养阴生津；丹参清心除烦；柴胡、黄芩、栀子、丹皮清泻肝火，疏肝利胆；《本草从新》认为枣仁"甘酸而润，生用酸平，专补肝胆"，和首乌藤合用，养心安神；茯苓健脾安神，为阴血生化之源；甘草调和诸药。全方共奏滋阴补肾、清肝安神之功。

[服用方法] 上药入锅，加水约 800mL，浸泡 120 分钟，文火煎煮 40 分钟，滤汁，再加水 500mL，如法再煎，两煎取汁约 700mL，分 3 次，餐后服。

6. 脾肾气虚证

[主症] 精神萎靡，情绪低沉，嗜卧少动，心烦惊恐，心悸失眠，面色苍白，纳呆便溏，男子阳痿遗精，妇女带下清稀，舌质淡胖或边有齿痕，苔白，脉沉细。

[治法] 补气健脾，益肾填精。

[方名] 四君子汤合金匮肾气丸加减。

[处方] 太子参 30g，生黄芪 50g，山萸肉 30g，生地黄 30g，炒山药 30g，苍术 30，白术 30g，泽泻 30g，川牛膝 30g，怀牛膝 30g，猪苓 30g，茯苓 30g，炒枳壳 10g，升麻 3g。

[方义分析] 方中以太子参益气滋阴生津；黄芪益气固表；生地黄清热生津，共为君药。山萸肉补养肝肾，并能涩精，取"肝肾同源"之意；炒山药补脾益肾，

共为臣药。川牛膝、怀牛膝共用，既能补肝肾又能活血散瘀；苍术、白术健脾利湿；泽泻利湿而泻肾浊；猪苓、茯苓淡渗利湿，并助山药之健运，与泽泻共泻肾浊，助真阴得复其位，共为佐药。升麻升举清阳，畅达气机，枳壳行气，是为使药。诸药合用，健脾益肾，使脾肾互资，和合互助，从而达到降糖的目的。

[服用方法] 上药入锅，加水约 800mL，浸泡 120 分钟，文火煎煮 40 分钟，滤汁，再加水 500mL，如法再煎，两煎取汁约 700mL，分 3 次，餐后服。

（二）外治疗法

以隔姜灸心俞作为主要疗法，并根据辨证取配穴，10 天为 1 个疗程。如灸后临床症状消失且灸处起疱者，无须再灸。并自拟安神贴穴位贴敷，配合治疗本病：将酸枣仁、柏子仁、茯神、生龙骨、生牡蛎、合欢皮、首乌藤、远志、莲子心、琥珀、灵芝等清心安神之品打碎成粉，睡前外敷于神阙，1 次 / 天，10 天为 1 个疗程。亦可用上药煎汤，用于睡前的足浴按摩。以上疗法均可取得较好的临床疗效。

参考文献

[1] 庞国明. 糖尿病周围神经病变临床证治研究述要 [J]. 中华中医药杂志，2009，24（8）：1053–1055.

[2] 庞国明，闫镛，王志强，等. "消渴病痹症诊疗方案验证方案"临床验证 480 例疗效分析 [J]. 中华中医药杂志，2011，26（12）：3019–3022.

[3] 闫镛. 糖痛外洗方治疗糖尿病周围神经病变 60 例 [J]. 河南大学报，2005（2）：57–58.

[4] 庞国明. 内病外治临床心得 [J]. 中医外治杂志，2002，（4）：3–4.

[5] 庞国明. 糖尿病中医防治指南 [M]. 北京：中国中医药出版社，2007：25.

第十三章　纯中药调控血糖的三大纪律、八项注意

2 型糖尿病血糖的控制，除规范用药之外，还必须注重饮食控制、运动锻炼、情志调摄等影响血糖的因素。通过分析影响血糖的相关因素，我们提出了调控血糖需要注意的三大纪律和八项注意，以此作为中药调控血糖的一些辅助措施，使非药物治疗和药物治疗有机结合，从而提高临床疗效。

一、医生三大纪律

（一）严格遵循中医辨证思维

辨证论治、辨体调治是中医认识疾病和治疗疾病的主要法则，中医学辨证思维与辨证方法方法源于《内经》，奠定于《伤寒杂病论》，历代医家不断丰富与完善，经过两千余年的发展，形成独特和固定的模式，有效地指导着中医临床实践。纯中药治疗 2 型糖尿病，切不可一概而论，应严格遵循中医辨证思维和中医辨证施治法则，应用中药汤剂、中成药、茶饮等，让中医思维贯穿于 2 型糖尿病的诊疗全过程。

（二）严格执行十个统一

1.统一入选前检测准备

（1）对于初诊时已用降糖药物治疗者，继续应用原有治疗方案，监测 3 天 7 次（三餐前后及 22：00）血糖做好记录，并计算血糖波动 4 项指标，即血糖水平的标准差（SDBG）、餐后血糖波动幅度（PPGE）、最大血糖波动幅度（LAGE）、日间血糖平均绝对差（MODD）；第 3 天晚上停用原有治疗方案再监测 2 天 7 次血糖，至停药的第 3 天检验胰岛功能等相关指标，并监测当天午餐后、晚餐前后、睡前血糖，观察对比停药前后血糖变化及波动情况。

（2）对于初诊未用药物治疗者，先连测2天7次血糖，第3天检验胰岛功能等相关指标，并监测当天午餐后、晚餐前后、睡前血糖，做好记录并计算其SDBG、PPGE、LAGE和MODD。

2.统一入选前检测项目

（1）主要项目

①胰岛功能五项：葡萄糖糖耐量试验、胰岛素释放试验、胰高血糖素释放试验、C肽释放试验、胰岛素抗体五项［胰岛细胞抗体、抗胰岛素抗体、谷氨酸脱羧酶抗体、胰岛细胞抗体3（ZnT8）、胰岛细胞抗体2（IA-2）］；

②糖化两项：果糖胺、糖化血红蛋白；

③血糖波动4项指标：SDBG、PPGE、LAGE、MODD。

（2）辅助项目

①生化指标。肝功十二项：总胆红素、直接胆红素、总胆汁酸、丙氨酸氨基转移酶、天门冬氨酸氨基转移酶、谷氨酰转肽酶、碱性磷酸酶、α-L-岩藻糖苷酶、胆碱酯酶、总蛋白、白蛋白、球蛋白；肾功四项：尿素、肌酐、尿酸、胱抑素C；电解质四项：血清钾、血清钠、血清氯、血清钙；血脂四项：总胆固醇、甘油三酯、高密度脂蛋白、低密度脂蛋白；同型半胱氨酸；甲功三项：游离三碘甲状原氨酸、游离甲状腺素、促甲状腺激素。

②生理指标。血常规：白细胞、中性粒细胞百分比、淋巴细胞百分比、单核细胞百分比、红细胞、血红蛋白、血小板；尿常规：隐血、白细胞计数、红细胞计数、尿蛋白、酮体；尿微量白蛋白、尿微量白蛋白与肌酐比值；心电图；体温、脉搏、呼吸、血压、体重、身高、BMI、腰围、臀围、腰臀比。

（3）生存质量量表，糖尿病中医症状积分。

（4）眼底检查结果，四肢神经传导速度结果，四肢血流多普勒结果，血管彩超结果。

3.统一入选标准

（1）纳入标准

①符合2型糖尿病诊断标准（参照2017年《中国2型糖尿病防治指南》）且空腹血糖（静脉血浆葡萄糖）≤15mmol/L，餐后2小时血糖（静脉血浆葡萄糖）≤25mmol/L；

②自愿接受纯中药治疗并签署沟通记录。

（2）排除标准

①糖化血红蛋白＞11.5%；

②肝肾功能异常，ALT＞正常参考值上限 1.5 倍，或 Scr 检测值＞正常参考值上限 1.5 倍者，或正在进行透析治疗者；

③糖尿病急性并发症（糖尿病酮症，高血糖高渗状态）或严重的慢性并发症（糖尿病肾病 IV–V 期，糖尿病足溃疡）者；

④有其他严重疾病（如恶性肿瘤，急性心肌梗死，心力衰竭，中风急性期，严重精神类疾病等）者；

⑤妊娠或计划妊娠者，哺乳期妇女；

⑥对研究药物所含成分过敏者；

⑦患有其他严重的系统性疾病，经研究者判断不适合入组的患者。

（3）终止和退出标准

①病情加重，需要采取积极措施治疗，或出现严重并发症（糖尿病酮症酸中毒，高血糖高渗状态等）；

②未按规定用药，无法判断临床疗效；

③出现严重心血管问题或死亡事件；

④主动要求中止研究；

⑤研究中判定受试者存在安全问题；

⑥失访，即经过 3 次有效的联系方式，如电话、传真或电子邮件等，仍无法联系上的患者（所有联系过程均应记录在随访记录中）；

⑦妊娠患者。

4. 统一治疗路径与序贯法则

（1）三联疗法

据首诊开单的检测结果，进行全面评价后，确定治疗方案，所有入选患者均按纯中药治疗 2 型糖尿病"三联疗法"与序贯方法进行实验，即"辨证中药汤剂 + 专病专药（糖尿康片、黄连降糖片）+ 专病专茶"。

①方案一：12.0mmol/L ≤ FPG ≤ 15.0mmol/L 或 20.0mmol/L ≤ 2hPG ≤ 25.0mmol/L 时，采用辨证中药汤剂 +A 阶梯专病专药 + 专病专茶；

②方案二：9.0mmol/L ≤ FPG ＜ 12.0mmol/L 或 15.0mmol/L ≤ 2hPG ＜ 20.0mmol/L 时，采用辨证中药汤剂 +B 阶梯专病专药 + 专病专茶；

③方案三：7.0mmol/L ≤ FPG < 9.0mmol/L 或 11.1mmol/L ≤ 2hPG < 15.0mmol/L 时，采用辨证中药汤剂 +C 阶梯专病专药 + 专病专茶。

（2）序贯方法

①患者初次接受纯中药治疗均采用三联疗法，直至血糖达标为止；

②第一次达标（FPG ≤ 7.0mmol/L，2hPG ≤ 10.0mmol/L）后，停中药汤剂，同时专病专药剂量由 A 降至 B，其他不变；

③持续达标 4 周后，停专病专茶，同时专病专药的剂量由 B 降至 C，直至减为单用专病专药 D 阶梯剂量（即维持治疗剂量）；

④若血糖达标后出现反弹或持续升高者，则重复上一阶梯治疗方案；

⑤每个评价周期为 16 周。

5. 统一治疗方案

（1）专证专方

经过辨证，将患者具体分为热盛伤津证、气阴两虚证、肝郁脾虚证、痰浊中阻证、湿热中阻证、脾肾气虚证、阴阳两虚证 7 个证型，分别采用相应专方。

（2）专病专药

根据血糖水平高低，专病专药分为四个阶梯：

①糖尿康片 10 片，黄连降糖片 6 片，4 次 / 日，口服；

②糖尿康片 10 片，黄连降糖片 6 片，3 次 / 日，口服；

③糖尿康片 8 片，黄连降糖片 5 片，3 次 / 日，口服；

④糖尿康片 5 片，黄连降糖片 3 片，3 次 / 日，口服。

（3）专病专茶

分为以下两种：

①六仙饮（适用于以虚证为主者）：日 1 袋，水冲代茶饮用，频服。

②降糖茶（适用于以实证为主者）：日 1 袋，水冲代茶饮用，频服。

（4）中医特色治疗

耳针压豆、艾灸（核桃灸、葫芦灸）、中药熏洗、中药塌渍、中药硬膏、火疗、刮痧、穴位封闭、穴位埋线等治疗；每种治疗记录穴位即可。

（5）各类药物的服用方法

①中药汤剂：服用方法为水煎，每日 1 剂，分 3 次温服；或根据病情需要，每日 2 剂，分 4 次温服。药渣再煎，熏洗双足。

②院内制剂：院内制剂主要为糖尿康片、黄连降糖片、十一味益肾降糖片、降糖通络片，根据患者年龄、病情及胃肠道情况，可在餐前、餐中或餐后服用。其中，胃肠功能较好，平素多食而体重超标者宜餐前服用；高龄或胃肠功能差者宜餐中或餐后服用；空腹血糖控制欠佳者，可在睡前加服一次。

③药茶：主要为六仙饮或降糖茶，服用方法为每日一包，水冲后饮用，频服。

6. 统一观察指标

（1）主要项目

①胰岛功能：葡萄糖糖耐量试验、胰岛素释放试验、胰高血糖素释放试验、C肽释放试验；

②血糖两项：果糖胺、糖化血红蛋白；

③血糖波动4项指标：SDBG、PPGE、LAGE、MODD。

（2）辅助项目

①生化指标。肝功十二项：总胆红素、直接胆红素、总胆汁酸、丙氨酸氨基转移酶、天门冬氨酸氨基转移酶、谷氨酰转肽酶、碱性磷酸酶、α-L-岩藻糖苷酶、胆碱酯酶、总蛋白、白蛋白、球蛋白；肾功四项：尿素、肌酐、尿酸、胱抑素C；电解质四项：血清钾、血清钠、血清氯、血清钙；血脂四项：总胆固醇、甘油三酯、高密度脂蛋白、低密度脂蛋白；同型半胱氨酸；甲功三项：游离三碘甲状原氨酸、游离甲状腺素、促甲状腺激素。

②生理指标：血常规、尿常规、尿微量白蛋白、尿微量白蛋白与肌酐比值、心电图及体温、脉搏、呼吸、血压、体重、身高、BMI、腰围、臀围、腰臀比。

（3）生存质量量表、糖尿病中医症状积分。

（4）眼底检查结果，四肢神经传导速度结果，四肢血流多普勒结果，血管彩超结果。

7. 统一监测与复查方法

治疗开始后连测3天7次血糖，并计算和观察血糖波动4项指标（SDBG、PPGE、LAGE、MODD）；在血糖达标（即空腹血糖≤7.0mmol/L，餐后2小时血糖≤10.0mmol/L）前每2天测一次FPG与2hPG；治疗达标后每5天测一次FPG和2hPG；第1、4、8、12、16周各连测3天7次血糖；每16周停药3天复查主要项目（除胰岛素自身抗体）和辅助项目。

8. 统一填写表格

（1）所有接受纯中药治疗的患者，使用统一的血糖检测本，按照上述血糖检测方法监测血糖并做好记录，填写血糖检测表。

（2）记录不良事件如过敏反应、低血糖、肝肾功能损伤、严重并发症、突发心脑血管意外、死亡等出现的时间、持续的时间、结局、处理措施。

9. 统一报送观察病历资料内容

（1）病友文字资料：病历、检查结果、血糖监测本、个人体会等。

（2）病友影像资料：入选初诊照片、历次复诊照片（包括特殊舌象照片等）、病友的个人体会录像等。

10. 统一统计方法

所有接受纯中药治疗的患者的资料，统一汇总后，由专业统计人员进行数据统计，做好真实世界的中医科研。

（三）严格书写中医医案

中医医案是中医诊断、治疗病人的记录，是中医师临床实践的文字记载。它集中地体现了医生的理、法、方、药水平，同时也反映了医家的思维方式及学术观点。中医医案没有固定格式，但内容如姓名、性别、年龄、病史、处理、医嘱、治疗过程、临床疗效、按语等须完备，在医案中应有尽有。要运用中医的名词术语、基本理论，要有辨证论治、理法方药的内容，凸显中医特色。

二、糖友八项注意

1. 调控饮食

饮食治疗的目标，维持合理体重，均衡营养，减轻胰岛 β 细胞负荷，达到并维持理想的血糖水平，减少心血管疾病的危险因素。饮食的调控需要合理供给能量和以下营养素。

能量：供给标准要根据患者的年龄、体型、性别、活动量、应激状况等条件来确定，一般男性的能量需求高于女性，年轻人高于年长者，活动量大者高于活动量小者。对于体重超重或体型肥胖的糖尿病患者，能量的供给以能维持理想体重或略低于理想体重为宜，从而控制体重增长，争取逐渐减少体重至合理状态（详见表13-1）。

蛋白质：以满足正常生长发育以及维持人体功能的需要为原则，适当摄入蛋白质，蛋白质的摄入量通常不超过摄入总能量的 20%。

脂肪：是人体不可缺少的营养素，主要功能是供给能量。中国糖尿病医学营养治疗指南推荐糖尿病患者每日脂肪的摄入总量不超过总能量的 30%，对于超重患者，脂肪摄入总量还可进一步降低。

碳水化合物：是能量的主要来源，中国营养学会推荐的成人每日膳食中碳水化合物摄入量应占总能量的 55% ～ 65%。合理摄取碳水化合物，控制膳食中碳水化合物的总量是控制血糖的关键。

膳食纤维：有助于糖尿病患者长期血糖控制。应鼓励患者多摄入富含膳食纤维的食物，如粗杂粮、绿叶蔬菜、豆类、藻类、水果等。

表 13-1　成人糖尿病患者能量供给量 [kcal/（kg 理想体重 ×d）]

	体重正常	消瘦	肥胖
重体力劳动	40	45 ～ 50	35
中体力劳动	35	40	30
轻体力劳动	30	35	20 ～ 25
卧床休息	20 ～ 25	25 ～ 30	15

另外，糖尿病患者进食宜定时定量，少量多餐，以减轻胰岛负担，有利于保持血糖平稳。一日三餐注意主食、副食与荤、素食物的合理搭配，各餐均有碳水化合物、蛋白质、脂肪和膳食纤维，以保证营养均衡。

2. 适度运动

研究证实，规律的运动可以减少糖尿病发生的风险。不同运动形式会通过多种机制对机体的代谢产生不同的影响。作为糖尿病患者的主要治疗方法之一，长期的规律运动可以减轻糖尿病患者的体重和内脏脂肪堆积，改善胰岛素敏感性，帮助血糖和血压的控制，调节异常血脂谱，降低心血管疾病发生的风险，减少死亡率。基于每个人的健康程度和平时的运动习惯，选择相应的运动方式，如步行、慢跑、骑自行车、跳绳、划船、爬楼梯、游泳等。每周运动不少于 5 次，每次 30 ～ 60 分钟，遵循"循序渐进"的原则，以数周到 1 个月为周期，逐渐增加运动频率、时间和强度。

3. 按时用药

药物对人体的作用或效应依赖于药物的体内浓度，因而要想保证药物持续发挥治疗作用，就必须按时服药，使其浓度一直保持在有效药物浓度以上。选择好适当的服药时间，既可使药物达到预期的效果，减轻疾病的症状，还可减轻因服药而产生的不良反应，起到事半功倍的作用。相反，服药时间选择不当，既达不到满意的疗效，还可引起严重的不良反应，有时甚至会危及生命安全。中药汤剂的服用方法一般为早晚各 1 次，对于血糖较高或体型肥胖者，必要时每日 3 次服用；药茶服用方法为每日 1 次，每次 1 包，冲泡饮用，频服。

4. 规范诊治

应在专科医生的指导下监测疾病相关指标，制定及调整治疗方案，不得随意自行增加或减少药物，亦不能道听途说，以免贻误病情甚至引起严重的糖尿病并发症。糖尿病规范的诊断治疗应该包括下列三点：一是糖尿病诊断标准要严格按照指南、临床诊疗方案进行；二是治疗方法要恰当，以调畅情绪、控制饮食、运动为基础，药物小剂量起始；三是动态观察降糖疗效，增减用药需细细斟酌，预防低血糖发生。

5. 定期复查

日常规律监测末梢血糖（包括空腹、餐后及睡前血糖），每 3 个月复查胰岛功能、糖化血红蛋白、肝肾功能、血脂、尿微量白蛋白、肌电图、眼底检查、血管彩超等，以明确病情及糖尿病慢性并发症的情况。

6. 持之以恒

糖尿病是一种可防、可控的慢性终生性疾病，需要持续的医疗照顾，其治疗效果不完全取决于医生的医疗水平以及药物应用，而更多地依赖患者的配合，患者要树立长期与疾病做斗争的思想准备，持之以恒地规律运动、控制饮食和规范用药。

7. 综合达标

控制血糖不是糖尿病治疗的最终目的，全面、良好地控制糖尿病病情，预防、减少和延缓糖尿病急、慢性并发症及合并症的发生和进展，提高患者的生活质量，使患者具有与同龄人一样的健康、长寿及高品质生命才是最终目的。因此，除血糖（空腹和餐后 2 小时血糖）外，体重、血压、血脂、血糖波动指标（SDBG、PPGE、LAGE、MODD）等都应达标（详见表 13-2）。

表 13-2　中国 2 型糖尿病综合控制目标

指标		目标值
血糖（mmol/L）	空腹	4.4 ~ 7.0
	非空腹	10

指标		目标值
糖化血红蛋白（%）		< 7.0
血压（mmHg）		< 140/80
总胆固醇（mmol/L）		< 4.5
高密度脂蛋白（mmol/L）	男	> 1.0
	女	> 1.3
甘油三酯（mmol/L）		< 1.7
低密度脂蛋白（mmol/L）	未合并冠心病	< 2.6
	合并冠心病	< 1.8
体重指数		< 24
尿白蛋白 / 肌酐比值（mg/g）	男性	< 22
	女性	< 31

8. 留存资料

病友文字资料：病历、检查结果、血糖监测本、个人体会记录等；病友影像资料：入选初诊照片、历次复诊照片（包括特殊舌象照片等）、个人体会录像等。

第十四章 2 型糖尿病及其并发症常用验方

一、2 型糖尿病验方

（一）清热养阴调糖饮

[组成]生石膏 30 ～ 60g，肥知母 10g，干生地黄 30 ～ 50g，麦冬 10g，川牛膝 30 ～ 50g，太子参 30g，粉葛根 30 ～ 60g，天花粉 30g，炒苍术 10 ～ 30g，炒枳壳 10g，升麻片 3 ～ 6g，生甘草 6g。

[功效]清热生津，调糖止渴。

[主治]燥热偏盛、阴津亏耗所致的 2 型糖尿病。临床上以口渴，多饮，多食易饥，形体消瘦，小便频数量多，心烦易怒，口苦，大便干结，舌质红，苔薄黄干，脉弦或数为症。

[用法]上药入锅，加入水约 2000mL，浸泡 120 分钟，文火煎煮 40 分钟，滤汁，如法再煎一次，两汁混匀约 700mL，分早、中、晚三餐前温服。

[方解]方中生石膏辛甘大寒，清阳明有余之火而不损阴，故为君药，生地黄甘苦，清热生津，用为臣药。君臣相伍，清火生津，虚实兼顾。肥知母苦寒质润，滋清兼备，一助生石膏清胃热而止烦渴，一助生地黄养阴生津；麦冬微苦甘寒，助生地黄滋阴而润胃燥，且可清心除烦；川牛膝甘苦，既补肾之不足，又可导热引血下行；太子参甘苦，可益气生津；粉葛根辛甘，既可生津，又可升举清阳；天花粉甘苦，既可助石膏清热，又可助生地黄生津；炒苍术辛苦，性温，可燥湿健脾，既能防止生石膏清热太过，又可防止诸多滋阴药物腻而伤胃；炒枳壳宽中下气，升麻升举清阳，一升一降，从而使中气畅达，以上共为佐药。生甘草调和诸药，为使药。诸药合用，共奏清热养阴之功，使热清津复，阴津和合，从而达到降糖的目的。

[临床加减] 若大便干结者, 加生大黄; 口渴甚者, 重用天花粉, 再加北沙参、天冬、玉竹等; 瘀血者, 可酌加丹参、赤芍、川芎、三七、桃仁、红花等活血化瘀之药。

[心得体会]

1. 肺胃热盛致热盛伤津诸症

燥热偏盛、阴津亏损是 2 型糖尿病发病的始动因素, 嗜食辛辣厚味、情志郁结化火等均易导致胃热炽盛, 热盛日久, 耗伤津液, 津液不足进一步导致阴虚, 阴虚而致火旺, 导致一系列以口干、多饮、多食、易饥、消瘦、心烦易怒、口苦、大便干结等为主要表现的热盛伤津诸症。

2. 清热生津止渴, 诸症自消

此型的 2 型糖尿病, 法当清热生津、止渴调糖, 张秉成《成方便读》: "夫人之真阴充足, 水火均平, 绝不致有火盛之病, 若肺肾真阴不足, 不能濡润于胃, 胃汁干枯, 一受火邪, 则燎原之势而为似乎白虎之证矣。"清热养阴调糖饮具有清热养阴之功, 使热清津复, 阴精和合, 血糖渐趋平稳。

3. 热盛伤津, 重在清胃滋肾

清热养阴调糖饮以《景岳全书》中玉女煎为主方进行化裁, 主治阴津亏虚, 胃火炽盛之证。消渴之病机主要以阴虚为本, 燥热为标, 取玉女煎为主方, 以清胃热、滋肾阴, 因其切中病机, 故奏效快, 显而稳。方中生石膏为君, 清胃热之邪, 知母苦寒质润, 既可清热, 又能养阴。麦冬微苦甘寒, 养阴清肺, 与生地黄合用以滋肾阴而润胃燥, 乃取金水相生之意。牛膝既可补肾, 又引火下行。

（二）益气养阴调糖饮

[组成] 太子参 30 ～ 50g, 生黄芪 30 ～ 80g, 干生地黄 30 ～ 50g, 山萸肉 30g, 炒山药 30g, 苍术、白术各 10 ～ 30g, 建泽泻 10g, 紫丹参 30g, 云茯苓 30g, 炒枳壳 10g, 麦冬 10g, 升麻片 6 ～ 30g。

[功效] 益气养阴, 扶正调糖。

[主治] 气损及阴、阴损及气、气阴两虚的 2 型糖尿病。临床上以倦怠乏力, 精神不振, 口干咽干, 口渴多饮, 形体消瘦, 腰膝酸软, 自汗盗汗, 舌质淡红或舌红, 苔薄白干或少苔, 脉沉细为症。

[用法] 上药入锅, 加入水约 2000mL, 浸泡 120 分钟, 文火煎煮 40 分钟, 滤汁, 如法再煎一次, 两汁混匀约 700mL, 分早、中、晚三餐前温服。

[方解] 该方是在名方"六味地黄汤"的基础上配以参冬饮和太子参、生黄芪组合化裁而成，每获良效。方中太子参、生黄芪、炒山药甘平以益气健脾，运化水谷以消谷精之壅滞，运化水湿消湿之邪，转输精津回归血脉，循常布散，共为君药；干生地黄、山萸肉填精滋肾固精，为臣药；苍术、白术燥湿健脾，脾气健旺，气血生化有源；云茯苓淡渗利湿，并助炒山药之健运，与建泽泻共泄肾浊，助真阴得复其位；建泽泻利湿而泄肾浊，利水通淋而补阴不足，助真阴得复其位；麦冬以养阴生津；炒枳壳理气和胃以助运化；紫丹参苦寒，能活血清心，并制山萸肉之温涩；升麻片调畅气机，共为佐药。诸药合用，健脾补肾，祛瘀利水，固本充源，扶正祛邪，标本兼顾。临证遣方用药须谨慎，慎用辛燥苦寒之品，以防邪气稽留，加重病情。

[临床加减] 瘀血者，可酌加赤芍、川芎、三七、桃仁、红花；气虚甚者，加重太子参、生黄芪用量；阴虚甚者，可酌加沙参、石斛、天冬、玉竹；脾虚，可酌加薏苡仁、陈皮、砂仁；阴虚发热加银柴胡、青蒿、地骨皮。

[心得体会]

1. 气阴两虚是 2 型糖尿病的枢机阶段

笔者认为，气损及阴、阴损及气、气阴两虚是 2 型糖尿病的枢机阶段，《灵枢·五变》篇曰："五脏皆柔弱者，善病消瘅。"《灵枢·本脏》曰："心脆则善病消瘅热中……肺脆则善病消瘅易伤……肝脆则善病消瘅易伤……脾脆则善病消瘅易伤……肾脆则善病消瘅易伤。"提出先天禀赋不足是本病发生的内在因素。肾为先天之本，为诸气阴之根本，脾为气阴生化之源，气阴两虚，其本在脾，其根在肾。若气阴两虚，则会出现倦怠乏力、咽干口燥、口渴多饮、形体消瘦、腰膝酸软、自汗盗汗诸症。法当益气养阴调糖，使诸症皆除，血糖得调。

2. 因虚致实，扶正祛邪

病程日久，气阴久亏，气虚致化湿、运血无力，阴亏津少，无水行舟，共致湿瘀内生，因虚致实，法当补虚以泻实；《医学入门·消渴》中谓："治渴初宜养肺降心，久则滋肾养脾。盖本在肾，标在肺，肾暖则气上升则肺润，肾冷则气不升而肺焦，故肾气丸为消渴良方也。然心肾皆通乎脾，养脾则津液自生，参苓白术散是也。"本病以脾肾气阴两虚为本，湿瘀互结为标，故方用参芪地黄汤、四君子汤以益气养阴，补中有泻，祛湿以安正；五苓散加丹参以活血化湿，祛邪以扶正。气阴复、水湿祛、瘀滞通，则诸症消。

（三）疏肝健脾调糖饮

[组成]北柴胡10g，全当归10g，云茯苓30g，生白芍30g，苍术、白术各10g，粉丹皮10g，炒栀子10g，淡豆豉10～30g，川牛膝30g，苏薄荷10g，升麻片6g，生甘草3g。

[功效]疏肝健脾，理气调糖。

[主治]肝郁脾虚，疏运失调，气机失常，谷精壅滞所致的2型糖尿病。临床上以情志不畅或因病致郁而诱发血糖升高，兼见烦躁易怒，失眠多梦，腹部胀满，大便或干或溏，女性常伴有月经不调，乳房胀痛，舌质淡红，苔薄白或薄黄，脉弦或弦细数等症。

[用法]上药入锅，加水约1000mL，浸泡120分钟，文火煎煮40分钟，滤汁，如法再煎1次，两汁混匀约700mL，分早、中、晚餐前温服。

[方解]方中以北柴胡疏肝解郁，使肝气得以调达为君药。全当归既能养血补血，又可行气活血；生白芍养血敛阴，柔肝缓急。归、芍与柴胡同用，补肝体而助肝用，使血活则肝和，血充则肝柔，共为臣药。肝木久郁，克伐脾土，则脾土失于健运，方选苍术、白术、云茯苓以健脾益气，川牛膝补益肝肾，引血下行，助肝脾肾三脏互资合和，强健脾土，五药合用，既能实土以御木侮，又使营血生化有源。苏薄荷疏散郁遏之气，透达肝经郁热，粉丹皮、炒栀子、淡豆豉清郁热、除烦闷。《临证指南医案》云"脾宜升则健，胃宜降则和"，故在调理脾胃时，法当调其升降，常升清与降浊之法并用，升清之中稍加降浊之品，降浊之中少佐升清之味，从而使升降相因、上下相济，特选用升麻片与川牛膝之对药以升清降浊，调达气机。升麻升举清阳、调和气机，与柴胡相配升阳举陷，又北柴胡芳香疏泄，可升可散，能疏肝解郁、升举清阳，二者合和相须为用，使得柴胡升肝胆之清阳，行气于左，升麻片升阳明之清气，行气于右，二者同用，一左一右，疏木达土，共为佐药。生甘草一则同白芍配合，可以缓解诸痛，二则调和诸药，为使药。纵观全方，补而不滞、滋而不腻，共奏疏肝解郁、健脾益气之效，使肝得疏泄，脾得健运，气机调畅，清升浊降，精微得布，血糖乃平。

[临床加减]瘀血明显者，可酌加紫丹参、赤芍药、川芎、桃仁、红花等活血化瘀之药；肝郁气滞甚者，加香附、郁金、川芎行气解郁之品；肝郁化火明显者，重用丹皮、栀子，再加淡竹叶以泻其子；纳差，腹胀，加炒枳壳、砂仁以行气健脾消痞；失眠、多梦，加首乌藤、琥珀粉（冲服）、酸枣仁、远志、茯神等；腹痛，

加延胡索以健脾宁心、安神助眠。

[心得体会]

1. 肝脾不调，致消之因

肝郁脾虚已成为 2 型糖尿病的常见证型之一，据临床统计显示，该证型患者达临床患者的 15% 左右。究其缘由，不外两端：一是情志不畅，致成脾郁或因消致郁，肝病攻脾；二是脾胃失健，水湿内停，湿困中焦，则土壅木郁。无论是由肝及脾，亦或由脾及肝，殊途同归，肝郁脾虚乃其同果，一旦致此，则肝失疏泄，脾失健运，水谷精微壅滞于血中而发为以血糖升高为特征的糖尿病。根据病程阶段及症状表现的不同，可进一步辨证为中医之"上消病""中消病""下消病""消渴病"，亦或"消瘅病"等。《临证指南医案》云"心境愁郁，内火自燃，乃消证大病"，提出情志失调是诱发糖尿病的重要致病因素之一，肝气郁结，肝旺乘脾，脾失健运，则水谷精微壅滞于血中而致血糖升高，情绪烦躁、脘腹胀满、大便干溏不调，女性月经不调或乳房胀痛诸症蜂起。

2. 疏肝健脾，重在调机

情志失调，肝失疏泄，郁而化火，土壅木郁，肝郁脾虚是消渴病重要的病机。肝主藏血，性喜条达而主疏泄，体阴用阳。若七情郁结，肝失条达，肝体失养，则可使肝气横逆，致烦躁易怒等证随之而起。脾虚气弱则统摄无权，肝郁血虚则疏泄不利。据《内经》"木郁达之"的原则，故疏肝解郁、健脾调糖为治疗消渴病之肝郁脾虚证的基本大法。正如《血证论》言"木之性主于疏泄，食之入胃，全赖肝木之气以疏泄之而水谷乃化"，即土得木自达，木得土则旺。肝脾气机升降得顺，脾胃升降得和，水谷之精得常布常运，则血糖在调和之中得控。

3. 综合调治，医患同工

对于肝郁脾虚之证，在服用中药汤剂的同时，还应综合把握，注意以下几点：①诊疗时注重对糖友进行心理疏导、饮食及运动指导等，以助提高疗效；②服汤剂 3 ～ 5 周为 1 疗程，密切注意动态观察，并随证加减；③待血糖达标后，可改为逍遥丸口服，便于患者恒服以巩固疗效。

（四）和中降浊调糖饮

[组成] 苍术 30g，白术 30g，肥猪苓 30g，云茯苓 30g，建泽泻 30g，广陈皮 10g，薏苡仁 30 ～ 50g，姜半夏 10 ～ 30g，川厚朴 10g，升麻片 3 ～ 6g，川牛膝 30 ～ 50g，川桂枝 6 ～ 10g，生甘草 3g。

[功效] 化痰降浊，和中调糖。

[主治] 体胖脾弱，痰浊中阻，脾虚湿盛，不运水津，谷精壅滞所致的 2 型糖尿病。临床上表现为形体肥胖，面泛油光，大腹便便，脘腹满闷，身重困倦，或眼睑、下肢浮肿，按之凹陷不起，纳呆，口黏腻不渴，或口渴多饮，或口干不欲饮，或睡中流涎，舌质淡白、舌体胖大、边有齿痕，苔白厚腻，脉滑或濡缓等症。

[用法] 上药入锅，加水 1000mL，浸泡 120 分钟，武火煮沸后再文火煎煮 40 分钟，滤出药汁后，如法再煎 1 次，两汁混匀约 700mL，分早、中、晚三餐前温服。

[方解] 方中苍术辛温苦，芳香燥湿强脾，直达中州且兼升阳散邪除湿，白术甘苦温以健脾益气，二者补运相合，培固后天之本，共为君药。肥猪苓、云茯苓、建泽泻利水渗湿健脾，建泽泻兼泄肾浊，补利兼行，补脾不滞湿，利尿不伤正，因势利导，使湿邪从小便而出，共为臣药。佐以川厚朴、姜半夏、广陈皮行气燥湿化痰；痰瘀同根，以川牛膝化瘀活血以消痰浊；升麻片透达升清，与川牛膝、姜半夏相配一升两降，使清者上升，浊者下降，以调畅气机；"病痰饮者，当以温药和之"，佐川桂枝温阳化气利水，薏苡仁清热利湿。生甘草益气和中、调和诸药为使药。全方燥湿、化痰并举，以运脾布精为要，调和升降，升清降浊，以"和"立法，理法方药有度，是以不降糖而血糖自平。

[临床加减] 下肢浮肿者加玉米须 30g、生薏苡仁 30 ～ 50g 利水消肿；腹胀便秘，加生枳实 10g、生白术 30 ～ 50g 以行气健脾，消痞通便；失眠、多梦，加首乌藤 50g、琥珀粉 6g；自汗、盗汗甚者，重用仙鹤草 60 ～ 240g 补虚收敛止汗；口中黏腻、舌苔白厚腻加佩兰叶 10g；瘀血明显者，加紫丹参 30 ～ 50g、赤芍药 30g、桃仁 10g，增强活血化瘀之力；心烦，小便灼热，舌边尖红，加干生地黄 15g、淡竹叶 6g 导赤清心，除烦利尿。

[心得体会]

近十年来，笔者在中医思维的导航下，在认真总结临床的基础上，从实践、实际、实用原则出发，总结出 2 型糖尿病七证七方，而和中降浊调糖饮是最常用的方剂之一，应用体会主要有以下五点。

1."肥臃"是 2 型糖尿病萌发的基础土壤

痰浊中阻证现已成为 T2DM 的常见证型之一。我们通过对 2018 年 10 月～ 2019 年 3 月临床科研共享系统中纯中药治疗的 260 例病例结果分析，显示符合中医 T2DM 辨证诊断痰浊中阻证占 33.3%。基于此提出"痰病致消"的观点，T2DM 肥臃者多由"痰邪作祟",治当以"化痰降浊"为其大法。肥臃夙湿聚痰是 T2DM 萌发的基础"土壤"。我们又通过随机抽取 2018 年 12 月门诊纯中药治疗的 T2DM 100 例,结果显示:超重与肥胖者占到门诊 T2DM 的 65%。结果与现代流行病学调查十分接近,可见糖尿病合并肥胖之根基在"肥"与"臃"。"肥"即多肉也,其人或素体肥美,或嗜食肥甘厚味之品,或身倦懒动,其体脂因肥滞而布散失常;"臃"即壅滞失畅,其体脂着而不行,滞于腠理、肌肉、筋脉,致气血津液输布无常、壅涩难行,夙湿积聚,变生"痰浊"。湿浊既成,内伏碍脾,障阻谷精布运,成为孕育高血糖之"幼苗"的"土壤"。

2. 聚湿生痰是 2 型糖尿病的始动因素

"肥臃"既成,一定程度上就具备了 T2DM 发生的"土壤"。肥人多湿、胖人多虚。"肥臃生湿聚痰",生痰成浊之因,不外两端:其一胖人气虚不能运津、不能化津则痰邪内生;其二肥人多湿,湿聚成痰,痰碍气机,气病生痰,气不行津又反过来加重痰浊。痰浊从寒而化则变生寒痰湿浊而阻滞中焦,气机失于宣畅。痰浊既成,必首困脾土,侵扰中焦,致脾失其正常,不能布运谷精津液,胃不能正常纳化水谷,脾不升清、胃不降浊则"升糖"病机形成,故成为 T2DM 的始动因素与发生的主要病理机制之一。

3. "疏木达土、调和升降"是痰浊中阻证的基本大法

痰乃津停湿聚所生,痰成困脾,土壅木郁。津液赖气机运化以宣畅,故疏肝行气之法亦为化痰之举,气行津化则痰自消,取其"善治痰者,不治痰而治气,气顺则一身之津液亦随气而顺矣"之妙。我们在临床中也发现,在体检发现血糖升高并被确诊为 T2DM 的群体中,大约有三分之一的人多伴有性情刚暴易怒史,而通过在燥湿健脾、和中降浊类方药中加柴胡、薄荷、郁金等疏肝解郁调气之品后,在血糖稳定的同时,情绪亦会逐渐改善。因此在临床中,对于脾病以痰浊为患的 T2DM 患者,在应用和中降浊调糖饮为主方同时,时时不离疏肝行气之法,以疏木达土,土和木达,调而和之,调而控之。临床中重视调和升降,从肝脾二脏入手,辨证以痰为主,常用半夏、天麻,取半夏之辛温性燥,以健脾燥湿化痰,天麻甘平质润入肝,功长平肝调肝,肝疏脾和则津液自通;若以血瘀为重,多选升麻、牛膝之药对,取升麻之"升",升脾胃清阳之气,助脾气上行,川牛膝性善下行以引血活瘀,一升一降,斡旋中州,开清气,泄瘀浊,使气行血活,津化谷消。

4. 痰瘀相关，痰浊中阻之治当兼顾活血

痰为津停湿聚而成，津血同源相生，痰瘀同根相长。痰乃津液异化而生，渗入脉道，阻滞气机，血涩黏滞脉道，则瘀血继成。《血证论》中载"须知痰水之壅，由瘀血使然，但去瘀血，则痰水自消"，且久病多瘀，故临床中对辨证为痰浊中阻的患者多从痰论治，常常配以活血化瘀之法，临床常用川牛膝、桃仁、红花、丹参等即是化瘀降浊的具体应用，以活血化瘀为消渴辨治之常法。

5. 综合调治，动态辨析，内外合治

对于痰浊中阻之证，在辨证服用中药汤剂的同时，还应综合把握以下几点：①诊疗时注重要求糖友规范饮食、适量运动及给予其心理指导等，尤其针对肥胖T2DM病友，减重减脂对血糖调控大有裨益，其重要地位不可小觑。②服用汤剂 3～5 周为 1 疗程，初期血糖不稳，可予 1 日 1 剂，分 3 次服，随血糖情况可逐步减量为 1 日 1 剂，分 2 次服；分温频服亦可维持一定的血药浓度，增加药物疗效；中后期血糖趋于稳定，可予服 5 日，休 2 日，间断服药，密切注意动态观察，并随证加减。③注重内服、外洗联合应用：清代吴师机《理瀹骈文》中指出"外治之理即内治之理，外治之药即内治之药，所异者法耳"，中药药渣外洗，一方面药液通过"鬼门"入体以温经通络，助运血行，中药亦蕴于内，药倍力宏；另一方面有"治未病理念"，药液外洗以温经络，行血气，改善循环，预防、延缓 T2DM 及其并发症的发生与发展。

（五）清热化湿调糖饮

[组成] 川黄连 10g，川厚朴 10g，炒栀子 10g，芦根 50g，姜半夏 10g，淡豆豉 30g，生薏苡仁 30g，嫩黄芩 10g，川牛膝 30g，炒苍术 10g，柴胡根 10g，升麻片 6g。

[功效] 清热化湿，升清降浊，和中调糖。

[主治] 湿热内蕴，困厄中焦，气机失畅，土壅木郁，疏运失调，谷精壅滞所致的 2 型糖尿病。适用于因饮食失调、情志怫郁等损伤脾胃，积湿蕴热而诱发血糖升高，兼见头身困重，心胸烦闷，或渴不欲饮，或口干多饮，口苦，口中异味，小便黄赤，大便黏滞不爽，舌质红，苔黄腻，脉滑数等症。

[用法] 上药入锅，加水 1000mL，浸泡 120 分钟，武火煮沸后再用，文火煎煮 40 分钟，滤出药汁，如法再煎 1 次，两汁混匀约 700mL，分早、中、晚三餐前温服。

[方解] 方中以黄芩、黄连、厚朴为君药，黄连、黄芩味苦性寒，清中上焦湿热，厚朴苦辛性温，行气化湿，三药合用，共奏清热化湿、行气畅中之功效；柴胡苦

平质轻，入肝胆经，能疏泄肝胆郁滞以疏木达土，并助黄芩清化、和解湿热，栀子清利湿热，导湿热从小便而去，即刘河间所说："治湿之法，不利小便，非其治也"，栀子还能泻肝胆之火，防肝木戕伐中焦，姜半夏化痰祛湿，降浊和胃，与黄连配伍，有辛开苦降，调气除痞之功，共为臣药；苍术辛苦而温，健脾燥湿，生薏苡仁甘淡微寒，利水渗湿，又能健脾，淡豆豉辛浮，宣透郁热以除烦，芦根甘寒质轻，既能清利湿热，又能生津养阴，防诸药苦燥伤阴，川牛膝活化湿热蕴结之瘀血，引湿热瘀血下行，升麻辛甘，升举脾胃清阳，二药与姜半夏、柴胡构成升谷津之清，降痰湿瘀血之浊的"两升两降"，清升浊降，气机调畅，脾胃得和，肝脾得调，谷津布散如常，是以不降糖而血糖自平矣，共为佐药。全方寒温并进，升降并用，标本兼治，共奏清热化湿、升清降浊、和中调糖之功效。

[临床加减] 根据湿与热孰轻孰重调节黄连和苍术的用量，若湿重于热，增加苍术用量，炒苍术用至 30g，川黄连用 10 ～ 15g；若热重于湿，增加黄连用量，川黄连用至 30g，炒苍术用 10 ～ 15g；若湿热并重，则黄连与苍术等量，各用 15 ～ 30g；大便黏滞不爽者加广木香 10g；口苦或口中异味明显者，加藿香 10g、佩兰 10g 以醒脾化湿；头身困重明显者，加荷叶 10g 以清利头目；失眠、多梦，加首乌藤 50g、琥珀粉 6g；瘀血明显者，加紫丹参 30g、赤芍药 30g 以活血化瘀。

[心得体会]

1. 湿热内蕴、土壅木郁为消渴常见主因之一

湿热内蕴已成为 2 型糖尿病的常见证型之一，根据 2018 ～ 2019 年第一季度临床科研共享系统中 260 例纯中药治疗病例分析，该证型患者占 16.7%。究其缘由，有以下几个方面：其人或嗜食肥甘酒醴、恣食辛辣，积湿蕴热，蓄于中焦；或饥饱无度、多食少动，中焦脾胃受损；或情志怫郁而致脾胃功能异常，脾胃运化失权，水湿停聚，与热搏结，致湿热内蕴，或兼外感湿热，内外相合。明代《症因脉治》中记载："酒湿水饮之热，积于其内，时行湿热之气，蒸于其外，内外合受，郁久成热，湿热转燥，则三消乃作矣。"提出湿热是诱发糖尿病的重要因素之一，湿热交互积结，壅遏不化，脾受其困，戕伐中焦之气，水谷之精失于正常输布。湿热困厄脾土，土壅木郁，脾病及肝，肝脾同病，肝脾疏运功能被"湿热"围困，脾失健运则不能化生水谷之精，肝失疏泄则不能助脾升清，谷津不升，壅滞血中，成为"其气上溢"之先决条件，是血糖升高并引起 2 型糖尿病发病的重要环节。

2. 清热化湿、升清降浊是消渴主要治则之一

湿热互结，难分难解，困厄脾土，气机失畅，土壅木郁，肝脾同病，肝脾疏运功能失常，是湿热内蕴型 2 型糖尿病的重要发病病机。治疗上标本兼治，确立清热化湿、升清降浊、和中调糖为基本大法，兼顾疏肝解郁，以达木疏土。

湿与热结，如油入面，难分难解，缠绵难愈，法当清热化湿，畅达中州，正如吴鞠通所说："徒清热则湿不通，徒祛湿则热愈炽。"故清热化湿以治其标，防湿热困厄脾气而影响运化；湿热困厄中焦，脾升胃降之机受阻，脾不升清，胃不降浊，则谷津布散失常，《临证指南医案》有云"脾宜升则健，胃宜降则和"，故升清降浊以恢复脾胃纳运升降功能，方中升麻、柴胡与姜半夏、川牛膝构成"两升两降"，清升浊降，气机调畅，脾胃调和。因湿热交结，困厄脾土，土壅木郁，肝脾失和，肝脾同病，故加柴胡疏肝理气，以疏木达土，使木和土达，另一方面，柴胡"主心腹肠胃中结气，饮食积聚，寒热邪气，推陈致新"，又兼祛邪之力。脾胃和，肝脾调，谷津布散如常，则血糖自平。

3. 湿热蕴结日久致瘀，立法遣方勿忘活血

湿热致病，兼具湿邪和热邪双重特性。湿属阴邪，重着黏腻，秽浊不清，易阻遏脉道；热属阳邪，煎液成痰，伤阴动血，又易灼伤脉络。湿热多侵犯脾胃、肝胆等脏腑，尤其是肝藏血，脾统血，湿热侵犯肝脾经脉，日久必伴瘀血。故临床用药应防患于未然，加用川牛膝等活血化瘀药，以"疏其气血，令其条达"。

4. 综合调治、医患同工是血糖早日达标的重要途径

对于湿热内蕴之证，在辨证服用中药汤剂的同时，还应综合把握，注意以下几点：①诊疗时注重对糖友进行心理疏导、饮食及运动指导，以助提高疗效。②服汤剂 3～5 周为 1 疗程，并根据血糖情况分 3 次或 2 次温服，密切关注血糖变化，及时随症加减。③内服时联合中药渣外洗，效力倍增。一方面，药从毛孔入其腠理，通经贯络，以助其药力；另一方面体现了中医"治未病"思想，中药外洗可温通经络、改善循环，以预防并发症的发生发展。④血糖达标后，可改用中药片剂以巩固疗效，同时便于患者服用。

（六）健脾益肾调糖饮

[组成] 太子参 30～50g，生黄芪 30～80g，炒山药 30g，熟地黄 30g，山茱萸 30g，建泽泻 30g，怀牛膝 30g，苍术、白术各 10～30g，炒枳壳 10g，猪苓、茯苓各 30g，桑螵蛸 30g，升麻片 10～30g。

[功效]健脾益肾调糖。

[主治]肺脾肾三脏气虚所致的 2 型糖尿病。临床上表现为腰酸腰痛，眼睑或下肢水肿，自汗，小便清长或短少，夜尿频数，性功能减退，或五更泄泻，舌淡体胖有齿痕，苔薄白而滑，脉沉迟无力等症。

[用法]上药入锅，加入水约 2000mL，浸泡 120 分钟，文火煎煮 40 分钟，滤汁，如法再煎一次，两汁混匀约 750mL，分早、中、晚三餐前温服。

[方解]方中太子参味甘、平,补肺脾之气,止汗生津。生黄芪味甘而温,入脾肺经,补气升阳,益卫固表,利水退肿,二者共为君。熟地黄滋阴补肾,填精益髓,山茱萸补养肝肾,并能涩精,取"肝肾同源"之意;炒山药补脾之阴,且能固肾,共为臣药。建泽泻利湿泄浊,且防熟地黄之滋腻;茯苓、猪苓淡渗利湿,苍术、白术共用,以增运脾化湿之功;怀牛膝补益肝肾而兼具活血化瘀之功,炒枳壳行气燥湿,补而不滞;升麻气清味薄,《本草纲目》谓"升麻引阳明清气上升,此乃脾胃引经最要药也";桑螵蛸补肾固精缩尿,均为佐使之药。纵观本方,补泻兼顾,补大于泻,补中兼有行气,补而不滞。诸药合用,使脾气健、肾气足,则本病可愈。

[临床加减]下肢肿明显者加汉防己 30g;夜尿频者加金樱子 30g。对于年老体衰或病久虚弱者,参、芪、术、地等补益之品宜先从小剂量开始,待脾胃功能恢复后可渐加剂量;肢体水肿者加桂枝以温阳化气利水;服药后腹泻者,用薏苡仁、大枣;便秘者,加酒大黄。临证遣方用药须谨慎,慎用辛燥苦寒之品,以防邪气稽留,加重病情;瘀血者,可酌加丹参、赤芍、川芎、三七、桃仁、红花等活血化瘀之药。

[心得体会]

1. 脾肾气虚是 T2DM 迁延不愈的主要症结

笔者认为:脾失健运,肝失疏布,水谷精微壅滞血中是血糖升高与发病的重要环节;病程渐进,邪伤正气,肺脾肾三脏气虚是其迁延不愈的关键症结;脾肾气虚则会出现神疲乏力、腰酸腰痛,眼睑或下肢水肿,自汗,小便清长或短少,夜尿频数,性功能减退,或五更泄泻诸症。

2. 健脾益肾是治疗 T2DM 的重要法则

脾肾气虚是 T2DM 迁延不愈的主要症结,故健脾益肾法是治疗 T2DM 的重要法则。对于 T2DM 脾肾气虚证,笔者多采用健脾益肾调糖饮加减,方药组成:太子参、生黄芪、炒山药、熟地黄、猪苓、云茯苓、建泽泻、山萸肉、苍术、白术、桑螵蛸、炒枳壳、升麻片、怀牛膝等。本方重在补益脾肾,补而不腻,温而不燥,为治疗 T2DM 脾肾气虚证不二首选。

3. 总体治则，三因制宜，以达血糖渐平诸证自缓

笔者在治疗脾肾气虚证 T2DM 时，以"纯中药治疗 T2DM"为指导，在节饮食、适运动、畅情志基础治疗前提下，"因人因症制宜"选用健脾益肾调糖饮，"因病制宜"选用专病专方糖尿康片、黄连降糖片，配合外治疗法，稳步调糖，有条不紊。临证、施法、遣方、用药遵循辨证施治的原则，用中医思维指导临床。洞悉原委，抓主症、求主因、抓本质、洞主委、立主法、明主方，理法方药一线相贯是取效的关键，且在诊疗过程中尤为重视病证结合，随证遣方，随症用药，多法活用，则脾气得健，肾气得充，阴平阳秘，谷精、水津得布，血糖渐平则诸证自缓，是以不止渴而渴自解矣。

（七）阴阳双补调糖饮

[组成] 淡附片 10～30g（先煎 60～120 分钟），上肉桂 6g（后下），川桂枝 6g，熟地黄 30g，山茱萸 30g，枸杞子 30g，炒山药 30g，云茯苓 30g，建泽泻 10g，炒白术 10g，炒枳壳 10g，盐杜仲 30g，鹿角胶 10g，桑螵蛸 30g。

[功效] 滋阴温阳，固肾调糖。

[主治] 消渴日久阴损及阳，阴阳俱虚的 2 型糖尿病。临床上以口渴多饮，小便频数，夜间尤甚，夜尿常达 3～5 次、甚则十数次，混浊多泡沫，伴腰膝酸软，四肢欠温，畏寒肢冷，或颜面肢体浮肿，阳痿或月经不调，舌质淡嫩或嫩红，苔薄少而干，脉沉细无力为症。

[用法] 上药入锅，加入水约 2000mL，浸泡 120 分钟，先煎淡附片 60～120 分钟，文火煎煮 40 分钟，滤汁，如法再煎一次，两汁混匀约 750mL，分早、中、晚三餐前温服。

[方解] 方中用淡附片大辛大热，温肾助阳，为温阳诸药之首，禀纯阳而主动，走而不守，可制约熟地黄滋腻之性；然肾为水火之脏，内寓元阴元阳，阴阳一方的偏衰必将导致阴损及阳或阳损及阴，而且肾阳虚一般病程较久，多可由肾阴虚发展而来，若单补阳而不顾阴，则阳无以附，无从发挥温升之能，正如张介宾《类经》说"善补阳者，必于阴中求阳，则阳得阴助，而生化无穷"，故重用熟地黄滋阴补肾，禀纯阴而主静，守而不走，可缓和淡附片燥烈之性，两药相合，补而不腻，益阴助阳，共为君药。上肉桂辛热纯阳，能补命门之火，温通经脉，以助附子温阳；川桂枝温通经脉、助阳化气，炒白术健脾胃，温分肉，与淡附片同用，温补脾肾之阳；山茱萸、

枸杞子滋补肝肾之阴，共为臣药。盐杜仲、炒山药滋阴补阳，补气健脾；云茯苓健脾利水，建泽泻合云茯苓可利水渗湿，亦可清肾火，《名医别录》："补虚损五劳，除五脏痞满，起阴气，止泄精、消渴、淋沥，逐膀胱、三焦停水。"鹿角胶温补肝肾，益精养血，桑螵蛸补肾固精，炒枳壳行滞消胀，防大量滋补之药碍胃，共为佐使药。方中补阳之品药少量轻而滋阴之品药多量重，可见其立方之旨，并非峻补元阳，乃在微微生火，鼓舞肾气，即取"少火生气"之义。正如柯琴所云："此肾气丸纳桂、附于滋阴剂中十倍之一，意不在补火，而在微微生火，即生肾气也。"（《医宗金鉴·删补名医方论》）

[临床加减] 尿频而混浊者，加益智仁、川萆薢等；乏力明显者，加生黄芪、太子参；阴虚甚者，可酌加麦冬、天冬、玉竹等；阳虚甚者，可酌加杜仲、肉桂用量、加淫羊藿等；瘀血者，可酌加丹参、赤芍、川芎、三七、桃仁、红花等活血化瘀之药。

[心得体会]

1. 消渴日久，阴阳两虚

笔者认为：阴阳两虚是2型糖尿病发病的最终结局，消渴以阴虚为本，阴阳互根互用，消渴日久则阴损及阳，出现阴阳俱虚，阴阳两虚是糖尿病的最终发展趋势，是其重要的病机。若阴阳两虚则会出现精神萎靡、口干渴、腰膝酸软、四肢清冷、心胸烦闷、小便清利而数入夜尤甚诸症。法当护阳气、养阴液，滋阴温阳调糖。

2. 阳中求阴，阴中求阳

患者久病阴损及阳，终致阴阳两虚。肾为水火之脏，内寄命门之火，为元阳之根本。治宜"益火之源，以培右肾之元阳"（《景岳全书》），方中附子、桂枝温肾助阳，熟地、山药、山茱萸滋阴益肾，补阳之中配伍滋阴之品，取"善补阳者，必于阴中求阳，则阳得阴助而生化无穷；善补阴者，必于阳中求阴，则阴得阳升而泉源不竭"（《景岳全书·新方八阵·补略》）之义。

3. 以"和"为指导调控血糖

笔者主张在"和"的思想下，以实现调控血糖为目标，在临床观察及总结前人治疗经验的基础上，总结出的阴阳双补调糖饮，具有阴阳双补、调济水火之功。对于缓解患者症状，调脂调糖，延缓病情进展，改善生活质量有着重要的临床意义和治疗价值。

二、2 型糖尿病相关并发症验方

（一）止消宣痹汤

[组成] 生黄芪 30g，干生地黄 30g，全当归 10g，川芎片 10g，赤芍、白芍各 30g，川桂枝 6g，水蛭 6g，川牛膝 30g，生甘草 3g，生姜 3g。

[功效] 益气养阴，养血活血，通络宣痹。

[主治] 消渴痹症（糖尿病周围神经病变，以下简称 DPN）不同阶段所致的手足或四肢凉、麻、痛、痿之四大主症。

[用法] 上药首煎加水 800mL，浸泡 100 分钟，武火煮沸后，文火煮 30 分钟，滤出药汁约 250mL，再加水 600mL，煎煮 30 分钟，滤出药汁约 250mL，两煎药汁混匀，分早、中、晚三次饭后 2 小时服。药渣加入白芥子 30g、干姜 30g、川椒 30g 入搪瓷盆中煎煮 30 分钟之后，加 52 度以上白酒 100mL，熏洗手足和双下肢，每次 30 分钟，每日两次，以达内外合治、协同增效之目的。

[方解] DPN 是由于消渴日久，继耗气阴，阴亏气虚，血行迟缓，脉络瘀阻，肌肉、筋脉、肢体失荣，而致凉、麻、痛、痿诸症蜂起。察其病机，本虚标实，本虚以阴虚、气虚、阳虚多见，标实以瘀血、痰浊为主，而血瘀贯穿于病程的始终。因而立益气养阴、养血活血、通络宣痹之法。在治疗名方黄芪桂枝五物汤基础上，加入养血活血之四物及水蛭、川牛膝，拟成止消宣痹汤。方中，生黄芪补气，生地黄养阴，共奏益气养血之效，二药共为主药；当归配黄芪，补气生血，当归、赤白芍、川芎配生地黄既有补血之功，更有活血养荣之妙，以上共为臣药；桂枝温经活血，水蛭破瘀痛络、通痹止痛，助芪、地寓补于动，以防壅滞，共为佐药；川牛膝活血引下，甘草配白芍缓急止痛，生姜和胃调味共为使药。纵观全方，体现了"以通为补"、补中有通，通中有补，填疏相济，静动结合，使全身气血调达，络通痹宣，则凉、麻、痛、痿渐缓至消。

[临床加减] 若四末冰冷、疼痛剧烈、入夜难眠，舌质淡暗或紫暗、苔薄白而滑、脉弦紧或细涩属阳虚寒凝者，上方加细辛 3g，制川乌、草乌各 6g（先煎 30 分钟），琥珀（冲）6g；若手足灼热疼痛、心烦失眠、舌质嫩红、苔少、脉细数等阴亏内热明显者，方中去桂枝加肉桂 3g，川连 6g，去赤芍改生白芍 40g，生甘草加至 6g；若伴双下肢沉重如灌铅、行走如踩棉、舌质胖大、苔白腻等兼有痰湿者，加苍术 10g，生薏苡仁 30g；若久痹不通、伴双下肢肌肉痿缩者，加苍术、白术各 10g，

怀牛膝 30g，山茱萸 30g。

[心得体会] DPN 属于消渴病的变证，是由于消渴病日久，阴阳气血亏虚，气虚则血行无力，阴虚则无水行舟，脉道涩滞，从而导致瘀阻脉络。以气血亏虚为本，日久可导致阴阳两虚，因虚致瘀，瘀血阻络，筋脉肌肉失去温煦濡养而发为本病，乃本虚标实之证。因而立益气养阴、养血活血、通络宣痹之法。辨证加减中细辛、制川草乌、琥珀以加强温通、止痛、安神之效；肉桂、川连，生白芍、生甘草以酸甘化阴、引火归原、缓急止痛；苍术、生薏苡仁以化痰通络，除湿宣痹；苍术、白术以健脾生精；怀牛膝、山茱萸以益肝肾，补先天、资后天，以助起痿宣痹之功。

（二）糖痛外洗方

[组成] 透骨草 30g，生艾叶、苏木、木瓜、白芥子各 9g，桂枝、红花、川芎、白芷、川乌、生麻黄各 10g，川椒 6g，赤芍 12g，草乌 3g。

[功效] 温经活血，宣痹通络，缓急止痛。

[主治] 消渴痹症不同阶段所致的手足或四肢凉、麻、痛、痿之四大主症。

[用法] 上方加水煎煮成 300mL，加入 4000mL 的温开水，37 ～ 40℃恒温浸泡双足，30 分钟 / 次，1 次 / 天。连续治疗 2 个月。

[方解] 方中川芎辛散温通，为"血中之气药"，具有通达气血的功效；红花、赤芍活血祛瘀止痛；桂枝、川椒、川乌、生艾叶温经通阳，以助川芎、红花、赤芍活血通络、宣痹通阳；草乌、苏木、透骨草温经通络止痛；白芥子、生麻黄、木瓜、白芷祛风通络，又可引诸药直达病所，共奏温经活血、宣痹通络、缓急止痛之功。

[心得体会] 笔者认为，阴亏是发生 DPN 的关键，气虚是迁延不愈的症结，阳虚是发展的必然趋势，血瘀是造成本病的主要原因。DPN 的病机关键在于气阴两虚及血瘀从而导致血行乏力、脉道阻滞，阴虚则血脉枯涩，二者与血瘀的形成密切相关；而血瘀状态又进一步妨碍体内阴液等精微物质的运送。这种互为因果、相互交织的过程贯穿于 DPN 发生发展的变化之中。其中瘀血是该病产生和加重的重要原因。糖痛外洗方是开封市中医院内分泌科在前人研究治疗消渴病的基础上，结合临床实践研制出的治疗 DPN 疗效显著的纯中药外洗制剂。方药组成：透骨草、桂枝、川椒、艾叶、木瓜、苏木、红花、赤芍、白芷、川芎、川乌、草乌、生麻黄、白芥子。根据中医"急则治标""外治之理即内治之理"的原则，我们采取糖痛外洗方熏蒸浸洗的方法，使药物通过皮肤的浸透直达病所，从而改善局部的血液循环，迅速缓解症状，有的患者，熏洗 2 ～ 3 次即可见效。

（三）调糖通便丸

[组成] 火麻仁 30g，油当归 30g，生地黄 50g，生大黄 10g，生枳实 10g，桃仁泥 10g，生白芍 50g，生甘草 12g，生白术 50g。

[功效] 益气养阴，运肠通便。

[主治] 气虚、阴虚肠燥型糖尿病性便秘。

[用法] 将火麻仁、油当归、生地黄、生大黄、生枳实、桃仁、生白芍、生甘草、生白术原料药烘干，粉碎、混合、过筛（得药粉不少于16.06kg），然后制丸（起模、成型、干燥、抛光），包装，每瓶重 60g；6 克 / 次，早、晚口服。

[方解] 方中生白术健脾益气，生地黄养阴清热、止渴生津，二药共为君药；火麻仁润肠通便，桃仁润燥滑肠，用于肠燥便秘，二药共起"增水行舟"之功，配合油当归补血活血以运肠通便，共为臣药；生大黄荡涤肠胃，推陈出新，又能下瘀血，清瘀热。枳实善破气除痞、消积导滞，枳实与白术相配，二药一缓一急，升一降，一补一泻，共为佐助之药；生甘草能补脾益气，调和诸药，生白芍酸敛肝阴，补肝阴之不足，起到止痛作用，共为使药，全方共奏"益气养阴，运肠通便"之功。

[心得体会] 糖尿病性便秘属现代医学病名，归属于中医学的"消渴病""便秘"范畴。笔者认为消渴病以阴亏为发生根本，气虚是迁延不愈的关键，气阴两虚是病程中的枢机，阴阳两亏是发展的必然趋势，血瘀是造成合并症的主要原因，湿热阻滞是病程中的变证。本病主要因消渴日久致大肠传导失司，或因病久气阴耗伤，气虚致大肠传送无力，阴亏则津液匮乏，无水行舟；或因燥热内结，津液耗伤，导致肠道失润，大便干结难以排出；阴伤津亏不能滋润大肠致肠道干涩，大便排出困难。其病机为"本虚标实"：气阴两虚、阴津亏耗为本，燥热、瘀血为标。现代医学认为本病主要归属于 DAN 范畴，其发病机制尚不明了，一般认为可能与血糖的不稳定、自主神经病变、胃肠激素紊乱、肠道菌群失调、患者活动量减少致胃肠蠕动减慢、饮食富含纤维的蔬菜较少等因素有关。目前西医治疗本病主要从控制血糖以解除对肠道的抑制作用，增加粗纤维饮食、养成有规律的生活与工作习惯、使用促胃肠动力药物以增强胃肠蠕动等方面入手，而对于病情严重的患者则使用泻剂或润滑剂，如此种种的治疗方法只能解除患者的一时痛苦，暂时缓解便秘症状，疗效欠佳。运用具有"益气养阴、运肠通便"之效的降糖通便丸治疗本病，大便得通则体内瘀浊之邪得以排出，血糖、血脂自能得到较好的控制。本药临床疗效确切，可以明显改善患者的症状体征及理化指标，提高患者生活质量，值得临床推广应用。

（四）糖调止汗方

[组成] 仙鹤草 60～180g，太子参 10～30g。

[功效] 收涩止汗，益气生津。

[主治] 糖尿病性泌汗异常。

[用法] 水煎服，每日 1 剂，分早、中、晚 3 次服。

[方解] 仙鹤草又名脱力草，可用于治疗劳伤体倦，因收涩作用较强，教材将其归为止血药，因"津血同源""血汗同源"，故仙鹤草不但可以止血，而且还有很好的止汗作用。太子参益气生津止渴，气与血如影随形，互根互用，益气可统血以止汗。两药共奏收涩止汗、益气生津之效。

[临床加减] 气虚甚者，以自汗为主，伴神倦无力、面色少华、手足欠温、舌质淡、苔薄白、脉沉弱，加生黄芪 30g、防风 10g、炒白术 30g 以增加益气固表止汗之功；阴虚甚者，阴虚为主者，以盗汗为主，睡中汗出，或醒即汗出，通身大汗，甚则透衣湿被，口干多饮，手足心热，舌质淡、苔少、脉沉细或细数，加麦冬 10g、五味子 10g 以增加益气养阴、生津止渴之功；若肝郁化火者，出现心情抑郁，或心烦易怒，怒则汗出，面红、手心红、手足心热，或失眠多梦，梦后盗汗，纳呆，腹胀，舌质淡暗，或舌边红赤，苔薄白，脉弦缓或弦数，加牡丹皮 10g、炒栀子 10g、柴胡根 10g、生白芍 30g 以调和肝脾、清热除烦止汗。

[心得体会] 笔者认为消渴病汗症多为气虚、阴虚所致，少数为肝火、湿热所致，临床尚有因瘀血而发病者，如《医林改错》血府逐瘀汤所治之症目说："竟有用补气、固表、滋阴、降火，服之不效，而反加重者，不知血瘀亦令人自汗、盗汗，用血府逐瘀汤。"对盗汗顽固不愈者，也非常重视活血化瘀法的运用，常配合应用丹参、鬼箭羽等活血化瘀之药。因自汗、盗汗均以腠理不固、津液外泄为共同特征，我们常常在辨证论治基础上以基础方加减，执简驭繁，功专才能力宏，以达快速之功能。仙鹤草治疗盗汗有奇效，我们应用约 40 年，确获奇效，因此仙鹤草为治疗汗症必用、常用、重用之品，用量多以 60g 起始，多则可用至 240g。

（五）救肾灌肠方

[组成] 大黄 30g，生牡蛎 30g，薏苡仁 30g，附子 10g，败酱草 30g，蒲公英 30g。

[功效] 祛邪化湿，降浊解毒。

[主治] 糖尿病性肾病Ⅳ期。

[用法] 水煎 400mL。维持药温 37～38℃，取大号导尿管插入肛门 20～30cm，将 200mL 药液缓慢注入，每日 2 次，20 日为 1 个疗程。灌肠后抬高臀部，左侧卧位保留。以每日腹泻 3～4 次为宜。

[方解] 大黄始载于《神农本草经》，言其"大黄味苦寒，主下瘀血，血闭，寒热，破癥瘕积聚，留宿饮食，荡涤肠胃，推陈致新，通利水谷，调中化食，安和五脏"；附子能散寒湿，温脾肾，回阳救逆；牡蛎则具收敛固摄精微的作用；薏苡仁、败酱草、蒲公英可解毒化湿降浊。

[心得体会] 糖尿病肾病是糖尿病的慢性并发症，也是危害最大的微血管病变之一。临床上以蛋白尿、水肿、高血压等为主要表现，严重时可以出现肾病综合征，晚期则出现肾功能衰竭。有 10～20 年病程的糖尿病患者不论年龄大小，约有 50% 发生临床肾脏病。一旦出现持续性蛋白尿，病情呈持续性发展，平均 7 年即导致终末期肾功能衰竭。它属于中医学"关格""癃闭""水肿""虚劳"范畴。中医学认为肾司二便，肾系疾患久久不愈，肾阳衰败，气化无权，开合不利，不能泌清泄浊，致使浊阴内潴，难以从下窍而出，尿素氮、肌酐等代谢产物潴留体内，浊阴不泄，或上犯脾胃，或蒙蔽心窍，或惹动肝风，或动血，或水气凌心犯肺，从而显出种种危象。可见，糖尿病肾病慢性肾功能衰竭的病理在于肾虚浊邪内停。"救肾灌肠方"保留灌肠，能增强肠道氮质的清除值，降低非蛋白氮，缓解氮质血症的症状，通过灌肠使肠黏膜排除体内的代谢残余产物，吸收对机体有用的物质。"救肾灌肠方"用之临床疗效显著，价格低廉，安全可靠，并且可以开发中成药制剂，如中药浓缩栓剂或中药灌肠浓缩液，既可以方便病人用药，又可以提高疗效，创造经济效益。

（六）助眠安神外用方

[组成] 黄连 30g，肉桂 30g，朱砂 30g，吴茱萸 30g，炒枣仁 30g，冰片 10g。

[功效] 引火归原，助眠安神。

[主治] 夜难入寐，甚则彻夜不眠，心中烦乱，头晕耳鸣，潮热盗汗，男子梦遗阳痿，女子月经不调，健忘，口舌生疮，大便干结，舌尖红，少苔，脉细。

[用法] 上述药味研粉，每日取 15g，用 3～4mL 姜汁调成稠糊状，分别涂在两块 3cm×3cm 的医用纱布上，将涂药的纱布敷于双侧涌泉穴上并用胶带固定，于每晚睡前贴敷，晨起揭之，每日 1 次。

[方解] 方中以黄连大寒大苦清泻心火，下润肾阴；肉桂辛甘大热，助阳补火，引火归原；吴茱萸具理气燥湿、温中止痛，散肝经之寒邪与郁滞；朱砂重镇上亢之

阳；冰片具有清热止痛、防腐止痒之功效；酸枣仁滋阴宁心。全方滋肾阴、清心火、制亢阳、安心神。

[临床加减] 瘀血明显者可酌加紫丹参、赤芍药、川芎、桃仁、红花等活血化瘀之药；心阴不足明显者可加甘草、知母、柏子仁等养心安神之药；气血不足者可加熟地黄、当归、黄芪等补气养血之药；潮热明显者可加黄柏；盗汗明显者可加牡蛎等。

[心得体会] 失眠是以患者不能获得正常睡眠为特征的一种疾病。失眠患者病情的轻重不一，轻者可出现入睡困难、入睡后易醒、醒后难入睡的症状，严重者可出现整夜无法入睡的情况。失眠中医属"不寐"范畴，思虑劳倦、内伤心脾、心肾不交、阴虚火旺、肝阳扰动、心胆气虚及胃气不和等均为引发不寐的重要因素。心肾不交证是失眠的主要证型之一。心肾不交型失眠的基本病机是肾水亏虚，不能上济于心，心火炽盛，不能下交于肾。"外治之理，即内治之理，外治之药，亦即内治之药，所异者法耳"。药物直接作用是外敷疗法最主要的治疗机制。表现在三个方面：①卫气载药以行，通过经络系统使药力内达于脏腑，输布于全身；②药力由孔窍而入脏腑，通过脏腑、经络生理联系作用于全身；③通过穴位、经络的放大效应调节经络气血运行，发挥治疗作用。穴位敷贴所需药量远小于内服药量，且往往采用患病局部或病位相邻穴位施药，局部药物浓度较高，血浓度甚微；有的药物即使通过直接吸收而发挥作用，也因选择适宜的途径避免了药物对肝脏及其他器官的毒害。穴位贴敷施术于体表，通过皮肤薄膜的渗透作用起到治疗效果，可以随时观察用药反应，决定药物去留，较内服安全可靠，副作用小，可避免意外事故。正如《理瀹骈文》所言："外治法治而不效，亦不致造成坏症，犹可另他药以收效，未若内服不当则有贻误病机之弊。"

（七）口腔溃疡外用方

[组成] 五倍子30g，黄连30g，肉桂30g，冰片10g，吴茱萸30g，干姜30g。

[功效] 清热调中，引火归原。

[主治] 糖尿病合并的口腔溃疡。临床上以口腔溃疡反复发作，经常在进食肥甘厚味后亦或天气炎热时加重，常伴口苦、口干、目赤，时有头昏。舌质红，苔黄厚腻，脉滑，小便色赤，大便秘结不畅。

[用法] 上述药味研粉，每日取15g，用3～4mL姜汁调成稠糊状，分别涂在两块3cm×3cm的医用纱布上，将涂药的纱布敷于双侧涌泉穴上并用胶带固定，于

每晚睡前贴敷，晨起揭之，每日1次。

[方解] 方中以黄连大寒大苦清泄心火，下润肾阴；五倍子以收湿敛疮，肉桂辛甘大热，助阳补火，引火归原；冰片具有清热止痛、防腐止痒之功效；吴茱萸温中、止痛、理气、燥湿、解毒、化瘀、敛疮；干姜主入中焦脾胃，起健脾燥湿之功效；诸药合用，清热调中，引火归原，使心中之阳下降至肾，能温养肾阳，肾中之阴上升至心，则能涵养心阴。

[临床加减] 中焦火热炽盛者可加石膏、知母、栀子等清热泻火之药；脾肾气虚者可加黄芪、太子参等益气健脾之药物；失眠、多梦，加酸枣仁、远志等健脾宁心之药物；大便不通者可加大黄、芒硝等泻下攻积、软坚散结之药物。

[心得体会] 口腔溃疡古时称为"口疮""口疳""口糜""口破""口疡"等，中医认为本病多由于外感六淫、饮食不洁、口腔不净、七情内伤、思虑过度以及素体虚弱、劳倦内伤等所致，而心脾积热、心肾不交病机最为多见。脾开窍于唇，唇为脾之外候；心开窍于舌，舌为心之苗，心脾积热，不得外泄，循经上炎，热盛肉腐，故为"口疮"。隋·巢元方云："脏腑热盛，热乘心脾，气冲于口舌，故令口舌疮也。"唐·王焘谓："心脾中热、常患口疮，乍发乍并，积年不差。"肾阴亏虚，肾水不能上济心火，心火灼于口腔而发为溃疡。正如张景岳所说："口疮，连年不愈者，此虚火也。"涌泉为足少阴肾经的起始穴，也是肾经的井穴，又是回阳九针穴之一。井穴具有清泄脏腑内热的作用，肾经之井穴涌泉也不例外。《百症赋》曰："湿寒湿热下髎定，厥寒厥热涌泉清。"涌泉具有开窍苏厥、降火潜阳、引火下行、平冲降逆之功效。根据《灵枢》"病在上者下取之，病在头者足取之"的理论，取涌泉能够从阴引阳。又《灵枢·经脉》曰"肾足少阴之脉……其直者，从肾上贯肝膈，入肺中，循喉咙，夹舌本"，肾经循行经喉咽止于舌根两旁，故治疗口腔溃疡而取肾之涌泉言之在理，体现了中医学"上病下治"的特色理论。复发性口腔溃疡的发病病机与患者饮食、生活作息及工作环境等因素密切相关，在日常生活中，患者应培养良好的生活习惯，饮食上应清淡为主，少食辛辣刺激之物；培养健康规律的生活习惯。"外治之理，即内治治理，外治之药，即内治之药"，针对反复发作的口腔溃疡，除了应用上述外治法之外，患者也在辨证论治的指导下口服中药汤剂进行治疗，内服外治，协同增效。

三、辨体调糖方

临床中对"无证可辨"者则按照王琦教授的中医体质诊断标准,结合中华中医药学会批准的《中医体质分类判定标准》进行体质辨识,参考我们对 471 例 T2DM 患者问卷调查分析结果,分为以下 6 种体质类型进行辨体调治。

（一）补气固本调糖方

[组成] 太子参 15g,黄芪 30g,炒白术 6g,云茯苓 15g,炒枳壳 6g,升麻 3g,淡竹叶 3g,生甘草 3g。

[功效] 健脾补气。

[主治] 2 型糖尿病属气虚体质者。临床上虽无"三多一少"症状,但有肌肉松软不实,平素语音低弱,气短懒言,容易疲乏,精神不振,易出汗,舌淡红,舌边有齿痕,脉弱等症。

[用法] 上药入锅,加水约 1000mL,浸泡 120 分钟,文火煎煮 40 分钟,滤汁,如法再煎 1 次,两汁混匀约 750mL,分早、中、晚三餐前温服。

[方解] 方中黄芪味甘性温,具有补气健脾、升阳举陷、益气固表、利尿消肿之功效,为补中益气之要药;太子参补脾肺之气,同时具有养阴生津之功;白术为健脾要药,通过强壮后天之本以达固生气之源;茯苓甘淡,健脾渗湿,苓、术相配,则健脾祛湿之功效相得益彰;枳壳、升麻同时使用,调畅全身气机,补气而不壅滞;竹叶淡渗清心,以防诸补药生燥助火,甘草以调和诸药。

[临床加减] 气虚甚者可重用太子参至 30g;便溏者可重用炒白术至 30g,再加车前草 30g;失眠、多梦,加酸枣仁、远志以健脾宁心安神;自汗、盗汗者可加仙鹤草 60 ～ 120g 以收涩止汗。

[心得体会] 气虚质是元气不足,以气息低弱,机体、脏腑功能状态低下为主要体质状态。其形成与先天禀赋不足、后天营养状态低下、精神情志刺激、社会因素的干扰,以及过劳和过逸等密不可分,这些先、后天因素使气的生成、输布、代谢等环节发生障碍,日久形成气虚体质。气具有推动、温煦、防御等作用,气虚则气血运行不畅,津液无法正常输布,而出现口干、口渴;气虚则精微物质无法运行全身充养四肢百骸,出现肌肉松软、疲乏无力,气短懒言;气虚卫外不固则出现自汗。由于当今社会的饮食条件与社会环境等因素,越来越多的人出现气虚体质状态。气虚体质易患多种疾病,如糖尿病、甲减、哮喘、泄泻、脏器下垂等。气虚体质进

一步发展，终会成为气虚证，所以在体质阶段，应尽早运用饮食、药物、运动等方法进行干预，以改善体质，截断病势。《内经》依据气虚的不同表现提出了"因其衰而彰之。形不足者，温之以气；精不足者，补之以味"，国医大师王琦院士针对气虚体质的预防与治疗养护提出了一系列的方法。就"无症状"2型糖尿病而言在辨体论治的原则指导下，口服补气固本调糖方配合适当的饮食、运动养护，对于气虚质患者血糖的调控及糖尿病并发症的延缓起到至关重要的作用。

（二）护正固本调糖方

[组成] 太子参 10g，麦冬 6g，炒白术 6g，云茯苓 15g，炒枳壳 3g，广陈皮 6g，生甘草 3g。

[功效] 平调气阴。

[主治] 2型糖尿病属中医平和体质者。体形匀称健壮，面色、肤色润泽，头发稠密有光泽，目光有神，鼻色明润，嗅觉灵敏，唇色红润，不易疲劳，精力充沛，耐受寒热，睡眠良好，胃纳佳，二便正常，舌色淡红，苔薄白，脉和缓有力。

[用法] 上药入锅，加水约 1000mL，浸泡 120 分钟，文火煎煮 40 分钟，滤汁，如法再煎 1 次，两汁混匀约 700mL，分早、中、晚三餐前温服。

[方解] 太子参补脾肺之气，止汗生津，功似人参而力缓，用于平和体质之人尤佳。麦冬微苦甘寒，补肺胃之阴，与太子参相伍，补气养阴。白术健脾益气，增强中焦脾胃运化功能，三药同用，补益气血，以培补气血生化之源。茯苓利水渗湿，防止补益太过助湿生痰，枳壳宽中下气而力缓，陈皮理气健脾，同用使六腑通畅，脾升胃降，气机通畅，百病不生，甘草调和诸药。

[临床加减] 气虚者加黄芪 15～30g；阴虚者加石斛 10g，沙参 12g；血虚加当归 10g；血瘀加丹参 15g。

[心得体会] 平和体质又称"平和质"，是最稳定的、最健康的体质，是先天禀赋良好，后天调养得当而得到的一种较为理想的状态。此类人群阴阳平衡，其脏腑协调，体内气血阴阳通畅，邪气不易入侵体内，得病易趋康复。此类患者血糖异常，通过适当的药物控制，合理的生活起居，也较易于恢复。

（三）温阳调糖方

[组成] 淡附片 6g，肉桂 6g，熟地黄 30g，山茱萸 30g，牡丹皮 10g，炒山药 30g，云茯苓 30g，建泽泻 10g，干姜 6g，炒枳壳 6g，炙甘草 6g。

[功效] 温阳补肾。

[主治] 阳虚体质的 2 型糖尿病患者。表现为肌肉松软不实，精神不振，平素畏冷，手足不温，面色白，目胞晦暗，口唇色淡，喜热饮食，睡眠偏多，大便溏薄，小便清长，舌淡胖嫩，边有齿痕，苔润，脉象沉迟等症。

[用法] 上药入锅，加水约 1000mL，浸泡 120 分钟，文火煎煮 40 分钟，滤汁，如法再煎 1 次，两汁混匀约 700mL，分早、中、晚三餐前温服。

[方解] 方中附子大辛大热，位居温阳诸药之首；肉桂、干姜辛甘而温，乃温通阳气，引虚浮之火归原，两药相合，补肾阳之虚，助肾气恢复，共为君药。然肾为阴阳水火之宅，内寓元阴而藏元阳，善补阴者必阴中求阳，重用熟地滋阴补肾，山茱萸、山药补肝脾而益精血，泽泻、茯苓利水渗湿，配肉桂温化痰饮；丹皮苦辛而寒，入血分，合肉桂调血分之滞，三药寓泻于补，以制诸阴药可能助湿碍邪之弊，炒枳壳宽中下气而力缓，炙甘草以调和诸药。诸药合用，助阳之弱以化水，滋阴之虚以生气，使肾阳振奋，全身之阳得到恢复。

[临床加减] 夜尿频数清白者，加益智仁 30g，桑螵蛸 30g；阳虚甚者可肉桂、桂枝同用，加补骨脂 30g，淫羊藿 30g；乏力明显者，可加生黄芪 30g、太子参 30g 补气助阳；血瘀者，可加丹参 30g、赤芍 30g 以活血化瘀。

[心得体会] 阳虚质是阳气不足、以虚寒现象为主要特征的体质状态。其成因与禀赋不足、胎养不当等先天因素及社会环境、疾病影响、生活饮食等密切相关。《素问·生气通天论》云："阳气者，精则养神，柔则养筋。"随着后世医家对阳气认识的不断深化，又进一步提出"内养五脏之神，出而荣养筋骨""神之灵通变化，阳气之精明也；筋之运动便利，阳气之柔和也"等观点。阳气具有推动机体生长发育、抵抗外邪、温煦四肢百骸等功效，阳虚则温煦功能不足，津液气化失常，出现口渴、怕冷，喜饮热食等症；阳虚津液代谢失司，导致痰饮、水湿等病邪滋生，出现虚胖、水肿、舌淡胖等症。辨阳虚质就是在临床治疗时遵从辨体 – 辨病 – 辨证的诊疗模式，针对阳虚质对血糖升高形成的发病倾向性，选择温补阳气的治疗方法，同时温阳兼顾脾胃，以调节阳虚体质的偏颇，促进血糖的平稳调控。在辨体论治的基础上，既要针对血糖或症状用药，又要针对阳虚体质用药。既权衡疾病、证候、阳虚质的关系，又要做到调控血糖和调体用药合理。

（四）养阴调糖方

[组成] 枸杞子 30g，女贞子 30g，旱莲草 30g，干地黄 30g，山茱萸 15g，牡丹

皮 12g，生山药 30g，北沙参 30g，建泽泻 10g，怀菊花 3g。

[功效] 滋阴清热。

[主治]2 型糖尿病属中医阴虚体质者。表现为体形偏瘦，手足心热，口燥咽干，鼻微干，喜冷饮，大便干燥，舌红少津，脉细数等症。

[用法] 上药入锅，加水约 1000mL，浸泡 120 分钟，文火煎煮 40 分钟，滤汁，如法再煎 1 次，两汁混匀约 700mL，分早、中、晚三餐前温服。

[方解] 该方由杞菊地黄丸、二至丸加减而来。地黄滋阴补肾，填精生髓，山茱萸滋补肝肾而固肾气，山药健脾益气以助运化，三药相配，同补肝、脾、肾，尤以补肾阴为主。泽泻淡泄肾浊；牡丹皮凉泻肝火，两味药同为泄药，清泄湿浊，平其偏盛，以治标。枸杞子滋补肝肾，配合菊花引药入肝。女贞子甘平，为少阴之精，其色青黑，益肝补肾；旱莲草甘寒，汁黑入肾补精，益下而荣上，有强阴之功，北沙参益气养阴，诸药均入肝肾二经，起到补肝血、益肾精，从而达到养阴清热、调控血糖之功效。

[临床加减] 血瘀者加丹参 30g；伴气虚者加黄芪 30g；阴虚甚者，可加麦冬10g。

[心得体会] 阴虚体质特征主要表现为阴虚则热、阴虚则形瘦色苍两个方面。阴虚证的病因有先天不足、久病劳损、热病耗伤、房事不节、思虑过度等。《素问·调经论》云"阴虚则内热"，《临证指南医案》云"大凡六气伤人，因人而化，阴虚火旺，归营分多"，《灵枢·阴阳二十五人》指出阴虚体质人"赤色皮肤，小头，脸形瘦尖，肩背肌肉宽厚，身材矮小，手足小，步多气而性格急躁、轻财，身体虚弱"，可见医家把形体瘦弱，火热内生，归纳为阴虚体质的特征。阴虚体质者多见热象，阴虚液少则有口干咽燥、大便干结等症；阴虚无法制阳则出现潮热盗汗、五心烦热、眩晕耳鸣、失眠多梦等；阴虚则阴液无法充养四肢肌肉百骸，而见形体消瘦。阴虚体质的治疗应采用滋阴与清热并行。保血、养血亦可生津；养阴兼顾理气健脾。在辨证论治的基础上，针对血糖或症状用药，又要针对阴虚体质用药，即权衡病－证－体的关系，做到稳控血糖，防止并发症的发生与发展。

（五）化痰祛湿调糖方

[组成] 炒苍术 10g，姜厚朴 10g，广陈皮 10g，冬瓜皮 30g，玉米须 30g，白茅根 30g，姜半夏 10g，川牛膝 10g，升麻 6g，生甘草 3g。

[功效] 健脾化痰，理气化湿。

[主治] 痰湿体质的糖尿病患者。表现为体形肥胖，腹部肥满松软，面部皮肤油脂较多，多汗且黏，胸闷，痰多，口黏腻或甜，喜食肥甘甜黏，苔腻，脉滑等症。

[用法] 上药入锅，加水约1000mL，浸泡120分钟，文火煎煮40分钟，滤汁，如法再煎1次，两汁混匀约700mL，分早、中、晚三餐前温服。

[方解] 半夏燥湿化痰，苍术燥湿健脾，二药同用以健脾，杜绝痰湿生化之源，厚朴行气化湿，气畅则湿热去；陈皮燥湿健脾理气；白茅根、冬瓜皮、玉米须均具有利水消肿之功效，川牛膝以利水活血，升麻升举阳气，调畅气机，甘草以调和诸药。

[临床加减] 气虚者加黄芪30g，党参15g；水肿者加茯苓30g，猪苓30g，泽泻30g；湿甚者加薏苡仁至50g；瘀血者加丹参30g。

[心得体会] 痰湿体质是由于水液内停，痰湿凝聚，形成以黏滞重浊为主要特征的体质状态，是先、后天因素共同造成的结果，《内经》就有对痰湿体质的记载，如"肥贵人则高粱之疾也""此肥美之所发也，此人必数食甘美而多肥也""年四十而阴气自半也，起居衰矣。年五十体重，耳目不聪明矣"。指出过食肥甘厚味、年龄增长、情志内伤是痰湿体质造成的原因。

随着医家对痰湿体质的不断认识，归纳其成因主要有以下几方面：饮食不节，伤脾生湿；脾胃亏虚，壅湿生痰；情志失常，气滞津停，生湿聚痰；感受外邪，引动内湿等。痰湿阻碍气血运行，则出现胸闷、油脂较多、口甜；湿邪阻碍水液气化，则出现自汗、痰多；痰湿阻滞中焦运化，清阳不升，则出现头晕、头昏沉、乏力；痰湿阻滞胃肠则糟粕代谢异常，出现大便黏滞不爽等。随着痰湿体质的人越来越多，不断有研究证明痰湿体质与糖尿病、高脂血症、高血压、代谢综合征等多种代谢性慢病的发生具有密切的关系。对于痰湿的治疗，《金匮要略》提出"病痰饮者，当以温药和之"的方法，通过温药以温化痰饮，调节体内水液代谢，从根本杜绝痰饮生成。痰湿体质人群的治疗不仅仅要在"三辨诊疗模式"指导下口服化痰祛湿调糖方，更应注重清淡饮食，加强运动锻炼，合理作息。

（六）清热祛湿调糖方

[组成] 生薏苡仁30g，滑石30g，粉葛根30g，川黄连6g，酒黄芩10g，生栀子10g，建泽泻30g，川木通6g，车前草30g，生地黄10g，淡竹叶6g，生甘草6g。

[功效] 清热祛湿。

[主治] 湿热体质的2型糖尿病人群。形体中等或偏瘦，面垢油光，易生痤疮，

口苦口干，身重困倦，大便黏滞不畅或燥结，小便短黄，男性易阴囊潮湿，女性易带下增多，舌质偏红，苔黄腻，脉滑数。

[用法] 上药入锅，加水约 1000mL，浸泡 120 分钟，文火煎煮 40 分钟，滤汁，如法再煎 1 次，两汁混匀约 700mL，分早、中、晚三餐前温服。

[方解] 方中薏苡仁利水渗湿、健脾清热，主利下焦湿邪，同时兼顾清化中焦之湿邪，为君药；黄芩、黄连、栀子清三焦火热，燥湿泻火，葛根升发津液，能助三焦气机通畅，既能运津化痰，又能与黄芩、黄连化湿清热，表里双解；泽泻利水渗湿，又可补阴不足，做到祛邪不伤正，补阴而不敛邪；木通、车前草、滑石、淡竹叶均能渗湿清热、通经利尿，使湿热邪气从小便出。加入少量的生地黄防清热利湿太过而伤阴，少佐甘草以调和诸药。

[临床加减] 头晕者加荷叶 10g；口中有异味者加藿香、佩兰各 10g；水肿者加茯苓 30g，猪苓 30g；湿甚者加薏苡仁至 50g；腹胀者加厚朴 10g；瘀血者加丹参 30g。

[心得体会] 湿热质是以痰湿阻滞、湿郁化热为主要特征的体质状态。与先天因素、后天饮食结构、生活作息有密切的关系。古代医书多有记载，如《素问·奇病论》云"此肥美之所发也，此人必数食甘美而多肥也，肥者令人内热"，王冰有"高粱之人内多滞热，外湿内侵，中热相感，故在阳旺之体，湿病多归于阳明，阳明为燥土，湿邪易从热化而发湿热"之说等。现代生活节奏增快，工作压力增大，肥甘厚味过度摄入等，使湿热体质的人群比例越来越大。"湿热是糖尿病发病的土壤"这一理论被越来越多的人所接受，湿热困厄脾土，水谷精微无法正常输布，则出现口干、口渴、口苦；湿热互结，热欲外越，热迫津出，湿邪阻滞，水液代谢异常，则出现面垢油光、痤疮、皮炎等；湿热蕴结下焦则出现女子白带过多，男子阴囊潮湿，小便频数等；湿邪趋下，热随湿阻，则出现下肢肿胀，阳毒。针对湿热体质者的治疗，贵在分部祛湿，给邪以出路。湿为因，热为果，湿重而热轻，宜祛湿为先，湿去则热易清。

针对湿热体质人群的治疗应在辨病-辨证-辨体的模式下，给以口服清热祛湿调糖方并配合合理的饮食、运动，以及保持情志舒畅，这对湿热体质患者的血糖控制、生活质量的提高至关重要。

下 篇　临床篇

第十五章　2型糖尿病验案选

随着对2型糖尿病临床研究的持续深入，笔者按照国家中医药管理局推出的不需要西医帮助，中医要能独立解决临床病证关键问题的要求，总结近30年治疗2型糖尿病的经验，形成了纯中药治疗2型糖尿病的"三辨诊疗模式"和"序贯三法"。通过对空腹血糖（FPG）≤ 15mmol/L、餐后2小时血糖（2hPG）≤ 20mmol/L 的群体进行观察治疗，证实"三辨诊疗模式"和"序贯三法"在调控血糖、消除症状、改善胰岛素抵抗和胰岛素分泌功能方面有确切疗效。同时，临床观察初步显示，纯中药治疗2型糖尿病具有远期疗效好、无明显毒副作用及改善生活质量的明显优势。现集录部分验案与经验体会，供同道参考，以推动用纯中药治疗2型糖尿病及其慢性并发症方法的传播和研究。

一、专病专药验案选

（一）2型糖尿病/上消病/气阴两虚证/黄连降糖片

[基本情况] 牛某，男，35岁，河南长垣人，2017年9月6日初诊。

[简要病史] 患者1年前无明显诱因出现口渴，多饮，乏力，体重下降9kg，于河南省长垣县人民医院查空腹血糖为7.6mmol/L，曾于7个月前口服阿卡波糖片，每次1片，日1次，服1个多月后，停药至今。2017年9月6日，患者因血糖控制欠佳至我院门诊就诊。症见口渴，多饮，双下肢酸困乏力，困倦嗜卧，手足心出汗，纳眠可，尿多伴有泡沫，大便正常，舌淡暗，苔薄白，脉沉细。体质指数（BMI）为20.2。其祖母有糖尿病病史。

[疗前检查] 2017年9月7日胰岛功能五项检查结果：FPG及餐后1、2、3h血糖分别为7.83、14.1、14.3、13.24mmol/L，空腹及餐后1、2、3h胰岛素分别为6.8、

16.7、18.9、18.2μIU/mL；胰岛素抗体呈阴性；空腹及餐后1、2、3h胰高血糖素分别为122.9、138、136.9、129.7pg/mL；空腹及餐后1、2、3hC-肽分别为1.44、3.17、3.49、4.12ng/mL；糖化血红蛋白（HbA1c）6.7%；果糖胺（FMN）2.58mmol/L；甘油三酯（TG）2.10mmol/L；肝肾功能等其他检查未见明显异常。

[诊断] 中医诊断：上消病；西医诊断：2型糖尿病。

[中医辨证] 气阴两虚证。

[治法] 益气养阴，扶正调糖。

[专药] 黄连降糖片5片，日2次，口服。

[治疗经过] 2017年9月21日二诊：患者服药13天，测得FPG6.0mmol/L，2hPG7.3mmol/L，FPG和2hPG均达标。

12月5日三诊：二诊至三诊的75天中，患者FPG6.0～7.1mmol/L，2hPG7.3～9.6mmol/L；自诉近日体重未再下降，双下肢酸困、乏力的症状缓解，手足心仍易出汗，无其他不适症状。继续给予黄连降糖片5片，日2次，口服。因患者手足心易出汗，给予生脉仙鹤草汤以益气养阴，固表止汗。处方：仙鹤草100g，浮小麦30g，太子参30g，麦冬10g，五味子10g，炙甘草6g。颗粒剂，9剂，日1剂，早晚沸水冲服。

2018年10月10日四诊：患者服三诊方后手足心出汗已止，自行停黄连降糖片至今已达7个月，平时自测FPG4～6mmol/L，2hPG9～10mmol/L。嘱患者连测3天血糖，观察血糖波动情况并复查胰岛功能、血糖两项等。胰岛功能五项检查示：FPG及餐后1、2、3hPG分别为7.26、12.1、11.7、8.7mmol/L；空腹及餐后1、2、3h胰岛素分别为5.8、21.9、19.3、9.3μIU/mL；空腹及餐后1、2、3h胰高血糖素分别为119.5、129.2、129.7、108.1pg/mL；空腹及餐后1、2、3hC-肽分别为1.11、4.5、5.3、3.44ng/mL；HbA1c6.3%；FMN2.74mmol/L。恢复专药治疗，给予黄连降糖片5片，日2次，口服。

[疗效小结]

1.该糖友就诊时FPG7.83mmol/L、2hPG14.3mmol/L，经过13天的治疗分别降至6.0mmol/L、7.3mmol/L，FPG、2hPG分别下降23.4%、49.0%，FPG、2hPG同时达标，提示纯中药制剂的黄连降糖片，有较好的降糖作用。

2.患者经过6个月的治疗，停药7个月后复查胰岛功能，治疗前后胰岛功能对比显示：胰岛素抵抗指数由2.3降至1.9，胰岛素分泌指数由30.8调升至32.5，提示胰岛功能得到改善。具体结果见表 15-1。

表 15-1　牛某治疗前后胰岛功能对比表

时间	血糖（mmol/L）		胰岛素（μIU/mL）		胰高血糖素（pg/mL）		C 肽（ng/mL）	
	A	B	A	B	A	B	A	B
空腹	7.83	7.26	6.8	5.8	122.9	119.5	1.44	1.11
餐后 1h	14.1	12.1	16.7	21.9	138	129.2	3.17	4.5
餐后 2h	14.3	11.7	18.9	19.3	136.9	129.7	3.49	5.3
餐后 3h	13.24	8.7	18.2	9.3	129.7	108.1	4.12	3.44

备注：A 代表治疗前（2017 年 9 月 7 日）；B 代表治疗后（2018 年 10 月 10 日）。

3. 患者经过 6 个月的治疗，停药 7 个月后复查，HbA1c 由 6.7% 调降至 6.3%，FMN 由 2.58mmol/L 变为 2.74mmol/L。提示纯中药治疗具有较好的稳定性，但不可骤然或长期停药。

4. 患者经过 6 个月的治疗，停药 7 个月后，与初诊相比，FPG、2hPG 连续 3 天监测的均值分别由 7.83mmol/L 降至 7.267mmol/L、14.3mmol/L 降至 11.7mmol/L。血糖波动 3 项指标（SDBG、PPGE、LAGE）连续 3 天监测的均值分别为 1.8、3.0、5.2mmol/L，提示血糖持续达标且平稳。具体结果见表 15-2。

表 15-2　牛某治疗后连续 3 天血糖（mmol/L）及血糖波动（mmol/L）监测表

日期	空腹	早餐后 2h	午餐前	午餐后 2h	晚餐前	晚餐后 2h	睡前	SDBG	PPGE	LAGE
10 月 6 日	6.7	8.8	6.4	12.4	6.1	8.2	7.2	2.2 ↑	3.4 ↑	6.3 ↑
10 月 7 日	6.4	8.9	6.5	10.3	5.8	8.7	6.2	1.7	3.1 ↑	4.5 ↑
10 月 8 日	5.7	6.7	5.6	10.0	5.1	7.2	6.4	1.6	2.5 ↑	4.9 ↑

备注：SDBG < 2.0mmol/L，PPGE < 2.2mmol/L，LAGE < 4.4mmol/L。

5. 患者经过 6 个月的治疗，停药 7 个月后复查，TG 由治疗前的 2.10mmol/L 降至 0.87mmol/L，血压、肝肾功能、尿蛋白四项、总胆固醇、低密度脂蛋白、高密度脂蛋白等未见明显变化，均在正常范围。提示黄连降糖片不仅能调控血糖，还有调脂的作用，安全性较好。

[按语] 通过对本案治疗过程阶段性分析，笔者认为本案之所以能取得上述疗

效和结果，是因为遵循了以下五个原则。

1. "三辨诊疗模式"的基本原则

患者就诊时口渴，多饮，乏力，体重下降明显，按照2型糖尿病"三辨诊疗模式"辨病诊断原则，符合中医"上消病"诊断。辨病精准是取效的前提。

2. 四诊合参、辨证论治原则

《灵枢·五变》篇曰："五脏皆柔弱者，善病消瘅。"先天禀赋不足是"上消病"发生的内在因素。患者先天禀赋不足，脏腑功能衰弱，加上平素饮食不节，内外因相互作用，久而耗气伤阴，发为以口渴多饮为特征的"上消病"。阴液不足，形体失充，故体重下降；气虚则激发推动作用减退，故见双下肢酸困乏力，倦怠嗜卧；气虚不能固护卫表，阴虚内热迫津外出，故见手足心汗出。再结合其舌苔、脉象，四诊合参，辨为气阴两虚证。

3. 扶正与祛邪相结合原则

2型糖尿病的治疗不能只求降糖，临床治疗应致力于标本同治，改变其致病之因、发病之基。对于既病人群，务必早治恒治，以延缓急、慢性并发症的发生与发展。脾气亏虚，脾不能为胃输其谷精，谷精壅滞可转为痰浊，气虚无力推动血液运行，血液运行受阻，发生瘀滞。而痰瘀是糖尿病并发症的基本病理因素，因此治疗2型糖尿病，应立足于长远，"既病防变"，全程"治未病"，从益气养阴、和合气阴入手，来达到调糖的目的。黄连降糖片中以黄连为君，清热燥湿，厚土坚阴，臣以生地黄、知母养阴生津；麦冬长于滋养肺胃之阴，兼清肺胃之热，丹皮善于清透阴分伏热，共为佐药；使以酒大黄化瘀降浊，清上焦血分热毒。扶正与祛邪相结合，补中有泻，泻中有补，使热清津生，浊清瘀消，清升浊降，全身气血津液调达，气阴得交，则血糖渐平，机体自然康复。

4. 个性化血糖控制目标原则

患者正值壮年，无并发症及伴发疾病，血糖控制目标应更加严格。故笔者依据《中国住院患者血糖管理专家共识》将患者血糖控制目标定为 FPG4.4～6.1mmol/L，2hPG6.1～7.8mmol/L。患者服药13天后，空腹血糖及餐后血糖均达标，证实我院纯中药制剂的黄连降糖片确有疗效。服药3个月后，患者空腹血糖达标率为87%，餐后血糖达标率为85%，血糖基本处于达标范围。专药黄连降糖片的降糖作用，可能与它具有改善胰岛素分泌曲线、降低胰高血糖素分泌水平的功效有关。中药降糖亦具有一定的时效性，疗程越长，降糖疗效越显著。

5. 立足长远，缓图求效求稳原则

2型糖尿病的致病因素较为复杂，西药降糖药多是针对某一个发病环节起作用，而中药复方的多组分具有多靶点、多途径、多效应的特点，更加符合2型糖尿病的发病机制。患者服药6个月、停药7个月后的胰岛功能，与治疗前相比，显示患者胰岛功能较前好转，胰高血糖素有所下降，C-肽倍数较前增加。从本例看，黄连降糖片具有多靶点、多途径、多效应的特点，通过改善胰岛功能、降低胰岛素抵抗，达到调控血糖的目的。因此患者才能在停药7个月后，仍然保持血糖、HbA1c及胰岛功能在达标范围。但由于患者停药至7个月时，血糖有反弹苗头，故恢复口服黄连降糖片以调控血糖，巩固疗效。

（二）2型糖尿病 / 脾瘅病 / 气阴两虚证 / 糖尿康片 + 六仙饮

[基本情况] 马某，男，42岁，开封市通许县人，2018年4月17日初诊。

[简要病史] 患者2年前于我院体检时发现FPG6.7mmol/L，未予干预。2018年4月17日至我院门诊就诊。症见近3个月体重下降5kg，多梦，偶有乏力、失眠，大便2天1次，小便正常，舌红少津，苔薄白少，脉细数。BMI24.8。

[疗前检查] 2018年4月22日，胰岛功能检查结果：FPG及餐后1、2、3hPG分别为7.94、12.5、8.6、6.52mmol/L；胰岛素抗体呈阴性；空腹及餐后1、2、3h胰岛素分别为7.6、25.9、23.8、7.6μIU/mL；空腹及餐后1、2、3h胰高血糖素分别为96.4、102.3、101.5、99.9pg/mL；空腹及餐后1、2、3hC-肽分别为2.24、5.91、7.34、3.04ng/mL；低密度脂蛋白（LDL-C）4.12mmol/L，高密度脂蛋白（HDL-C）0.93mmol/L。

[诊断] 中医诊断：脾瘅病；西医诊断：2型糖尿病。

[中医辨证] 气阴两虚证。

[治法] 益气生津，养阴调糖。

[方药] ①专病专药：糖尿康片5片，日2次，口服。

②内服专茶：六仙饮，日1袋，泡茶频饮。

[治疗经过] 2018年5月1日二诊：患者服药8天后，空腹与餐后的血糖均已达标，FPG6.1mmol/L，2hPG9.8mmol/L。

5月11日三诊：患者FPG3.9mmol/L，2hPG8.6mmol/L，空腹血糖已正常，餐后血糖达标。

6月3日四诊：患者多梦情况较前减轻，大便1日1～2次，血糖较为平稳，糖尿康片减为 4 片，日 2 次，口服，停服六仙饮。

6月 29 日五诊：患者多梦情况明显减轻，自测 FPG3.9 ～ 5.2mmol/L，2hPG4.8 ～ 6.3mmol/L，诉偶有低血糖现象。嘱患者三餐定时定量，预防低血糖事件发生，糖尿康片继服。

10月 9 日六诊：患者近 4 个月 FPG4.3 ～ 5.8mmol/L，2hPG5.1 ～ 6.8mmol/L，血糖平稳，未再出现低血糖反应，嘱停药 3 天，复查胰岛功能等。

10月 16 日七诊：患者偶有多梦，舌质淡红，苔薄白，脉沉。BMI21.9。复查胰岛功能显示：FPG 及餐后 1、2、3hPG 分别为 5.74、10.7、5.8、5.54mmol/L；空腹及餐后 1、2、3h 胰岛素分别为 5.9、20.9、11.4、6.6µIU/mL；空腹及餐后 1、2、3h 胰高血糖素分别为 112.3、120.8、119.9、113.7pg/mL；空腹及餐后 1、2、3hC- 肽分别为 1.0、3.4、3.07、1.67ng/mL；HbA1c 5.9%；FMN2.36mmol/L；LDL-C3.39mmol/L，HDL-C1.39mmol/L。给予糖尿康片 4 片、黄连降糖片 3 片，日 2 次，口服。

[疗效小结]

1.该糖友就诊时 FPG7.94mmol/L，2hPG8.6mmol/L，经过 8 天的治疗，FPG 调至 6.1mmol/L；2hPG 调至 9.8mmol/L，虽然上升，但仍在达标范围。FPG 首次达标时间为 8 天，2hPG 首次达标时间为 0 天，FPG、2hPG 同时达标时间为 8 天。

2.患者经过 176 天的治疗，复查胰岛功能，并与治疗前后胰岛功能对比显示：胰岛素抵抗指数由 2.6 降至 1.5，胰岛素分泌指数由 36.7 升至 52.4，提示胰岛功能得到改善。具体结果见表 15-3。

表 15-3　马某治疗前后胰岛功能对比表

时间	血糖（mmol/L）		胰岛素（µIU/mL）		胰高血糖素（pg/mL）		C 肽（ng/mL）	
	A	B	A	B	A	B	A	B
空腹	7.94	5.74	7.6	5.9	96.4	112.3	2.24	1.0
餐后 1h	12.5	10.7	25.9	20.9	102.3	120.8	5.91	3.4
餐后 2h	8.6	5.8	23.8	11.4	101.5	119.9	7.34	3.07
餐后 3h	6.52	5.54	7.6	6.6	99.9	113.7	3.04	1.67

备注：A 代表治疗前（2018 年 4 月 22 日）；B 代表治疗后（2018 年 10 月 16 日）。

3. 治疗 39 天后，嘱患者停药 3 天，每天测 7 次血糖。与治疗前相比，治疗后 FPG、2hPG 连续 3 天监测的均值分别由 7.94mmol/L 降至 4.8mmol/L、8.6mmol/L 降至 5.3mmol/L；血糖波动 3 项指标（SDBG、PPGE、LAGE）连续 3 天监测的均值分别为 0.8、1.1、2.2，均在正常范围内。具体结果见表 15-4。

表 15-4　治疗 39 天后连续 3 天血糖（mmol/L）及血糖波动（mmol/L）监测表

日期	空腹	早餐后 2h	午餐前	午餐后 2h	晚餐前	晚餐后 2h	睡前	SDBG	PPGE	LAGE
5 月 30 日	4.6	4.7	4.8	5.7	4.1	4.5	4.3	0.5	0.5	1.6
5 月 31 日	5.1	5.9	3.9	6.3	4.8	6.7	5.2	1.0	1.7	2.8
6 月 1 日	4.8	5.4	5.1	6.2	4.1	5.5	3.9	0.8	1.0	2.3

备注：SDBG < 2.0mmol/L，PPGE < 2.2mmol/L，LAGE < 4.4mmol/L。

4. 经过 176 天的治疗，患者体质指数由 24.8 降至 21.9，低密度脂蛋白由 4.12mmol/L 降至 3.39mmol/L，高密度脂蛋白由 0.93mmol/L 升至 1.39mmol/L，血压、肝肾功能、尿蛋白四项、总胆固醇、甘油三酯等未见明显变化。

[按语] 通过对本案进行深入分析，笔者认为本案之所以能够取得较好的疗效，主要因为以下四个方面。

1. 据"三辨"要求，先定中医病名

该糖友自发病以来无口渴、多饮、多尿症状，仅以体重下降及失眠为表现，与中医"消渴病"典型的"三多一少"表现不符，但实验室检查显示患者空腹血糖较高，连续 3 天均高于 7.0mmol/L，胰岛功能受损，胰岛素抗体呈阴性，支持 2 型糖尿病诊断。按《素问·奇病论》的论述要义，可诊断为"脾瘅病"。

2. 辨证与辨体结合，据四诊以定证型

该糖友患 2 型糖尿病的病史较短，以空腹血糖升高为主要特征。患者自 2 年前因体检发现空腹血糖升高，诊前未出现"消渴病"的典型临床症状，仅以体重下降、乏力及失眠为主要表现，但按西医诊断确已处于 2 型糖尿病状态。因此临床遇到"无证可辨"或"少证难辨"的情况时，需要灵活运用中医的辨证思维模式，将辨证与辨体结合，以"体质可分、体质可辨、体质可调"为指导。患者为阴虚体质，结合乏力及脉舌的表现，辨为"气阴两虚证"，给予六仙饮益气养阴，调复其本（体质），用糖尿康片调和肝脾，调畅气机，调控血糖，治其标（血糖），达到调体控糖的调整效果。

3. 以"和"立法，稳控血糖

在运用纯中药治疗 2 型糖尿病时，首先，应在辨证论治原则的指导下，洞悉"和法"奥妙，把握"和法"精髓，活用"和合""平调""稳控"之术。如《灵枢·邪客》曰："经络大通，阴阳和得者也。"《素问·上古天真论》曰："法于阴阳，和于术数。"因此治疗气阴两虚型 2 型糖尿病，应立足于"和法"，益气养阴，使气阴和合，来达到调理稳控血糖的目的。故使用糖尿康片以"和"立法，以"和"调之，以"和"治之，旨在调和肝脾，调和气机，调和升降，以升清降浊，和合调糖。糖尿康片由柴胡、苍术、玄参、黄芪、黄连、鬼箭羽、龙骨等组成。柴胡，入肝经，善于疏肝解郁；苍术，归脾经，长于温运健脾，化湿降浊，共奏输运津液、布散谷精之效，共为君药。黄芪补气健脾；黄连清热燥湿，泻火解毒；龙骨平冲降逆，共为臣药。鬼箭羽活血散瘀；玄参滋阴，防止诸辛燥、苦寒药伤津之弊，是为反佐。全方平冲降逆，调畅气机，开郁调脾，疏肝以布津，运脾以散精。现代药理研究表明，方中多种药物均有不同程度的降糖、改善胰岛功能的作用。故该患者服用糖尿康片后血糖平稳下降，血糖波动较小，且无任何不良反应。

4. 勤察善调，缓图功效

对于 2 型糖尿病患者，尤其是在血糖未达标时，当让患者每周复诊一次，勤于观察患者的血糖及病情变化，及时调整治疗方案，避免患者出现不良反应，争取血糖早日达标。正如本案观察到该糖友在服药过程中出现低血糖反应，依据血糖监测情况，笔者及时调整院内制剂糖尿康片的用量，嘱其三餐定时定量后，糖友未再出现不良反应。该糖友服药 8 天后，FPG 从 7.94mmol/L 降至 6.1mmol/L，血糖达标。治疗 6 个月后，FPG、2hPG 均平稳持续达标，未见波动，空腹血糖监测正常率为90%，达标率为 10%，餐后血糖正常率为 100%，血糖基本处于正常范围。可见纯中药调糖确有疗效。

二、专证专方验案选

（一）2 型糖尿病 / 上消病 / 湿热内蕴证 / 清热化湿调糖饮

[基本情况] 祁某，男，53 岁，郑州市人，2018 年 8 月 24 日初诊。

[简要病史] 患者于 3 年前体检时查 FPG11.5mmol/L，入院诊为"2 型糖尿病"，遂于当地住院并接受治疗（具体用药不详）。患者平素服用天麦消渴片，早晚各 2 片；

二甲双胍缓释片 0.5g，早晚各 1 片。未予重视或规范治疗，血糖未规范监测。因血糖控制欠佳，慕名求中医调治而就诊。症见口渴，多饮，多尿，动则汗出，时而头部昏蒙，晨起口苦、口黏，食后胃部不适，纳呆，烧心反酸，腹胀，呃逆，右胁部隐痛不适，双下肢酸困无力，大便时溏，黏滞不爽，夜尿 1 ～ 2 次。舌暗胖，舌尖有红点，边有齿痕，苔黄腻，脉沉滑。BMI 22.2。

[疗前检查]2018 年 9 月 11 日二诊测胰岛功能：FPG 及餐后 1、2、3hPG 分别为 8.9、12.6、14.5、11.51mmol/L；空腹及餐后 1、2、3h 胰岛素分别为 6.3、10.9、12.8、12.9μIU/mL；胰岛素抗体 5.6IU/mL；空腹及餐后 1、2、3h 胰高血糖素分别为 91.8、102.6、83、80.5pg/mL；空腹及餐后 1、2、3hC- 肽分别为 1.51、2.59、3.65、3.75ng/mL；HbA1c7.2%；FMN2.87mmol/L，具体见表 15-5。

表 15-5　祁某治疗前血糖（mmol/L）及血糖波动（mmol/L）监测表

日期	空腹	早餐后 2h	午餐前	午餐后 2h	晚餐前	晚餐后 2h	睡前	SDBG	PPGE	LAGE
8 月 25 日	6.0	13.2	7.4	10.9	5.2	8.2	7.2	2.8 ↑	4.6 ↑	8.0 ↑
8 月 26 日	7.1	6.7	5.5	10.3	7.3	12.8	11.5	2.8 ↑	3.6 ↑	7.3 ↑

备注：SDBG ＜ 2.0mmol/L，PPGE ＜ 2.2mmol/L，LAGE ＜ 4.4mmol/L。

[诊断] 中医诊断：上消病；西医诊断：2 型糖尿病。

[中医辨证] 湿热内蕴证。

[治法] 清热化湿，升清降浊，和中调糖。

[方药] 清热化湿调糖饮加减。

川黄连 30g，姜厚朴 10g，炒栀子 10g，淡豆豉 30g，姜半夏 10g，芦根 50g，石菖蒲 6g，薏苡仁 50g，炒黄柏 10g，川牛膝 45g，升麻 6g，荷叶 10g，佩兰 10g，生姜 6g，生甘草 3g。颗粒剂，10 剂，日 1 剂，分早、晚沸水冲服。

[治疗经过]2018 年 10 月 5 日三诊：患者从 9 月 11 日晚开始服药至三诊复诊，其间服上方 10 剂，测 FPG6.9 ～ 8.4mmol/L，2hPG5.7 ～ 10.1mmol/L（具体见表 15-6、表 15-7）。自诉用药后，大便黏滞不爽的症状好转，仍感头部昏沉，口干不欲饮，右胁部隐痛不适，食欲稍有好转，偶有反酸，小便黄、有异味，夜尿 1 ～ 2 次。舌暗胖，舌尖有红点，苔黄腻，脉沉滑。上方加酒大黄 6g，将升麻改为 10g，颗粒剂，10 剂，分早晚沸水冲服。

表 15-6 祁某服药 1 周后血糖（mmol/L）及血糖波动（mmol/L）监测表

日期	空腹	早餐后 2h	午餐前	午餐后 2h	晚餐前	晚餐后 2h	睡前	SDBG	PPGE	LAGE
9 月 19 日	8.0	7.7	6.5	10.4	9.4	8.3	7.5	1.3	1.8	3.9
9 月 20 日	7.1	13.1	5.0	12.6	5.8	8.5	5.4	1.0	1.1	3.2

表 15-7 祁某二诊后服中药汤剂 11 天间血糖（mmol/L）监测表

日期	9.12	9.13	9.14	9.15	9.16	9.17	9.18	9.19	9.20	9.21	9.22
FPG	6.9	7.5	7.3	8.4	7.3	7.2	7.4	8.0	7.1	7.7	7.2
2hPG	9.2	5.7	6.1		9.8		7.8	7.7	10.1	10	10

11 月 13 日四诊：患者近日测 FPG6.2 ～ 6.8mmol/L，2hPG7.1 ～ 8.9mmol/L（具体见表 15-8）。自诉用药后，大便黏滞不爽消失，头昏明显减轻，口干缓解，右胁部隐痛不适，食欲稍有好转，食后脘腹不适，偶有反酸，睡眠一般，大便每日 1 ～ 2 次，小便正常，夜尿 1 ～ 2 次。舌暗，苔薄黄，舌尖有红点，边有齿痕，脉沉滑。上方继服 24 剂，颗粒剂，嘱服 6 剂，休息 1 天，4 周后定期复诊。

表 15-8 祁某三诊后血糖（mmol/L）及血糖波动（mmol/L）监测表

日期	空腹	早餐后 2h	午餐前	午餐后 2h	晚餐前	晚餐后 2h	睡前	SDBG	PPGE	LAGE
10 月 9 日	6.8	7.1	5.5	8.6	6.2	9.8	8.4	1.2	1.8	3.1
10 月 10 日	6.2	8.7	7.3	6.6	4.8	9.0	8.2	1.1	1.4	3.4
10 月 11 日	6.2	8.9	7.2	9.2	6.3	7.8	8.4	1.2	1.8	3.0

12 月 15 日五诊：患者近期测 FPG6.2 ～ 6.8mmol/L，2hPG7.1 ～ 8.9mmol/L。

自诉已停药 3 天，大便黏滞不爽、头昏蒙感、口干的症状消失，仍有右胁部隐痛不适，偶有反酸，腰背部酸困，大便每日 1 ～ 2 次，小便正常，夜尿 1 ～ 2 次。舌质淡暗，苔薄黄，脉沉缓。嘱继服上方 24 剂后，停药 3 天复查胰功五项，结果显示：FPG 及餐后 1、2、3hPG 分别为 7.2、11、9.6、7.68mmol/L；空腹及餐后 1、2、3h胰岛素分别为 7.7、19.1、20.7、9.9μIU/mL；胰岛素抗体 5.2IU/mL；空腹及餐后 1、2、3h 胰高血糖素分别为 90.8、101.6、89.7、82.5pg/mL；空腹及餐后 1、2、3hC- 肽分别为 1.61、2.98、3.92、2.7ng/mL；HbA1c 6.3%；FMN2.27mmol/L。患者停药的 3 天，血糖无明显波动，胰岛功能较前改善，病情较为稳定。因患者仍右胁部隐痛不适，腰背部酸困，舌质淡暗，苔薄黄，脉沉弦，故调整处方如下：原方去荷叶、佩兰，加苍术30g，柴胡10g。颗粒剂，12剂，日1剂，分早晚沸水冲服。随访3个月，自诉已无明显不适，血糖控制平稳达标。

[疗效小结]

1. 该糖友服药1天后FPG由8.9mmol/L降为6.9mmol/L，2hPG由14.5mmol/L降至9.2mmol/L，FPG、2hPG分别下降15.9%、36.6%，实现双达标，同时达标时间为1天。提示中药汤剂降糖作用快于成药。

2. 经过120天的治疗，治疗前后胰岛功能对比显示：胰岛素抵抗指数由2.5降至2.4；胰岛素分泌指数由23.3升至41.62，提示胰岛功能得到改善。具体结果见表15-9。

表15-9 祁某治疗前后胰岛功能对比表

时间	血糖（mmol/L）		胰岛素（μIU/mL）		胰高血糖素（pg/mL）		C肽（ng/mL）	
	A	B	A	B	A	B	A	B
空腹	8.9	7.2	6.3	7.7	91.8	90.8	1.51	1.61
餐后1h	12.6	11.0	10.9	19.1	102.6	101.6	2.59	2.98
餐后2h	14.5	9.6	12.8	20.7	83	89.7	3.65	3.92
餐后3h	11.51	7.68	12.9	9.9	80.5	82.5	3.75	2.7

备注：A代表治疗前（2018年9月11日）；B代表治疗后（2018年12月15日）。

3. 经过120天的治疗，停药3天复查，患者HbA1c由7.2%降至6.3%，FMN由2.87mmol/L降至2.27mmol/L。提示纯中药治疗具有较好的稳效性。

4. 经过120天的治疗，与治疗前相比，FPG、2hPG连续3天监测的均值分别由7.63mmol/L降至6.7mmol/L，由13.26mmol/L降至8.1mmol/L；血糖波动3项指标（SDBG、PPGE、LAGE）分别由治疗前连续3天监测的均值3.4、5.3、9.2mmol/L降至1.36、1.83、3.7mmol/L，提示血糖持续达标且平稳，与原西药治疗后相比，血糖波动平稳度优于西药治疗。具体结果见表15-10、表15-11。

表 15-10　祁某治疗前停用原西药 3 天血糖（mmol/L）及血糖波动（mmol/L）监测表

日期	空腹	早餐后 2h	午餐前	午餐后 2h	晚餐前	晚餐后 2h	睡前	SDBG	PPGE	LAGE
8 月 27 日	6.9	9.0	4.8	12.4	7.0	9.3	6.6	2.5 ↑	4.0 ↑	7.6 ↑
8 月 28 日	7.1	13.1	5.0	12.6	5.8	8.5	5.4	3.4 ↑	5.4 ↑	8.1 ↑
8 月 29 日	8.9	17.7	5.8	10.1	5.7	11.5	8.6	4.4 ↑	6.6 ↑	12 ↑

备注：SDBG＜2.0mmol/L，PPGE＜2.2mmol/L，LAGE＜4.4mmol/L。

表 15-11　祁某停用中药汤剂 3 天血糖（mmol/L）及血糖波动（mmol/L）监测表

日期	空腹	早餐后 2h	午餐前	午餐后 2h	晚餐前	晚餐后 2h	睡前	SDBG	PPGE	LAGE
12 月 11 日	6.5	7.4	6.5	5.8	6.8	8.8	8.8	1.2	1.2	3.0
12 月 12 日	7.0	9.2	6.2	7.9	4.9	8.0	8.5	1.5	2.3 ↑	4.3 ↑
12 月 13 日	6.6	7.9	7.7	9.3	5.5	8.6	9.3	1.4	2.0	3.8 ↑

备注：SDBG＜2.0mmol/L，PPGE＜2.2mmol/L，LAGE＜4.4mmol/L。

5.该糖友的甘油三酯由 2.2mmol/L 降至 1.4mmol/L，血压、肝肾功能、尿蛋白四项、总胆固醇、低密度脂蛋白、高密度脂蛋白等治疗前后均在正常范围内，提示中药复方清热化湿调糖饮不仅能调控血糖，还能调脂，且安全性好。

[按语] 通过对本案治疗的阶段性相关数据及舌脉症进行分析，笔者认为本案之所以能够取得较好的疗效，主要是遵循了以下五项基本原则。

1.严格按"三辨诊疗模式"进行"辨病"诊断

患者入院时以口干、多饮、多尿为主要特点，按照 2 型糖尿病"三辨诊疗模式"的辨病诊断原则，诊为"上消病"，谨防走入既往套用中医诊断"消渴"的误区。

2.不被教科书证型所束，据临床所见进行切合临床的"辨证诊断"

该糖友为中年男性，具有多年饮酒史及吸烟史，平素嗜食肥甘厚味。正如《素问·奇病论》所说："此肥美之所发也，此人必数食甘美而多肥也。肥者令人内热，甘者令人中满，故其气上溢，转为消渴。"消渴乃长期过食肥甘、醇酒、厚味，积热内蕴，化燥伤津，消津耗液，发为以口渴多饮为特征的病证。湿热阻滞中焦，纳运失健，升降失常，气机阻滞，则见纳呆食少，时有腹胀；湿热蕴结，津不上承于口，则口渴多饮；湿热内阻，清阳不升，则头昏蒙不健；湿热下注，阻碍气机，大肠传导失司，则大便溏而不爽；湿热交结，热蒸于内，湿泛肌肤，重浊黏滞，则见下肢酸困无力，小便短黄；土壅木郁，肝失疏泄，经气郁滞，则见右胁部隐痛不适。舌暗，苔黄腻，舌尖有红点，边有齿痕，脉沉滑，皆为湿热内蕴之征象。四诊合参，辨为湿热内蕴证。

3. 据证立法，清化调糖

该糖友为湿热内蕴之证，故当以清热化湿、升清降浊、和中调糖立法。其标责之湿热之邪，本责之脾虚不运。湿热不除，脾难健运，脾不健运，湿热易生。因此，治疗上应标本兼治。一方面，燥湿健脾，使脾主升清的功能复常，全身气血津液得以正常流通输布，有利于湿热之邪的分化排出，同时避免痰浊、瘀血、郁热等继发性致病因素的产生。另一方面，针对已产生的湿热之邪，采用清热化湿之法驱除湿热之邪以治标，且可避免其进一步遏阻脾气而影响运化。标本兼治，相得益彰。"清热化湿调糖饮"系"连朴饮"化裁而来，故在主方的基础上，加川牛膝45g、升麻6g以升清降浊，输布精津；加荷叶10g、佩兰10g以醒脾化湿，芳香化浊。

4. 坚持以中医辨证思维为指导，寓降糖于调和之中

笔者认为，坚定中医信念，用中医思维方式指导临床，坚持辨证施治原则，寓降糖于调和脏腑气血阴阳之中是取效的关键。患者在一诊服汤药10剂后，空腹及餐后血糖基本达标，血糖波动幅度得到了明显改善，三项波动指标均在正常范围内，且患者的湿热症状如大便黏滞不爽等有所改善。二诊时患者头部昏蒙、大便黏滞、口黏等症状明显好转。三诊停药6天后，因患者自律性差，未控制饮食，导致血糖波动指标稍有升高，但症状基本消失。这些指标及症状的改善反映了纯中药在治疗2型糖尿病湿热内蕴证时，在改善血糖波动度及患者症状方面，较服用西药有较大优势。患者用药3个月后，停药3天并复查胰功五项。对比患者两次胰岛功能检查的结果，治疗后的各时段血糖较治疗前均有所下降，且胰岛素分泌较治疗前增加，初步显示了中药具有一定的增加胰岛素敏感性和改善胰岛功能的作用，从侧面也佐证了中医整体施治、调养治本的特色与优势。

5. 坚持辨证论治原则，灵活随症加减

该糖友接受纯中药降糖方案后，停服天麦消渴片、二甲双胍缓释片，服调糖专方清热化湿调糖饮，配合饮食调控、运动锻炼，血糖逐步下降，使FPG、2hPG均控制在达标的范围内。初起有波动情况，经3个月的治疗后血糖平稳达标，但仍有右胁部隐痛不适，提示为肝气不疏，土壅木郁，肝脾不调，故加柴胡以疏肝健脾，

辨证加减。随访 3 个月，血糖控制平稳达标。

（二）2 型糖尿病 / 下消病 / 脾肾气虚证 / 健脾益肾调糖饮加减

[基本情况] 刘某，男，47 岁，周口人，2017 年 1 月 22 日初诊。

[简要病史] 4 年前于某三甲医院体检查，空腹血糖 6.2mmol/L。近日查空腹血糖 9.22mmol/L，餐后 2 小时血糖 17mmol/L，诊断为糖尿病，慕名到我院寻求纯中药治疗。症见时有饥饿感，自汗，耳鸣，腰部发凉，性功能减退，情绪烦躁，夜尿 2～3 次。舌质淡暗，苔腻，脉沉细。

[疗前检查] BMI25.9。24 日晚取单到夜门诊就诊，胰岛功能：空腹及餐后 1、2、3 小时血糖为 9.05、13、17、11.59mmol/L；空腹及餐后 1、2、3 小时胰岛素为 15.1、22.3、66.8、42μIU/mL；空腹及餐后 1、2、3 小时胰高血糖素为 98.3、107.7、113.3、100.1pg/mL；空腹及餐后 1、2、3 小时 C- 肽为 2.12、2.52、4.94、4.37ng/mL；糖化血红蛋白 6.30%，果糖胺 2.72mmol/L。

[诊断] 中医诊断：下消病；西医诊断：2 型糖尿病。

[中医辨证] 脾肾气虚证。

[治法] 健脾益肾，运化调糖。

[方药] ①专证专方：健脾益肾调糖饮加减。

太子参 30g，生黄芪 50g，炒山药 30g，熟地黄 30g，猪苓、茯苓各 30g，福泽泻 30g，山茱萸 30g，苍术、白术各 10g，炒枳壳 10g，粉丹皮 10g，姜半夏 10g，升麻片 3g，生姜片 6g。从 25 日早起，日 1 剂，早晚分冲服。

②专病专药：糖尿康片 8 片、黄连降糖片 5 片，均日 3 次餐前服，当晚睡前服成药 1 次。

[治疗经过] 1 月 25 日自测：空腹血糖由 9.05mmol/L 降为 6.9mmol/L，餐后 2 小时血糖由 17mmol/L 降为 8mmol/L，仅用药 2 次血糖双双达标，医患同喜。

2 月 3 日二诊：空腹血糖 6.5～7mmol/L，餐后 2 小时血糖 5.6～8.8mmol/L。偶有恶心。昼日尿频，口角溃疡。守法继之，汤剂中丹皮改为 20g，加黄连 6g。

2 月 19 三诊：空腹血糖，6.1～6.9mmol/L，餐后 2 小时血糖 6.7～8.9mmol/L。腰凉及口角溃疡消失，停汤药，改糖尿康片、黄连降糖片各 5 片，日 3 次，口服，继续调控血糖。

5 月 19 日四诊：停药 3 天复查胰岛功能，空腹血糖及餐后 1、2、3 小时血糖为 6.86、11.7、10.2、9.2mmol/L；空腹及餐后 1、2、3 小时胰岛素为 11.7、29.5、

41、43.1μIU/mL；空腹及餐后 1、2、3 小时胰高血糖素为 114.8、92.7、96.9、96.6pg/mL；空腹及餐后 1、2、3 小时 C- 肽为 1.54、2.75、4.1、4.15ng/mL；糖化血红蛋白 4.5%。停药 3 天后餐后血糖稍高于达标水平，改为糖尿康片为 5 片，黄连降糖片 6 片，日 3 次以巩固疗效。

6 月 5 日五诊：空腹血糖 6.3mmol/L，餐后 2 小时血糖 8.5mmol/L，未出现波动，嘱定期复诊。

[疗效小结]1 月 25 日自测：空腹血糖由 9.02mmol/L 降为 6.9mmol/L，餐后 2 小时血糖由 17mmol/L 降为 8mmol/L，仅用药 2 次血糖双双达标，医患同喜。2 月 3 日二诊：空腹血糖 6.5 ～ 7mmol/L，餐后 2 小时血糖 5.6 ～ 8.8mmol/L。2 月 19 三诊：空腹血糖 6.1 ～ 6.9mmol/L，餐后 2 小时血糖 6.7 ～ 8.9mmol/L。5 月 19 日四诊：停药 3 天复查胰岛功能：空腹血糖及餐后 1、2、3 小时血糖为 6.86、11.7、10.2、9.2mmol/L；空腹及餐后 1、2、3 小时胰岛素为 11.7、29.5、41、43.1μIU/mL；空腹及餐后 1、2、3 小时胰高血糖素为 114.8、92.7、96.9、96.6pg/mL；空腹及餐后 1、2、3 小时 C- 肽为 1.54、2.75、4.1、4.15ng/mL；糖化血红蛋白 4.5%。6 月 5 日五诊：空腹血糖 6.3mmol/L，餐后 2 小时血糖 8.5mmol/L，未出现波动，嘱定期复诊。

[按语]《内经》认为"脾脆，消瘅易伤……肾脆，善病消瘅易伤"，患者禀赋不足，后天失养，形成脾肾两虚的病理基础。中年男性，积劳为伤，加之数食甘美多肥，脾肾受损，精微不化，水津不布而致本病；谷精壅滞则化为糖浊，脾不能为胃输其谷精则五脏失养，见饥饿感；肾精亏损，窍府失养，故见性功能减退、耳鸣，甚则腰凉；烦躁则是因病而烦。脉证合参，当辨证为脾肾两虚。即以健脾益肾，予纯中药三联疗法治疗，仅服药 2 次空腹、餐后血糖双双达标，可见纯中药调糖确有疗效。治疗 4 个月，复查胰岛功能：胰岛素功能较前改善，胰高血糖素降至正常，药中的矢，奏效迅捷。

1. 洞悉原委，抓牢本质

既往人们常将 2 型糖尿病归为消渴范畴，以"三消"分证，以"阴亏为本，燥热为标"立论，以润肺、清胃、滋肾立法，近清滋而远温补，我们在近 20 年对本病辨证论治的实践中体会到，对 2 型糖尿病的中医治疗绝不可生搬硬套，用西医认识对号入座。临证、施法、遣方、用药，必须遵循辨证施治原则。用中医思维指导临床，洞悉原委，抓住主症，审症求因，认清本质，抓准病机，选准主法，明主方，理法方药一线相贯是取胜的关键所在。

2. 遣方用药，把握法度

本方化裁于参芪地黄汤，该方出自《沈氏尊生书》，由六味地黄丸加人参、黄芪化裁组成。方中太子参、黄芪、山药甘平以益气健脾，运化水谷以消谷精之壅滞，转输精津回归血脉，循常布散；熟地黄、山茱萸填精滋肾固精；泽泻利湿而泻肾浊；猪苓、茯苓淡渗而泄脾湿；丹皮通血脉而消瘀血；苍术、白术燥湿而健脾胃；半夏、升麻一升一降，升清降浊，使精津常布，"糖毒"自去；枳壳、生姜理气和胃以助运化。诸药合用，健脾补肾，祛瘀利水，固本充源，标本兼顾。对于年老体衰或病久虚弱者，参、芪、地等补益之品宜先从小剂量开始，待脾胃功能恢复后可渐加剂量；糖尿康片、黄连降糖片为我院院内制剂，药虽不同，但方从法出，专病专药，以调和立法。既病防变，寓防于常。糖尿病发病率逐年升高，关键原因在于患者重视意识薄弱。孙思邈在《备急千金要方·论诊候》提出："上医医未病之病，中医医欲病之病，下医医已病之病。"患者已发生糖尿病，除调控血糖外，仍须从日常之"常"着手，预防糖尿病并发症的发生，主要从以下方面加以注意：①合理膳食，宜杂勿偏；②适度运动，研究证明增加耐力运动的慢跑、游泳等可改善糖尿病患者对胰岛素的敏感性；③防发防变，一旦发病，务必早治、恒治，保持恒稳达标，延缓急慢性并发症的发生与发展。

（三）2 型糖尿病 / 上消病 / 痰浊中阻证 / 和中降浊调糖饮

[基本情况]郑某，男，37 岁，河南郑州市人，2018 年 8 月 14 日初诊。

[简要病史]患者 1 年前因患胃息肉在河南省电力医院行手术治疗时，发现血糖升高（具体数值不详），诊为 2 型糖尿病，给予甘精胰岛素 6U，晚餐前皮下注射。近 1 年来，患者查 FPG7.0mmol/L 左右，2hPG8 ～ 10mmol/L，体重下降 5kg。今慕名到我院寻求中医治疗，症见口渴，多饮，乏力，偶有耳鸣，近 10 日出现胸闷、胸痛，无放射痛，休息后可缓解，饮食一般，眠欠佳，大便正常，小便可，夜尿 1 次。舌质淡暗，舌体大，边有齿痕，苔薄白腻，脉弦滑。BMI 22.46。

[疗前检查]嘱患者使用甘精胰岛素和停用甘精胰岛素时分别连续 3 天，每天 7 次监测血糖（三餐前和三餐后两小时及睡前 22:00 的血糖），并抽血检查胰岛功能，结果见表 15-12、表 15-13。

表 15–12　郑某注射甘精胰岛素时连续 3 天血糖（mmol/L）及血糖波动（mmol/L）监测表

日期	空腹	早餐后 2h	午餐前	午餐后 2h	晚餐前	晚餐后 2h	睡前	SDBG	PPGE	LAGE
8 月 15 日	7.0	10.8	6.4	13.6	8.7	9.7	9.4	2.4 ↑	4.0 ↑	7.2 ↑
8 月 16 日	5.8	9.9	6.2	17.0	12.8	5.5	7.1	4.3 ↑	7.4 ↑	11.5 ↑
8 月 17 日	6.0	8.2	4.9	13.3	6.2	9.8	8.6	2.8 ↑	4.7 ↑	8.4 ↑

表 15–13　郑某停用甘精胰岛素后连续 3 天血糖（mmol/L）及血糖波动（mmol/L）监测表

日期	空腹	早餐后 2h	午餐前	午餐后 2h	晚餐前	晚餐后 2h	睡前	SDBG	PPGE	LAGE
8 月 18 日	7.0	7.4	7.2	18	6.4	10.2	8.8	4.1 ↑	5.0 ↑	11.6 ↑
8 月 19 日	7.2	10.0	6.3	13.8	7.4	11.4	9.7	2.7 ↑	4.8 ↑	7.5 ↑
8 月 20 日	7.3	11.0	9.2	14.5	8.2	9.4	10	2.3 ↑	3.4 ↑	7.2 ↑

备注：SDBG < 2.0mmol/L，PPGE < 2.2mmol/L，LAGE < 4.4mmol/L。

2018 年 9 月 10 日二诊：患者由于个人工作原因，停药后未再口服降糖药物及注射胰岛素，2018 年 8 月 28 日前来抽血查胰岛功能、胰岛素抗体及血糖两项，结果显示：FPG 及餐后 1、2、3h 血糖分别为 8.81、18.9、16.8、10.84mmol/L；空腹及餐后 1、2、3h 胰岛素分别为 11、30、34.7、20.7μIU/mL；胰岛素抗体呈阴性；空腹及餐后 1、2、3h 胰高血糖素分别为 99.3、134.4、133.4、119.8pg/mL；空腹及餐后 1、2、3hC– 肽分别为 3.12、5.87、7.69、5.09ng/mL；HbA1c8.3%，FMN2.52mmol/L。TG2.1mmol/L。尿蛋白四项：α_1 微球蛋白 47.0μg/mL ↑；β_2 微球蛋白 0.74μg/mL ↑；尿微量白蛋白 5.67mg/L。

[诊断] 中医诊断：上消病；西医诊断：2 型糖尿病。

[中医辨证] 痰浊中阻证。

[治法] 燥湿健脾，和中降浊，升清调糖。

[方药] 和中降浊调糖饮加减。

苍术 30g，炒白术 30g，肥猪苓 30g，云茯苓 30g，泽泻 30g，广陈皮 10g，姜半夏 10g，川厚朴 10g，薏苡仁 50g，川牛膝 30g，升麻片 6g，佩兰叶 10g，生甘草 3g。15 剂，水煎服，每日 1 剂，早晚分服。

[治疗经过] 2018 年 10 月 9 日三诊：患者自 9 月 10 日服中药汤剂以来，9 月 11 日至 9 月 18 日 FPG 控制在 6.8 ～ 8mmol/L，餐后血糖未监测；用药 9 天后，连续 3 天，每天监测 7 次血糖。具体结果见表 15-14。

表 15-14　郑某用药 9 天后连续 3 天血糖（mmol/L）及血糖波动（mmol/L）监测表

日期	空腹	早餐后 2h	午餐前	午餐后 2h	晚餐前	晚餐后 2h	睡前	SDBG	PPGE	LAGE
9 月 19 日	7.0	8.6	7.2	14	6.4	10.2	8.0	2.6 ↑	4.1 ↑	7.6 ↑
9 月 20 日	6.8	9.4	6.3	10.1	7.4	11.4	9.7	1.9	3.5 ↑	5.1 ↑
9 月 21 日	7.1	7.1	9.2	9.3	8.2	9.4	10	1.2	0.4	2.9

备注：SDBG ＜ 2.0mmol/L，PPGE ＜ 2.2mmol/L，LAGE ＜ 4.4mmol/L。

患者口服汤药后，整体血糖均有所下降并趋于平稳，血糖波动幅度明显下降，4/9 的波动监测点达到正常范围。患者口干渴症状较前有所缓解，乏力症状改善不明显，舌质淡暗，苔白腻，舌下脉络粗大，脉沉稍数，故将原方升麻增至 10g，川牛膝增至 50g，以增强方剂升清降浊之力。共 15 剂，水煎服，每日 1 剂，早晚温服。

11 月 2 日四诊：患者自诉未规范监测血糖，FPG 控制在 7mmol/L 左右，餐后血糖未监测，口干渴症状明显减轻，乏力稍有改善，纳眠可，舌暗，苔白，脉弦滑。按 9 月 10 日方加生黄芪 60g，太子参 30g，颗粒剂，3 剂，沸水冲服，早晚各 1 次。

11 月 5 日五诊：患者自诉服上方后乏力症状明显改善，无其他明显不适症状，今晨测 FPG7.1mmol/L。嘱患者继服上方，每服 5 剂停 2 天，每周监测 1 次早餐前及早餐后 2h 血糖，11 月底前来复查胰岛功能。

[疗效小结]

1. 该糖友就诊时 FPG8.81mmol/L、2hPG16.8mmol/L，经过 3 个月的治疗分别降至 7.2mmol/L、8.6mmol/L，FPG 达标时间为 20 天，2hPG 达标时间为 1 个月，FPG、2hPG 同时达标时间为 1 个月，提示纯中药汤剂调节血糖趋于平稳且有降糖作用。具体结果见表 15-15。

表 15-15 郑某治疗前后胰岛功能对比表

时间	血糖（mmol/L）		胰岛素（μIU/mL）		胰高血糖素（pg/mL）		C 肽（ng/mL）	
	A	B	A	B	A	B	A	B
空腹	8.81	7.2	11	10	99.3	98.2	3.12	3.1
餐后 1h	18.9	12.1	30	27.6	134.4	101	5.87	5.6
餐后 2h	16.8	8.6	34.7	26	133.4	110.7	7.69	5.1
餐后 3h	10.84	8.7	20.7	19.9	119.8	108.1	5.09	4.7

备注：A 代表治疗前（2018 年 8 月 28 日）；B 代表治疗后（2018 年 11 月 28 日）。

2. 经过 3 个月的治疗，患者胰岛素抵抗指数由 4.307 调至 3.2，胰岛素分泌指数由 41.43 升至 54.0，提示胰岛功能得到改善，胰岛素分泌延迟现象得到改善，且升糖激素逐渐下降。

3. 从上表看，经过 3 个月的治疗，患者空腹及餐后血糖趋于稳定，血糖波动幅度明显减小，且症状明显好转，提示纯中药汤剂调节血糖具有稳效性、长久性，但不可因此轻视日常血糖的监测，并且需要及时复诊调整处方，间断服药，巩固治疗。

[按语] 通过对本案治疗进行阶段性分析，笔者认为本案之所以能取得较好的疗效和稳定的效果，是因为遵循以下三个创新原则。

1. 中医辨病诊断不被"消渴病"诊断束缚

患者就诊时以口渴、多饮为主要临床表现，依照 2 型糖尿病"三辨诊疗模式"辨病诊断的规则，诊为"上消病"，以"上消病"的新内涵指导临床诊治。

2. 从临床实际着力，不被传统辨证分型束缚

患者为中年男性，饮食不节，劳倦太过，嗜食肥甘厚味，正如《素问·奇病论》曰："此人必数食甘美而多肥也，肥者令人内热，甘者令人中满，故其气上溢，转为消渴。"肥甘饮食聚湿生痰，湿浊中阻，脾失健运，胃失和降，气机升降失调，谷精不布则谷精壅滞血中，血糖渐升而发为以口干、多饮为特点的"上消病"。饮食不节，加以劳倦，脾失健运，脾气受损，酿湿生痰。湿性黏滞，致脾不散精，故周身乏力。脾虚则湿聚，阻滞气机运行，故难以运化水谷，出现口渴、纳差、神疲懒言、体倦乏力、舌苔薄白腻、脉弦滑等表现。患者脾虚为本，湿浊为标，审证求因，辨证为痰浊中阻证，打破了"肺燥、胃热、肾亏"的传统病机认识。

3. 破传统"阴亏燥热"立论，立辛燥化湿、和中降浊之法

痰浊中阻证，治当燥湿健脾，和中降浊，以达升清调糖之效。笔者认为，肥臃是2型糖尿病萌发的基础土壤；痰浊中阻、湿热内蕴是其始动因素；湿浊、湿热困阻中焦，土壅木郁，脾失健运，肝失疏布，水谷精微壅滞血中是血糖升高与发病的重要环节；精津布运失常、痰热耗津损阴是形成"三多一少，尿有甜味"的内在原因。痰浊致渴，其本在脾。过食肥甘、醇酒厚味，损伤脾胃，脾失健运，胃失和降，气机升降失常，清阳不得升，谷精不布，壅滞血中，不仅不能发挥其滋养作用，反而变为"糖浊"；水津不运，聚湿为浊，两浊相加，浊邪益甚，聚浊生痰，无津上承，因浊因痰则致渴，而发为本病。痰浊中阻，气机升降失常，水谷精微无法正常布运，从而导致清气不升，浊气不降，壅滞血中，继而导致血糖升高，故当燥湿健脾，和中降浊，共达升清降浊、平稳调糖之效。

（四）2型糖尿病/上消病/痰浊中阻证/和中降浊调糖饮

[基本情况] 尹某，男，45岁，广州市某公司高管，2017年4月25日初诊。

[简要病史] 患者于2年前体检测FPG11mmol/L，2hPG15mmol/L，在广州市某三甲医院查胰岛功能后，诊为2型糖尿病，服二甲双胍片0.85g，每日2次；阿卡波糖片50mg，三餐时嚼服，血糖控制达标后自行停药。1年前体检测FPG12mmol/L，未监测2hPG。近10个月来，逐渐出现口干渴、多饮、多尿的症状，今为寻求纯中药治疗，慕名入住我院。症见形体肥胖，口干渴、多饮、多尿，口苦纳呆，口中有异味，四肢困重，偶有头晕、腰痛，小便频数，夜尿3次，大便日行1次，舌质淡暗，舌体胖大，有齿痕，苔白腻，脉滑缓。

[疗前检查] 身高178cm，体重107kg，BMI33.7kg/m²，WHR1.03。入院时胰岛功能回示FPG及餐后1、2、3hPG分别为12.92、17.6、18.3、15.68mmol/L；空腹及餐后1、2、3h胰岛素分别为8.3、21.4、17.2、14.2μIU/mL；空腹及餐后1、2、3h胰高血糖素分别为99.1、113.8、115.0、113.5pg/mL；空腹及餐后1、2、3hC-肽分别为1.38、2.48、2.50、2.24ng/mL。FMN2.88mmol/L，HbA1c9.4%。

[诊断] 中医诊断：上消病；西医诊断：2型糖尿病。

[中医辨证] 痰浊中阻证。

[治法] 燥湿健脾，和中降浊，升清调糖。

[方药] 和中降浊调糖饮加减。

炒苍术 30g，炒白术 30g，陈皮 10g，姜厚朴 12g，猪苓 30g，茯苓 30g，泽泻 30g，桂枝 12g，姜半夏 9g，炒枳实 12g，薏苡仁 30g，川牛膝 40g，升麻 12g。颗粒剂，日 1 剂，沸水冲，早、晚餐前温服。

[治疗经过]2017 年 4 月 28 日：该患者住院期间强烈要求只服用颗粒剂治疗，服药第 3 天，患者口干渴、多饮的症状较前改善，四肢困重感减半，测 FPG 由 12.92mmol/L 降至 11.1mmol/L，2hPG 由 18.3mmol/L 降至 16.1mmol/L。

5 月 11 日：服药第 16 天，测得 FPG7.0mmol/L，2hPG11.0mmol/L，患者情绪可，口干诸症消失，但仍感乏力困倦，上方加黄芪 50g 以增补气之力，带方案出院治疗，中药服用 5 天后停药 2 天。

6 月 24 日复诊：患者自诉服药第 21 天时测 FPG5.9mmol/L，2hPG9.8mmol/L，无明显不适，近 2 个月测 FPG 在 5.4～7.9mmol/L，2hPG 在 8.2～9.8mmol/L。嘱其停服中药颗粒剂，控制饮食，注意餐后运动，按时检测血糖。

9 月 12 日复诊：停药的 72 天期间，复查胰岛功能显示：FPG 及餐后 1、2、3hPG 分别为 6.9、10.09、9.8、8.0mmol/L；空腹及餐后 1、2、3h 胰岛素分别为 8、32.6、16.9、7.2μIU/mL；空腹及餐后 1、2、3h 胰高血糖素分别为 88.2、87.9、94.8、103.6pg/mL；空腹及餐后 1、2、3hC– 肽分别为 1.93、5.99、2.94、2.12ng/mL。FMN 由 2.88mmol/L 降至 2.39mmol/L，HbA1c 由 9.4% 降至 6.64%。

自 2017 年 6 月底患者停药至 2019 年 7 月 6 日，随访的 26 个月间，患者单靠饮食控制，运动锻炼，自测 FPG 在 5.0～6.6mmol/L，2hPG 在 7.0～8.9mmol/L，精神、体力一切均好。患者曾在 "全国纯中药治疗 2 型糖尿病擂台赛" 和《健康报》社举办的全国纯中药治疗 2 型糖尿病 "杏林人才" 星火培训班上，登台介绍自己用纯中药治疗的感想。

[疗效小结]

1. 该糖友由入院时 FPG12.92mmol/L、2hPG18.3mmol/L，经过 21 天的治疗后，FPG、2hPG 分别降至 5.9mmol/L、9.8mmol/L，FPG 首次达标时间为 16 天，2hPG 达标时间为 21 天，FPG、2hPG 同时达标时间为 21 天。

2. 经过 21 天的治疗，72 天的停药，总计观察 137 天后，患者胰岛素抵抗指数由 4.5 降至 2.4，胰岛素分泌指数由 18.9 升至 47.0，FMN 由 2.88mmol/L 降至 2.39mmol/L，HbA1c 由 9.4% 降至 6.64%。胰岛功能治疗前后比较结果如表 15–16 所示。

表 15-16　尹某治疗前后胰岛功能比较表

时间	血糖（mmol/L）		胰岛素（μIU/mL）		胰高血糖素（pg/mL）		C 肽（ng/mL）	
	A	B	A	B	A	B	A	B
空腹	12.92	6.9	8.3	8	99.1	88.2	1.38	1.93
餐后 1h	17.6	10.09	21.4	32.6	113.8	87.9	2.48	5.99
餐后 2h	18.3	9.8	17.2	16.9	115.0	94.8	2.50	2.94
餐后 3h	15.68	8.0	14.2	7.2	113.5	103.6	2.24	2.12

备注：A 代表治疗前（2017 年 4 月 25 日）；B 代表停药 72 天后（2017 年 9 月 12 日）。

[按语] 本病友之所以能够取得较好的疗效，笔者认为主要是因为遵循以下四个原则。

1. 据"三辨"要求，先行辨病诊断

患者入院时以"口干、多饮"为主要特点，按照 2 型糖尿病"三辨诊疗模式"辨病诊断原则的基本要求，诊为"上消病"。从病名诊断环节，就摆脱中医病名诊断生搬硬套的老路。

2. 四诊合参，辨为"痰浊中阻证"

该糖友为中年男性，平素嗜食肥甘厚味，肥甘饮食聚湿生痰，湿浊中阻，脾失健运，胃失和降，气机升降失调，谷精不布则壅滞血中，血糖渐升而发为以口干、多饮为特点的"上消病"。湿阻中焦，津不上承，可见口干、多饮；湿浊困脾，谷精不能发挥正常作用，反而再聚为痰浊，是以多食为充，故现多食；脾主四肢肌肉，脾虚失于运化，精微营养物质不能运达四肢，肢体失于充养则乏力；湿性重浊、湿浊中阻则可见肢体困重；苔白腻、脉滑缓为痰浊脾虚之象。四诊合参，辨为痰浊中阻证。

3. 明辨病机，以"和"立法

在治疗上应以燥湿健脾、和中降浊为治疗大法，脾气健运，周身精微物质得以正常敷布，气血津液得以正常输布，清升浊降，全身气机调达，谷精输布有常，是以不降糖而血糖渐平，诸症自缓，是以不止渴而渴自解矣。

4. 辨证施治是保持调糖稳效的关键

本案依患者要求，采用中药汤剂治疗，体现因人制宜、辨证施治的思想，致力于对因治本，标本同治，改良其致病土壤，铲除发病根基，犹如釜底抽薪，不但疗效显著，而且作用稳定持久。该患者在治疗21天停药后，只靠控制饮食、运动配合治疗，监测血糖均在达标范围，并在随访的26个月间，血糖得以有效稳控。

三、专病专药与专证专方交替使用验案选

[基本情况] 谢某，男，30岁，河南兰考人，2017年8月17日初诊。

[简要病史] 患者平素饮食不节，嗜食肥甘厚味，不喜运动，3个月前因体检在当地医院查2hPG为16.7mmol/L。经控制饮食，运动锻炼，泡服苦瓜茶，至此次就诊时患者体重下降8kg，近日自测FPG在5.7～6.5mmol/L，2hPG在7～10mmol/L，就诊当日测得FPG7.34mmol/L，2hPG12mmol/L。症见乏力困倦，纳眠欠佳，面红口臭，偶有胃痛，二便正常，舌红，苔厚腻微黄，舌体胖大，边有齿痕，脉滑数。体重指数24.3。既往有乙肝病史25年；胃溃疡病史3年，平素间断口服奥美拉唑胶囊。

[诊断] 中医诊断：脾瘅病；西医诊断：2型糖尿病。

[中医辨证] 湿热内蕴证。

[治法] 清热化湿，升清降浊，和中调糖。

[专药] 黄连降糖片6片，日3次，口服。

[治疗经过] 2017年9月19日二诊：自述服药3日后出现恶心、腹泻等症状，自行停药。自测FPG在5.9～6.8mmol/L，2hPG在8.5～14.1mmol/L。症状同上，舌红苔白腻，边有齿痕，脉滑数。嘱暂停所有药物，建议1个月后复查胰岛功能。

10月19日三诊：检查胰岛功能五项，结果显示：FPG及餐后1、2、3hPG分别为7.28、16.7、10.4、6.64mmol/L；空腹及餐后1、2、3h胰岛素分别为8.6、97.2、55.9、15.4μIU/mL；空腹及餐后1、2、3h胰高血糖素分别为103.7、128.1、126.2、96.9pg/mL；空腹及餐后1、2、3hC-肽分别为1.92、12.8、11.29、4.14ng/mL；FMN2.6mmol/L；HbA1c6.6%。自测FPG在6.5～7.2mmol/L，餐后1hPG在10.8～14.1mmol/L，2hPG在7.1～9.8mmol/L。症见乏力困倦，右胁肋部时有不适，失眠，多梦，口臭，夜尿1～2次，大便日3次，有后重感，舌红，苔黄厚腻，脉滑数。予以清热化湿调糖饮加减：川黄连10g，川厚朴10g，炒栀子10g，淡豆豉10g，细芦根50g，姜半夏10g，石菖蒲6g，姜竹茹10g，云茯苓30g，陈皮10g，北柴胡10g，藿香10g，佩兰10g，丹参50g，甘草3g，生姜6g，颗粒剂15剂，沸水冲服，日1剂，早晚分服。

12月8日四诊：服上方15剂，12月6日查FPG6.3mmol/L，2hPG7.7mmol/L，午餐后7.7mmol/L，晚餐后8.8mmol/L，睡前5.4mmol/L；12月7日查FPG5.4mmol/L，2hPG7.4mmol/L，午餐后9.2mmol/L，晚餐后8.2mmol/L，睡前7.6mmol/L。自述服药后乏力困倦、口臭、睡眠较前明显好转，仍有多梦，右胁肋部时有不适症状，饭后有双手及腕关节无力症状，舌脉同前。诸症好转，停服汤药，给予黄连降糖片3片，日2次，口服。

2018年4月13日五诊：测FPG5.8mmol/L，2hPG8.1mmol/L。大便2～3次/日，黏滞不爽，多梦，口中有异味，舌暗红，苔白腻微黄，左脉弦细，右脉沉滑。患者自行停服黄连降糖片已达2个月，拟在2017年10月19日方的基础上去淡豆豉、栀子、甘草，加薏苡仁30g，白豆蔻10g。15剂。水煎服，早晚分服。

5月11日六诊：测FPG6.3mmol/L，大便1～2次/日，大便黏滞较前好转，仍多梦，口中有异味，舌暗红，苔白腻微黄，脉弦。给予黄连降糖片8片，日2次，口服。上方去石菖蒲、竹茹，加苍术、白术各10g，首乌藤50g，柴胡30g，川牛膝30g。15剂，水煎服，早晚分服。

患者自第六诊服用15剂汤剂后，未再服用中药，单用黄连降糖片8片，日2次，口服，FPG在5.1～6.3mmol/L，2hPG5.5～8.2mmol/L。电话随访嘱其近日复查胰岛功能。

10月10日七诊：胰岛功能检查结果显示FPG及餐后1、2、3hPG分别为6.56、10.4、8.8、6.46mmol/L；空腹及餐后1、2、3h胰岛素分别为7.3、21.7、29.1、14.7μIU/mL；空腹及餐后1、2、3h胰高血糖素分别为86.6、106.1、99.7、98.8pg/mL；空腹及餐后1、2、3hC-肽分别为1.67、3.52、6.56、4.04ng/mL；FMN2.24mmol/L；HbA1c5.3%。

[疗效小结]

1. 该糖友就诊时FPG7.34mmol/L，2hPG12mmol/L，因服用黄连降糖片3日后出现恶心、腹泻等症状，共停药1个月。2017年10月19日改为服用中药汤剂治疗时，FPG7.28mmol/L，2hPG10.4mmol/L，经过47天的治疗，FPG调至6.3mmol/L，2hPG调至7.7mmol/L，FPG下降13.5%，2hPG下降25.9%，FPG、2hPG同时达标。

2. 经过治疗，复查胰岛功能，治疗前后胰岛功能对比显示：胰岛素抵抗指数由2.8降至2.1，胰岛素分泌指数由45.5调升至47.7，提示胰岛功能得到改善。具体结果见表15-17。

表 15-17 谢某治疗前后胰岛功能对比表

时间	血糖（mmol/L）		胰岛素（μIU/mL）		胰高血糖素（pg/mL）		C 肽（ng/mL）	
	A	B	A	B	A	B	A	B
空腹	7.28	6.56	8.6	7.3	103.7	86.6	1.92	1.67
餐后 1h	16.7	10.4	97.2	21.7	128.1	106.1	12.8	3.52
餐后 2h	10.4	8.8	55.9	29.1	126.2	99.7	11.29	6.56
餐后 3h	6.64	6.46	15.4	14.7	96.9	98.8	4.14	4.04

备注：A 代表治疗前（2017 年 10 月 19 日）；B 代表治疗后（2018 年 10 月 10 日）。

经过 47 天治疗，停药 3 天测血糖，FPG、2hPG 连续两天的均值分别由治疗前的 7.77mmol/L 降至 6.3mmol/L 和由 12mmol/L 降至 7.7mmol/L；治疗后血糖波动 3 项指标（SDBG、PPGE、LAGE）连续两天的均值分别为 1.4、1.7、3.6mmol/L。具体结果见表 15-18。

表 15-18 谢某服药 47 天后连续两天血糖（mmol/L）及血糖波动（mmol/L）监测表

日期	空腹	早餐后 2h	午餐后 2h	晚餐后 2h	睡前	SDBG	PPGE	LAGE
12 月 6 日	6.3	7.7	7.7	8.8	5.4	1.3	1.4	3.4
12 月 7 日	5.4	7.4	9.2	8.2	7.6	1.4	2.0	3.8

备注：SDBG < 2.0mmol/L，PPGE < 2.2mmol/L，LAGE < 4.4mmol/L。

[按语] 通过对本案治疗过程进行深入分析，笔者认为，本案之所以能够取得较好的疗效，主要与遵循以下四个原则密切相关。

1. 据"三辨"要求，先定中医病名

该糖友自发病以来，无明显口渴、多饮、多尿的"三多"症状，而以乏力、体重下降明显及失眠为主要表现，不符合中医"消渴病"典型的"三多一少"表现，但实验室检查示患者空腹及餐后血糖升高，胰岛功能受损，支持 2 型糖尿病的诊断。按《素问·奇病论》的论述要义，确诊为"脾瘅病"。

2. 据中医四诊以确定证型

糖尿病的病因不外饮食不节，情志内伤，房劳过度。其中饮食不节与湿热的生成密切相关。《素问·奇病论》曰："此肥美之所发也，此人必数食甘美而多肥也，肥者令人内热，甘者令人中满，故其气上溢，转为消渴。"患者壮年男性，平素过食肥甘厚味，损伤脾胃，脾运失健，水湿不能转输运化，聚而为患，与热相结，湿热内蕴，邪热伤阴，燥热内生，发为消渴。湿热阻滞是糖尿病病程中的变证，湿郁化热，湿热交阻，阻于中焦，气失升降，脾运阻滞，水谷不化精微，内结大肠，故见大便黏滞，谷气熏蒸于口，见口中异味，苔白厚腻微黄。湿热扰心见失眠，多梦，小便黄，苔腻。结合舌脉，四诊合参，辨证为湿热内蕴证。

3. 湿热致病，当苦寒清化，分消病痛

消渴病证属湿热内蕴证者，采取苦寒清化、分消湿热法可使湿热祛、气阴复、气机畅、浊瘀消，最终达到升清降浊、和中畅气、布精调糖之目的。临证中当以清热化湿调糖饮加减。该方由连朴饮与黄连温胆汤化裁而来，方中用黄连清热燥湿，厚朴、陈皮行气化湿，使气行则湿化，湿化则热去。方中芦根取其味甘性寒，清热止呕除烦之功。又以芦根、栀子、茯苓助黄连之用，使湿热得从小便而出。豆豉升散宣透，使热邪外达，与栀子、姜竹茹合用以清心安神，治失眠多梦。柴胡疏肝解郁，防治土壅木郁。石菖蒲、半夏芳香化湿而醒脾。藿香、佩兰芳香化湿，使湿热从皮毛蒸化而去，化湿邪、利小便以分消湿热。伍用丹参活血通络，生姜健脾温阳，使以甘草调和诸药。方中苦寒药与辛温之品合用，辛开苦降，意在清热燥湿，苦寒清化，宣通气机，以达调和脾胃、清升浊降之功。根据患者病情变化，加减上述诸药用量，配合院内制剂黄连降糖片，扶正与祛邪相结合，补中有泻，泻中有补，使热清津生，浊清瘀消，全身气谷精津液调达，则血糖由高渐平。

4. 依病情需要，专药与专方交替用药

患者被诊断为 2 型糖尿病后，依据病情需要，口服黄连降糖片。服药 3 天后，患者出现恶心、腹泻等不良反应，改为服用专方清热化湿调糖饮以苦寒清化、分消湿热。待患者血糖得以下降，乏力困倦、口臭、睡眠较前明显好转，停服汤药，改为黄连降糖片 3 片，日 2 次，口服。服用约 4 个月后，患者又出现湿热症状，血糖有回升趋势，遂再次改为汤药。单服汤剂约 1 个月后，患者湿热症状较前好转，为了更好地调控血糖，巩固疗效，于汤剂基础上加服黄连降糖片 8 片，日 2 次。又服用 15 剂汤药后，患者再次改为口服专药黄连降糖片，未再出现胃肠道反应。目前患者坚持服用黄连降糖片，血糖控制良好。

患者在近一年多的诊治过程中，经历了专药—专方—专药—专方—专药＋专方—专药的交替互换。笔者在临床中根据患者的病情因需而宜，专方专药灵活交替使用。患者最初使用黄连降糖片时出现恶心、腹泻等不良反应，服用 15 剂汤药后，

再次改为中成药黄连降糖片，则未出现胃肠道反应。笔者认为，由于黄连降糖片偏于寒凉，患者湿热内阻，格药于外，故出现恶心、腹泻的症状，后湿热得除，因而再用专药未出现任何不适。第二次单纯使用黄连降糖片时，因为服用黄连的药量较小，药效缓，所以血糖仍较高，继而改为汤药后，血糖才得以控制。正如李东垣所说："汤者，荡也，去大病用之……丸者，缓也，不能速去之，其用药之舒缓而治之意也。"汤药迅而丸药缓，故湿热证候明显时用汤剂，血糖控制较好时用专药，缓图其效，专药与汤剂交替使用，灵活变通，以适应临床需求。

四、专病专茶验案选

糖调节受损/脾瘅病/气阴两虚证/六仙饮

[基本情况] 庞某，男，48岁，职员，开封市人，2017年5月12日初诊。

[简要病史] 患者平素饮食不节，3个月前自觉口干、多饮，因有糖尿病家族史，自测FPG6.8mmol/L，2hPG10.8mmol/L，故来我院就诊。症见口干多饮，乏力困倦，纳可，眠差，入睡难，大便正常，小便可，夜尿1次/天，舌淡暗，苔薄少，舌下络脉粗大，脉弦细。

[疗前检查] 患者于5月12日测餐后随机指尖血糖为10.8mmol/L。5月13日查糖耐量及胰岛功能（75g葡萄糖）、血糖两项回示：FPG及1、2、3hPG分别为6.9、11.9、10.9、8.98mmol/L；空腹及餐后1、2、3h胰岛素分别为16.2、80.6、72.5、56.2μIU/mL；空腹及餐后1、2、3h胰高血糖素分别80.1、83.5、86.1、90.1pg/mL；空腹及餐后1、2、3hC-肽分别为2.1、5.6、3.4、1.96ng/mL；FMN2.89mmol/L；HbA1c6.0%。详见表15-19。

表15-19 庞某治疗前血糖（mmol/L）监测一览表

日期	FPG	早餐后2hPG	午餐后2hPG	晚餐后2hPG
2月21日	6.8	10.2	9.8	8.95
2月28日	6.9	10.2	9.68	8.52
3月6日	6.68	9.68	8.92	7.91
3月16日	6.53	9.98	8.76	7.89
4月12日	6.78	9.65	9.1	8.2
5月12日	6.86	10.1	9.6	8.56

[诊断]中医诊断：脾瘅病；西医诊断：糖调节受损。

[中医辨证]气阴两虚证。

[治法]益气养阴，调糖消瘅。

[专茶]六仙饮茶方，日1袋，泡茶频服。

[治疗经过]2017年5月20日二诊：FPG5.5mmol/L，2hPG8.0mmol/L，继续给予六仙饮茶方频服，嘱其适量运动。

5月22日三诊：患者口干症状较前好转，乏力较前减轻，昨日测FPG5.2mmol/L，2hPG6.2mmol/L，血糖双双恢复正常。今日测随机血糖为6.5mmol/L，继续给予六仙饮茶方频服，嘱其适量运动。

8月12日四诊：患者近期FPG控制在4.5～5.5mmol/L，2hPG控制在5.6～6.8mmol/L，停茶饮3天复查胰岛素功能及相关检查回示：FPG及1、2、3hPG分别为4.9、8.9、6.6、5.8mmol/L；空腹及餐后1、2、3h胰岛素分别为18.8、96.6、89.5、60.5μIU/mL；空腹及餐后1、2、3h胰高血糖素分别73.8、65.2、59.6、68.1pg/mL；空腹及餐后1、2、3hC–肽分别为3.0、6.8、4.5、2.8ng/mL；FMN2.1mmol/L；HbA1c4.8%。

11月20日五诊：患者近日FPG控制在4.5～5.3mmol/L，2hPG最高6.5mmol/L。继续给予六仙饮茶方频服，嘱其适量运动。

2018年6月19日至2019年3月19日间，电话随访回示：患者FPG保持在4.5～5.3mmol/L，2hPG保持在5.6～6.3mmol/L。继续给予六仙饮茶方频服。

[疗效小结]

1. 该糖友就诊时FPG6.9mmol/L，2hPG10.9mmol/L，治疗9天后，FPG、2hPG分别降至5.2mmol/L、6.2mmol/L，分别下降24.6%、43.1%，FPG首次达标时间为7天，2hPG达标时间为9天，FPG、2hPG同时达标时间为9天。

2. 患者经过90天的治疗，停药3天测血糖（三餐前后及22：00）的结果是：停药第1天的血糖分别是4.8、6.2、5.2、6.6、5.1、6.3、5.8mmol/L；停药第2天的血糖分别是4.7、6.7、5.6、6.5、5.6、6.6、6.1mmol/L；停药第3天的血糖分别是5.1、6.5、5.8、6.3、5.8、6.2、5.9mmol/L。HbA1c由6.0%降至4.8%，FMN由2.89mmol/L降至2.1mmol/L。

3. 对比治疗前后，患者FPG、2hPG连续3天均值分别由6.8mmol/L降至4.8mmol/L，9.3mmol/L降至6.4mmol/L；血糖波动3项指标（SDBG、PPGE、LAGE）均在正常范围。

4. 患者经过 90 天的治疗，胰岛功能较前有所好转，胰岛素抵抗指数由 4.896 降至 3.7，胰岛素分泌指数由 98.8 升至 224。具体结果见表 15-20。

表 15-20　庞某治疗前后胰岛功能对比表

时间	血糖（mmol/L）		胰岛素（μIU/mL）		胰高血糖素（pg/mL）		C 肽（ng/mL）	
	A	B	A	B	A	B	A	B
空腹	6.9	4.9	18.8	16.8	80.1	73.8	2.1	3.0
餐后 1h	11.9	8.9	80.6	96.6	83.5	65.2	5.6	6.8
餐后 2h	10.9	6.6	72.5	89.5	86.1	59.6	3.4	4.5
餐后 3h	8.98	5.8	56.2	60.5	90.1	68.1	1.96	2.8

备注：A 代表治疗前（2017 年 5 月 13 日）；B 代表治疗 90 天后患者停药 3 天（2017 年 8 月 16 日）。

[按语] 通过对本案进行分析，笔者认为本案之所以能够取得较好的疗效，是因为主要遵循了以下四个原则。

1. 据"三辨"内涵，确定中医病名

患者 3 个月前初感口干多饮症状，自测 FPG6.8mmol/L，2hPG10.8mmol/L，未予重视，3 个月后症状有所加重，遂就诊，经糖耐量试验确诊为糖调节受损（以下简称为 IGR）。

2. 四诊合参，确定病证

IGR 是 2 型糖尿病前期阶段，是处于糖代谢正常与糖尿病之间的状态，也是防止患者向 2 型糖尿病转归的最后一道防线。IGR 是现代人根据现代的发病机制赋予它的称谓，中医学中并没有这个病名，关于它的研究也不集中，分散在各类有关消渴病的古代文献里。中医认为先天之本不足，饮食不节，情志不畅，劳逸不和等，均可导致气阴亏虚，最后发展为脾瘅。本案患者平素饮食不节，加之先天禀赋亏虚，劳逸不和，耗伤阴液，以致气阴均亏，发展为脾瘅。四诊合参，辨证求因，此案患者可辨为气阴两虚证。

3. 辨证论治，稳效调控

笔者基于多年的临床和课题研究经验，同时结合国内相关研究，认为气阴两虚、痰瘀互结是 IGR 发病的主要病机，情志不畅、肝气郁滞是 IGR 发病的关键因素，故治疗 IGR 当以益气养阴、调糖消瘅为法则。予茶方"六仙饮"频服干预。用茶 7 天后 FPG 从 6.9mmol/L 降至 5.5mmol/L，2hPG 从 10.9mmol/L 降至 8.0mmol/L。用茶 9 天后 FPG 从 6.9mmol/L 降至 5.2mmol/L，2hPG 从 10.9mmol/L 降至 6.2mmol/L，FPG、2hPG 双双恢复正常，疗效显著。治疗 2 个月后观察 21 个月，FPG、2hPG 均稳持在正常范围。

4. 益气养阴，调糖消瘅

六仙饮是笔者根据多年临床经验研创的茶方，具有益气养阴、调糖消瘅的功效。本方以补气养阴、清热生津之西洋参为君，以麦冬、枸杞子为臣，取麦冬、枸杞子养阴之功。明代医药学家倪朱谟称赞枸杞子："能使气可充……阳可生，阴可长……十全之妙用也。"同时取枸杞子养肝明目的功用。方用陈皮因其具有理气健脾、祛湿化痰的功效，为"治痰之要药"，加用丹参既可取其养血活血的功效，又可用其"动"性，正所谓"一味丹参，功同四物"，两者共为使药。诸药联合，滋而不腻，补而不壅，以达到益气养阴、健脾化痰、养血活血之功效。

五、专证专方与专病专药二联验案选

（一）2 型糖尿病 / 上消病 / 肝郁脾虚证 / 疏肝健脾调糖饮 + 糖尿康片、黄连降糖片

[基本情况] 潘某，女，60 岁，河南开封市人，退休工人，2015 年 10 月 12 日初诊。

[简要病史] 患者平素多愁善感，饮食不节，2015 年 6 月 1 日前出现口干渴、多饮、多尿的症状，2015 年 6 月 1 日在某三甲医院测得 FPG12.02mmol/L，2hPG19.05mmol/L，诊断为 2 型糖尿病，给予门冬胰岛素 30 注射液：早 14U、晚 12 U，餐前皮下注射。血糖控制在 FPG9.2 ～ 11.5mmol/L，2hPG13.8 ～ 16.3mmol/L，症状进行性加重。后慕名到我院寻求中医治疗，由门诊以"上消病"为诊断收入住院。症见口干渴，多饮，多尿，形体肥胖，脘腹胀满，头晕，烦躁易怒，睡眠欠佳，周身乏力，纳食可，大便日行 1 次，小便日 5 ～ 7 次，有泡沫，舌质淡暗，苔薄白，脉弦细。

[疗前检查] 胰岛功能：FPG 及 1、2、3hPG 分别为 12.6、19.2、20.8、15.14mmol/L；空腹及餐后 1、2、3h 胰岛素分别为 8.7、22、32.2、17.3μIU/mL；空腹及餐后 1、2、3h 胰高血糖素分别为 100、116、115.8、109.1pg/mL；空腹及餐后 1、2、3hC- 肽分别为 1.75、3.39、4.66、4ng/mL；甲功三项：FT3 为 2.6pmol/L，FT4 为 10.9pmol/L，

TSH为6.11μIU/mL；尿蛋白四项：α₁-MG14.0μg/mL，β₂-MG0.33μg/mL，IgG6.2μg/mL，mAlb40.3μg/mL；肝功能：总胆红素9.70μmol/L，直接胆红素1.80μmol/L，总胆汁酸4.9μmol/L，丙氨酸氨基转移酶23U/L，天门冬氨酸氨基转移酶24U/L，谷氨酰转肽酶28U/L，碱性磷酸酶61U/L；肾功回示：尿素3.6mmol/L，肌酐53.0μmol/L，尿酸260μmol/L，胱抑素C0.94mg/L；血脂：总胆固醇（TC）5.74mmol/L，TG2.65mmol/L，HDL-C1.48mmol/L，LDL-C3.61mmol/L；FMN3.49mmol/L，HbA1c 12.7%；四肢血管彩色多普勒：双侧轻度血管病变；肌电图：双腓肠神经及双正中神经感觉神经传导速度减慢；彩超回示：脑动脉硬化，双侧颈动脉粥样硬化，二尖瓣少量反流，左室舒张功能减低，脂肪肝，双肾动脉粥样硬化。

[诊断] 中医诊断：上消病；西医诊断：2型糖尿病。

[中医辨证] 肝郁脾虚证。

[治法] 疏肝健脾，调糖止渴。

[方药] ①专证专方：疏肝健脾调糖饮加减。

北柴胡30g，全当归10g，云茯苓30g，生白芍30g，炒苍术30g，炒白术30g，春砂仁10g（后下），广陈皮10g，生薏苡仁30g，苏薄荷10g（后下），升麻片10g，川牛膝30g，生甘草6g。日1剂，水煎400mL，早、晚餐前温服。

②专病专药：糖尿康片、黄连降糖片各5片，日3次，口服。

[治疗经过] 患者自2015年10月14日晚开始服药，10月15日FPG由12.6mmol/L降为10.12mmol/L，2hPG由20.8mmol/L降为14.25mmol/L；16日FPG9.92mmol/L，2hPG13.75mmol/L；17日FPG9.62mmol/L，2hPG13.25mmol/L；18日FPG9.53mmol/L，2hPG12.15mmol/L；19日FPG9.12mmol/L，2hPG12.75mmol/L。

20日FPG8.42mmol/L，2hPG13.42mmol/L，口渴、多饮、头晕减半，乏力困倦较前改善，腹胀、心慌、胸闷消失，舌脉同前。因已治疗6天，血糖仍未达标，故调增糖尿康片至10片、黄连降糖片至6片，均日3次，口服。

21日FPG8.15mmol/L，2hPG11.2mmol/L；22日FPG8.02mmol/L，2hPG10.21mmol/L；23日FPG8.12mmol/L，2hPG10.1mmol/L。

24日FPG6.52mmol/L，2hPG9.24mmol/L。口渴、多饮及头晕症状消失，乏力困倦较前明显改善，睡眠改善，舌质淡，苔薄白，脉弦缓。用药9天，FPG及2hPG同时达标，继续巩固治疗。其间监测血糖，FPG6.1～7.0mmol/L，2hPG7.5～8.6mmol/L。

11 月 3 日 FPG6.1mmol/L，2hPG7.62mmol/L，血糖控制达到理想标准，诸症消失，临床痊愈出院。院外治疗：中药汤剂每日 1 剂、糖尿康片 10 片、黄连降糖片 6 片，均日 3 次，口服。

2016 年 1 月 25 日复诊：患者精神、体力、食眠俱佳。测得 FPG5.2mmol/L，2hPG6.6mmol/L。血糖稳定，未现波动，调减糖尿康片为 8 片、黄连降糖片为 5 片，均日 3 次，口服，并停用中药汤药。

2 月 7 日三诊：患者神清气爽，脉息调匀，未诉特殊不适。测得 FPG4.1mmol/L，2hPG7.2mmol/L，调减糖尿康片为 5 片、黄连降糖片为 3 片，均日 3 次，口服。

5 月 5 日四诊：患者平素自测 FPG5 ～ 6mmol/L，2hPG6 ～ 8mmol/L。停药 3 天后复查胰岛功能：FPG 及 1hPG、2hPG、3hPG 分别为 6.02、11.3、8.4、4.91mmol/L；空腹及餐后 1、2、3h 胰岛素分别为 7.9、28.2、28.8、12.2μIU/mL；空腹及餐后 1、2、3h 胰高血糖素分别为 109.2、124.9、123.1、122.4pg/mL；空腹及餐后 1、2、3hC– 肽分别为 1.69、3.92、5.48、3.26ng/mL；尿蛋白四项：α_1–MG4.0μg/mL，β_2–MG0.01μg/mL，Ig–G6.9μg/mL，mAlb22.8μg/mL；HbA1c5.9%。调减糖尿康片、黄连降糖片各为 3 片，均日 3 次，口服。

2017 年 3 月 6 日五诊：再次停药 3 天复查胰岛功能：FPG 及 1、2、3hPG 分别为 5.93、10.2、7.0、4.26mmol/L；空腹及餐后 1、2、3h 胰岛素分别为 9.8、42.3、47.8、13.5μIU/mL；空腹及餐后 1、2、3h 胰高血糖素分别为 96.5、94.3、88.1、91.5pg/mL；空腹及餐后 1、2、3hC– 肽分别为 1.7、4.1、6.54、3.47ng/mL；血糖两项回示：FMN2.61mmol/L，HbA1c5.50%；尿蛋白四项：α_1–MG14μg/mL，β_2–MG0.42μg/mL，IgG4.1μg/mL，mAlb20.4μg/mL。继续给予糖尿康片 3 片、黄连降糖片 3 片，均日 3 次，口服。

[疗效小结]

1. 该糖友入院时测得 FPG12.6mmol/L、2hPG20.8mmol/L，经过 9 天的治疗，FPG、2hPG 分别降至 6.52mmol/L、9.24mmol/L，分别下降 48.2%、55.6%，FPG 首次达标时间、2hPG 达标时间、及 FPG、2hPG 同时达标时间均为 9 天。

2. 经过 100 天（2016 年 1 月 25 日）的治疗，患者复诊测得 FPG5.2mmol/L，2hPG6.6mmol/L，血糖稳定在理想状态，调减糖尿康片为 8 片、黄连降糖片为 5 片，均日 3 次，口服，并停用中药汤剂。治疗第 113 天（2016 年 2 月 7 日），患者神清气爽，脉息调匀，未诉特殊不适。测得 FPG4.1mmol/L，2hPG7.2mmol/L，糖尿康片减为 5 片，黄连降糖片减为 3 片，均日 3 次，口服。本案体现了中药降糖见效缓慢，疗效持久，达标后少波动的特点。

3.17 个月的治疗期间，患者多次复查胰岛素功能及进行相关检查，结果显示：患者胰岛素抵抗指数由 4.8 调至 2.56，胰岛素分泌指数由 27.7 调至 48.8；FMN 由 3.49mmol/L 降至 2.61mmol/L，HbA1c 由 12.7% 降至 5.5%。提示胰岛功能得到改善。具体结果见表 15-21。

表 15-21 潘某治疗前后 3 次胰岛功能对比表

时间	血糖（mmol/L）			胰岛素（μIU/mL）			胰高血糖素（pg/mL）			C 肽（ng/mL）		
	A	B	C	A	B	C	A	B	C	A	B	C
空腹	12.6	6.02	5.93	8.7	7.9	9.8	100	109.2	96.5	1.75	1.69	1.7
餐后 1h	19.2	11.3	10.2	22	28.2	42.3	116	124.9	94.3	3.39	3.92	4.1
餐后 2h	20.8	8.4	7.0	32.2	28.8	47.8	115.8	123.1	88.1	4.66	5.48	6.54
餐后 3h	15.14	4.91	4.26	17.3	12.2	13.5	109.1	122.4	91.5	4.0	3.26	3.47

备注：A 代表治疗前（2015 年 10 月 13 日）；B 代表治疗后第一次复查（2016 年 5 月 5 日）；C 代表治疗后第二次复查（2017 年 3 月 6 日）。

4. 经过 17 个月的治疗，患者精气神俱佳，复查血、尿及大便常规、肝肾功能、尿蛋白四项等未见明显异常。提示纯中药治疗具有较好的安全性。

[按语] 通过对本案的辨治全过程及各疗效指标、症状改善的情况进行全面分析，笔者认为本案之所以能够取得较好的疗效，主要和遵循以下四个原则密切相关。

1. 遵循了"三辨诊疗模式"的基本原则

患者入院以口干、多饮、多尿、周身乏力为特征，按照 2 型糖尿病"三辨诊疗模式"的辨病诊断原则，符合中医"上消病"的症状，故诊为"上消病"。辨病精准是取效的前提。

2. 遵循了四诊合参、辨证论治原则

《临证指南医案》云："心境愁郁，内火自燃，乃消症大病。"患者为中年女性，平素多愁善感，情志不畅，如《三消论》所说："消渴者……耗乱精神，过违其度。"肝气郁滞，不能助脾疏散水谷精微，脾失健运，不能运化水谷精微，二者相加，水谷精微壅滞血中，使血糖升高。患者长期情志抑郁，怒伤肝，肝失疏泄，故见烦躁易怒；肝郁化火，上灼肺阴，耗伤津液则口渴多饮；木郁克土，肝郁导致脾虚，脾失运化而见周身乏力，脘腹胀满，气虚固摄无权而见尿频量多；脾虚生痰湿，湿邪阻窍则头晕，结合舌脉象，辨为肝郁脾虚证。

3. 遵循了以"和"立法、平调升降的原则

笔者认为，情志失调，肝失疏泄，郁而化火，土壅木郁，肝郁脾虚是 2 型糖尿病重要的病因病机。肝为藏血之脏，性喜条达而主疏泄，体阴用阳。七情郁结，肝失条达，肝体失养，皆可使肝气横逆，烦躁易怒、腹胀等症也会随之而起。脾虚气弱则统摄无权，肝郁血虚则疏泄不利。此时当以"和"立法，调和肝脾、调和升降、调达气机是基本法则。据"木郁达之"的原则，疏肝解郁、健脾调糖是其治疗大法，尤其要重视调其升降，以升清降浊，故本方中选川牛膝、升麻这组对药以调升降、调气机。配合糖尿康片、黄连降糖片，将扶正与祛邪相结合，调和肝脾与平衡阴阳相结合，则糖平症消。

4. 遵循了动态观察，活用"序贯三法"的原则

临证当认真观察血糖、症状变化，及时调整用药。治疗 6 天后，患者症状改善，FPG 及 2hPG 虽有所下降但速度较慢，遂将糖尿康片从 5 片加至 10 片，黄连降糖片从 5 片加至 6 片，治疗 9 天后血糖达标，20 天后诸症消失。院外随访，根据患者血糖情况调药，监测显示血糖持续稳定达标，提示该方法疗效的稳定性、持续性较好。

（二）2 型糖尿病 / 下消病 / 痰浊中阻证 / 和中降浊调糖饮 + 糖尿康片、黄连降糖片

[基本情况] 李某，男，32 岁，河南开封市人，2016 年 2 月 16 日初诊。

[简要病史] 4 年前出现口干渴等，到某三甲医院测空腹血糖 13.5mmol/L，诊断为糖尿病，虽给予口服西药治疗，但血糖不达标，昨日测空腹血糖 11.2mmol/L，餐后 2 小时血糖 15.0mmol/L。慕名到我院寻求纯中药治疗。诊见：口干渴、多饮、多尿，时有头晕，肢体困重，纳可，睡眠欠佳，大便正常，小便频数，舌质淡，舌体胖大，边有齿痕，苔白腻，脉濡缓。

[疗前检查] 空腹血糖及餐后 1、2、3 小时血糖分别为 10.09、17.1、13.3、9.74mmol/L；空腹及餐后 1、2、3 小时胰岛素分别为 8.6、34.6、22.6、15μIU/mL；空腹及餐后 1、2、3 小时胰高血糖素分别为 126.9、132.6、114.4、105.1pg/mL；空腹及餐后 1、2、3 小时 C-肽分别为 1.12、3.33、3.26、2.47ng/mL。糖化血红蛋白 8.5%，果糖胺 2.98mmol/L。

[诊断]中医诊断：下消病；西医诊断：2型糖尿病。

[中医辨证]痰浊中阻证。

[治法]燥湿健脾，化痰降浊。

[方药]①专证专方：和中降浊调糖饮加减。

苍术、白术各30g，广陈皮10g，川厚朴10g，肥猪苓30g，泽泻30g，茯苓30g，薏苡仁30g，升麻片10g，姜半夏10g，紫丹参30g，鲜生姜6g，生甘草3g。日1剂，水煎服。

②专病专药：糖尿康片10片，黄连降糖片6片，均日3次口服。

[治疗经过]2月29日二诊(服药3天)：口干渴、多饮、多尿明显缓解，肢体困重、头晕锐减；测空腹血糖6.9mmol/L、餐后2小时血糖11.6mmol/L，用药7天空腹血糖达标。停服汤剂，减糖尿康片为8片，黄连降糖片为5片，均日3次口服。

3月12日三诊：口干渴、多饮、多尿等症状消失，测空腹血糖6.3mmol/L，餐后2小时血糖7.9mmol/L，用药22天空腹、餐后血糖双双达标，减糖尿康片、黄连降糖片为各5片，均日3次口服。

自述坚持服糖尿康片、黄连降糖片各5片，均日3次口服，空腹血糖在5.6～7.2mmol/L，早餐后2小时血糖在6.9～10.8mmol/L。

5月10日四诊：症状全消，精神、体力俱佳。停药3天复查胰岛功能：空腹血糖及餐后1、2、3小时血糖分别为7.05、10.0、8.91、7.41mmol/L；空腹及餐后1、2、3小时胰岛素分别为15.6、30.1、26.3、22.3μIU/mL；空腹及餐后1、2、3小时胰高血糖素分别为107.1、98.8、95.5、79.2pg/mL；空腹及餐后1、2、3小时C-肽分别为2.12、3.36、4.21、4.12ng/mL，糖化血红蛋白6.4%，果糖胺2.01mmol/L。继用糖尿康片、黄连降糖片各5片，均日3次口服，嘱其每周监测空腹及餐后2小时血糖，定期复诊。

[疗效小结]

1.患者糖尿病4年，口服西药控制血糖，血糖控制不佳，具有明显的口干、口渴、多尿等症状。运用纯中药降糖方案7天后，空腹血糖达标，在服药22天后空腹、餐后血糖双双达标，症状逐渐消失。

2.经过3个月的纯中药治疗，停药3天复查胰岛功能较前显著改善。提示纯中药治疗具有良好的效果。具体数据见表15-22。

表 15-22 李先生治疗前后胰岛功能对比表

时间	血糖（mmol/L）		胰岛素（μIU/mL）		胰高血糖素（pg/mL）		C 肽（ng/mL）	
	A	B	A	B	A	B	A	B
空腹	10.09	7.05	8.6	16.8	126.9	107.1	1.12	2.12
餐后 1h	17.1	10.0	34.6	39.6	132.6	98.8	3.33	3.36
餐后 2h	13.3	8.91	22.6	40.2	114.4	95.5	3.26	4.21
餐后 3h	9.74	7.41	15	20.3	105.1	79.2	2.47	4.12

[按语] 通过对本案治疗的阶段性相关数据及舌脉症进行分析，笔者认为本案之所以能取得上述疗效和结果，只因为遵循以下三个原则。

1. 痰浊致渴、重在健脾原则

过食肥甘、醇酒厚味，损伤脾胃，脾失健运，胃失和降，气机升降失常，清阳不得升，谷精不布，壅滞血中，不仅不能发挥其滋养作用，反而变为"糖浊"；水津不运，聚湿为浊，两浊相加，浊邪益甚，聚浊生痰，无津上承，因浊因痰则致渴，而发为本病。故在治疗上应以"燥湿健脾、化痰降浊"为治疗大法，脾气健运，以绝聚湿生痰之源，使清阳得升，谷精、津液得布，浊阴得降，痰浊得化，全身气机调达，是以"不降糖"而血糖渐平，诸证自缓，不止渴而渴自解矣。

2. 健脾活胰、标本同治原则

胰与脾共主运化、化生气血、升清降浊、输布精微、供养周身。故健脾即活胰，和中即调糖。该糖友在联合运用"和中降浊调糖饮＋糖尿康片＋黄连降糖片"纯中药治疗方案前，口服西药近 4 年，血糖始终未能达标，而纯中药治疗后，临床症状逐渐消失，空腹与餐后血糖 22 天全部达标。复查胰岛功能示胰岛素分泌量增加，胰岛素抵抗改善，也从客观上印证了"脾胰同病"，胰岛 β 细胞"去分化"具有"可逆性"及纯中药调控血糖的科学性。

3. 调节饮食、恒动健脾原则

痰浊中阻型 2 型糖尿病患者多由于饮食不节，过食肥甘厚味之品，损伤脾胃，脾失健运，不能运化水谷与水湿，酿生"糖浊"与痰浊，复加缺乏锻炼，膏脂堆积，而渐渐发为糖尿病。因此，对因痰浊中阻致渴者，当以燥湿健脾、和中降浊、调糖活胰为出发点、立足点，再配合调饮食、强锻炼、减体重，因证而治，因糖而调。

（三）2 型糖尿病 / 下消病 / 脾肾气虚、湿瘀互结证 / 健脾益肾调糖饮加减＋糖

尿康片、十一味益肾降糖片、黄连降糖片

[基本情况]郑某，男，56岁，河南开封市人。2016年2月29日初诊。

[简要病史]4年前于当地医院体检时查空腹血糖6.7mmol/L，未予治疗，血糖逐渐升高，近日自测空腹血糖10.15mmol/L，诊断为糖尿病。诊见面色萎黄，多尿，双下肢及眼睑浮肿，夜尿3次，伴有泡沫，偶有口干、耳鸣，时有自汗、盗汗，双手麻木，右手为重，腰部时有酸沉不适，舌质淡暗，苔薄白，舌体胖，脉沉细。

[疗前检查]3月1日胰岛功能结果回示：空腹及餐后1、2、3血糖分别为10.68、15.9、16.4、12.68mmol/L；空腹及餐后1、2、3小时胰岛素分别为14.8、24、43、26.5μIU/mL；空腹及餐后1、2、3小时胰高血糖素分别为89.4、121.7、102.2、100.2pg/mL；空腹及餐后1、2、3小时C-肽分别为2.49、3.6、5.44、4.94ng/mL；糖化血红蛋白9.0%。

[诊断]中医诊断：下消病；西医诊断：2型糖尿病。

[中医辨证]脾肾气虚、湿瘀互结证。

[治法]健脾固肾，化湿活瘀，降浊调糖。

[专药]①专证专方：健脾益肾调糖饮加减。

太子参30g，生黄芪50g，云茯苓30g，猪苓30g，生地黄30g，生山药30g，炒苍术20g，炒白术20g，山茱萸30g，建泽泻30g，粉丹皮10g，紫丹参50g，薏苡仁30g，仙鹤草60g，炒枳壳10g。日1剂，水煎，早晚温服。

②专病专药：糖尿康片8片、黄连降糖片5片、十一味益肾降糖片5片，均日3次，口服。

[治疗经过]6月28日二诊：近日血糖空腹6.2～8.4mmol/L，餐后2小时8～9.1mmol/L；停药3天复查胰岛功能结果回示：空腹及餐后1、2、3小时血糖分别为6.73、12.8、11.7、9.87mmol/L；空腹及餐后1、2、3小时胰岛素分别为8.7、37、43.2、29.9μIU/mL；空腹及餐后1、2、3小时胰高血糖素分别为112.2、98.5、96.1、106.8pg/mL；空腹及餐后1、2、3小时C-肽分别为1.84、3.92、5.3、5.15ng/mL；糖化血红蛋白5.0%。诊见每日夜尿一两次，泡沫消失；舌质淡红，苔薄白，脉沉细。参考近期血糖控制情况，减少成药服用量，调整方案为糖尿康片5片，黄连降糖片5片，均日3次，口服。

[疗效小结]6月28日血糖空腹6.2～8.4mmol/L，餐后2小时8～9.1mmol/L；停药3天复查胰岛功能结果回示：空腹及餐后1、2、3小时血糖分别为6.73、

12.8、11.7、9.87mmol/L；空腹及餐后 1、2、3 小时胰岛素分别为 8.7、37、43.2、29.9μIU/mL；空腹及餐后 1、2、3 小时胰高血糖素分别为 112.2、98.5、96.1、106.8pg/mL；空腹及餐后 1、2、3 小时 C- 肽分别为 1.84、3.92、5.3、5.15ng/mL；糖化血红蛋白 5.0%。

[按语]《灵枢·五变》曰："五脏皆柔弱者,善病消瘅。"《素问·上古天真论》曰："……七八,肝气衰,筋不能动,天癸竭,精少,肾藏衰,形体皆极……"患者年过半百,脏腑亏损。脾虚,脾失健运,失于濡养,故面色萎黄；肾气为肾精化生之气,对各脏腑、组织器官具有温煦和推动作用,肾气不足,功能活动减弱,肾气不固则夜尿频；肾气、肾阳虚衰,蒸化失司,水湿内蕴,日久可影响脾气、脾阳的运化,导致双下肢及眼睑浮肿；《灵枢·脉度》曰"肾气通于耳,肾合则耳能闻五音矣",肾精及肾气虚衰,髓海失养则耳鸣；脾肾两虚,则固摄失司,故患者自汗、盗汗；病程日久,水湿、瘀血内阻,则双手麻木；"腰为肾之府",肾气不足则腰膝酸软；舌质暗,舌体胖,有齿痕,亦是脾肾气虚,湿瘀互阻的表现。患者用药 4 个月,停药 7 天复查胰岛功能:空腹及餐后 1、2、3 小时血糖较 2016 年 3 月 1 日都有明显下降,可见纯中药降糖确有疗效；餐后 1、2、3 小时胰岛素较 2016 年 3 月 1 日明显增高；餐后 1、2 小时胰高血糖素较 2016 年 3 月 1 日减少；糖化血红蛋白恢复正常。提示胰岛功能较前改善,药中的矢。

1. 方证对应,以法统方

笔者根据多年临床经验认识到糖尿病病机复杂,不同阶段临床表现各异,因此必须抓住其病机的动态演变规律,施以相应的治法。在应用经方治疗糖尿病的过程中,主要是参照方证对应及紧扣病机,以法统方的原则,由于方合病机,故常可获桴鼓之效。

2. 脾肾双亏者,重在固肾以健脾

窦材《扁鹊心书》指出:"消渴虽有上中下之分,总由于损耗津液所致,盖肾为津液之源,脾为津液之本,本源亏而消渴之证从此致矣。"《灵枢·口问》曰:"中气不足,溲便为之变。"笔者在多年临床实践中体会到,2 型糖尿病脾肾双亏者多由先、后天之本源亏损所致,肾为先天之本,主藏精而寓元阴元阳,肾气、肾阳虚衰,蒸化失司,可影响脾气、脾阳的运化,导致水湿内蕴；而脾气、脾阳失运,水湿内生,经久不愈,可发展至肾水泛滥,最终导致脾肾两虚。

3. 识病明证，指导用药

2 型糖尿病中医辨证属脾肾气虚兼瘀，治以"健脾固肾，化湿活瘀，降浊调糖"为法，本方化裁自四君子汤和参芪地黄汤。方中以太子参、丹参为君药，太子参补益脾肺之气，脾气恢复则水湿得以布散，丹参清热凉血活血，一味丹参，功同四物，血液得以畅通不至于停滞；臣以生地黄清热凉血活血，山茱萸补益肝肾，山药补益脾肾之气，为平补三焦之良药，泽泻利湿以泄肾浊，茯苓、猪苓淡渗脾湿，并助山药之健运，与泽泻共泄肾浊；佐以丹皮清泄虚热，并制山茱萸之温涩，苍、白术以燥湿健脾，薏苡仁以健脾渗湿，用大剂量仙鹤草以敛阴止汗；使以少量枳壳以加强全方升动之功。针对血糖和辨证灵活选用调糖成药，如糖尿康片、黄连降糖片以及改善尿蛋白的十一味益肾降糖片联合应用，临证根据血糖及症状改善情况调整剂量，药中的矢，效如桴鼓。

（四）2 型糖尿病 / 脾瘅病 / 湿热内蕴证 / 清热化湿调糖饮 + 糖尿康、黄连降糖片

[基本情况] 李某，女，32 岁，河南开封通许县人，农民，2017 年 5 月 9 日入院。

[简要病史] 患者平素饮食不节，嗜食肥甘厚味，2 年前因妊娠 7 个月到通许县妇儿保健院测得 FPG8.6mmol/L，2hPG14.5mmol/L，诊为妊娠糖尿病。患者违医拒药，胎儿分娩后未行 OGTT 试验，自测 FPG6.0 ～ 7.1mmol/L，2hPG7.2 ～ 9.8mmol/L。1 年后患者体检测得 FPG12.4mmol/L，HbA1c8.5%，始间断服用二甲双胍片 0.5g，每日 2 次以控制血糖，其间测 FPG9.0 ～ 11mmol/L，餐后血糖未行监测。后慕名寻中医调治而来我院，由门诊以"脾瘅病"为诊断收住入院。症见形体肥胖，口干不欲饮，口苦黏腻，头重昏蒙，四肢沉重，纳呆，小便频数，色黄，大便正常，舌质红，苔黄腻，脉滑数。

[疗前检查]2017 年 5 月 10 日查胰岛功能显示：FPG 及 1、2、3hPG 分别为 10.29、15.4、20.1、17.51mmol/L；空腹及餐后 1、2、3h 胰岛素分别为 7.1、8.7、9.6、8.3μIU/mL；空腹及餐后 1、2、3h 胰高血糖素分别为 100.6、111.6、117.9、119.3pg/mL；空腹及餐后 1、2、3hC– 肽分别为 1.18、1.44、1.91、1.79ng/mL；尿常规：葡萄糖 3+；肝功能：总胆红素 17.80μmol/L，直接胆红素 4.00μmol/L，总胆汁酸 2.5μmol/L，丙氨酸氨基转移酶 48U/L，天门冬氨酸氨基转移酶 36U/L，谷氨酰转肽酶 52U/L，碱性磷酸酶 67U/L，胆碱酯酶 13457U/L，总蛋白 81.90g/L，白蛋白 49.40g/L，球蛋白 32.50g/L，白球比 1.5，前白蛋白 323mg/L；肾功能：肌酐

39.0μmol/L，尿酸 393μmol/L，胱抑素 C0.33mg/L；电解质：血清钾 4.00mmol/L，血清钠 137.4mmol/L，血清氯 101.2mmol/L，血清总钙 2.25mmol/L，二氧化碳结合力 22.9mmol/L；超敏 C 反应蛋白 13.34mg/L；血脂：TC5.39mmol/L，TG3.98mmol/L，HDL–C1.46mmol/L，LDL–C3.32mmol/L；血糖两项：FMN 3.32mmol/L，HbA1c 7.8%；尿蛋白四项：α_1–MG31.8μg/mL，β_2–MG0.54μg/mL，IgG7.2μg/mL，mAlb27.3μg/mL。

[诊断] 中医诊断：脾瘅病；西医诊断：2 型糖尿病。

[中医辨证] 湿热内蕴证。

[治法] 清热祛湿，理气和中，升清降浊。

[方药] ①专证专方：清热化湿调糖饮加减。

川黄连 30g，川厚朴 10g，炒栀子 10g，淡豆豉 10g，细芦根 30g，姜半夏 10g，石菖蒲 6g，生薏苡仁 30g，炒黄柏 10g，炒苍术 10g，川牛膝 30g，升麻片 3g。日 1 剂，水煎 400mL，早、晚餐前温服。

②专病专药：糖尿康片 10 片、黄连降糖片 6 片，均日 3 次，口服。

[治疗经过] 5 月 11 日：用药 1 次后 FPG13.4mmol/L，2hPG16.9mmol/L。

5 月 12 日：FPG11.6mmol/L，2hPG16.7mmol/L。血糖仍高，调增糖尿康片为 10 片、黄连降糖片为 6 片，均日 4 次，口服。口干渴、口苦黏腻略有改善，舌脉同前，继服上方。

5 月 15 日：FPG12.9mmol/L，2hPG11.9mmol/L；16 日：FPG9.1mmol/L，2hPG10.1mmol/L；17 日：FPG9.4mmol/L，2hPG9.1mmol/L。用药 7 天后 2hPG 达标。口干、口苦、黏腻改善，余症及舌脉同前。中药芦根加至 50g，加丹皮 20g，升麻 6g，以增清热养阴、调达升降之功。

5 月 22 日：FPG8.5mmol/L，2hPG10.6mmol/L；23 日：FPG8.1mmol/L，2hPG8.9mmol/L；24 日：FPG7.6mmol/L，2hPG7.7mmol/L。口干渴、口苦及黏腻消失，头重昏蒙、四肢沉重锐减，纳可，大便稀，4 次 / 日，舌质红，苔转薄黄腻，脉濡。中药去石菖蒲、黄柏，重用黄连至 45g，苍术至 30g，川牛膝至 45g，升麻改为 20g，以增清热燥湿、升清降浊、调畅气机之功。

5 月 26 日：FPG6.4mmol/L，2hPG7.2mmol/L。用药 16 天后 FPG 及 2hPG 均已达标，诸症消失，即日出院。出院治疗：中药予上方 7 剂，予糖尿康片 10 片、黄连降糖片 6 片，均日 4 次，口服。

6 月 2 日，出院后首次复诊：患者精神、体力、食眠俱佳，无任何不适。测得

FPG6.3mmol/L，2hPG6.6mmol/L。血糖稳定，调减糖尿康片为 8 片、黄连降糖片为 5 片，均日 4 次，口服。停用中药汤剂。

7 月 1 日，出院后第二次复诊：测得 FPG5.9mmol/L，2hPG7.2mmol/L。FPG、2hPG 均已正常。调减糖尿康片为 6 片、黄连降糖片为 4 片，均日 4 次，口服。

9 月 5 日：患者停药 3 天后，复查胰功五项显示：FPG 及餐后 1、2、3hPG 分别为 7.82、9.8、11.2、10.33mmol/L；空腹及餐后 1、2、3h 胰岛素分别为 12.2、35.4、45.8、34.9μIU/mL；空腹及餐后 1、2、3h 胰高血糖素分别为 108、115、110、98.1pg/mL；空腹及餐后 1、2、3hC- 肽分别为 1.71、3.27、4.25、3.9ng/mL；胰岛素抗体 6.8IU/mL。血糖两项：FMN2.54mmol/L，HbA1c5.6%。肝功：总胆红素 12.4μmol/L，直接胆红素 2.00μmol/L，丙氨酸氨基转移酶 16U/L，天门冬氨酸氨基转移酶 15U/L，谷氨酰转肽酶 53U/L。血脂：TC5.42mmol/L，TG1.75mmol/L，HDL-C1.34mmol/L，LDL-C4.15mmol/L。患者停药后病情稳定，血糖无明显波动，胰岛功能较前改善，肝功及血脂较前明显改善。治疗上，予糖尿康片 6 片、黄连降糖片 4 片，均日 4 次，口服。

[疗效小结]

1. 该糖友入院时 FPG10.29mmol/L，2hPG20.1mmol/L，经过 16 天的治疗，FPG、2hPG 分别降至 6.4mmol/L、7.2mmol/L，FPG 首次达标时间为 16 天，2hPG 达标时间为 7 天，FPG、2hPG 同时达标时间为 16 天。

2. 经过 23 天的治疗，患者精神、体力、食眠俱佳，无任何不适。测得 FPG6.3mmol/L，2hPG6.6mmol/L。血糖稳定，调减糖尿康片为 8 片、黄连降糖片为 5 片，均日 4 次，口服。停用中药汤剂。治疗第 53 天：测得 FPG5.9mmol/L，2hPG7.2mmol/L。FPG、2hPG 均已正常。调整糖尿康片为 6 片、黄连降糖片为 4 片，均日 4 次，口服，提示纯中药制剂糖尿康片、黄连降糖片降糖疗效确切。

3. 经过 120 天的治疗，患者复查胰岛功能及相关检查，胰岛素抵抗指数由 3.8 调至 3.2，胰岛素分泌指数由 28.3 升至 30.3；FMN 由 3.37mmol/L 降至 2.54mmol/L，HbA1c 由 7.8% 降至 5.6%。提示专证专方与专病专药联合治疗具有一定改善胰岛功能的作用。具体结果见表 15-23。

表 15-23　李某治疗前后胰岛功能对比表

时间	血糖（mmol/L）		胰岛素（μIU/mL）		胰高血糖素（pg/mL）		C肽（ng/mL）	
	A	B	A	B	A	B	A	B
空腹	10.29	7.82	7.1	12.2	100.6	108	1.18	1.71
餐后1h	15.4	9.8	8.7	35.4	111.6	115	1.44	3.27
餐后2h	20.1	11.2	9.6	45.8	117.9	110	1.91	4.25
餐后3h	17.51	10.33	8.3	34.9	119.3	98.1	1.79	3.9

备注：A代表治疗前（2017年5月10日）；B代表治疗后（2017年9月5日）。

4. 经过120天的治疗，患者精气神俱佳。患者原本血脂高，肝酶异常，经中药治疗后，TG由3.98降至1.75mmol/L，丙氨酸氨基转移酶由48U/L降至16U/L，提示中药在治疗糖尿病及其代谢综合征方面有一定的优势，中药不仅调糖，还具有一定的降脂保肝作用。

[按语] 通过对本案治疗前后进行对比分析，笔者认为抓住以下四要素，是提高纯中药治疗2型糖尿病的关键。

1. 注重发挥中医辨病诊断的导向作用

患者入院时血糖明显升高，被确诊为2型糖尿病，但按照2型糖尿病"三辨诊疗模式"的辨病诊断原则，从其仅有口干不欲饮，口苦黏腻，头重昏蒙，四肢沉重，纳呆等症状看，只符合中医"脾瘅病"的诊断，而"脾瘅病"和"消渴病"的病因病机大有区别，治疗也各不相同，所以辨病精准是取效的前提。

2. 悟透"脾瘅病"与"消渴病"多重关系

患者中年女性，平素饮食不节，嗜食肥甘厚味，导致血糖升高而无"三多一少"的表现。说明"脾瘅病"是2型糖尿病的"无症状"阶段，若是进一步发展，"其气上溢"，则"转为消渴"。患者形体肥胖，湿浊内阻，郁而化热，煎灼津液而见口干，湿浊内阻，虽口干却不欲饮。湿热互结，升降失司，清气不升，浊气不降，气机失于宣展，则纳呆不适，头重昏蒙，四肢沉重。结合舌脉，四诊合参，辨证为湿热内蕴证。

3. 把握病机特点，灵活遣方择药

笔者认为，脾瘅病证属湿热内蕴者或伴有湿热表现者，采取清化治疗可使湿热祛、气阴复、气机畅、浊瘀消，最终达到升清降浊、和中畅气、布精调糖之目的。临证中当以"清热化湿调糖饮"加减。该方由"连朴饮"演变而来。叶氏《临证指南医案》云："脾宜升则健，胃宜降则和。"故笔者在调理脾胃时，尤重调其升降，常升清降浊之法并用，升清之中稍加降浊之品，降浊之中少佐升清之味，从而使升降相因，出入相济。故笔者在连朴饮的基础上，加用对药川牛膝与升麻以升降调达气机。并根据患者病情变化，加减上述诸药用量，配合我院院内制剂糖尿病专药糖尿康片、黄连降糖片以达到扶正与祛邪相结合的作用，补中有泻，泻中有补，使热清津生，浊清瘀消，全身气机、谷精、津液调达，则血糖由高渐平。

4. 动态观察血糖变化，勤查善调，活用"序贯三法"

临证当认真观察血糖、症状变化，及时调整用药。依据血糖监测情况，调整专药糖尿康片、黄连降糖片的用量、服药次数；依据患者症状变化，调整汤剂的组方及用量，从而药证合拍，达到血糖早日达标、患者早日康复的目的。该患者病起于妊娠，分娩后因未注意自我管理而致本病，服用二甲双胍片控制血糖。后因血糖控制差及胃部不适，患者慕名寻求中医调治，入院后停用二甲双胍片，按照"纯中药序贯三法"的基本要求，注重专证专方与专病专药联合应用，配合基础治疗，临证根据血糖及症状的改善实况调整剂量。本案活用糖尿康片、黄连降糖片，寓专病专治于专方专药之中，辨证施治，遣方用药，对因治本，标本兼治，取得了调糖、降脂、降酶、改善症状等满意效果。出院后，注重随访，保持患者的血糖持续稳定，可以长期获益。

（五）2 型糖尿病／上消病／肝郁脾虚证／疏肝健脾调糖饮＋糖尿康、黄连降糖片

[基本情况] 王某，女，42 岁，教师，河南开封市人，2017 年 3 月 24 日初诊。

[简要病史] 患者 1 年前因体检测得 FPG12mmol/L，2hPG 未监测，无口干渴、多饮、多尿等症状，诊断为 2 型糖尿病，因惧怕西药副作用而拒药，仅通过适当饮食及运动治疗，未行药物治疗。近两月患者出现口干渴、多饮、多尿症状并进行性加重，慕名请中医治疗，于 2017 年 3 月 24 日到我院门诊就诊。症见口渴、多饮、多尿，乏力困倦，上眼睑水肿，晨起口苦，诊间可见焦躁，悲伤哭泣，失眠，大便溏软，夜尿 1 次，泡沫多。舌体胖，边有齿痕，舌边尖红，苔薄腻，脉弦滑。

[疗前检查] 进行胰岛功能测试前，连续 3 天，每天监测 7 次（三餐前后及睡前）血糖：第 1 天分别为 11.5、13.8、9.8、13.5、7.8、12.9、10.6mmol/L；第 2 天

分别为 12.4、15.7、10.1、14.7、8.4、13.9、9.7mmol/L；第 3 天为 14.3、16.5、9.4、13.9、8.1、14.2、10.1mmol/L。胰功五项：FPG 及餐后 1、2、3hPG 分别为 15.23、24.4、24.2、19.51mmol/L；空腹及餐后 1、2、3h 胰岛素分别为 7.1、13.1、11.5、10.3μIU/mL；空腹及餐后 1、2、3h 胰高血糖素分别为 95.9、108.7、110.1、108.3pg/mL；空腹及餐后 1、2、3hC–肽分别为 0.97、1.52、2.13、1.98ng/mL；HbA1c 12.10%，FMN3.29mmol/L。

[诊断] 中医诊断：上消病；西医诊断：2 型糖尿病。

[中医辨证] 肝郁脾虚证。

[治法] 疏肝健脾，清热安神。

[方药] ①专证专方：疏肝健脾调糖饮加减。

北柴胡 30g，全当归 10g，赤芍 30g，白芍 30g，云茯苓 30g，炒白术 10g，牡丹皮 20g，炒栀子 10g，首乌藤 50g，野百合 30g，炒枳壳 10g，生甘草 3g。日 1 剂，水煎 600mL，三餐前温服。

②专病专药：黄连降糖片 5 片、糖尿康片 10 片，日 3 次，口服。

[治疗经过] 3 月 30 日二诊：患者自 3 月 27 日晚服药至今，口渴、多饮、多尿、乏力症状明显改善；复查 FPG9.1mmol/L，2hPG9.3mmol/L。服药两天 2hPG 达标，效不更法，继服中药汤剂及中成药。

4 月 2 日三诊：复查 FPG6.6mmol/L，2hPG9.5mmol/L。患者眼睑水肿减轻，睡眠改善，大便偶不成形。服药 5 天 FPG、2hPG 双达标，继服中药汤剂及中成药。

4 月 9 日四诊：复查 FPG6.5mmol/L，2hPG8.0mmol/L。患者症状基本消失，停服汤剂，成药继服。

5 月 2 日五诊：复查 FPG6.3mmol/L，2hPG8.2mmol/L。患者精神体力俱佳，舌边尖红，苔薄腻，舌体稍大，脉细滑。糖尿康片改为 6 片、黄连降糖片改为 4 片，均日 3 次，口服，以求巩固。

7 月 11 日六诊：FPG5 ～ 6.5mmol/L，2hPG6 ～ 8mmol/L，身体无任何不适。嘱停药 3 天，复查胰岛功能等。

7 月 16 日七诊：复查胰功五项显示 FPG 及餐后 1、2、3hPG 分别为 6.7、9.8、11.3、10.7mmol/L；空腹及餐后 1、2、3h 胰岛素分别为 6.5、16.3、17.1、10.7μIU/mL；空腹及餐后 1、2、3h 胰高血糖素分别为 91.4、95.9、93.6、81.2pg/mL；空腹及餐后 1、2、3hC–肽分别为 1.25、2.48、3.84、3.05ng/mL；HbA1c5.4%，FMN2.01%。嘱继服糖

尿康片 5 片、黄连降糖片 3 片，均日 3 次，口服，以巩固治疗。

随访至 2019 年 7 月 1 日：患者间断服上药，因工作原因，每日只监测 FPG、早餐后 2hPG，测得 FPG6.1 ～ 7.2mmol/L，2hPG8.0 ～ 9.5mmol/L，均达标。嘱继服专药，日 2 次服。

[疗效小结]

1. 该糖友入院时测得 FPG15.23mmol/L，2hPG24.2mmol/L，FPG、2hPG 经过 8 天的治疗分别降至 6.6mmol/L、9.5mmol/L，2hPG 达标时间为 2 天，FPG、2hPG 同时达标时间为 5 天。

2. 经过 100 天的治疗，患者 HbA1c 由 12.1% 降至 5.4%，FMN 由 3.29mmol/L 降至 2.01mmol/L。提示纯中药治疗具有较好的临床疗效。

3. 经过 100 天的治疗，患者分别于治疗前与停药后的连续 3 天，监测 FPG、2hPG 的变化情况，结果显示：治疗前与停药后，FPG 均值由 12.7mmol/L 降至 6.2mmol/L，2hPG 均值由 15.3mmol/L 降至 8.7mmol/L；血糖波动 3 项指标（SDBG、PPGE、LAGE）连续 3 天均值分别为 1.6、2.9、4.3mmol/L，提示血糖持续达标且平稳。具体结果见表 15-24。

表 15-24　王某停药后连续 3 天血糖（mmol/L）及血糖波动（mmol/L）监测表

日期	空腹	早餐后 2h	午餐前	午餐后 2h	晚餐前	晚餐后 2h	睡前	SDBG	PPGE	LAGE
7 月 12 日	6.0	8.2	6.4	8.9	6.3	10.0	7.2	1.2	2.8 ↑	4.0
7 月 13 日	6.2	9.6	6.2	8.4	6.3	10.3	6.9	1.7	3.2 ↑	4.1
7 月 14 日	6.4	8.3	6.8	9.7	7.5	11.2	7.1	1.7	2.8 ↑	4.8 ↑

备注：SDBG ＜ 2.0mmol/L，PPGE ＜ 2.2mmol/L，LAGE ＜ 4.4mmol/L。

4. 经过 100 天的治疗，对比治疗前后胰岛功能，显示患者胰岛素抵抗指数由 4.8 调降至 1.9，胰岛素分泌指数由 12.1 调升至 40.6。提示胰岛功能得到改善。具体见表 15-25。

表 15–25　王某治疗前后胰岛功能对比表

时间	血糖（mmol/L）		胰岛素 μIU/mL ）		胰高血糖素（pg/mL）		C- 肽（ng/mL）	
	A	B	A	B	A	B	A	B
空腹	15.23	6.7	7.1	6.5	95.9	91.4	0.97	1.25
餐后 1h	24.4	9.8	13.1	16.3	108.7	95.9	1.52	2.48
餐后 2h	24.2	11.3	11.5	17.1	110.1	93.6	2.13	3.84
餐后 3h	19.51	10.7	10.3	10.7	108.3	81.2	1.98	3.05

备注：A 代表治疗前（2017 年 3 月 23 日）；B 代表治疗后（2017 年 7 月 16 日）。

5. 经过约 100 天的治疗，患者体重指数、血压、肝肾功能、尿蛋白四项、总胆固醇、低密度脂蛋白、高密度脂蛋白等未见明显变化。

[按语] 通过对本案证因脉治及全过程进行分析，笔者认为本案之所以能够取得较好的疗效，主要依据有四个。

1. 据"三辨"要求，诊为"上消病"

患者一年前因体检发现空腹血糖为 12mmol/L，已符合糖尿病诊断标准，但因其无口干、多饮、多尿、体重下降的"三多一少"症状，未服药治疗。近 2 个月患者因病情进展，出现口干、多饮、多尿、乏力困倦的"三多一少（体力减少）"症状，按 2 型糖尿病"三辨诊疗模式"的要求，诊断为"上消病"。

2. 四诊合参，辨为"肝郁脾虚证"

本病的发病成因，正如《灵枢・本脏》所说"肝脆则善病消瘅易伤"，先天禀赋不足是脾瘅发生的内在因素。患者为中年女性，平素多愁善感，肝郁气结，郁而化火，木火刑金，肺津被灼，则口渴多饮。肝失调达，气机郁滞，情志失调，则焦虑、悲伤欲哭、失眠。肝木乘脾，脾失健运，则大便溏、眼睑浮肿。脾不运精，肝失疏布，谷精壅滞，则血糖升高。四诊合参，审证求因，辨证为"肝郁脾虚证"。

3. 疏肝健脾，清热安神，脏和糖稳

肝郁气结，肝旺乘脾，脾失健运，水谷精微壅滞血中，则血糖升高、口渴、多饮、多尿诸症蜂起。治以疏肝健脾，调和升降，则肝复其疏泄之职，脾复其运化之功，精津疏运布散复常，是以不降糖而血糖渐渐得平矣。肝郁脾虚作为消渴病发病的重要环节，若不悉探，容易生变。逍遥散疏肝解郁，木达土运，疏布津液达周身则糖调，故笔者将逍遥散化裁，拟名"疏肝健脾调糖饮"。本案结合四诊，患者有郁而化热之象，故加牡丹皮以清血分伏火，除烦热；加炒栀子清心肺之火，解消渴，除郁热。全方共奏疏肝健脾、清热安神之效。

服药2天后，患者2hPG达标，口干、多饮、多尿症状改善，虽然FPG不达标，但是考虑到患者临床症状改善，故效不更法，继服上药；服药5天后，FPG、2hPG达标；服药12天后，症消且血糖达标，中药降糖疗效显著，故继服前法，以达血糖之稳效。

4. 怡情益志，心悦体健，共助调糖

本案中心理治疗亦起着重要作用。如《临证指南医案》曰："郁症全在病者能移情易性。"情志常以和顺为贵，医者贵于知常达变，使病人正确认识情志对疾病的影响，守其常，知其变，移境易情，怡情悦志，增强治愈疾病的信心，保持心情舒畅，避免不良的精神刺激，这些对促进疾病的好转乃至痊愈都大有裨益。

（六）2型糖尿病/消渴病/脾肾气虚兼瘀证/健脾益肾调糖饮＋糖尿康、黄连降糖片、十一味益肾降糖片

[基本情况] 刘某，男，45岁，北京人，公司职员，2018年9月26日初诊。

[简要病史] 患者3年前无明显诱因出现口干、多饮、多尿、乏力困倦等症，在郑州大桥医院测得FPG13.4mmol/L，查尿微量蛋白偏高（具体不详），诊断为"2型糖尿病并发糖尿病肾病"，给予"二甲双胍片0.5g、黄葵胶囊5粒、百令胶囊4粒，均日3次，格列齐特片160mg，日1次，西格列汀片100mg，日1次，阿托伐他汀钙片20mg，日1次"，空腹血糖8～12mmol/L，餐后血糖未监测。2周前患者因饮食不节，口干、多饮、多尿症状加重，特慕名来我院求治，门诊以"消渴病"为诊断收入我院。症见口渴，多饮，多食易饥，多尿，乏力困倦，尿频量多，夜尿约5次，泡沫多，视力下降，性功能减退，纳可，眠差，大便每日3～4次，便溏。舌质淡暗，有齿痕，苔薄白，脉沉细无力。

[疗前检查] 腰臀比0.9，BMI25.25kg/m²。辅助检查：尿常规上皮细胞计数0.5/μL，电导0mS/cm，尿蛋白弱阳性；FMN2.71mmol/L，HbA1c 8.50%；凝血四项正常，血脂四项：总胆固醇4.10mmol/L，甘油三酯2.37mmol/L，高密度脂蛋白0.95mmol/L，低密度脂蛋白2.76mmol/L；胰功五项：FPG及餐后1、2、3hPG分别为11.06、17.5、19.4、15.11mmol/L，空腹及餐后1、2、3h胰岛素分别为9.5、22.1、28.7、16.6μIU/mL，空腹及餐后1、2、3h胰高血糖素分别为102.1、108.9、

106、105.5pg/mL，空腹及餐后 1、2、3hC-肽分别为 2.97、4.17、5.69、4.5ng/mL，胰岛素自身抗体五项未见异常；尿蛋白四项：α_1 微球蛋白 100μg/mL，β_2 微球蛋白 0.35μg/mL，免疫球蛋白 15.2μg/mL，尿微量白蛋白 306.49mg/L；尿 mALb/Cr 16.7mg/mmol；尿蛋白定量 0.26g/24h。眼科检查：双眼早期黄斑病变，双眼屈光不正。

[诊断] 中医诊断：消渴病；西医诊断：2 型糖尿病并发糖尿病肾病Ⅲ期。

[中医辨证] 脾肾气虚兼瘀证。

[治法] 健脾益肾，活血化瘀。

[方药] ①专证专方：健脾益肾调糖饮加减。

太子参 30g，生黄芪 45g，熟地黄 30g，麸炒山药 15g，酒萸肉 30g，云茯苓 30g，建泽泻 10g，牡丹皮 10g，麸炒苍术 30g，麸炒白术 30g，佩兰 10g，酒地龙 15g，砂仁 3g（后下），金樱子肉 30g，芡实 10g。水煎 400mL，早、晚餐前温服。

②专病专药：糖尿康片 10 片、黄连降糖片 6 片，均日 4 次，口服，十一味益肾降糖片 5 片，日 3 次，口服。

[治疗经过]2018 年 9 月 29 日：口渴、多饮、多尿减轻约 1/3，仍乏力困倦，眠差，夜尿 4 次，泡沫尿，舌质淡暗，苔薄白，脉沉细无力。FPG8.9mmol/L，2hPG12.2mmol/L，中药去芡实、丹皮、泽泻，黄芪加至 60g，熟地黄加至 45g 以益气养阴补肾，加黄连、肉桂以交通心肾、引火归原。

9 月 30 日：口渴、多饮、多尿减半，乏力困倦及睡眠好转，夜尿 3 次，泡沫略减，舌质淡暗，苔薄白，脉沉细无力。FPG9.8mmol/L，2hPG15.6mmol/L，黄连降糖片加至 8 片，日 4 次，口服，以助平调血糖。

10 月 1 日：口渴、多饮、多尿、乏力均明显好转，睡眠进一步好转，夜尿 2 次，泡沫减半，舌质淡暗，苔薄白，脉沉细无力。FPG8.8mmol/L，2hPG12.1mmol/L。中药汤剂为上方去金樱子、芡实，加葛根 50g 以生津止渴，加羌活 6g 以祛风除痹，加黄柏 10g 以清下焦之热，加川牛膝 30g、升麻 3g 以调理气机升降。

10 月 7 日：口干渴、多饮、多尿、乏力明显好转，眠可，诉近 1 个月性功能下降明显，情绪急躁，大便成形，日 1～2 次，夜尿 2 次，有少量泡沫。舌质淡暗，苔薄白，脉弦。FPG7.4mmol/L，2hPG12.1mmol/L。调整治法为疏肝健脾，活血化瘀，通络起痿，调整方药如下：北柴胡 30g，当归 15g，麸炒苍术 30g，麸炒白术 30g，薄荷 10g（后下），茯苓 30g，炒栀子 10g，地黄 30g，全蝎 6g，蜈蚣 3 条，麸炒枳实 10g，赤芍 30g，白芍 30g，川牛膝 30g。3 剂，日 1 剂，水煎 400mL，早晚温服。

10月9日：口干、多饮、多尿消失，眠复常，FPG7.3mmol/L，2hPG8.8mmol/L，血糖逐步下降，但情绪急躁不减，川牛膝加至50g以平冲降逆，伍以白芍平肝缓急。

10月13日：FPG7.0mmol/L，2hPG9.4mmol/L，复查尿蛋白四项：α_1微球蛋白由100μg/mL降至40.6μg/mL，β_2微球蛋白由0.35μg/mL降至0.25μg/mL，免疫球蛋白由15.2μg/mL降至11.3μg/mL，尿微量白蛋白由306.49mg/L降至86.41mg/L；尿mALb/Cr14.3mg/mmol；尿常规：尿蛋白（-），上皮细胞计数1.5/μL，电导率0mS/cm。患者尿蛋白较前减少，提示治疗有效，原方案继续。

10月16日：FPG6.7mmol/L，2hPG9.9mmol/L。诉性功能有所恢复，情绪渐平，再次复查尿常规：尿蛋白阴性。复查尿蛋白定量由0.26g/24h降至0.16g/24h，血糖达标出院。嘱其定期复查尿蛋白、尿常规、肾功等，规范饮食及运动，定期复诊。入院期间血糖监测结果见表15-26。

表15-26 刘某入院后血糖（mmol/L）及血糖波动（mmol/L）监测表

日期	空腹	早餐后2h	午餐前	午餐后2h	晚餐前	晚餐后2h	睡前	SDBG	PPGE	LAGE
9月27日	11.06	19.4	15.11		7.4	19.6	14.6		12.2 ↑	12.2 ↑
9月28日	10	15.1	11.9	13.7	9.6	11.1	8.7	2.3 ↑	2.8 ↑	6.4 ↑
9月29日	8.9	12.2	9.3	15.1	9.5	15.1	7.6	3.1 ↑	4.9 ↑	7.5 ↑
9月30日	9.8	15.6				15.4		0.0	5.8 ↑	5.8 ↑
10月1日	8.8	12.1		13.5				0.0	3.3 ↑	4.7 ↑
10月2日	拒测							0.0	0.0	0
10月3日					18.8	11.5		0.0	0.0	7.3 ↑
10月4日	8.5	14.8		9.5		11.9		2.8 ↑	6.3 ↑	6.3 ↑
10月5日	7.3	14.6			11.2	12.9	7.2	3.3 ↑	4.5 ↑	7.4 ↑
10月6日	8	10.0	6.5	11.5	8.9	16.6	7.5	3.4 ↑	5.1 ↑	10.1 ↑
10月7日	7.4	12.1		11.7	8.1	15.2	8.7	3.0 ↑	6.0 ↑	7.8 ↑
10月8日	8.3	11.7		13	5.2	17.2	5.7	4.3 ↑	7.7 ↑	12 ↑
10月9日	7.3	8.8	6.6	10.5	8.5	13	7	2.5 ↑	3.3 ↑	7.9 ↑
10月10日	6.3	9.5	5.7	13.6	10.7	8.4	6.4	2.9 ↑	4.5 ↑	7.9 ↑

日期	空腹	早餐后 2h	午餐前	午餐后 2h	晚餐前	晚餐后 2h	睡前	SDBG	PPGE	LAGE
10 月 11 日	7.1	7.1	7.4	10.5	6.7	13.5	7.5	2.5 ↑	3.3 ↑	6.8 ↑
10 月 12 日	6.8	10.2	7.4	8	9.8	7.7	6.8	1.4	2.0	3.4
10 月 13 日	7	9.4	6.7	10.1	8.6	9.8	6.5	1.5	2.3	3.6
10 月 14 日	6.5	11.2	5.6	10.1	6.9	10.9	6.3	2.4 ↑	4.4 ↑	5.6 ↑
10 月 15 日	6.6	10.3	6.9	10.9		10.4	7.5	2.4 ↑	3.9 ↑	4.3
10 月 16 日	6.7	9.9	出院							

12 月 29 日复查：HbA1c 6.2%，FMN2.48mmol/L，性功能恢复，情绪、睡眠俱佳。胰功五项：FPG 及餐后 1、2、3hPG 分别为 8.12、14.5、12.3、9.37mmol/L，空腹及餐后 1、2、3h 胰岛素分别为 10.6、27.3、30.2、18.2μIU/mL，空腹及餐后 1、2、3h 胰高血糖素分别为 102.1、108.9、106、105.5pg/mL，空腹及餐后 1、2、3hC-肽分别为 3.01、5.22、6.12、5.11ng/mL；尿蛋白四项：α_1 微球蛋白 23.5μg/mL，β_2 微球蛋白 0.26μg/mL，免疫球蛋白 10.9μg/mL，尿微量白蛋白 49.3mg/L；肝功、肾功、血脂均在正常范围。出院后血糖监测结果见表 15-27。

表 15-27　刘某出院后随访血糖（mmol/L）及血糖波动（mmol/L）监测表

日期	空腹	早餐 2hPG	中餐前	中餐 2hPG	晚餐前	晚餐 2hPG	睡前	SDBG	PPGE	LAGE
11 月 10 日	7.0	10.1	6.8	10.5	7.5	10.3	7.5	1.7	3.2 ↑	3.7
11 月 11 日	6.5	9.2								
12 月 25 日	6.0	8.9	7.8	10.3	9.2	9.8	7.2	1.5	2.0	4.3
12 月 26 日	6.8	10.1	8.0	10.2	8.5	10.3	8.0	1.4	2.4 ↑	3.5
12 月 27 日	6.9	9.2	7.6	11.2	7.6	9.2	7.8	1.5	2.5 ↑	4.3

[疗效小结]

1. 该糖友入院时测得 FPG11.06mmol/L，2hPG19.4mmol/L，经过 14 天的治疗，FPG、2hPG 分别降至 6.3mmol/L、9.5mmol/L，分别下降 43.0%、51.0%，FPG 首次达标时间为 14 天，2hPG 达标时间为 10 天，FPG、2hPG 同时达标时间为 14 天；尿微量白蛋白由 306.49mg/L 降至 86.41mg/L，尿蛋白定量由 0.26g/24h 降至

0.16g/24h。

2. 经过 90 天的治疗，患者停药 3 天测血糖（三餐前后及 22：00），结果显示：停药第 1 天的血糖分别是 6.0、8.9、7.8、10.3、9.2、9.8、7.2mmol/L，停药第 2 天的血糖分别是 6.8、10.1、8.0、10.2、8.5、10.3、8.0mmol/L，停药第 3 天的血糖分别是 6.9、9.2、7.6、11.2、7.6、9.2、7.8mmol/L。HbA1c 由 8.5% 降至 6.2%。FMN 由 2.71mmol/L 降至 2.48mmol/L。

3. 经过 90 天的治疗，与治疗前相比，治疗后患者 FPG、2hPG 连续 3 天监测的均值分别由 10.0mmol/L 降至 6.6mmol/L、15.6mmol/L 降至 9.4mmol/L；血糖波动 3 项指标（SDBG、PPGE、LAGE）连续 3 天监测的均值分别由 1.8、4.5、6.6mmol/L 降至 1.5、2.3、4.0mmol/L。

4. 经过 90 天的治疗，患者胰岛素抵抗指数由 4.7 降至 3.8，胰岛素分泌指数由 25.1 升至 45.9，治疗前后胰岛功能对比结果见表 15-28。

表 15-28　刘某治疗前后胰岛功能对比表

时间	血糖（mmol/L）		胰岛素（μIU/mL）		胰高血糖素（pg/mL）		C-肽（ng/mL）	
	A	B	A	B	A	B	A	B
空腹	11.06	8.12	9.5	10.6	102.1	102.1	2.97	3.01
餐后 1h	17.5	14.5	22.1	27.3	108.9	108.9	4.17	5.22
餐后 2h	19.4	12.3	28.7	30.2	106	106	5.69	6.12
餐后 3h	15.11	9.37	16.6	18.2	105.5	105.5	4.5	5.11

备注：A 代表治疗前（2018 年 9 月 27 日）；B 代表治疗后（2018 年 12 月 29 日）。

5. 经过 90 天的治疗，尿微量白蛋白由 306.49mg/L 降至 49.3mg/L。血脂降至正常，血压、肝肾功能等未见明显变化。

[按语] 本案为 2 型糖尿病合并糖尿病肾病Ⅲ期，经过 90 天的治疗，证明纯中药在调控血糖、改善症状、消除微量蛋白尿、改善胰岛功能和血脂等方面均能取得较好的疗效。本案的体会有以下几点。

1. 把握"三辨"内涵，重视辨病诊断

患者以口干、多饮、多食易饥、多尿、乏力为特点，符合 2 型糖尿病"三辨诊疗模式"辨病诊断原则的基本要求，诊为"消渴病"。

2. 四诊合参，重主症不忘兼症

患者为中年男性，患病日久，耗伤气阴，正如《内经》所说："精气夺则虚。"气虚则乏力困倦；脾气虚，水液运化失职，津不上承，则口干多饮；肾气虚，气化失职，故多尿；脾胃虚弱是中州失运最常见的病机之一，中气虚馁，脾失健运，血糖无以调节利用而蓄积脉管，尿糖无以固摄而外泄；李用粹《证治汇补·消渴》中提到："脾胃气衰，不能交媾水火，变化津液而渴者。"可见脾胃虚弱则口干渴，多饮；《内经》曰："气为血之帅。"气虚则行血无力，日久成瘀，瘀血阻滞清窍，头目失养而视物不清。四诊合参，辨证为脾肾气虚兼瘀证。

3. 扶正祛邪，标本兼治

该患者为脾肾气虚兼瘀证，故治疗中以"健脾益肾，活血化瘀"为主，方选由"四君子汤＋参芪地黄汤"加减而成的"健脾益肾调糖饮"。《读医随笔》中言："每加行血药于补剂中，其效倍捷。"故在上方中加入地龙这类活血化瘀药，以达活血化瘀生新之妙。患者以脾虚为本，脾虚则湿易困，土湿脾陷，乙木遏抑，疏泄不遂，而强欲疏泄，则相火失其蛰藏，可见情绪急躁；足厥阴肝经绕阴器，久病及肾，可见男子不举，故此期辨为肝郁脾虚证。《杂病源流犀烛》云："又有失志之人，抑郁伤肝，肝木不能疏达，亦致阴痿不起。"故本案治疗以疏肝健脾为主，调整中药，以逍遥散为主方。《颜德馨医案》曰："久病必有瘀，怪病必有瘀……阳痿亦有瘀结伤肾者。"阴茎之兴举，有赖于血液充养宗筋，故在逍遥散基础上，加虫类活血药以达到活血助阳的目的，如此则肝疏泄有度，脾运化有司，肾固摄有权，水谷精微得以运化，尿中精微得以固摄，不降糖而血糖自平，尿蛋白得以减少。

4. 把握并病态势，专药三联应用

本病为2型糖尿病合并糖尿病肾病，予糖尿康片、黄连降糖片、十一味益肾降糖片等，寓专病专治于专病专药之中，疗效显著，作用稳定。出院后随访期间，患者血糖基本达标、平稳，尿微量蛋白呈逐渐下降趋势，说明中药在调控血糖、降低尿蛋白等方面作用稳定、持久。

（七）2型糖尿病/上消病/湿热内蕴证/清热化湿调糖饮＋糖尿康、黄连降糖片、十一味益肾降糖片

[基本情况] 孙某，男，62岁，湖北人，久居广东中山市，自由职业者，2018年9月2日初诊。

[简要病史] 患者8年前因车祸住院，查血糖偏高（具体不详），未予重视，

2013年因脑梗死再次住院，住院期间查血糖偏高（具体不详），诊为"2型糖尿病"，给予胰岛素日2次皮下注射治疗（具体量不详）。自诉平素空腹血糖控制在6mmol/L左右，4年前自行改为口服消渴丸，早、晚各服10粒。2015年患者因血糖控制差合并肺结核，至当地医院住院治疗，调整为诺和锐30早14U、晚16U皮下注射以控制血糖。患者平素FPG在9～10.4mmol/L，2hPG在17～20.4mmol/L，2个月前因血糖控制差（入院前血糖监测结果见表15-29、表15-30），出现口干、多饮、口黏、口苦症状，慕名到我院寻求中医治疗。症见口干，多饮，口苦，口黏，头胀，视物不清，纳可，眠差，大便干结，2～3日一行，夜尿2～3次，泡沫多。舌质红，苔黄厚腻，脉弦滑。双下肢轻度指凹性水肿。

表15-29　孙某入院前注射胰岛素连续3天血糖（mmol/L）及血糖波动（mmol/L）监测表

日期	空腹	早餐后2h	午餐前	午餐后2h	晚餐前	晚餐后2h	睡前	SDBG	PPGE	LAGE
8月23日	9.9	18.2	5.2	10.5	6.9	16.8	12.1	4.8 ↑	7.8 ↑	13.0 ↑
8月24日	10.1	17.2	9.9	6.9	10.3	17.8		4.4 ↑	5.9 ↑	10.9 ↑
8月25日	8.9	15.2	16.2	17.5		12.6		3.4 ↑	3.8 ↑	8.6 ↑

表15-30　孙某入院前停药连续3天血糖（mmol/L）及血糖波动（mmol/L）监测表

日期	空腹	早餐后2h	午餐前	午餐后2h	晚餐前	晚餐后2h	睡前	SDBG	PPGE	LAGE
8月30日	9.8	12.1	9.9	17.8	9.9	14.2	8.2	3.5 ↑	5.1 ↑	9.6 ↑
8月31日	8.5	15.2	7.8	19.2	7.8	15.1	7.9	4.9 ↑	9.0 ↑	11.4 ↑
9月1日	10.2	17.3	6.7	14.1		10.2	9.2	5.1 ↑	8.2 ↑	10.6 ↑

[疗前检查] FPG及餐后1、2、3hPG分别为14.86、16.1、22.3、21.23mmol/L；空腹及餐后1、2、3h胰岛素分别为14.6、17.5、29.9、25μIU/mL；胰岛素抗体6.5IU/mL，胰岛素自身抗体五项未见明显异常；空腹及餐后1、2、3h胰高血糖素分别为128.6、118.4、110.8、103.8pg/mL；空腹及餐后1、2、3hC-肽分别为2.79、3.4、4.18、4.08ng/mL；尿pH1.003；HbA1c11.1%，FMN3.27mmol/L；肝功能正常，肾功能正常；血脂四项：TC2.54mmol/L，HDL-C0.92mmol/L，LDL-C3.12mmol/L，TG5.17mmol/L；尿蛋白：mALb228.86mg/L，IgG40.7μg/mL，α₁-MG48.1μg/mL，尿mALb/Cr194.9mg/mmol，提示尿微量蛋白增高，尿蛋白定量0.18g/24h。眼科检查：双眼黄斑病变，双眼屈光不正。四肢感觉检查：双下肢感觉轻度到中度受损。四

肢血流频谱未见明显异常。腹部彩超示脂肪肝。甲状腺彩超示：甲状腺右叶囊性结节。脑部血流多普勒示脑动脉粥样硬化。颈动脉彩超示双侧颈动脉粥样硬化伴斑块形成。心脏彩超示二、三尖瓣少量反流。

[诊断] 中医诊断：上消病；西医诊断：2型糖尿病并发糖尿病肾病Ⅲ期。

[中医辨证] 湿热内蕴证。

[治法] 清热化湿，和中降浊。

[方药] ①专证专方：清热化湿调糖饮加减。

川黄连30g，生栀子10g，淡豆豉10g，姜半夏10g，生芦根30g，石菖蒲6g，生地黄30g，葛根片30g，炒苍术10g，生白术10g，川牛膝40g，炒黄柏6g，广陈皮10g，云茯苓30g。水煎服，每日1剂，早晚温服。

②专病专药：糖尿康片10片、黄连降糖片6片，均日4次，口服；十一味益肾降糖片5片，日3次。

[治疗经过] 患者自2018年9月3日午餐前开始服药，至9月6日口干、多饮、口苦、口黏、视物不清、头胀均减轻1/3，肢肿消失，眠差，大便已行，小便正常，尿中已无泡沫，舌质红，苔黄厚腻，脉弦滑。FPG11.2mmol/L，2hPG17.5mmol/L，患者血糖仍不达标，调整黄连降糖片为8片，日4次。

9月9日：口干、多饮、口苦、口黏减半，视物不清、头胀减半，仍失眠，大便已行，小便正常，舌质红，苔薄黄腻，脉弦滑。FPG9.6mmol/L，2hPG12.9mmol/L。加藿香10g以芳香化湿，加首乌藤30g以养心安神。

9月11日：FPG9.9mmol/L，2hPG12.6mmol/L。患者仅头胀，睡眠欠佳，舌质淡暗，苔腻微黄，脉偏滑。中药去石菖蒲、首乌藤，加天麻、荷梗各10g以平肝潜阳、清利头目，加龙骨、牡蛎各30g以重镇安神。

9月15日：FPG8.4mmol/L，2hPG10.5mmol/L。头胀头晕减轻三分之二，舌质淡暗，苔腻微黄，脉滑偏数。上方去荷梗、石菖蒲，加杭菊10g以清肝明目。

9月18日：口干、多饮、口苦、口黏消失，纳可，眠佳，二便平，头胀减轻90%，舌质淡暗，苔薄腻，脉滑。FPG7.1mmol/L，2hPG10.2mmol/L。复查尿蛋白：mALb由228.86mg/L降至95.34mg/L，IgG由40.7μg/mL降至13.6μg/mL，α₁-MG由48.1μg/mL降至17.2μg/mL，尿蛋白定量由0.18g/24h降至0.1g/24h，效不更法。

9月20日：FPG6.7mmol/L，2hPG9.1mmol/L。未诉明显不适，肢肿消失，舌

质淡暗，苔腻，脉稍滑。显效出院。嘱患者院外继续口服药物治疗，按时监测血糖，定期复诊。患者入院期间血糖监测情况见表 15–31。

表 15–31　孙某入院后血糖（mmol/L）及血糖波动（mmol/L）监测表

日期	空腹	早餐后2h	午餐前	午餐后2h	晚餐前	晚餐后2h	睡前	SDBG	PPGE	LAGE
9月3日	14.86	22.3	21.23	11.9	12.2	16.7	15	4.1 ↑	7 ↑	10.4 ↑
9月4日	14	20.7	14.4	14.5	13.1	15.3	12.7	2.7 ↑	3.0 ↑	8 ↑
9月5日	10.8	15.4	14.6	14.1	13.8	12.8	10.6	1.9	2.0	4.8 ↑
9月6日	11.2	17.5		16	12.4	16.1	12.4	2.6 ↑	5.0 ↑	6.3 ↑
9月7日	10.2	17.4	15	12.3	12.4	14.6	11.4	2.5 ↑	4.0 ↑	7.2 ↑
9月8日	12.3	15.2	11.8	12.9	8.5	13.3	10.5	2.1 ↑	2.9 ↑	6.7 ↑
9月9日	9.6	12.9	11.2	11.5		12.9		1.3	1.8	3.3
9月10日	9.6	14.2		14.6	11.6	13.2		2.1 ↑	3.1 ↑	5 ↑
9月11日	9.9	12.6	10.9			11.6		1.1	2.7	2.7
9月12日	8.9	13		11.3		12.7		1.9	4.1 ↑	4.1 ↑
9月13日	8.9	10.6		12.1		9.6		1.4	1.7	3.2
9月14日	9	11.3		8.2		9		1.3	2.3 ↑	3.1
9月15日	8.4	10.5		11		7.9		1.5	2.1	3.1
9月16日	7.9	9.8		8.2		7.7		1.0	1.9	2.1
9月17日	6.9	9		9		8.2		1.0	2.1	2.1
9月18日	7.1	10.2		9.3		8		1.4	3.1 ↑	3.1
9月19日	6.1	9.4		9.9		7.1		1.8	3.3 ↑	3.8
9月20日	6.7	9.1								

10月20日随访：患者 FPG 在 6 ～ 7.2mmol/L，2hPG 在 8 ～ 10mmol/L。患者血糖达标，尿微量白蛋白 38.2mg/L。

2019 年 1 月 16 日随访：嘱患者停药 3 天复查血糖、尿微量白蛋白、血脂、肝功、肾功。

1 月 20 日电话随访：患者 FPG 在 5.9 ～ 7.0mmol/L，2hPG 在 9.4 ～ 11.3mmol/L，尿微量白蛋白 38.2mg/L。当地复查 HbA1c 6.6%。血脂、血压、肝肾功能均正常。

嘱患者将糖尿康片减为8片，日3次，黄连降糖片改为5片，日3次。患者出院后血糖监测情况见表15-32。

表15-32 孙某出院后血糖（mmol/L）及血糖波动（mmol/L）监测表

日期	空腹	早餐2hPG	中餐前	中餐2hPG	晚餐前	晚餐2hPG	睡前	SDBG	PPGE	LAGE
10月10日	7.0	10.2	7.2	10.0	7.6	11.0	8.0	1.6	3.1 ↑	4.0
11月12日	6.9	8.2	7.5	9.0	7.1	8.9	7.2	0.9	1.5	2.1
12月20日	6.3	8.8								
1月17日	7.0	10.3	8.2	10.5	9.0	10.4	8.2	1.4	2.3 ↑	3.5
1月18日	6.6	9.4	7.9	11.3	7.5	10.2	7.6	1.7	3.0 ↑	4.7 ↑
1月19日	5.9	10.0	7.3	10.6	8.2	11.3	8.2	1.9	3.5 ↑	5.4 ↑

[疗效小结]

1. 该糖友入院时FPG14.86mmol/L，2hPG22.3mmol/L，经过17天的治疗，FPG、2hPG分别降至6.7mmol/L、9.1mmol/L，FPG首次达标时间为15天，2hPG达标时间为11天，FPG、2hPG同时达标时间为15天。尿微量白蛋白由228.86mg/L降至95.34mg/L，尿蛋白定量由0.18g/24h降至0.1g/24h。

2. 经过90天的治疗，患者HbA1c由11.1%降至6.6%。

3. 经过90天的治疗，与治疗前相比，患者FPG、2hPG连续3天监测的均值分别由13.22mmol/L降至6.5mmol/L，19.5mmol/L降至9.9mmol/L；血糖波动3项指标（SDBG、PPGE、LAGE）连续3天监测的均值分别由2.9、4、7.7mmol降至1.7、2.9、4.5mmol，提示血糖平稳达标。

4. 经过90天的治疗，患者尿微量白蛋白由228.86mg/L降至38.2mg/L。血脂正常，血压、肝肾功能等未见明显变化，提示纯中药治疗可有效减少微量蛋白尿。

[按语] 本案为2型糖尿病合并糖尿病肾病Ⅲ期，经过90天的纯中药治疗，血糖、微量蛋白尿、临床症状均得到明显改善，笔者有以下四点体会。

1. 遵循"三辨"模式，首重辨病

患者入院时以口干、多饮、口苦、口黏为主要表现，按照2型糖尿病"三辨诊疗模式"辨病诊断原则的基本要求，诊为"上消病"。

2. 病证结合，四诊合参，辨为"湿热内蕴证"

患者为中年男性，平素饮食不节，恣食肥甘厚腻，辛辣香燥，导致脾胃运化失司，饮食积而不化，日久为湿，湿邪郁而化热，发为消渴。正如《丹溪心法·消渴》曰："酒面无节，酷嗜炙煿……渴饮水浆而不能自禁。"故见口干口渴多饮；中焦湿热，而见口苦，口黏；《内经》曰："气为血之帅。"久病耗气，气虚血行无力，日久成瘀，瘀血阻络，可见头胀。四诊合参，本案一派"湿""热""瘀"之象，当辨为湿热中阻兼瘀之证。

3. 清热化湿，调畅气机

治疗当以"清热化湿，活血化瘀"为大法，故选用以"连朴饮＋黄连丸"为主方加减而成的"清热化湿调糖饮"，加调糖专药糖尿康片、黄连降糖片及固肾涩精消尿蛋白的专药十一味益肾降糖片，从而达到"湿化""热清""瘀散"的目的，则气机调达，血脉通畅，疾病自愈。

4. 标本同治，作用持久

患者体型偏胖，面红腹大，病程 8 年，其间治疗不规范，血糖控制差，入我院后停用胰岛素改为纯中药二联疗法，配合饮食、运动疗法，FPG 首次达标时间为 15 天，由入院的 14.86mmol/L 降至 6.9mmol/L，2hPG 首次达标时间为 11 天，FPG、2hPG 同时达标时间为 15 天，由入院时的 22.3mmol/L 降至 8.5mmol/L。治疗15 天后，空腹血糖及餐后血糖双双达标，尿蛋白量亦明显下降。该患者为外省病人，出院后未按时复查胰岛功能。通过半年的随访得知，患者出院后坚持服用专药，空腹血糖及餐后血糖平稳达标，而尿蛋白量亦逐步下降。

（八）2 型糖尿病／下消病／气阴两虚兼湿瘀证／益气养阴调糖饮＋糖尿康、黄连降糖片

[基本情况] 李某，男，45 岁，河南郑州市人，干部，2017 年 8 月 15 日初诊。

[简要病史] 患者 9 年前无明显诱因出现口干、饮水增多、乏力等症状，当地医院测空腹血糖为 8.5mmol/L，予以饮食及运动治疗并进行观察。2016 年 12 月患者到我院门诊就诊，FPG7.3mmol/L，2hPG12.6mmL/L，口干，日饮水 2200mL 左右，时感乏力。予以糖尿康片、黄连降糖片各 4 片，日 2 次，口服，以控制血糖。服药期间空腹血糖在 5.3～6.6mmol/L、餐后 2 小时血糖在 7.5～10.0mmol/L，口干消失、精神体力复常。于两个月前患者自行停用上述药物，平素血糖未规范监测。2 周前又现口干、饮水增多、乏力等症状。停药间自测 FPG 在 6.2～7.6mmol/L，2hPG

在 6.2 ~ 12.3mmol/L。为求系统诊治，由门诊以"上消病"为诊断收入住院治疗。症见口干渴，多饮，周身乏力，困倦，双眼视物模糊，右胁肋部及颈部皮肤瘙痒，纳眠尚可，大便正常，日行一次，小便日 3 ~ 4 次，夜尿 1 ~ 2 次，有泡沫，时有腰酸，盗汗，下肢微肿，按之轻度凹陷。舌质淡暗，苔薄少，舌下脉络粗大，脉沉细无力。

[疗前检查] 尿常规：尿比重 1.030，隐血 1+；肝功：GGT94U/L；尿酸 454μmol/L，胱抑素 C0.46mg/L；CRP23.82mg/L。胰岛功能五项：FPG 及餐后 1、2、3hPG 血糖分别为 7.65、13.3、11.1、7.18mmol/L；空腹及餐后 1、2、3h 胰岛素分别为 9.3、27.5、33.8、15.2μIU/mL，空腹及餐后 1、2、3h 胰高血糖素分别为 119.6、108.6、109.4、117.4pg/mL，空腹及餐后 1、2、3hC– 肽分别为 2.91、6.05、8.41、4.99ng/mL；HbA1c 7.5%，FMN 3.47mmol/L。尿蛋白四项：α_1–MG68.4μg/mL，β_2–MG0.41μg/mL，IgG17.3μg/mL，mALb154.2mg/mL。mALb/Cr5.9mg/mmol。体重指数 28.5。

[诊断] 中医诊断：上消病；西医诊断：2 型糖尿病。

[中医辨证] 气阴两虚兼湿瘀证。

[治法] 益气养阴，佐以化湿活血。

[方药] ①专证专方：益气养阴调糖饮加减。

太子参 30g，生黄芪 30g，生地黄 30g，山萸肉 30g，生山药 30g，云茯苓 30g，建泽泻 30g，牡丹皮 10g，川牛膝 30g，薏苡仁 30g，生甘草 6g。日 1 剂，水煎 700mL，早、中、晚餐前温服。

②专病专药：黄连降糖片、糖尿康片各 3 片，日 3 次，口服。

[治疗经过] 2017 年 8 月 18 日：服药 3 天后，患者 FPG 由 7.65mmol/L 降至 6.7mmol/L，2hPG 由 11.15mmol/L 降至 6.7mmol/L，两者同时达标，但患者仍感乏力，予以参麦针 45mL 加液静滴以益气养阴，丹参注射液 20mL 加液静滴以活血化瘀。糖尿康片加至 6 片，日 3 次，口服，以调和气阴，扶正控糖。患者诉饮水减为三分之一，仍感口干，时有口苦，舌质嫩红，苔少，脉细数。综合分析后，予中药以清热生津、佐以通络为法，组方如下：黄连 30g，玉竹 30g，牡丹皮 15g，苍术 30g，葛根 60g，茯苓 30g，薏苡仁 30g，水蛭 3g，川牛膝 30g，鬼箭羽 10g。3 剂，水煎 700mL，日 1 剂，早、中、晚餐前温服。

8 月 23 日：当日 FPG6.1mmol/L，2hPG6.1mmol/L。其间 FPG 在 5.5 ~ 7.1mmol/L，

2hPG 在 6.1 ～ 8mmol/L。患者症状消失，血糖稳定，临床痊愈出院。出院后予以糖尿康片、黄连降糖片各 3 片，日 3 次，口服。

2018 年 10 月 5 日复诊：患者自行停用糖尿康片、黄连降糖片已达 39 天。复查尿常规：隐血 ±；肝功：GGT44U/L；胰功五项：FPG 及餐后 1、2、3hPG 分别为 6.2、12、7.9、4.8mmol/L，空腹及餐后 1、2、3h 胰岛素分别为 8.4、44.3、25.1、8.5μIU/mL，空腹及餐后 1、2、3h 胰高血糖素分别为 90.4、108.1、121.3、122.8pg/mL，空腹及餐后 1、2、3hC– 肽分别为 2.33、6.4、6.4、3.11ng/mL，胰岛素抗体 0.43IU/mL；FMN2.7mmol/L，HbA1c6.30%；尿蛋白四项：α_1-MG13.2μg/mL，β_2-MG 0.23μg/mL，IgG5.5μg/mL，mALb24.53mg/mL；尿 mALb/Cr2.65mmol/mmol。体重指数 27.6。患者停药 39 天病情仍较稳定，血糖无明显波动，胰岛功能较前改善，尿蛋白较前明显改善，疗效明显。治疗上，予以六仙饮，每日 1 袋，代茶饮。目前患者诉时有盗汗，舌红，苔薄白稍腻，脉沉缓。查尿隐血 1+，泌尿系彩超提示左肾结石，前列腺增生伴结石。调整处方如下：仙鹤草 120g，白茅根 30g，五味子 6g，鸡内金 30g，金钱草 30g，海金沙 30g。颗粒剂 6 剂，日 1 剂，早、晚餐前沸水冲服。

[疗效小结]

1. 该糖友从接受纯中药降糖方案后，停服二甲双胍片、格列吡嗪片，服调糖专方 + 调糖专药，配合饮食调控、运动锻炼，血糖逐步下降，FPG 由 7.65mmol/L 降至 6.7mmol/L，2hPG 由 0.15mmol/L 降至 6.7mmol/L，FPG、2hPG 分别下降 12.4%、39.9%，FPG 首次达标天数、2hPG 首次达标天数、两者同时达标天数均为 3 天，说明中药确有调控血糖的疗效。

2. 患者坚持服药一年多，自行停药 39 天后复查 HbA1c 由 7.5% 降至 6%，FMN 由 3.47mmol/L 降至 2.7mmol/L，说明中药治疗本病具有疗效稳定、波动少的特点。

3. 经过 3 天的治疗，与治疗前相比，FPG、2hPG 连续 3 天监测的均值分别由 7.5mmol/L 降至 6.4mmol/L 和由 8.3mmol/L 降至 6.5mmol/L；血糖波动 3 项指标（SDBG、PPGE、LAGE）由治疗前连续 3 天监测的均值 1.1、1.8、3.1mmol/L 降至 0.8、1.2、2.2mmol/L。

4. 经过一年多的治疗，且停药 39 天后，复查胰岛功能较前改善，胰岛素抵抗指数由 3.16 降至 2.31，胰岛素分泌指数由 26.37 升至 62.2。体现了中药调治具有增加胰岛素敏感性，改善胰岛功能的作用。这也可能是其主要降糖机制之一。具体结果见表 15–33。

表 15–33　李某治疗前后胰岛功能比较表

时间	血糖（mmol/L）		胰岛素（μIU/mL）		胰高血糖素（pg/mL）		C 肽（ng/mL）	
	A	B	A	B	A	B	A	B
空腹	7.65	6.2	9.3	8.4	119.6	90.4	2.91	2.47
餐后 1h	13.3	12	27.5	44.3	108.6	108.1	6.05	3.89
餐后 2h	11.1	7.9	33.8	25.1	109.4	121.3	8.41	5.80
餐后 3h	7.18	4.8	15.2	8.5	117.4	122.8	4.99	6.43

备注：A 代表治疗前（2017 年 8 月 15 日）；B 代表治疗后（2018 年 10 月 5 日）。

5. 患者尿微量白蛋白由 154.2mg/L 降至 24.53mg/L。经中药治疗，尿蛋白四项相关指标也较前下降，提示中药在治疗糖尿病早期并发症方面有一定优势，可以进一步探究总结。除此之外，患者肝功能指标 GGT 由 94U/L 降至 44U/L，提示中药不损伤肝肾功能，且具有一定的保肝作用，可能与其多靶点改善糖脂代谢的作用有关。

6. 患者体重指数由 28.5 降至 26.9，提示中药调糖当注重控制体重。

[按语] 纵观本案的治疗经过，笔者主要有以下五点粗浅认识。

1. 纯中药调糖，重视中医辨病诊断是前提

患者 9 年前出现口干多饮、多尿、乏力困倦等症，被郑州大学附属医院诊为 2 型糖尿病，先后间断服用二甲双胍片、格列吡嗪片，血糖时而达标，时而反弹，偶发心悸、出汗、饥饿、周身发软等低血糖症状。抓住入院时口渴、小便频数的主要特征，按纯中药"三辨诊疗模式"内涵的要求，诊为"下消病"。

2. 抓牢主症，审证求因

关于本病的成因，《灵枢·五变》提出先天禀赋不足是本病发生的内在因素。患者为中年男性，先天禀赋不足，再加平素饮食不节，内外因相互作用，久而耗气伤津，形成气阴两虚型的下消病。气虚失充，故乏力困倦；气虚不能正常布津，则口渴多饮；阴虚失敛，则盗汗。

3. 气阴两虚，从肾论治

肾为先天之本，为诸气阴之根本，脾为气阴生化之源。患者四十有七，病程九年，久病气阴两虚，为 2 型糖尿病的枢机阶段，若不从根本上重治，内截外推，则病逆势而进，气损及阳，阳损及阴，阴阳两虚则成为必然趋势。生脉饮虽为益气养阴的代表名方，但对 2 型糖病气阴两虚这个枢机阶段来说，力薄难以固枢截进，病重药轻似杯水车薪。故将参冬饮和参芪地黄汤组合化裁，拟名"益气养阴调糖饮"，以增强益气养阴、强基固本之功能。

4. 病证结合，灵活化裁

经过 1 年的治疗，患者血糖虽控制达标，但盗汗不减，提示阴虚内热体质如前，故重新制剂，以大剂量仙鹤草补虚敛汗、白茅根利尿通淋、凉血化瘀，五味子滋阴收敛，且可降浊，更配伍鸡内金、海金沙、金钱草以排石散结，药味虽少却配伍精当。

5. 剂型多样，因人制宜

该病例自始至终遵循因人制宜、辨证施治、内外同治的法则，审证求因，抓住主要病机，灵活加减。予糖尿康片、黄连降糖片等，寓专病专治于专病专药之中，针对该病病机和血糖监测，灵活选用中药汤剂以及专茶六仙饮等加减，辨证施治与辨病论治相结合，对因治本，两者并举，标本兼治，临床用之，缓图治之，疗效满意。

（九）2 型糖尿病 / 下消病 / 气阴两虚兼瘀证 / 益气养阴调糖饮 + 糖尿康片、黄连降糖片

[基本情况] 任某，女，74 岁，河南兰考人，2015 年 9 月 1 日初诊。

[简要病史] 患者平素饮食不节，懒动好卧，近 2 年来口干多饮渐重，乏力困倦，体重下降 6kg，于当地诊为 2 型糖尿病。患者初未重视，病情渐重，慕名求中医调治而入院。症见口干多饮，乏力困倦，头晕，视物模糊，小便频数，夜尿 3 ～ 5 次，舌质淡暗，苔薄白，脉沉细。

[疗前检查] 9 月 2 日查胰岛功能回示：FPG 及餐后 1、2、3hPG 分别为 11.27、22.4、23.3、26.9mmol/L，空腹及餐后 1、2、3h 胰岛素分别为 27、77、97.4、95.6μIU/mL，空腹及餐后 1、2、3h 胰高血糖素分别为 125.6、143.3、134.3、128.6pg/mL，空腹及餐后 1、2、3hC– 肽分别为 3.88、6.59、8.63、7.52ng/mL，FMN3.45mmol/L，HbA1c12.6%。体重指数 29.3。

[诊断] 中医诊断：下消病；西医诊断：2 型糖尿病。

[中医辨证] 气阴两虚兼瘀证。

[治法] 益气养阴，活血化瘀。

[方药] ①专证专方：益气养阴调糖饮加减。

太子参 30g，生黄芪 30g，生山药 30g，山萸肉 30g，干生地黄 30g，粉丹皮

10g，建泽泻 30g，云茯苓 30g，川牛膝 30g，怀牛膝 30g，生薏苡仁 30g，炒枳壳 10g，紫丹参 30g，麦冬 10g，生甘草 3g。水煎 700mL，早、晚餐前温服。

②专病专药：糖尿康片 6 片、黄连降糖片 5 片，日 3 次，口服。

[治疗经过] 9 月 4 日：FPG 由 11.27mmol/L 降至 9.42mmol/L，2hPG 由 23.3mmol/L 降至 14.65mmol/L。

9 月 5 日：患者口渴、多饮、头晕、乏力困倦较前改善。FPG8.42mmol/L，2hPG12.41mmol/L。糖尿康片改为 8 片，日 3 次，口服，余药同上。

9 月 7 日：患者脉症俱见起色，但 FPG8.04mmol/L，2hPG13.98mmol/L，血糖仍未达标，乃气虚谷精不布，药助之力不及，遂改糖尿康片 10 片，日 3 次，口服。

9 月 8 日：治疗 6 天后，FPG 由 11.27mmol/L 降至 6.52mmol/L，2hPG 由 23.3mmol/L 降至 14.77mmol/L。FPG 达标，初治告捷，继续调控餐后血糖。

9 月 13 日：患者晨感头晕乏力等，测 FPG4.74mmol/L，2hPG10.1mmol/L。考虑头晕、自汗为低血糖所致，当速减药量为宜，将糖尿康片减为 8 片，日 3 次，口服。

9 月 15 日：FPG5.06mmol/L，2hPG8.27mmol/L。用药 12 天，FPG 及 2hPG 均已达标。

9 月 17 日：FPG5.62mmol/L，2hPG7.44mmol/L。患者血糖稳定，症平脉和，临床痊愈出院。

9 月 25 日复诊：患者出院后坚持服用上药，今日 FPG4.1mmol/L，2hPG5.6mmol/L，精神体力好，无不适感，改为糖尿康片、黄连降糖片各 5 片，日 3 次，口服。停用汤药。

10 月 4 日复诊：患者神清气爽，脉息调匀，近 10 天来 FPG4.3 ～ 5mmol/L，2hPG4.5 ～ 7.4mmol/L。调为糖尿康片 5 片，黄连降糖片 3 片，均日 3 次，口服，以巩固疗效。

2016 年 3 月 18 日复诊：平素自测 FPG5 ～ 6mmol/L，2hPG6 ～ 8mmol/L，停药 3 天复查胰岛功能等。

3 月 22 日复诊：胰岛功能回示 FPG 及 1、2、3hPG 分别为 6.49、11.8、10.7、8.33mmol/L，空腹及餐后 1、2、3h 胰岛素分别为 16.6、83、115.1、85.9μIU/mL，空腹及餐后 1、2、3h 胰高血糖素分别为 113.3、111.4、110.3、110.5pg/mL，空腹及餐后 1、2、3hC–肽分别为 2.04、4.94、7.57、8.67ng/mL；FMN2.43mmol/L，HbA1c 6.2%。

改为糖尿康片、黄连降糖片各3片，日3次，口服，以再次巩固疗效。上次复诊以来，其间患者自测FPG、2hPG均在达标范围。

2017年7月18日复诊：再次停药3天复查胰岛功能：FPG及1、2、3hPG分别为6.16、10.4、9.6、7.08mmol/L，空腹及餐后1、2、3h胰岛素分别为21.9、69.3、109.0、98.2μIU/mL，空腹及餐后1、2、3h胰高血糖素分别为98.2、106.4、107.2、108.2pg/mL，空腹及餐后1、2、3hC-肽分别为3.75、6.90、9.25、10.0ng/mL；FMN2.13mmol/L，HbA1c5.1%。体重指数由29.3降至27.9。血糖稳定，未现波动，精神体力、饮食睡眠俱佳。定期复诊。嘱继服糖尿康片、黄连降糖片各3片，日3次，口服。至2019年6月已观察45个月，其间患者3次检查胰岛功能，各指标均较上一次有显著的改善，FPG在4.5～6.3mmol/L，2hPG在6.7～9.0mmol/L，病情较为稳定。

[疗效小结]

1. 该糖友经过6天的治疗，FPG由原来的11.27mmol/L降至6.52mmol/L，空腹达标时间为6天；经过12天的治疗，2hPG由原来的23.3mmol/L降至8.27mmol/L，2hPG达标时间为12天，FPG和2hPG同时达标时间为12天。FPG、2hPG分别下降42.2%、64.5%。6个月后，停药3天复查胰岛功能：FPG6.49mmol/L，2hPG10.7mmol/L。近2年后，停药3天复查胰岛功能：FPG6.16mmol/L，2hPG9.6mmol/L。提示纯中药远期降糖效果确切，疗效稳定。

2. 该病友坚持服中药三年多，复查HbA1c由12.6%降至5.1%，FMN由3.45mmol/L降至2.13mmol/L，中药调控血糖的效果明显。

3. 患者经过三年多的治疗，停药3天后复查胰岛功能较前改善，胰岛素抵抗指数由13.5降至6.34，胰岛素分泌指数由69.49升至145.00。体现了中药具有增加胰岛素敏感性，改善胰岛功能及降低胰高血糖素的作用。这也正是其有效降糖机制之一。具体结果见表15-34。

表 15-34　任某治疗前后 3 次胰岛功能对比表

时间	血糖（mmol/L）			胰岛素（μIU/mL）			胰高血糖素（pg/mL）			C 肽（ng/mL）		
	A	B	C	A	B	C	A	B	C	A	B	C
空腹	11.27	6.49	6.16	27	16.6	21.9	125.6	113.3	98.2	3.88	2.04	3.75
餐后 1h	22.4	11.8	10.4	77	83	69.3	143.3	111.4	106.4	6.59	4.94	6.90
餐后 2h	23.3	10.7	9.6	97.4	115.1	109	134.3	110.3	107.2	8.63	7.57	9.25
餐后 3h	26.9	8.33	7.08	95.6	85.9	98.2	128.6	110.5	108.2	7.52	8.67	110

备注：A 代表 2015 年 9 月 2 日的结果；B 代表 2016 年 3 月 22 日的结果；C 代表 2017 年 7 月 18 日的结果。

4. 经过三年多的治疗，患者体重指数由 29.3 降至 27.9，提示中医药在降糖的同时具有减轻体重的作用，体现了中医药多靶点、多途径的治疗作用。

[按语] 通过对本案 45 个月纯中药治疗进行随访观察与分析，笔者主要有三点体会。

1. 遵循"三辨"原则是取效的前提

该糖友以口干多饮，小便频数为主要特征，遵纯中药治疗 2 型糖尿病"三辨诊疗模式"辨病诊断的原则，诊为"下消病"。

2. 坚持辨证论治原则，精准识证是取效的关键

年长病久，虚损为本。患者为老年女性，七十有四，肝肾亏损，气阴不足，素嗜膏粱厚味，酿生内热，耗伤气阴，阴虚则生内热，热烁津液则口干多饮；气亏脾虚则运化失职，不布谷精则血糖升高，不布水津则口渴加重；肾气亏虚则固摄无权，小便频数，夜间为甚。《医贯·消渴论》指出："脾胃既虚，则不能敷布其津液，故渴。"气虚则乏力困倦，清阳不升则头晕。《素问·调经论》说："人之所有者，血与气耳。"病程渐进，邪伤正气，肺脾肾三脏气虚是其迁延不愈的关键症结；气损及阴，阴损及气，气阴两虚是其枢机阶段。人之一身，皆气血之所循行，气非血不和，血非气不运，气虚无力运血，瘀血内生，目络瘀滞，目精失养，故视物模糊。四诊合参，审证求因，斯病乃由"气阴两虚兼瘀"所致。

3. 从肾论治气阴两虚证是取效的重要途径

按常规而言，气阴两虚理应选用生脉饮益气养阴。但笔者认为，肾为先天之本，内寓真阴而藏元阳，肾之气阴为诸脏腑气阴之根本，消渴病在气阴两虚之枢纽阶段，单用生脉饮犹杯水车薪，难以济事。故在六味地黄汤基础上，将参冬饮和参芪地黄汤组合化裁，名为"益气养阴调糖饮"。故取六味地黄汤以滋补肾阴而固其阴之本，参芪益气助阳以生阴，气阴双补，生化无穷，气阴复而血糖渐平。45 个月的随访结果表明，纯中药确有改善胰岛素抵抗、增强胰岛素敏感性及降低胰高血糖素的作用，且随着疗程延长，患者所服药物渐少，血糖稳定达标，提示纯中药综合疗法的疗效稳定性、持续性较好，引起低血糖的风险小。

（十）2 型糖尿病 / 下消病 / 湿热内蕴兼瘀证 / 清热化湿调糖饮 + 糖尿康片、黄连降糖片

[基本情况] 周某，男，75 岁，2018 年 9 月 12 日初诊。

[简要病史] 患者 6 年前因体检发现 FPG10.0mmol/L，无多饮、多食、多尿等症，无心慌、胸闷等不适，未进行系统诊疗，自行服用某中成药（名称不详）2 粒，日 3 次，欲控制血糖。FPG6.0mmol/L 左右，餐后血糖未监测。2014 年患者至北京瑞金糖尿病医院住院治疗，予以二甲双胍片 0.5g，芪蛭降糖胶囊 2 粒，日 3 次，口服。2015 年患者自行调整治疗方案为二甲双胍片 0.5g，芪蛭降糖胶囊 2 粒，日 2 次口服至今。患者平素 FPG 控制在 6 ～ 8mmol/L，餐后血糖未监测。1 周前患者无明显诱因出现乏力疲倦，自测血糖明显升高，无头晕、头痛、汗出等不适，无心慌、胸闷，现为求纯中医系统治疗至我院门诊，以"下消病"为诊断收住入院。症见乏力，多饮多尿，尤其夜尿多达 7 ～ 8 次，泡沫多，时有口苦口干，性格急躁，饮食、睡眠尚可，大便可，日 1 次。舌质淡，苔黄腻，脉弦滑微数。

[疗前检查]HbA1c 7.6%，FMN2.8mmol/L。尿 α_1 微球蛋白 30.4μg/mL；低密度脂蛋白 4.11mmol/L。胰岛功能：FPG 及 1、2、3hPG 分别为 14.57、23.9、28.9、24.59mmol/L；空腹及餐后 1、2、3h 胰岛素分别为 12.1、16.4、22.8、17.1μIU/mL；空腹及餐后 1、2、3h 胰高血糖素分别为 111.7、92.9、111.7、120.1pg/mL；空腹及餐后 1、2、3hC– 肽分别为 2.03、2.26、2.83、2.89ng/mL。入院后血糖监测情况见表 15–35。

表 15–35 周某停服二甲双胍、芪蛭降糖胶囊后连续 3 天血糖（mmol/L）及血糖波动（mmol/L）监测表

日期	空腹	早餐后2h	午餐前	午餐后2h	晚餐前	晚餐后2h	睡前	SDBG	PPGE	LAGE
9月13日	11.3	16.2	12.8	17.4	12.9	13.3	11.2	2.4 ↑	3.3 ↑	6.2 ↑
9月14日	10.2	14.2	11.9	14.4	11.7	14.3	9.7	2.0	3.0 ↑	4.7 ↑
9月15日	7.9	12.6	8.7	12.5	10.5	9.2	8.6	1.9	3.3 ↑	4.7 ↑

备注：SDBG ＜ 2.0mmol/L，PPGE ＜ 2.2mmol/L，LAGE ＜ 4.4mmol/L。

[诊断] 中医诊断：下消病；西医诊断：2 型糖尿病。

[中医辨证] 湿热内蕴兼瘀证。

[治法] 清热化湿，化瘀降浊。

[方药] ①专证专方：清热化湿调糖饮加减。

黄连 30g，姜厚朴 10g，炒栀子 10g，淡豆豉 30g，芦根 50g，石菖蒲 6g，姜半夏 10g，薏苡仁 50g，川牛膝 50g，黄柏 10g，升麻 6g，佩兰 10g，北柴胡 10g，白芍 30g，甘草 3g。水煎服，日 1 剂，早、晚餐前温服。

②专病专药：糖尿康片 10 片、黄连降糖片 6 片，均日 4 次，口服。

[治疗经过] 2018 年 9 月 13 日：患者昨日晚餐后 2 小时血糖为 15.1mmol/L，睡前血糖为 17.3mmol/L，今测 FPG11.3mmol/L，2hPG16.2mmol/L。

9 月 14 日：昨日晚餐后 2 小时血糖为 13.3mmol/L，睡前血糖为 11.2mmol/L，今测 FPG10.2mmol/L，2hPG14.2mmol/L。

9 月 15 日三诊：昨日晚餐后 2 小时血糖为 14.3mmol/L，睡前血糖为 9.7mmol/L，今测 FPG7.9mmol/L，2hPG12.6mmol/L。根据舌脉，中药汤剂守上方加地龙 10g 以活血通络。

9 月 18 日：患者昨日晚餐后 2 小时血糖为 12.6mmol/L，今测 FPG8.4mmol/L。

9 月 23 日：患者昨日晚餐后 2 小时血糖为 10.6mmol/L，今测 FPG7.6mmol/L。

9 月 30 日四诊：2hPG7.5mmol/L。动态血糖监测：平均血糖 8.6±0.7mmol/L。结合舌脉，中药继予 9 月 15 日方，去黄柏、白芍、甘草、地龙，加全蝎 6g、蜈蚣 4g 以加强破血逐瘀之力，加炒苍术 20g 以运脾化湿。

10 月 6 日：患者近 6 日自测 FPG6.3 ～ 6.8mmol/L，2hPG7.5 ～ 8.9mmol/L。患者无不适，临床痊愈。

[疗效小结]

1. 患者起初以西药治疗，自诉 FPG 控制尚可，但症状明显，改为纯中药降糖方案之后，血糖稳步下降，FPG 由 11.3mmol/L 降至 6.3mmol/L，空腹达标时间为 24 天。2hPG 由 28.9mmol/L 降至 7.5mmol/L，餐后达标时间为 18 天。FPG、2hPG 分别下降 44.2%、74%，动态血糖监测提示血糖波动度明显减小。

2. 经过 24 天的治疗，患者口苦、急躁、多饮、小便频数诸症消失，神清气爽。

[按语] 本案对我们的启示有三点。

1. "下消病"非独肾亏论

肥甘久摄，湿热内蕴。患者为老年男性，平素饮食不节，嗜食肥甘厚味，正如《内经》曰："饮食自倍，肠胃乃伤。"损脾伤胃，脾虚运化失司，聚湿生痰，痰湿阻络，郁而化热，耗伤津液，故见口干多饮；湿热阻滞，脾虚不运，则乏力。结合舌脉故辨证为"湿热内蕴兼瘀"。

2. "下消病"从中焦论治值得探究

肥胖是 2 型糖尿病萌发的基础土壤；痰浊中阻、湿热内蕴是其始动因素；湿浊、湿热困阻中焦，土壅木郁，脾失健运，肝失疏布，水谷精微壅滞血中是血糖升高与发病的重要环节。患者脾虚健运失司，内湿由生，清不得升，留而为浊，血糖无以调节而蓄积，故见血糖升高，中土失运，痰浊内阻，久而化热，久病必瘀，故当"健运中宫、化瘀降浊"，自拟"清热健脾调糖饮"以调和中焦，如此则脾胃升降有常，湿热之邪自除，痰浊瘀血消散，病趋痊愈。

3. 继承创新是取效的关键

本案治疗上，根据辨证论治原则，因人制宜，师古不泥古，突破久病、年老皆为肾亏之说。该糖友虽以乏力，夜尿频多、伴有泡沫为主要特征，诊为"下消病"，但治疗上却非以补肾为法，而是根据辨证，从湿热立论处方，殊途同归，取得满意的效果。

（十一）2 型糖尿病 / 中消病 / 脾肾气虚证 / 健脾益肾调糖饮 + 糖尿康片、黄连降糖片

[基本情况] 刘某，男，47 岁，河南开封人，2018 年 1 月 25 日初诊。

[简要病史] 患者 4 年前于某三甲医院体检，测得 FPG6.8mmol/L，2hPG 未

测。其后患者每年进行常规体检，测得血糖逐年渐升，近日查 FPG9.22mmol/L，2hPG17mmol/L，被诊为 2 型糖尿病，慕名到我院寻求纯中药治疗。症见多食易饥，自汗，耳鸣，腰部发凉，性功能减退，情绪烦躁，夜尿 2～3 次。舌质淡暗，苔腻，脉沉细。

[疗前检查]2018 年 1 月 28 日：查胰岛功能：空腹及餐后 1、2、3h 血糖分别为 9.05、13、17、11.59mmol/L，空腹及餐后 1、2、3h 胰岛素分别为 15.1、22.3、66.8、42μIU/mL，空腹及餐后 1、2、3h 胰高血糖素分别为 98.3、107.7、113.3、100.1pg/mL，空腹及餐后 1、2、3hC- 肽分别为 2.12、2.52、4.94、4.37；HbA1c 6.30%，FMN2.7mmol/L；TG1.77mmol/L；其余检查未见异常。

[诊断] 中医诊断：中消病；西医诊断：2 型糖尿病。

[中医辨证] 脾肾气虚证。

[治法] 健脾益肾。

[方药] ①专证专方：健脾益肾调糖饮加减。

太子参 30g，生黄芪 50g，炒山药 30g，熟地黄 30g，猪苓 30g，茯苓 30g，泽泻 30g，山茱萸 30g，苍术 10g，白术 10g，炒枳壳 10g，粉丹皮 10g，姜半夏 10g，升麻片 3g，生姜片 6g。日 1 剂，每剂两煎约 700mL，早、中、晚餐前温服。

②专病专药：糖尿康片 8 片、黄连降糖片 5 片，均日 3 次，口服。

[治疗经过]2018 年 2 月 3 日二诊：患者服药 6 天，测得 FPG6.5～7mmol/L，2hPG5.6～8.8mmol/L。尿频，口角溃疡，舌红，苔薄白，脉沉。继守前法，汤剂中的丹皮改为 20g，加黄连 6g。

2 月 19 三诊：患者测得 FPG6.1～6.9mmol/L，2hPG6.7～8.9mmol/L，腰凉及口角溃疡消失，停汤药，改糖尿康片、黄连降糖片各 5 片，均日 3 次，口服，继续调控血糖。

3 月 28 日四诊：患者测得FPG6.3～7.3mmol/L，2hPG7.1～10mmol/L，诸症好转，脉息调匀，时有耳鸣，治疗如前。

5 月 14 日五诊：患者测得 FPG4.9～6.7mmol/L，2hPG5.2～9.9mmol/L，血糖达标平稳，继服上药。

5 月 19 日六诊：停药 3 天复查胰岛功能，结果显示 FPG 及 1、2、3h 血糖分别为 6.86、11.7、10.2、9.2mmol/L，空腹及餐后 1、2、3h 胰岛素分别为 11.7、29.5、41、43.1μIU/mL，空腹及餐后 1、2、3h 胰高血糖素分别为 114.8、92.7、96.9、

96.6pg/mL，空腹及餐后 1、2、3hC-肽分别为 1.54、2.75、4.1、4.15ng/mL；HbA1c4.5%，FMN2.1mmol/L。患者血糖稳定，精神体力、饮食睡眠俱佳。停药 3 天后，餐后血糖稍高于达标水平，改为糖尿康片 5 片、黄连降糖片 6 片，均日 3 次，口服，以巩固疗效。

2018 年 6 月 5 日七诊：患者测得 FPG6.3mmol/L，2hPG8.5mmol/L，平日自测 FPG、2hPG 均在达标范围，未现波动，继续予糖尿康片、黄连降糖各 5 片，均日 3 次，口服，以维持血糖平稳。半月后进行电话随访，患者失联。

［疗效小结］

1. 该糖友入院时 FPG9.05mmol/L，2hPG17mmol/L，经过 7 天的治疗，FPG、2hPG 分别降至 7.0mmol/L、8.7mmol/L，分别下降 22.7%、48.8%，FPG 首次达标天数为 3 天，2hPG 首次达标天数为 7 天，FPG、2hPG 同时达标时间为 7 天，提示纯中药降糖疗效明显。

2. 经过 13 个月的治疗，患者治疗前后胰岛功能对比显示：胰岛素抵抗指数由 6.07 降至 3.57，胰岛素分泌指数由 54.41 调至 69.64，提示胰岛功能得到改善。具体结果见表 15-36。

表 15-36　刘某治疗前后胰岛功能对比表

时间	血糖（mmol/L）		胰岛素（μIU/mL）		胰高血糖素（pg/mL）		C-肽（ng/mL）	
	A	B	A	B	A	B	A	B
空腹	9.05	6.86	15.1	11.7	98.3	114.8	2.12	1.54
餐后 1h	13	11.7	22.3	29.5	107.7	92.7	2.52	2.75
餐后 2h	17	10.2	66.8	41	113.3	96.9	4.94	4.1
餐后 3h	11.59	9.2	42	43.1	100.1	96.6	4.37	4.15

备注：A 代表治疗前（2018 年 1 月 28 日）；B 代表治疗后（2018 年 5 月 23 日）。

3. 经过 111 天的治疗，患者 HbA1c 由 6.3% 降至 4.5%，FMN 由 2.7mmol/L 降至 2.1mmol/L，提示纯中药降糖具有确切疗效。

4. 治疗 111 天后，患者停药 3 天，与治疗前相比，FPG、2hPG 连续 3 天监测的均值分别由 7.53mmol/L、10.47mmol/L 降至 6.57mmol/L、8.57mmol/L；血糖波动 3 项指标（SDBG、PPGE、LAGE）连续 3 天均值分别为 1.63、2.57、4.27mmol/L，

提示患者血糖持续达标且平稳。

5. 经过约 111 天的治疗，患者 BMI 由 23.4 降至 23，甘油三酯已恢复至正常范围内，其余检查未见明显变化，提示纯中药治疗 2 型糖尿病不仅能调糖，而且具有调脂、降体重的功效，无毒副作用。

[按语] 通过对本案的治疗全程进行深入分析，笔者认为本案之所以能够取得较好的疗效，主要取决于以下六个方面。

1. 谨遵"三辨原则"，重视辨病诊断

患者入院时以多食易饥为主要特点，遵纯中药治疗 2 型糖尿病"三辨诊疗模式"辨病诊断的原则，诊为"中消病"。

2. 以病为纲，指导辨证

本病案从脾肾气虚论"中消病"。患者禀赋不足，后天失养，形成脾肾两虚的病理基础。中年男性，积劳为伤，加之嗜食甘美多肥，脾肾受损，精微不化，谷精壅滞，水津不布而致本病；谷精壅滞则化为糖浊，脾不能为胃输其谷精则精微不足，五脏失养，则见饥饿感；肾精亏损，窍府失养，故见性功能减退、耳鸣，甚则腰凉；烦躁则是因病而烦。脉证合参，当辨为脾肾气虚证。"中消病"有多因，当谨遵临床实际而慎辨之。

3. 法随证立，"中消病"当用健脾益肾法

患者发病 4 年有余，一直未重视诊疗，病程渐进，邪伤正气，而形成脾肾两虚之证。此为 2 型糖尿病迁延不愈的关键症结，故根据法随证立的理论，对于"脾肾气虚证"当以"健脾益肾"为治疗大法，并随证加减，在临床上收效颇佳。

4. 方随法出，药以"健脾益肾调糖饮"加减

据方随法出理论，拟"健脾益肾调糖饮"，该方由六味地黄丸加人参、黄芪等药组成，重在补益脾肾，笔者根据上述病因病机以太子参易人参，加猪苓、苍术、白术、姜半夏、炒枳壳、升麻、生姜。方中太子参、黄芪、山药甘平以益气健脾，运化水谷以消谷精之壅滞，运化水湿以消湿之邪，转输精津回归血脉，循常布散；熟地黄、山茱萸填精滋肾固精；泽泻利湿而泻肾浊，利水通淋而补阴不足，助真阴得复其位；猪苓、茯苓淡渗而泄脾湿；丹皮苦寒而清虚热，通血脉而消瘀血；苍术、白术燥湿而健脾胃；半夏、升麻一升一降，升清降浊，使精微化，糖毒去；枳壳、生姜理气和胃以助运化。诸药合用，健脾补肾，祛瘀利水，固本充源，扶正祛邪，标本兼顾。对于年老体衰或病久虚弱者，参、芪、术、地等补益之品宜先从小剂量开始，待脾

胃功能恢复后可渐加剂量；肢体水肿者加桂枝以温阳化气利水；服药后腹泻者，用薏苡仁、大枣；便秘者，加酒大黄。临证遣方用药须谨慎，慎用辛燥苦寒之品，以防邪气稽留，加重病情。

5. 专病专药、专病专茶"和"调糖

在"健脾益肾调糖饮"的基础上，予我院院内制剂，即以"和"为用的专病专药（糖尿康片、黄连降糖片，为纯中药降糖制剂，前期临床研究已表明两药均有改善胰岛功能、调节血糖等功效），药虽不同，但方从法出，专病专药，以调和立法，并遵循"纯中药治疗2型糖尿病十统一"中的"序贯法则"来调整用药，使血糖渐稳，诸症渐消。

6. 遵序贯法则，适时调整降糖方案

患者有2型糖尿病病史四年有余，一直未重视诊疗，发病日久渐出现多食易饥等症状，故慕名寻求中医治疗。结合其胰岛功能，予以纯中药降糖方案治疗（糖尿康片＋黄连降糖片），配合糖尿病基础治疗（包括规范饮食及运动、调畅情志等），严格遵守"十个统一"中的序贯法则，并随血糖变化调整用药方案。经过治疗，患者血糖逐步下降，FPG和2hPG首次达标天数均为3天，均在1周内，体现了中药降糖确有疗效。对比患者两次检测胰岛功能的结果，治疗使各时段血糖较治疗前均有所下降，减轻了胰岛素抵抗，并在一定程度上增加了胰岛素敏感性，这也可能是其有效降糖的机制之一，但理清其作用机制需要进一步探究总结。

本案结合患者"脾肾气虚证"的病机，予中药汤剂"健脾益肾调糖饮"加减口服。临证、施法、遣方、用药，均遵循了辨证施治的原则，用中医思维指导临床，抓主症，求主因，抓本质，悉原委，立主法，明主方，理法方药一线相贯是取效的关键所在。

（十二）2型糖尿病／上消病／湿热内蕴证／清热化湿调糖饮＋糖尿康片、黄连降糖片

[基本情况] 周某，男，44岁，河南开封市人，2017年11月25日初诊。

[简要病史] 患者6年前因牙痛在当地医院就诊时查FPG高达14.5mmol/L，诊为2型糖尿病，给予二甲双胍片（具体用量不详）口服，但血糖仍不达标，故慕名求中医调治来我院门诊治疗。症见口干渴，口黏，多饮，时有心慌、汗出，双下肢困重无力，时有背部瘙痒不适，大便有解不尽感，夜尿1～2次，泡沫多，舌质红，苔薄黄腻，脉沉滑数。

[疗前检查] 检查胰功前3天，每天测7次（三餐前后及睡前）血糖，第1天

分别为 7.2、10.1、7.2、13.2、6.8、10.2、7.8mmol/L，SDBG、PPGE、LAGE 分别为 2.3、4.1、6.4mmol/L；第 2 天分别为 8.7、10.3、6.8、12.3、7.2、11.5、8.0mmol/L，SDBG、PPGE、LAGE 分别为 2.1、3.8、5.5mmol/L；第 3 天为 8.9、12.3、6.4、11.5、6.8、10.4、7.5mmol/L，SDBG、PPGE、LAGE 分别为 2.8、4.0、7.6mmol/L；尿常规：尿糖 +1；血脂四项：TC5.98mmol/L，TG1.87mmol/L，HDL–C1.84mmol/L，LDL–C4.24mmol/L；肾功：胱抑素 C0.48mg/L；血糖两项：HbA1c6.7%，FMN2.86mmol/L；胰功五项：空腹及餐后 1、2、3hPG 分别为 10.68、15.9、16.4、12.68mmol/L，空腹及餐后 1、2、3h 胰岛素分别为 7.1、29.5、25.6、9.3μIU/mL，空腹及餐后 1、2、3h 胰高血糖素分别为 100.3、122.9、118.6、108.2pg/mL，空腹及餐后 1、2、3h 的 C– 肽分别为 1.82、4.29、5.04、3.58；胰岛素自身抗体五项未见明显异常。

[诊断] 中医诊断：上消病；西医诊断：2 型糖尿病。

[中医辨证] 湿热内蕴证。

[治法] 清热化湿，调和三焦。

[方药] ①专证专方：清热化湿调糖饮加减。

川黄连 10g，川厚朴 10g，芦根 30g，炒栀子 10g，姜半夏 10g，生薏苡仁 30g，猪苓 30g，茯苓 30g，滑石 30g，淡竹叶 10g，炒枳壳 10g，藿香 30g，佩兰 30g。日 1 剂，每剂煎 3 袋，早、中、晚餐后温服。

②专病专药：糖尿康片 8 片、黄连降糖片 4 片，均日 3 次，口服。

[治疗经过] 2017 年 12 月 31 日二诊：患者服上药 2 天，FPG9.5mmol/L，2hPG 12.5mmol/L，上述症状均明显减轻。查舌暗红，苔薄黄腻，脉沉滑数。汤药守上方去藿香、佩兰，加川黄连至 20g，芦苇根至 50g，牡丹皮 30g，干生地黄 30g，以清热养阴生津，余同前。

1 月 20 日三诊：患者近日测 FPG7.0 ～ 8.1mmol/L，2hPG7.8 ～ 9.8mmol/L，服药 16 天餐后 2hPG 达标，服药 20 天血糖全部达标，上述症状消失。查舌质淡暗，苔薄白，脉弦滑。嘱其继服汤剂，巩固药效。

2 月 20 日四诊：患者近日测 FPG5.7 ～ 6.9mmol/L，2hPG6.2 ～ 9.3mmol/L，双双达标，脉象平稳，停服汤药，改糖尿康片为 6 片、黄连降糖片 3 片，均日 3 次，口服。

3 月 16 日五诊：嘱患者停药 3 天复查胰岛功能：FPG 及餐后 1、2、3h 血糖分别为 5.97、9.89、6.87、6.31mmol/L，空腹及餐后 1、2、3h 胰岛素分别为 8.8、39.6、40.2、20.3μIU/mL，空腹及餐后 1、2、3h 胰高血糖素分别为 100.2、96.8、95.6、

89.1pg/mL，空腹及餐后 1、2、3hC- 肽分别为 3.12、4.36、4.52、3.81ng/mL。HbA1c5.8%，FMN2.45mmol/L。血糖监测情况见表 15–37。嘱继服成药，定期复诊。

表 15–37　周某停药 3 天血糖（mmol/L）及血糖波动（mmol/L）监测表

日期	空腹	早餐后 2h	午餐前	午餐后 2h	晚餐前	晚餐后 2h	睡前	SDBG	PPGE	LAGE
3 月 13 日	6.8	9.8	6.5	8.5	6.4	9.2	7.2	1.4	2.6	3.4
3 月 14 日	6.2	9.5	5.9	8.7	5.7	8.7	7.8	1.6	2.9	3.7
3 月 15 日	7.0	9.4	6.3	8.2	6.8	9.8	8.0	1.3	2.4	3.5

备注：SDBG < 2.0mmol/L，PPGE < 2.2mmol/L，LAGE < 4.4mmol/L。

[疗效小结]

1. 该糖友入院时 FPG10.68mmol/L，2hPG 16.4mmol/L，经过 20 天的治疗，FPG、2hPG 分别降至 7.0mmol/L、7.8mmol/L，分别下降 34.4%、52.4%，2hPG 首次达标时间为 16 天，FPG 首次达标时间为 20 天，FPG、2hPG 同时达标时间为 20 天。

2. 经过 70 天的治疗，HbA1c 由 6.7% 降至 5.8%，FMN 由 2.86mmol/L 降至 2.45mmol/L，提示纯中药治疗降糖疗效确切，稳效性好。

3. 经过 70 天的治疗，胰岛素抵抗指数由 3.3 调降至 2.3，胰岛素分泌指数由 19.7 升至 71.2，提示胰岛素功能得到改善。具体见表 15–38。

表 15–38　周某治疗前后胰岛功能对比表

时间	血糖（mmol/L）		胰岛素（μIU/mL）		胰高血糖素（pg/mL）		C- 肽（ng/mL）	
	A	B	A	B	A	B	A	B
空腹	10.68	5.97	7.1	8.8	100.3	100.2	1.82	3.12
餐后 1h	15.9	9.89	29.5	39.6	122.9	96.8	4.29	4.36
餐后 2h	16.4	6.87	25.6	40.2	118.6	95.6	5.04	4.52
餐后 3h	12.68	6.31	9.3	20.3	108.2	89.1	3.58	3.81

备注：A 代表治疗前（2018 年 11 月 29 日）；B 代表治疗后（2019 年 3 月 15 日）。

[按语] 通过对本案治疗过程的各项指标进行对比分析，笔者认为本案之所以能够取得较好的疗效，是因为严格遵循以下四个基本原则。

1. 据"三辨"要求，进行中医辨病诊断

患者6年前因牙痛查血糖偏高，不伴口干、多饮、多尿、乏力困倦等症状，被某医院诊为2型糖尿病，多年来一直服用二甲双胍片，血糖控制不佳。患者来我院门诊就诊时，以口干渴、多饮为主要特征，按照"三辨诊疗模式"之辨病要求诊为"上消病"，正如明·王肯堂在《证治准绳·消瘅》中所说的"渴而多饮为上消"是也。

2. 坚持辨证施治、审证求因原则

患者中年男性，嗜食肥甘厚味，喜饮酒，日均逾斤，内伤脾胃而酿成湿热。脾胃受损，脾虚失运，湿聚内停，郁久化热，热伤胃之津，津液不能上承于口，故口渴；热移于胃，而及于上，中上焦失和，则多食而易饥，餐前心慌；湿热蕴脾，上蒸于口，则口黏；湿热下注，迫及下焦，大肠传导不畅，则大便有不尽感；湿热交结，热蒸于内，湿泛肌肤，故肢体困重；湿热蕴于皮腠，则皮肤瘙痒。四诊合参，斯病乃湿热内蕴，三焦失和所致。四诊合参，辨为"湿热内蕴"证。

3. 据证立法，专方专药联合应用

患者湿热内蕴，往往扰上及下，三焦俱病，根据"方随法出"的理论，用清化和中之连朴饮加减，每获良效。连朴饮具有清化湿热、调和三焦之特点，湿热一除，清升浊降，三焦因和，诸症自愈。本方"清热化湿调糖饮"乃"连朴饮"加减而来，配合专病专方糖尿康片、黄连降糖片调控血糖。方中黄连清热燥湿，厚朴行气化湿，共为君药。薏苡仁健脾清热祛湿，《本草正》云："薏苡，味甘淡，气微凉，性微降而渗，故能去湿利水……以其性凉，故能清热，止烦渴、上气。但其功力甚缓，用为佐使宜倍。"半夏燥湿降逆而和胃，增强君药化湿和胃止呕之力；滑石味苦，性寒，归胃、膀胱经，清下焦湿热，使湿热从小便出，以上三者共为臣药。猪苓、茯苓健脾渗湿，利水消肿，淡竹叶归心肺胃经，清热泻火止烦渴；行气导滞，枳壳缓而枳实峻也，用枳壳取其气行则湿行；栀子清宣胸脘之郁热；芦根性甘寒质轻，清热和胃，除烦止呕，生津行水；藿香、佩兰化湿醒脾，去陈腐，辟秽浊，助湿热祛，共为佐使。诸药合用，清热祛湿，理气和中，升清降浊，则湿热去，脾胃和，清升浊降，血糖自平。

4. 谨察变化，增减有度，平稳调糖

二诊时，患者口干渴、口黏、下肢困重无力好转，舌暗红，苔薄黄腻，脉沉滑数，结合舌脉，可知患者湿热仍重，去藿香、佩兰，增黄连、芦根之量以清热燥湿，加牡丹皮、干生地黄以养阴生津。三诊时，上述症状缓解，嘱其继服汤剂巩固治疗。四诊时，患者脉平脏和，暂停中药汤剂，患者血糖达标且平稳，故糖尿康片及黄连降糖片减量，继服。在"中药汤剂、中成药片"联合服用的第 16 天，餐后 2 小时血糖达标，用药 20 天后，空腹及餐后 2 小时血糖均达标，说明纯中药降糖疗效显著。治疗 3 个月，停药 3 天复查胰岛功能，显示胰岛素功能较前改善，胰高血糖素降至正常，血糖恢复正常且较稳定，诸症皆除。治以调糖的纯中药三联疗法，辅以临床上的动态观察，适调序贯，恒用恒调，多能取得满意效果。

（十三）2 型糖尿病 / 上消病 / 痰浊中阻兼瘀证 / 和中降浊调糖饮 + 糖尿康片、黄连降糖片

[基本情况] 张某，男，46 岁，农民，河南开封尉氏县人，2018 年 6 月 21 日初诊。

[简要病史] 患者 7 年前体检发现血糖升高，FPG10.0mmol/L，未予重视，未进行系统诊治。4 年前患者逐渐出现口干渴、多饮多尿、乏力的症状，至尉氏县人民医院就诊，测 FPG ＞ 10.0mmol/L（具体不详），2hPG ＞ 11.1mmol/L（具体不详），诊断为 2 型糖尿病，予二甲双胍片 1g，日 3 次，口服；格列吡嗪片 2.5mg，日 3 次，口服，以控制血糖。FPG 波动在 4.7 ～ 9.2mmol/L，2hPG 波动在 4.2 ～ 16.2mmol/L。近 1 周患者自觉咽干，多饮，多尿，为求系统诊治，由门诊以"消渴病"为诊断收住院治疗。症见口干，多饮，多尿，双眼视物不清，时有干涩，胃脘不适，腹胀，纳食尚可，睡眠尚可，大便 1 ～ 2 日一行，时干结，时黏腻，小便频数，有泡沫，不伴尿急尿痛，夜尿 1 ～ 2 次。舌质淡暗，边有齿痕，苔白腻，脉滑。BMI24.6。入院前血糖见表 15-39。

表 15-39　张某入院前血糖（mmol/L）及血糖波动（mmol/L）监测表

日期	FPG	早 2hPG	午餐前	午 2hPG	晚餐前	晚 2hPG	睡前	SDBG	PPGE	LAGE
6 月 16 日	6.5	11.0	4.6	4.4	5.2	6.7	4.3	2.4 ↑	2.1	6.7 ↑
6 月 17 日	7.9	7.9	3.7	15.3	4.6	4.2	3.8	4.2 ↑	4.0 ↑	11.6 ↑
6 月 18 日	6.7	10.8	6.2	12.4	6.6	9.6	7.9	2.4 ↑	4.4 ↑	6.2 ↑
6 月 19 日	6.7	10.8	6.2	12.4	6.6	9.6	7.9	2.4 ↑	4.4 ↑	6.2 ↑
6 月 20 日	8.0	11.6	6.3	10.8	7.2	12.3	7.0	2.5 ↑	4.4 ↑	6.0 ↑

备注：6 月 16 日 - 6 月 18 日用药为二甲双胍片 1g，日 3 次，口服；格列吡嗪片 2.5mg，日 3 次，口服。6 月 18 日晚餐前开始停药。

[疗前检查] 胰功：FPG 及 1、2、3hPG 分别为 9.72、18.9、13.2、8.91mmol/L，空腹及餐后 1、2、3h 胰岛素分别为 8.1、30.4、18.2、13.8μIU/mL，空腹及餐后 1、2、3h 胰高血糖素分别为 113.8、130.7、118.5、116.4pg/mL，空腹及餐后 1、2、3hC-肽分别为 2.36、5.01、4.99、4.08ng/mL；血糖两项：FMN2.44mmol/L，HbA1c6.60%；肝功能大致正常；血脂：总胆固醇 6.11mmol/L，高密度脂蛋白 0.97mmol/L，低密度脂蛋白 4.63mmol/L；尿蛋白四项：α$_1$ 微球蛋白 48.8μg/mL，余均正常；尿微量白蛋白与肌酐比值、血常规、尿常规、甲功三项、肾功、电解质、同型半胱氨酸、超敏 C 反应蛋白均正常；经颅血流多普勒：脑动脉粥样硬化；颈部血管彩超：双侧颈动脉粥样硬化；双下肢血管彩超：双侧下肢动脉粥样硬化斑块；眼科检查：双眼屈光不正；胸片：两肺纹理增粗；腹部彩超：脂肪肝；心电图：窦性心律，大致正常。

[诊断] 中医诊断：上消病；西医诊断：2 型糖尿病。

[中医辨证] 痰浊中阻兼瘀证。

[治法] 燥湿健脾，化痰降浊。

[方药] ①专证专方：和中降浊调糖饮加减。

炒白术 30g，炒苍术 30g，广陈皮 10g，姜厚朴 12g，猪苓 30g，茯苓 30g，建泽泻 30g，桂枝 12g，姜半夏 9g，炒枳实 12g，薏苡仁 30g，川牛膝 40g，明升麻 12g，枸杞子 12g，杭菊花 12g。日 1 剂，水煎 400mL，早、中、晚餐前温服。

②专病专药：黄连降糖片 6 片、糖尿康片 10 片，均日 4 次（三餐前及睡前 22:00），口服。

[治疗经过] 停用西药，予以纯中药治疗 9 天后，患者 FPG 波动在 6.5 ～ 7.3mmol/L，2hPG 波动在 8.1 ～ 11.2mmol/L，神清气爽，症状消失，临床痊愈出院。住院期间患者血糖监测结果见表 15–40。

表 15–40　张某住院期间纯中药治疗血糖（mmol/L）监测表

日期	FPG	早 2hPG	午餐前	午 2hPG	晚餐前	晚 2hPG	睡前	SDBG	PPGE	LAGE
6 月 21 日				9		9	11.1	0.00	0.00	2.1
6 月 22 日	9.7		8.9	7.6	6.9	11.6	7.7	1.73	3.00 ↑	4.7 ↑
6 月 23 日	9.8	14.9	7.8	9.8	7.9	13.7	9.3	2.77 ↑	4.30 ↑	7.1 ↑
6 月 24 日	9.4	13.6	7.8	8		9.4	9.6	6.9	2.17 ↑	1.53	6.7 ↑
6 月 25 日	8.7	11.7	7.5	8.2	7.5	10.5	6.1	1.92	2.23 ↑	5.6 ↑

日期	FPG	早2hPG	午餐前	午2hPG	晚餐前	晚2hPG	睡前	SDBG	PPGE	LAGE
6月26日	8.1	13	8.6	7.5	8.7	10.4	6.2	2.13 ↑	3.30 ↑	6.8 ↑
6月27日	7.1	11.4	9.9	9	8.3	12.1	5.6	2.3 ↑	3.00 ↑	6.5 ↑
6月28日	8.2	13.4	7.8	8.9	7.1	11.5	6.3	2.54 ↑	3.57 ↑	7.1 ↑
6月29日	7.3	9.7	7.4	8.1	8.9	10.8	6.1	1.59	1.67	4.7 ↑
6月30日	7.6	11.2	6.5						3.60	4.7

患者出院1周后，测FPG5.7mmol/L，2hPG7.9mmol/L。出院1个月后进行随访，患者FPG波动在5.4～6.7mmol/L，2hPG波动在5.4～8.8mmol/L，血糖达标且平稳。嘱停用中药汤剂，成药改为黄连降糖片5片、糖尿康片6片，均日3次（三餐前），口服。

患者治疗110天后（2018年10月11日），停药3天，每天测七次血糖（三餐前后及22:00），结果显示：停药第1天的血糖分别是5.5、7.1、6.3、8.6、5.9、8.5、6.3mmol/L，停药第2天的血糖分别是6.3、8.6、6.3、8.0、6.1、7.9、6.5mmol/L，停药第3天的血糖分别是6.6、8.0、5.9、8.5、6.6、9.1、8.8mmol/L。再次复查胰岛功能：FPG及1、2、3hPG分别为7.84、10.6、8.4、6.86mmol/L，空腹及餐后1、2、3h胰岛素分别为6、14.9、16.8、10.8μIU/mL，空腹及餐后1、2、3h胰高血糖素分别为98.6、112.9、117.1、110.4pg/mL，空腹及餐后1、2、3hC−肽分别为1.2、3.34、4.40、3.26ng/mL；FMN2.32mmol/L，HbA1c6.1%。血脂：TC 5.09mmol/L，TG 0.58mmol/L，HDL−C 1.45mmol/L，LDL−C2.47mmol/L。肝功能大致正常。尿蛋白四项均在正常范围。尿微量白蛋白与肌酐比值、血常规、尿常规、甲功三项、肾功、电解质、同型半胱氨酸、超敏C反应蛋白均正常。BMI22.7kg/m^2。改黄连降糖片3片、糖尿康片5片，均日3次（三餐前），口服。

[疗效小结]

1. 该糖友入院前服用西药，停药后血糖有短暂升高，入院时FPG9.72mmol/L、2hPG13.2mmol/L，经过9天的纯中药治疗两项指标分别降至7.6mmol/L、11.2mmol/L，分别下降了21.8%、15.2%。出院后1周，测FPG5.7mmol/L，2hPG7.9mmol/L，血糖达标。

2. 患者使用西药治疗期间，虽HbA1c为6.6%，但FPG波动在4.7～9.2mmol/L，

2hPG 波动在 4.2 ～ 16.2mmol/L，血糖波动较大。患者入院前 3 天用西药治疗，其间自测血糖仍波动较大。停药监测胰岛功能后，患者进行纯中药治疗，血糖逐渐平稳。随访患者 FPG 波动在 5.4 ～ 6.7mmol/L，2hPG 波动在 5.4 ～ 8.8mmol/L。血糖波动 3 项指标（SDBG、PPGE、LAGE）由治疗前波动较大的 4.2、4.0、11.6mmol/L 降至比较稳定的 0.95、1.9、2.5mmol/L。FMN 由 2.44mmol/L 降至 2.32mmol/L，HbA1c 由 6.6% 降至 6.1%，血糖达标且平稳。

3. 经过 110 天的治疗，患者空腹及餐后 1、2、3h 胰岛素由疗前分别为 8.1、30.4、18.2、13.8μIU/mL，调整至疗后 6、14.9、16.8、10.8μIU/mL；空腹及餐后 1、2、3h 胰高血糖素由治疗前 113.8、130.7、118.5、116.4pg/mL 降至 98.6、112.9、117.1、110.4pg/mL。空腹及餐后 1、2、3h 的 C- 肽由疗前 2.36、5.01、4.99、4.08ng/mL，调整至疗后 1.2、3.34、4.40、3.26ng/mL。对比患者两次胰岛功能结果，各时段血糖较前均有下降，虽胰岛素分泌功能改善不明显（其中胰岛素抵抗指数由 3.49 降至 2.14，胰岛素分泌指数由 26.05 升至 28.29），但胰高血糖素各时段明显下降。具体结果见表 15-41。

表 15-41　张某治疗前后胰岛功能对比表

	血糖（mmol/L）		胰岛素（μIU/mL）		胰高血糖素（pg/mL）		C 肽（ng/mL）	
	A	B	A	B	A	B	A	B
空腹	9.72	7.84	8.1	6.0	113.8	98.6	2.36	1.20
餐后 1h	18.9	10.6	30.4	14.9	130.7	112.9	5.01	3.34
餐后 2h	13.2	8.4	18.2	16.8	118.5	117.1	4.99	4.40
餐后 3h	8.91	6.86	13.8	10.8	116.4	110.4	4.08	3.26

备注：A 代表治疗前（2018 年 6 月 2 日）；B 代表治疗 110 天后停药 3 天（2018 年 10 月 14 日）。

4. 经过 110 天的治疗，患者 BMI 由 24.6 降至 22.7，检查血脂显示：总胆固醇由 6.11mmol/L 减至 5.09mmol/L，高密度脂蛋白由 0.97mmol/L 升至 1.45mmol/L，低密度脂蛋白由 4.63mmol/L 减至 2.47mmol/L。尿蛋白四项中 α_1 微球蛋白治疗前为 48.8μg/mL（偏高），治疗后降至正常范围。

[按语] 通过对本案的分析，笔者认为本案之所以能够取得较好的疗效，主要因为遵循以下四个基本原则。

1. 据"三辨"要求，诊为"上消病"

患者入院时症状以口干、多饮为主，伴多尿，按照 2 型糖尿病"三辨诊疗模式"辨病诊断原则的基本要求，诊为"上消病"。

2. 四诊合参，辨为"痰浊中阻兼瘀证"

患者为中年男性，平素饮食不节，嗜食肥甘厚味，正如《内经》曰："饮食自倍，肠胃乃伤。"损脾伤胃，脾虚运化失司，聚湿生痰，痰湿阻络，湿邪不化，津不上承，故见口干多饮；"气为血之帅"，气虚血行无力，日久成瘀，瘀血阻络，双目失养，故见视物模糊；脾虚运化失司，而见胃脘不适；湿为阴邪，其性趋下，阻碍气机，故见大便时干结，时黏腻；湿邪不化，水趋于下则见小便频数，有泡沫。结合舌脉辨证为痰浊中阻兼瘀证。

3. 燥湿健脾，升清降浊，以和立法

本案在治疗上，重视脾"喜燥恶湿"的特性，以"顺其性者为补"的原则，灵活运用燥湿、健脾、化浊之品，配合运用祛瘀通络之品以防变证的发生，总以"燥湿健脾，化痰降浊"为治则，自拟和中降浊调糖饮进行治疗。方中苍术、白术燥湿，脾本喜燥恶湿，湿去则脾运化升动自如，且苍术、白术健脾益气，脾气自然健旺，为君药。枳实行气化痰，除痞满，使升降相合，内外通和，而流浊顿消；姜半夏助主药祛湿之力，茯苓善渗泄水湿，猪苓养阴利水，使湿无所聚，痰无由生，且茯苓亦可健脾，为臣药。厚朴、陈皮理气宽中，薏苡仁燥湿健脾，共为佐药。又有泽泻利水渗湿，桂枝温阳通络，川牛膝、升麻一升一降，调畅气机，枸杞子、菊花清肝明目。配合糖尿康片、黄连降糖片，将扶正与祛邪相结合，使阴阳平衡，则机体自然康复。

4. 四诊辨证，三联结合

患者起病源于饮食不节，加之形体偏胖，导致血糖升高，胰岛素控制血糖效果差，故慕名寻求中医调治。入院后，患者果断停用西药，根据中医四诊辨证，采用"纯中药三联疗法"，结合饮食、运动及血糖监测等基础治疗，并被提前告知治疗过程中血糖会因饮食、运动、情绪等因素的影响而有波动。笔者针对患者的血糖和辨证，灵活将中药汤剂、糖尿康片、黄连降糖片联合应用，临证根据血糖及症状改善实况调整剂量，从而使患者血糖持续稳定，长期获益。

（十四）2 型糖尿病 / 消渴病 / 痰浊中阻证 / 和中降浊调糖饮 + 糖尿康片

[基本情况] 韩某，男，46 岁，农民，河南开封人，2018 年 4 月 14 日初诊。

[简要病史] 患者平素饮食不节，近 2 个月来出现口干渴，多饮，多尿，消瘦（体重下降约 5kg），不伴手抖、心慌、颈前肿大、出汗，故未重视治疗。2018 年 4 月 12 日测 FPG20mmol/L，2hPG28mmol/L，慕名寻求中医调治入院。症见形体肥胖，口干渴，多饮，多尿，口苦，头晕，视物不清，肢体麻木刺痛，纳食尚可，睡眠尚可，大便黏滞，日行 1 次，小便频数，有泡沫，夜尿约 3 次，舌质淡暗，舌边有齿痕，苔白腻，脉弦滑。体重 105kg，身高 180cm，BMI 32.4，腰臀比 1.0。

[疗前检查] 查胰岛功能：FPG 及 1、2、3hPG 分别为 20.62、28、30.7、26.73mmol/L，空腹及餐后 1、2、3h 胰岛素分别为 6.8、8.8、7.9、7.1μIU/mL，空腹及餐后 1、2、3h 胰高血糖素分别为 139.2、127.6、122、115.5pg/mL，空腹及餐后 1、2、3hC– 肽分别为 2.91、3.3、3.24、3.07ng/mL；血糖两项：HbA1c12.3%，FMN3.93mmol/L；尿常规：尿葡萄糖 2+，酮体呈阴性；大便常规回示正常；血常规：白细胞 5.32×10^9/L，中性粒细胞百分比 53.6%，淋巴细胞百分比 38.2%，红细胞 5.91×10^{12}/L，血红蛋白 176g/L，血小板 229×10^9/L；血凝五项均在正常范围；果糖胺 3.93mmol/L，糖化血红蛋白 12.30%；肝功、肾功、电解质均在正常范围；同型半胱氨酸 10.4μmol/L；超敏 C 反应蛋白 0.16mg/L；甲功三项：游离三碘甲状原氨酸 1.6pg/mL，游离甲状腺素 13.9pg/mL，促甲状腺激素 3.11μIU/mL；血脂：总胆固醇 7.26mmol/L，甘油三酯 2.01mmol/L，高密度脂蛋白 1.15mmol/L，低密度脂蛋白 5.39mmol/L；尿蛋白四项：α_1 微球蛋白 54.90μg，β_2 微球蛋白 0.01μg/mL，免疫球蛋白 G7.1μg/mL，尿微量白蛋白 42.7mg/L；尿 mALb/Cr4.27mg/mmol；四肢血管彩色多普勒：双侧血管未见异常；四肢 CPT：四肢末梢各项指标高于正常；彩超：脂肪肝，椎基底动脉供血不足，双侧颈动脉粥样硬化；胸片：两肺纹理增粗；眼科检查：双眼黄斑病变，双眼视疲劳；心电图：窦性心律，大致正常心电图。

[诊断] 中医诊断：上消病；西医诊断：2 型糖尿病。

[中医辨证] 痰浊中阻证。

[治法] 燥湿健脾，化痰降浊。

[方药] ①专证专方：和中降浊调糖饮加减。

炒苍术 30g，炒白术 30g，广陈皮 10g，粉葛根 30g，猪苓 30g，云茯苓 30g，泽泻 30g，桂枝 6g，姜半夏 10g，炒枳实 10g，薏苡仁 30g，川牛膝 45g，升麻片

10g。日 1 剂，水煎 400mL，早、中、晚餐前温服。

②专病专药：糖尿康片 6 片，日 4 次（三餐前及睡前 22：00），口服。

[治疗经过]2018 年 4 月 16 日：FPG14.3mmol/L，2hPG19.4mmol/L，患者血糖高，调整糖尿康片至 8 片，日 4 次，口服；17 日：FPG17mmol/L，2hPG17.4mmol/L，患者血糖仍未达标，调整糖尿康片至 10 片，日 4 次，口服，以调控血糖；18 日：FPG13.6mmol/L；19 日：FPG15.3mmol/L，2hPG17.3mmol/L；20 日：FPG11.4mmol/L，2hPG12.2mmol/L，患者血糖下降，口苦、口中黏腻不爽症状缓解，效不更方，继服上方；21 日：FPG11.1mmol/L，2hPG11.9mmol/L；22 日：FPG10.8mmol/L，2hPG8.6mmol/L；24 日：FPG8.1mmol/L，2hPG6.7mmol/L；25 日：FPG7.6mmol/L，2hPG6.8mmol/L，血糖稳定，诸症消失，痊愈出院（住院治疗期间血糖情况见表15-42）。院外治疗：中药汤剂每日 1 剂，糖尿康片 10 片，日 3 次，口服。

表 15-42　韩某住院期间血糖（mmol/L）监测表

日期	空腹	早餐后 2h	午餐前	午餐后 2h	晚餐前	晚餐后 2h	睡前	SDBG	PPGE	LAGE
4 月 14 日	20.62	28	26.73	14.2						
4 月 15 日		21.8								
4 月 16 日	14.3	19.4		17.4					5.10	5.1
4 月 17 日	17	17.4		15.4		16.4		0.87	0.40	2
4 月 18 日	13.6	15.6	13.6	16	14.2	15.3		1.05	0.75	2.4
4 月 19 日	15.3	17.3	16.2	13.9	13	14.9		1.5	2.07	4.3
4 月 20 日	11.4	12.2	12.7		10	14.8		1.77	2.08	4.8 ↑
4 月 21 日	11.1	11.9	11.5	15.5	11.1		12.1	1.52	2.40 ↑	4.4
4 月 22 日	10.8	8.6		8		8.6	6.9	1.42	2.20	3.9
4 月 23 日	8.8				8.1		9.3			1.2
4 月 24 日	8.1	6.7		8.8	9.1	9.1	7.7	0.95	0.70	2.4
4 月 25 日	7.6	6.8	7	8.1	7	8.4		0.66	1.10	1.6

5 月 9 日复诊：患者精神、体力、食、眠俱佳，测 FPG6.6mmol/L，2hPG5.1mmol/L，血糖稳定，未现波动。调减糖尿康片为 8 片，日 3 次，口服，并停用中药汤药。

5 月 27 日复诊：患者神清气爽，脉息调匀，未诉特殊不适，测 FPG6.8mmol/L，2hPG6.0mmol/L，糖尿康片减为 5 片，日 3 次，口服。

7 月 14 日复诊：患者平素自测 FPG6 ～ 7mmol/L，2hPG6 ～ 8.4mmol/L。停药 3 天复查胰岛功能：FPG 及 1、2、3hPG 分别为 6.38、6.8、6.1、5.86mmol/L，空腹及餐后 1、2、3h 胰岛素分别为 8.6、22.9、12.6、8μIU/mL，空腹及餐后 1、2、3h 胰高血糖素分别为 105.9、96.4、95.5、90pg/mL，空腹及餐后 1、2、3hC- 肽分别为 3.76、8.18、6.08、4.08ng/mL；HbA1c6.7%，FMN2.36mmol/L。尿微量白蛋白 19.7mg/L。体重 95kg，BMI29.3kg/m²，腰臀比 0.94。血脂：TC4.16mmol/L，TG1.91mmol/L，HDL-C2.15mmol/L，LDL-C3.39mmol/L。肝肾功及电解质均在正常范围，尿蛋白四项均在正常范围。予糖尿康片 3 片，日 3 次，口服。

[疗效小结]

1. 患者平素饮食运动均不规律，血糖整体较高。患者从接受纯中药降糖方案后，配合饮食、运动管理，体重减轻，血糖逐步下降，用药 8 天后 2hPG 首次达标。该糖友入院时 FPG20.62mmol/L，2hPG30.7mmol/L，经过 11 天的治疗，FPG、2hPG 分别降至 7.6mmol/L、6.8mmol/L，分别下降 63.1%、77.9%。

2. 经过 90 天的治疗，患者糖化血红蛋白由 12.3% 降至 6.7%，果糖胺由 3.93mmol/L 降至 2.36mmol/L。

3. 经过 90 天的治疗，对比患者治疗前后两次检查胰岛功能的结果，患者各时段血糖较前均有所下降，且胰岛素分泌较前增加，胰岛素抵抗减轻。具体结果见表 15-43。

表 15-43　韩某治疗前后胰岛功能对比表

时间	血糖（mmol/L）		胰岛素（μIU/mL）		胰高血糖素（pg/mL）		C 肽（ng/mL）	
	A	B	A	B	A	B	A	B
空腹	20.62	6.38	6.8	8.6	139.2	105.9	2.91	3.76
餐后 1h	28	6.8	8.8	22.9	127.6	96.4	3.3	8.18
餐后 2h	30.7	6.1	7.9	12.6	122	95.5	3.24	6.08
餐后 3h	26.73	5.86	7.1	8	115.5	90	3.07	4.08

备注：A 代表治疗前（2018 年 4 月 14 日）；B 代表治疗后（2018 年 7 月 18 日）。

4. 经过约 90 天的治疗，患者体重由 105kg 降至 95kg，BMI 由 32.4 降至 29.3，腰臀比由 1.0 降至 0.94。血脂：TC 由 7.26mmol/L 降至 4.16mmol/L，TG 由 2.01mmol/L 降至 1.91mmol/L，HDL-C 由 1.15mmol/L 调整至 2.15mmol/L，LDL-C 由 5.39mmol/L 调整至 3.39mmol/L；尿蛋白四项恢复正常，肝肾功能等未见明显变化。患者尿微量白蛋白增高，经中药治疗，尿蛋白四项相关指标均正常，血脂代谢指标改善，提示中药在治疗糖尿病早期并发症上具有多靶点的优势。

[按语] 通过对本案的分析，笔者认为本案之所以能够取得较好的疗效，主要因为遵循以下五个基本原则。

1. 据"三辨"要求，诊为"上消病"

患者入院时以口干渴、多饮、多尿为主要特点，按照 2 型糖尿病"三辨诊疗模式"辨病诊断原则的基本要求，诊为"上消病"。

2. 四诊合参，辨为"痰浊中阻证"

该糖友为中年男性，平素嗜食肥甘厚味，形体肥胖。肥甘饮食聚湿生痰，湿浊中阻，脾失健运，胃失和降，气机升降失调，谷精不布则谷精壅滞血中，则血糖渐升；湿阻中焦，津不上承，可见口干多饮；痰湿困阻，日久生热则口苦；湿性重浊、黏滞，闭阻经脉，上不能充养头目，则见头晕，视物不清，下不能充养肢体，血脉不通，"不通则痛，不荣则痛"，故见肢体麻木刺痛；湿为阴邪，其性趋下，阻碍气机，故见大便黏滞；湿邪不化，水趋于下，则见小便频数，有泡沫；舌质淡暗，舌边有齿痕，苔白腻，脉弦滑，为痰湿之象。四诊合参，辨为痰浊中阻证。

3. 燥湿健脾、化痰降浊、和中调糖为先

脾喜燥恶湿，为生痰之源，痰浊既成，必碍中困脾，脾失健运，则谷精不布，壅滞血中，不仅不能发挥其滋养作用，反而变为"糖脂"；水津不运，聚湿为浊，两浊相加，浊邪益甚，聚浊生痰，发为本病。脾虚湿浊，互为因果。故在治疗上应以"燥湿健脾，化痰降浊"为治疗大法，脾运土健，以绝聚湿、变浊、生痰之源，使清阳得升，谷精、津液得布，浊阴得降，痰浊得化，全身气机调达，是以血糖渐平，诸症自缓，不止渴而渴自解矣。

4. "脾胰同病"则"脾胰同调"

胰腺之说古时论述较少，多认为胰为脾之副脏，与脾共主运化，化生气血，升清降浊，输布精微，供养周身。中医学家任继学明确指出："消渴病病位之本在人体之'散膏'，即胰腺。"该患者治疗前口干、多饮、体重下降，提示其胰腺功能紊乱，身体功能失调，"脾胰同病"则"脾胰同调"。纯中药治疗后，患者症状改善明显，高血糖回落，最终稳定于理想范围，提示紊乱的胰腺功能逐渐恢复，身体调节功能逐渐归于平衡。而胰岛素分泌量增加、胰岛素抵抗改善也从客观上印证了纯中药控制血糖的科学性。

5. 治病求本，标本同治

消渴病治疗若只求糖高降糖则如扬汤止沸，无法从根本上解决问题，应针对血糖和辨证，灵活将中药汤剂、糖尿康片、黄连降糖片联合应用，临证根据血糖及症状，改善实况，调整剂量。糖尿康片、黄连降糖片为我院院内制剂，因人制宜，辨证施治，致力于治本为主，标本同治，改变其致病之因、发病之基，使血糖平稳。长期随访及完善 HbA1c 检查后发现，患者血糖得以高效稳定控制，以上均为该治疗理念正确的有力佐证。

（十五）2 型糖尿病并发视网膜病变 / 消渴病目病 / 肝郁脾虚证 / 疏肝健脾调糖饮 + 糖尿康片、黄连降糖片、降糖明目片

[基本情况] 黄某，男，50 岁，河南开封人，2018 年 6 月 18 日入院。

[简要病史] 患者 2 型糖尿病病史 7 年。7 年前患者无明显诱因出现口干口苦、多饮多尿症状，查血糖偏高（具体不详），诊为 2 型糖尿病。曾予患者诺和龙控制血糖，后改予利拉鲁肽控制血糖，3 年前因上症加重，改为注射甘精胰岛素控制血糖。患者平素偶测 FPG，波动于 6 ～ 7mmol/L，上述症状时轻时重。近 1 个月来，患者无明显诱因出现症状加重，伴双眼视物模糊，遂至我院求治。症见口干渴，多饮，多尿，视物模糊，周身乏力困倦，腰膝酸软，纳眠欠佳，小便频数，大便日 1 次。舌质淡暗，舌苔白微腻，脉沉。

[疗前检查] 胰岛功能：FPG 及餐后 1、2、3hPG 分别为 7.29、15.4、11.4、9.15mmol/L，空腹及餐后 1、2、3h 胰岛素分别为 10.7、37.0、22.3、20.3μIU/mL，空腹及餐后 1、2、3h 胰高血糖素分别为 110.4、110.1、106.9、122.2pg/mL，空腹及餐后 1、2、3hC- 肽分别为 3.23、5.67、5.16、4.59ng/mL；HbA1c7.6%，FMN2.96mmol/L。检测视力：左眼 0.3，右眼 0.4。

[诊断] 中医诊断：消渴病目病；西医诊断：2 型糖尿病并发视网膜病变。

[中医辨证] 肝郁脾虚证。

[治法] 疏肝健脾。

[方药] ①专证专方：疏肝健脾调糖饮加减。

北柴胡 20g，全当归 10g，云茯苓 15g，炒白芍 10g，炒苍术 30g，生白术 6g，砂仁 10g（后下），广陈皮 10g，薏苡仁 30g，川牛膝 30g，生甘草 6g。日 1 剂，水煎 400mL，早、中、晚餐前温服。

②专病专药：糖尿康片 6 片、黄连降糖片 5 片、降糖明目片 5 片，均日 3 次，口服。

[治疗经过]2018 年 6 月 23 日：测 FPG8.8mmol/L，2hPG 降至 13.2mmol/L。患者空腹血糖有升高趋势，遂将专病专药糖尿康片加至 8 片，3 次 / 日口服以控制血糖。患者自述服上述药物后症状皆有改善，但近日出现口苦症状，烦躁易怒。查舌质红，苔腻微黄，脉弦数。考虑患者诸症皆因肝失疏泄、郁而化火所起，中药汤剂加用黄芩、连翘、牡丹皮以清肝泻火。

6 月 26 日：用药 8 天，患者测 FPG5.6mmol/L，2hPG7.8mmol/L，空腹血糖首次正常，餐后两小时血糖首次达标。患者症状有较大改善，精神状态较前明显好转。效不更法，继续上述方案治疗。

6 月 28 日：测 FPG5.1mmol/L，2hPG6.8mmol/L。患者 FPG、2hPG 均正常。检测视力：左眼 0.5，右眼 0.6。患者精神饱满，脉象平和，遂出院，嘱其院外停用汤药，成药继续服用。

9 月 20 日随诊：胰岛功能：FPG 及餐后 1、2、3hPG 分别为 5.1、8.4、7.4、6.1mmol/L，空腹及餐后 1、2、3h 胰岛素分别为 6.2，32.0，28.3，20.3μIU/mL，空腹及餐后 1、2、3h 胰高血糖素分别为 80.4、90.1、86.8、85.2pg/mL，空腹及餐后 1、2、3hC- 肽分别为 1.24、5.62、4.98、3.26ng/mL；HbA1c5.8%，FMN2.56mmol/L。

[疗效小结]

1. 该糖友由入院时 FPG7.29mmol/L、2hPG11.4mmol/L，经过 8 天的治疗，FPG、2hPG 分别降至 5.6mmol/L、7.8mmol/L。FPG、2hPG 首次达标时间均为 8 天。

2. 经过 3 个月的治疗，HbA1c 由 7.6% 降至 5.8%，总体血糖控制满意，达到理想的血糖控制目标。

3. 经过 3 个月的治疗，对比治疗前后胰岛功能显示：胰岛素抵抗指数由 3.47 降至 1.41，胰岛素分泌指数由 56.5 升至 77.5。提示胰岛功能得到改善。具体结果见表 15-44。

表 15-44　黄某治疗前后胰岛功能对比表

时间	血糖（mmol/L）		胰岛素（μIU/mL）		胰高血糖素（pg/mL）		C肽（ng/mL）	
	A	B	A	B	A	B	A	B
空腹	7.29	5.1	10.7	6.2	110.4	80.4	3.23	1.24
餐后 1h	15.4	8.4	37.0	32.0	110.1	90.1	5.67	5.62
餐后 2h	11.4	7.4	22.3	28.3	106.9	86.8	5.16	4.98
餐后 3h	9.15	6.1	20.3	20.3	122.2	85.2	4.59	3.26

备注：A代表治疗前（2017年6月18日）；B代表治疗后（2017年9月20日）。

4. 经过约3个月的治疗，患者BMI由28.3降至26.0，血压、肝肾功能、尿蛋白四项、总胆固醇、低密度脂蛋白、高密度脂蛋白等未见明显变化。

[按语] 通过对本案治疗的阶段性分析，笔者认为本案之所以能取得较好的疗效，是因为遵循以下四个要点。

1. 视物不清，口干多饮，当为消渴目病

患者入院时以双目视物不清，口干，多饮，多尿为主要特点，中医诊断当为消渴病目病。

2. 木郁土壅，肝脾不和，治当疏肝健脾

《素问·阴阳应象大论》论述："肝主目……在窍为目。"指出足厥阴肝经上连目，肝之气血循肝之经脉上注于目，以维持目的视觉功能。肝血充足，肝气调和，则目能视物辨色。故消渴目病，应首先责之于肝。患者消渴日久，平素多因疾病而思虑忧愁，久而肝木疏泄失常，木郁日久，则肝阴渐亏。《素问·金匮真言论》曰："东方青色，入通于肝，开窍于目，藏精于肝。"《灵枢·脉度》曰："肝气通于目，肝和则目能辨五色矣。"肝精不足，目络失养，故见视物模糊；木郁则土壅，肝木长期不达则脾气受损，故出现周身乏力困倦；脾不散精，津不上输于肺，则肺燥口渴多饮；脾不升清，津液直注小肠，渗入膀胱，而多尿；脾脏长期亏虚，后天之本不能滋养先天之精，故出现腰膝酸软。四诊合参，当辨为肝郁脾虚证，治疗从肝、脾入手，以柴胡疏肝解郁为君药；白芍、当归养血柔肝为臣药；白术、茯苓健脾祛湿，使得生化有权，气血有源，砂仁芳香醒脾，陈皮健脾化痰，苍术健脾燥湿，薏苡仁健脾利湿降浊，几味药共助脾运化，加之以川牛膝利水、强腰膝，共为佐药；甘草调和诸药为使药。全方以"疏肝健脾"为法则，立足于"调和肝脾"，使木达土健，身体平和。予"疏肝健脾调糖饮"加减以疏肝健脾，配合专病专药院内制剂，用药8天后，患者 FPG 及 2hPG 正常。

3. 双相调节，平稳控糖，改善生活质量

患者消渴日久，饮食不节制，运动较少，血糖监测不规律，故就诊前血糖波动情况不详。患者入院前注射甘精胰岛素控制血糖，入院后接受纯中药治疗方案，配合饮食运动管理，血糖逐步下降，空腹血糖由 7.29mmol/L 降至 5.6mmol/L，餐后 2小时血糖由 11.1mmol/L 降至 7.8mmol/L，均在 8 日内达标，体现了中药降糖的疗效。患者胰岛功能结果提示胰岛素抵抗明显，体现了中药具有增加胰岛素敏感性，改善胰岛功能的作用，这也可能是其有效降糖的机制之一。另外，患者口干，多饮，多尿，视物模糊，周身乏力，腰膝酸软，纳眠欠佳，小便频数，经中药治疗，上述症状均明显好转，提示中药在治疗糖尿病慢性并发症方面有一定的优势，可显著提高患者生存质量。

4. 专病专方，专方专药，提升中医疗效

柴胡性味苦辛，微寒，归肝、胆经。具有清热解表、和解少阳、疏肝解郁、升阳举陷之功效。有人认为柴胡有劫肝阴之嫌，不可量大，余则不以为然。在《伤寒论》中，柴胡每可用至"半斤"，约合今日 75g。对此张仲景未做任何叮嘱，反云："但见一证便是，不必悉具。"可见柴胡原非峻烈之药。笔者结合多年行医之经验，发现柴胡用于疏肝解郁时，量可稍大，可用至 20 ～ 30g，疗效显著；而用于升阳或引经时，量可稍小，可用至 3 ～ 6g。

六、专方专药专茶三联验案选

（一）2 型糖尿病 / 消渴病 / 痰浊中阻证 / 和中降浊调糖饮 + 糖尿康片、黄连降糖片 + 六仙饮

[基本情况] 赵某，男，54 岁，山西运城人，2017 年 5 月 16 日入院。

[简要病史] 患者平素喜食肥甘厚味，近 3 个月渐现口干，体重下降 7kg，近 1个月来周身乏力渐重，1 周前查 FPG14.1mmol/L，2hPG20.8mmol/L，慕名到我院寻纯中药治疗。症见口干而黏，饮水量、食量大于往常，乏力困倦，每至餐前饥饿感明显，多食方可缓解，眠差，大便黏腻不成形，日 2 ～ 4 次，小便稍多。舌质淡暗，舌体胖，有齿痕，苔白腻，脉滑。BMI26.4kg/m^2，TG3.19mmol/L，肝肾功能、尿

蛋白四项等未见异常。

[疗前检查]18 日查胰岛功能显示：FPG 及餐后 1、2、3hPG 分别为 14.31、20.4、21.6、16.16mmol/L，空腹及餐后 1、2、3h 胰岛素分别为 6.8、9.2、11.5、9.3μIU/mL，空腹及餐后 1、2、3h 胰高血糖素分别为 107.8、109.8、113.1、113.2pg/mL，空腹及餐后 1、2、3hC- 肽分别为 1.25、1.46、1.94、1.74ng/mL，HbA1c11.10%，FMN3.26mmol/L。入院后血糖监测结果见表 15-45。

表 15-45　赵某入院后血糖（mmol/L）监测表

	空腹	早餐 2hPG	中餐前	中餐 2hPG	晚餐前	晚餐 2hPG	睡前	SDBG	PPGE	LAGE
5 月 17 日			13.1		14.5	17.6				
5 月 18 日	14.31	21.6		17.6	13.8	19.2	14.1	3.8 ↑	7.7 ↑	10.0 ↑
5 月 19 日	11.4	17.1	14.4	19.8	11.9	20.3	11.8	3.8 ↑	6.5 ↑	8.9 ↑
5 月 20 日	11.2	17.3	12.9	18.2	10.0	16.1	11.9	3.2 ↑	5.8 ↑	8.2 ↑
5 月 21 日	8.4	14.0	10.5	16.7	11.2	12.2	11.3	2.7 ↑	4.3 ↑	8.3 ↑
5 月 22 日	12.2	15.5		14.1	13.1	11.9	10.8	1.7	2.3 ↑	4.7 ↑
5 月 23 日	9.4	12.6		15.2		13.0	10.4	2.3 ↑	3.2 ↑	5.8 ↑
5 月 24 日	9.1	11.9		12.1		10.7	9.0	1.5	2.8 ↑	3.1
5 月 25 日	8.5	12.6	9.9		10.4	9.7				
5 月 26 日	8.9	11.9	9.0	9.7	8.8	10.2	9.7	1.1	1.7	3.1
5 月 27 日	8.5	10.1	9.1	10.8	8.0	9.2	8.4	1.0	1.5	2.8

[诊断] 中医诊断：消渴病；西医诊断：2 型糖尿病。

[中医辨证] 痰浊中阻证。

[治法] 燥湿健脾，化痰降浊，和中调糖。

[方药] ①专证专方：和中降浊调糖饮加减。

炒苍术 10g，炒白术 10g，川厚朴 10g，淡豆豉 10g，建泽泻 30g，云茯苓 30g，生薏苡仁 30g，川桂枝 6g，白茅根 30g，首乌藤 50g，生甘草 6g。日 1 剂，水煎 400mL，早晚温服。

②专病专药：糖尿康片 10 片，黄连降糖片 6 片，均日 3 次，口服。

③内服专茶：六仙饮，日 1 袋，代茶饮。

[治疗经过]2017 年 5 月 24 日：患者自 5 月 20 日开始服药，现服药 4 天，口黏、乏力好转，口干稍缓，FPG 由 14.31mmol/L 降至 9.1mmol/L，2hPG 由 21.6mmol/L 降至 11.9mmol/L，停六仙饮。口干多饮，虑为津失布散、升降失司，故于上方加升麻 10g、川牛膝 30g 以升清降浊、输布精津，加炒枳壳 10g 理气行津，炒苍术、炒白术均加至 30g 以增燥湿健脾、运化水谷精微之功。减糖尿康片为 8 片，黄连降糖片为 6 片，均日 3 次，口服。

5 月 27 日：患者口干、口黏、大便黏明显改善，眠转安，FPG8.5mmol/L，2hPG10.1mmol/L，显效出院。嘱停汤剂，继服成药。

6 月 6 日出院后第一次复诊：患者口干、乏力消失，FPG 降至 6.0mmol/L，2hPG 降至 7.3mmol/L，服药 16 天血糖调控双双达标，减糖尿康片、黄连降糖片各为 5 片，均日 3 次。

7 月 1 日出院后第二次复诊：患者口干、乏力未再反复，FPG5.8mmol/L，2hPG6.9mmol/L，FPG 及 2hPG 用药 41 天均达正常水平，遂停服黄连降糖片，继服糖尿康片。

8 月 18 日函诊：患者神清气爽，无任何不适，自试午餐前食用西瓜 1000g，于 30 分钟后测午餐前血糖为 11.2mmol/L，午餐正常服药用餐，午餐后 6.5mmol/L。两餐之间食用苹果 150g，或鲜葡萄 80g，或桃子 180g，或梨 200g，下一餐餐前血糖仍在 6.0mmol/L 以内，2hPG 仍在 7.0mmol/L 左右。即使感冒时连续服疏风清热颗粒（含蔗糖型），FPG 仍在 5.0～6.0mmol/L，2hPG 仍在 6.6～7.5mmol/L。

9 月 2 日第二次住院：患者 BMI 由 26.4 降至 24.6，停药第 1 天：FPG5.6mmol/L、2hPG7.2mmol/L；停药第 2 天：FPG5.9mmol/L，食面汤 300mL，含糖烧饼 100g，蔬菜 250g 后，测 2hPG10.4mmol/L；停药第 3 天，复查胰岛功能：FPG 及餐后 1、2、3hPG 分别为 6.7、9.8、8.1、7.2mmol/L，空腹及餐后 1、2、3h 胰岛素分别为 9.0、22.1、34.3、19.3μIU/mL，空腹及餐后 1、2、3h 胰高血糖素分别为 86.2、101.8、104.5、98pg/mL，空腹及餐后 1、2、3hC- 肽分别为 2.47、3.89、5.80、6.43ng/mL。HbA1c 由 11.10% 降至 5.8%，FMN 由 3.26mmol/L 降至 2.31mmol/L。复查 TG 由 3.19mmol/L 降至 2.38mmol/L，肝肾功能、尿蛋白四项等未见异常。继续予糖尿康片 5 片，日 3 次，嘱定期复诊。

2018 年 1 月 18 日第三次住院：患者停药 3 天复查胰岛功能：FPG 及餐后 1、2、

3hPG 分别为 6.9、14.3、10.1、7.57mmol/L，空腹及餐后 1、2、3h 胰岛素分别为 8.1、20.1、24、15.2μIU/mL，空腹及餐后 1、2、3h 胰高血糖素分别为 126.1、125.6、121.6、121pg/mL，空腹及餐后 1、2、3hC- 肽分别为 2.58、4.26、5.37、5.15ng/mL。HbA1c5.8%，FMN2.12mmol/L。继续予糖尿康片 5 片，日 3 次，口服。

2019 年 1 月 5 日第四次住院：患者停药 3 天复查胰岛功能：FPG 及餐后 1、2、3hPG 分别为 6.42、11.9、7.9、4.22mmol/L，空腹及餐后 1、2、3h 胰岛素分别为 8.5、25.3、26.3、11.6μIU/mL，空腹及餐后 1、2、3h 胰高血糖素分别为 113.9、130.9、126.5、114.1pg/mL，空腹及餐后 1、2、3hC- 肽分别为 2.35、4.21、5.99、3.36ng/mL。HbA1c 6.0%，FMN2.03mmol/L。继续予糖尿康片 3 片，日 3 次，维持用药。

[疗效小结]

1. 该糖友入院时 FPG14.31mmol/L，2hPG21.6mmol/L，经过 16 天的治疗，FPG、2hPG 分别降至 6.0mmol/L、7.3mmol/L，分别下降 58.1%、66.2%，二者同时达标时间为 16 天。

2. 经过约 100 天的治疗，与治疗前相比，治疗后 FPG、2hPG 连续 3 天监测的均值分别由 12.3mmol/L 降至 6.1mmol/L、18.6mmol/L 降至 8.6mmol/L；治疗 100 天后，血糖波动 3 项指标（SDBG、PPGE、LAGE）连续 3 天监测的均值分别为 1.7、2.8、4.7mmol/L，提示血糖持续达标且平稳。具体结果见表 15-46。

表 15-46　赵某治疗 100 天后连续 3 天血糖（mmol/L）及血糖波动（mmol/L）监测表

日期	空腹	早餐后 2h	午餐前	午餐后 2h	晚餐前	晚餐后 2h	睡前	SDBG	PPGE	LAGE
9 月 2 日	5.6	7.2	6.5	8.4	5.4	9.5	6.2	1.5	2.5 ↑	4.1
9 月 3 日	5.9	10.4	6.3	8.5	6.9	10.1	8.5	1.8	3.3 ↑	4.5 ↑
9 月 4 日	6.7	8.1	5.8	9.5	8.4	11.2	10.2	1.9	2.6 ↑	5.4 ↑
均值	6.1	8.6	6.2	8.8	6.9	10.3	8.3	1.7	2.8	4.7

备注：SDBG < 2.0mmol/L，PPGE < 2.2mmol/L，LAGE < 4.4mmol/L。

3. 经过 100 天的治疗，患者胰岛素抵抗指数由 7.7 降至 2.7，胰岛素分泌指数由 18.6 升至 56.2，提示胰岛功能得到改善。具体结果见表 15-47。

表 15–47　赵某治疗前与治疗 100 天后胰岛功能对比表

时间	血糖（mmol/L）		胰岛素（μIU/mL）		胰高血糖素（pg/mL）		C 肽（ng/mL）	
	A	B	A	B	A	B	A	B
空腹	14.31	6.7	6.8	9	107.8	86.2	1.25	2.47
餐后 1h	20.4	9.8	9.2	22.1	109.8	101.8	1.46	3.89
餐后 2h	21.6	8.1	11.5	34.3	113.1	104.5	1.94	5.80
餐后 3h	16.16	7.2	9.3	19.3	113.2	98	1.74	6.43

备注：A 代表治疗前（2017 年 5 月 18 日）；B 代表治疗 100 天后（2017 年 9 月 2 日）。

4. 经过 100 天的治疗，患者 HbA1c 由 11.1% 降至 5.8%，FMN 由 3.26mmol/L 降至 2.31mmol/L。BMI 由 26.4 降至 24.6，甘油三酯由 3.19mmol/L 降至 2.38mmol/L，血压、肝肾功能、尿蛋白四项、总胆固醇、低密度脂蛋白、高密度脂蛋白等未见明显变化。

[按语] 通过对本案治疗过程分析，笔者认为之所以能取得较好且稳定的疗效，主要因为遵循以下五个原则。

1. 坚持中医病名诊断的新导向

病名对疾病特点的认识及治疗均有重要的导向作用，一般多认为 2 型糖尿病对应中医病名"消渴病"，但笔者通过总结多年临床，发现有典型"三多一少"的消渴症状者仅为少数，大多数患者或无症可辨，或仅含一症二症，故笼统将 2 型糖尿病与消渴病画等号难免以偏概全。笔者依据对 2 型糖尿病中医病名的理论研究结果，结合多年临床实际经验，将 2 型糖尿病中医病名分为"消渴病""上消""中消""下消""脾瘅"五种，充分发挥中医病名的导向作用。该糖友入院时以口干、多饮、多尿、多食为主要特点，符合"三多一少"的典型症状，按照"三辨诊疗模式"辨病诊断原则的基本要求，诊为"消渴病"。

2. 坚持立足临床实际的辨证导向

中医消渴病的病机要点有九，证型有七，其证型已不再局限于传统的阴亏燥热。笔者深研古籍，临证揣摩，总结创立 2 型糖尿病中医"七型分证"法。该糖友为中年男性，平素嗜食肥甘厚味，肥甘饮食聚湿生痰，湿浊中阻，脾失健运，胃失和降，气机升降失调，谷精不布则壅滞血中，血糖渐升而发为以口干、多饮为特点的"上消病"。湿阻中焦，津不上承可见口干多饮；痰湿困阻，湿性黏滞则口中黏腻不爽；湿浊困脾，谷精不能发挥正常作用，反而再聚为痰浊，是以多食为充；湿为阴邪，其性趋下，阻碍气机，故见大便黏滞不爽；脾主四肢肌肉，脾虚失于运化，精微营养物质不能运达四肢，肢体失于充养则乏力；湿性重浊，湿浊中阻则可见肢体困重、苔白腻；脉滑为痰浊脾虚之象。四诊合参，审证求因，辨为痰浊中阻证。

3. 坚持施治以辨证为前提的导向

此人为痰浊中阻之证，施治当以燥湿健脾、化痰降浊、和中调糖为先。脾气健运则气机调畅，清升浊降，谷精输布有常，血脉中的精微物质得以正常布散，气血津液得以输布至五脏六腑与四肢百骸，血糖渐平。"和中降浊调糖饮"系"胃苓汤"化裁而来。故在主方的基础上加升麻 10g、川牛膝 30g 以升清降浊，输布精津，加炒白术、炒苍术至 30g 以增燥湿健脾、运化水谷精微之功。

4. 坚持探理求真的科研导向

该患者治疗前口干、多饮、血糖升高，化验结果显示胰腺功能紊乱，病机为痰浊中阻，湿困脾土，"脾胰同病"则"脾胰同调"。用"和中降浊调糖饮"治疗后，患者症状改善明显，血糖渐降，16 天后血糖稳定至理想范围，提示患者紊乱的胰腺功能逐渐恢复，调节血糖功能逐渐改善。治疗后患者复查胰岛功能，胰岛素分泌量增加，胰岛素抵抗改善，从客观上印证了纯中药控制血糖的科学性。

5. 坚持动态观察、适时调案的导向

患者服药第 4 天，乏力改善，口干稍缓，血糖回落，停六仙饮；用药第 7 天，诸症改善，停汤剂出院；用药第 16 天，血糖进一步回落，FPG、2hPG 双双达标，遂减糖尿康片、黄连降糖片用量至 5 片，继续稳定血糖；用药第 42 天，FPG、2hPG 均控制在理想范围，停服黄连降糖片，继续糖尿康片以巩固疗效；用药一年多后，血糖平稳且胰岛功能较前改善，进一步减糖尿康片为 3 片，日 3 次，维持用药。整个过程中，依据患者病情变化随时调整治疗方案，凸显其个体化与灵活性。

（二）2 型糖尿病 / 上消病 / 脾肾气虚证 / 健脾益肾调糖饮 + 糖尿康片、黄连降糖片 + 六仙饮

[基本情况] 乔某，男，32 岁，河南商丘民权县人，2015 年 6 月 17 日初诊。

[简要病史] 患者平素饮食不节，1 年前发现 FPG8.5mmol/L，3 天前出现口干多饮，测 FPG13.9mmol/L，慕名来院寻纯中药治疗。症见口渴，多饮，周身乏力，腰酸耳鸣，双下肢浮肿，按之凹陷不起，夜尿 2 ～ 3 次，泡沫多。舌质淡，舌体胖大，

苔白，脉沉细。

[疗前检查]2015年6月19日检查胰岛功能示：FPG及餐后1、2、3hPG分别为14.39、20.5、22.0、20.46mmol/L，空腹及餐后1、2、3h胰岛素分别为15.1、15.8、20.0、16.8μIU/mL，空腹及餐后1、2、3h胰高血糖素分别为112.3、146.4、134.7、110.6pg/mL，空腹及餐后1、2、3hC-肽分别为1.88、2.49、3.51、3.29ng/mL；HbA1c 9.40%，FMN2.98mmol/L。尿酮体呈阴性。血糖监测情况见表15-48。

表15-48　乔某血糖（mmol/L）及血糖波动（mmol/L）监测表

日期	空腹	早餐 2hPG	中餐前	中餐 2hPG	晚餐前	晚餐 2hPG	睡前	SDBG	PPGE	LAGE
2015年6月19日	14.39	22.0	20.46	19.8	11.4	18.7	13.5	4.0	5.2	10.6
6月27日	9.2	13.3		17.9						
7月4日	7.7	18.5		14.2	12.0	15.9		4.1	7.4	10.8
7月18日	7.4	14.1								
7月21日	6.8	9.6	7.4	10.1	6.3	9.9	8.2	1.6	3.0	3.8
7月23日	6.0	8.0		8.5		9.4				
8月8日	5.7	7.3				8.4				
2016年4月14日	5.5	7.8		9.2		9.0	8.5			
2017年6月5日	5.8	7.2			7.9	8.1		1.0	1.4	2.3
6月10日	6.0	8.0	5.7	9.0	7.8	8.8	8.2	1.3	2.1	3.3

[诊断]中医诊断：上消病；西医诊断：2型糖尿病。

[中医辨证]脾肾气虚证。

[治法]健脾益肾调糖。

[方药]①专病专药：糖尿康片10片、黄连降糖片6片，均日3次。

②专证专方：健脾益肾调糖饮加减。

太子参30g，生黄芪60g，熟地黄30g，山茱萸30g，炒山药30g，建泽泻30g，川牛膝30g，怀牛膝30g，炒枳壳10g，炒苍术10g，炒白术10g，云茯苓30g，牡丹皮6g。日1剂，水煎400mL，早晚温服。

③内服专茶：六仙饮，日1袋，代茶饮。

[治疗经过]2015年6月27日二诊：患者FPG由14.39mmol/L调降至9.2mmol/L，2hPG由22.0mmol/L调降至13.3mmol/L，乏力改善，大便偏干，苔薄白稍腻。停六仙饮，糖尿康减为8片，黄连降糖片减为5片，均日3次，口服。大便干，考虑津液不布，汤剂加荔枝核30g理气以行津，玄参10g养阴以生津。

7月4日三诊：患者口干稍缓，FPG降至7.7mmol/L，2hPG降至18.5mmol/L，汤剂加粉葛根30g以增养阴升津止渴之功。

7月18日四诊：患者口干减轻，稍乏力，耳鸣改善，FPG降至7.4mmol/L，2hPG降至14.1mmol/L。糖尿康片、黄连降糖片均减为5片，日3次。下肢水肿，应为水液内停，汤剂加猪苓、薏苡仁各30g以利水消肿。

7月23日五诊：患者口干、乏力消失，夜尿1～2次，下肢水肿减轻，眠欠佳。FPG6.0mmol/L，2hPG8.0mmol/L，用药32天FPG正常，2hPG达标，汤剂加生龙骨、生牡蛎各30g以安神，加桂枝10g以通阳化气。

8月8日六诊：患者下肢水肿消失，FPG5.7mmol/L，2hPG7.3mmol/L，用药47天FPG、2hPG均达理想控制状态。嘱停汤剂，继服成药。

9月30日七诊：患者停药3天复查胰岛功能：FPG及餐后1、2、3hPG分别为6.84、10.1、8.9、7.11mmol/L，空腹及餐后1、2、3h胰岛素分别为6.6、22、50.3、25.6μIU/mL，空腹及餐后1、2、3h胰高血糖素分别为93、100.5、102.2、95.2pg/mL，空腹及餐后1、2、3hC-肽分别为1.94、3.89、6.58、5.96ng/mL；HbA1c5.7%，FMN2.14mmol/L。停黄连降糖片，继服糖尿康片。

2016年4月14日八诊：患者精神饱满，无不适，夜尿0～1次，未见泡沫，下肢无水肿，眠安，FPG4～6mmol/L，2hPG5～8mmol/L，继服糖尿康片5片，日3次。

2017年1月电话随访：患者无特殊不适，FPG6.0mmol/L左右，2hPG5.9～8.2mmol/L，糖尿康片继服，间断服用六仙饮，代茶饮。

6月5日九诊：患者FPG5.8mmol/L，2hPG7.2mmol/L，减糖尿康片为3片，日3次，口服。

[疗效小结]

1.该糖友入院时FPG14.39mmol/L、2hPG22mmol/L，经过32天的治疗，FPG、2hPG分别降至6.0mmol/L、8.0mmol/L，分别下降58.3%、63.6%。治疗47天后FPG降至5.7mmol/L，2hPG降至7.3mmol/L，FPG、2hPG分别下降60.4%、66.8%。

FPG、2hPG 同时达标时间为 32 天，同时控制到正常范围时间为 47 天。

2. 经过 30 天的治疗，血糖波动 3 项指标（SDBG、PPGE、LAGE）由治疗前 4.0、5.2、10.6mmol/L 降至 1.6、3.0、3.8mmol/L。

3. 经过 100 天的治疗，HbA1c 由 9.4% 降至 5.7%，FMN 由 2.98mmol/L 降至 2.14mmol/L。

4. 经过 100 天的治疗，胰岛素抵抗指数由 9.66 降至 2.01，胰岛素分泌指数由 27.73 升至 39.5。提示胰岛功能改善。具体情况详见表 15-49。

表 15-49   乔某治疗前与治疗 100 天后胰岛功能对比表

时间	血糖（mmol/L）		胰岛素（μIU/mL）		胰高血糖素（pg/mL）		C 肽（ng/mL）	
	A	B	A	B	A	B	A	B
空腹	14.39	6.84	15.1	6.6	112.3	93	1.88	1.94
餐后 1h	20.5	10.1	15.8	22	146.4	100.5	2.49	3.89
餐后 2h	22.0	8.9	20.0	50.3	134.7	102.2	3.51	6.58
餐后 3h	20.46	7.11	16.8	25.6	110.6	95.2	3.29	5.96

备注：A 代表治疗前（2015 年 6 月 19 日）；B 代表治疗 100 天后（2015 年 9 月 30 日。

[按语] 通过对本案治疗过程进行分析，笔者认为本案取得较好疗效的关键原因有四个。

1. 不被"上消""阴亏肺燥"所束缚

该糖友入院时以口干渴、多饮为主要症状，传统观点多认为病变部位在肺，虚证属阴虚热扰，实证属燥热伤肺，多从此两点论治。然笔者认为，其以"口干渴、多饮"为主症，根据"三辨诊疗模式"辨病诊断原则的基本要求，确诊为"上消病"，但此病名，并非仅有阴虚燥热一证，还有另外六型，只要主症符合该病名导向之要求，均可诊断该病名，不可被惯有理念所束缚。

2. 坚持辨证求本的治疗原则

患者虽为壮年男性，但先天禀赋不足，后天脾胃失养，脾气虚弱，失于运化，不能"散精"，谷精壅滞血中，则血糖升高，精津不能充养于口窍、肌肉四肢，则口干多饮，神疲乏力。肾居下焦，主持全身水液代谢，调节体内水液代谢，如李延昰《脉诀汇辨》曰："肾居下焦，统摄阴液。"何梦瑶在《医碥》中亦说："精、髓、血、乳、汗、液、津、涕、泪、溺，皆水也，并属于肾。"肾气虚，失于蒸腾气化，水液内停则下肢水肿；失于固摄，可见小便频数；腰为肾之腑，肾虚腰腑不荣则腰酸；肾开窍于耳，肾虚则耳鸣；气虚水湿泛溢则舌体胖大。四诊合参，证属脾肾气虚型。

3. 从本论治，脾肾同调

《辨证录·消渴门》云："夫消渴之症，皆脾坏而肾败，脾坏则土不胜水，肾败则水难敌火，二者相合而病成。倘脾又不坏，肾又不败，宜无消渴之症矣。"说明脾肾两脏与糖尿病的发生发展密切相关。脾为先天之本，肾为后天之本，脾肾虚则正气虚，正气虚则邪气盛。《景岳全书》曰："土气为万物之源。"《类经图翼》曰："天之大宝，只此一丸红日；人之大宝，只此一息真阳。"均强调了脾肾在人体生命活动中的关键作用，故治疗应以"健脾益肾"为主。"健脾益肾调糖饮"乃由"参芪地黄汤"化裁而来，旨在以补气健脾益肾为主，以养阴生津为辅，和合气阴，脾肾同治，脾健则谷精布散有常，肾强则气化水津有序，谷精、津液敷布正常，则血糖得以正常，临床症状自然渐消。

4. 动态观察，序贯调糖

治疗第 7 天，患者 FPG 降至 9.2mmol/L，2hPG 降至 13.3mmol/L，症状改善，依据序贯疗法法则，停六仙饮，改为二联治疗，并减糖尿康为 8 片、黄连降糖片为 5 片，均日 3 次，口服，并辨证调汤药；治疗第 27 天，患者 FPG 降至 7.4mmol/L，2hPG 降至 14.1mmol/L，糖尿康片、黄连降糖片均减为 5 片，日 3 次，口服，汤剂随症加减；用药第 47 天，FPG、2hPG 均达理想控制状态，停汤剂，继服成药；治疗第 100 天，血糖稳定达标，停黄连降糖片，继服糖尿康片；用药近 1 年，血糖控制平稳，FPG5.8mmol/L，2hPG7.2mmol/L，减糖尿康片为 3 片，日 3 次，口服，稳定疗效。该患者壮年男性，体质虚弱失衡为发病之基，临证立足于"和"，采用序贯之法，灵活选用中成药、中药汤剂、中药茶饮等，培补正气，使脾肾健旺，则体强本固，血糖逐步得到有效调控。

（三）2 型糖尿病 / 上消病 / 湿热内蕴证 / 清热化湿调糖饮 + 糖尿康片、黄连降糖片 + 降脂茶

[基本情况] 孙某，男，62 岁，农民，湖北枝江市人，2018 年 9 月 6 日入院。

[简要病史] 患者 8 年前因车祸入住当地医院，住院期间监测血糖偏高（具体不详），不伴口干渴、多饮、多尿、乏力困倦等症状，未予重视。5 年前患者无明显诱因突发口眼歪斜等症状再次住院，住院期间多次监测血糖偏高（具体不详），

被诊为"2 型糖尿病"，给予胰岛素日 2 次皮下注射（具体用量不详）治疗。患者平素未规范饮食及运动，自诉 FPG 控制在 5mmol/L 左右，2hPG 未监测。4 年前患者将胰岛素自行改为消渴丸，早、晚各 10 粒，口服，以控制血糖。3 年前患者因患肺结核后，监测血糖控制较差，调整为诺和灵 30R 针早 14U、晚 16 U 皮下注射以控制血糖，自诉 FPG 控制在 10mmol/L 左右，2hPG 控制在 17 ～ 20mmol/L，且 3 年来反复出现口干渴、多饮、口苦等症状，慕名求中医调治，门诊以"上消病"为诊断收住院治疗。症见口干渴，多饮，口苦，身重困倦，头晕，视物模糊，纳可，夜寐差，大便黏腻不爽，小便正常。舌质淡暗，苔黄腻，脉濡数。

[疗前检查]2018 年 9 月 9 日：患者查胰功：FPG 及餐后 1、2、3h 血糖分别为 14.86、16.1、22.3、21.23mmol/L，空腹及餐后 1、2、3h 胰岛素分别为 14.6、17.5、29.9、25μIU/mL，空腹及餐后 1、2、3h 胰高血糖素分别为 128.6、118.4、110.8、103.8pg/mL，空腹及餐后 1、2、3hC– 肽分别为 2.79、3.40、4.18、4.08ng/mL；HbA1c11.1%，FMN3.27mmol/L；HDL–C3.38mmol/L；其余检查未见异常。

[诊断] 中医诊断：上消病；西医诊断：2 型糖尿病。

[中医辨证] 湿热内蕴证。

[治法] 清热祛湿，和中降浊。

[方药]①专证专方：清热化湿调糖饮加减。

黄连 30g，生栀子 10g，淡豆豉 30g，姜半夏 10g，芦根 30g，石菖蒲 6g，生地黄 30g，云茯苓 30g，葛根 30g，苍术 10g，白术 10g，川牛膝 40g，黄柏 6g，陈皮 10g。日 1 剂，每剂两煎约 700mL，早、中、晚餐前温服。

②专病专药：黄连降糖片 6 片、糖尿康片 10 片，均日 4 次，口服。

③内服专茶：降脂茶，日 1 包，代茶频饮。

[治疗经过]2018 年 9 月 10 日：患者测 FPG9.6mmol/L，2hPG12.9mmol/L，血糖较前下降，降糖方案不变，降脂茶继服。患者夜寐差、大便黏腻不爽未见明显改善，上方去苍术、白术，加姜厚朴 10g 以宽中理气、化湿开郁，加首乌藤 50g 以养血安神，加佩兰 10g、广藿香 10g 以芳香化湿、醒脾开胃。

9 月 13 日：患者 FPG8.9mmol/L，2hPG10.6mmol/L，改糖尿康片为 10 片、黄连降糖片为 6 片，均日 3 次，口服。患者头晕再发，夜寐较前好转，上方去黄柏、陈皮，加天麻、菊花以平抑肝阳。

9月16日：患者 FPG7.7mmol/L，2hPG9.1mmol/L。调整糖尿康片为 8 片、黄连降糖片为 5 片，均日 3 次，口服。临床症状较前明显改善，效不更方。

9月19日：患者 FPG6.09mmol/L，2hPG8.2～9.3mmol/L。用药第 15 天 FPG达标，调糖方案暂不变，继服降脂茶。其余无不适感，停用汤药。

9月21日：患者 FPG5.92mmol/L，2hPG7.74mmol/L，血糖稳定，症平脉和，出院。出院治疗：予糖尿康片 8 片、黄连降糖片 5 片，均日 3 次，口服；降脂茶继服。平时自测 FPG5.67～7.0mmol/L，2hPG7.4～10.2mmol/L。

12月30日复诊：患者诉平素坚持糖尿康片 8 片、黄连降糖片 5 片，均日 3 次，口服，降脂茶日 1 包，代茶频饮，FPG 控制在 6.0mmol/L 左右，2hPG 控制在 9.0mmol/L 左右。嘱其停药 3 天复查胰功、血糖两项、肝肾功等。2019 年 1 月 3 日复查结果示：胰功：FPG 及餐后 1、2、3h 血糖分别为 6.78、10.65、9.41、7.56mmol/L，空腹及餐后 1、2、3h 时胰岛素分别为 12.5、20.3、25.1、19.3μIU/mL，空腹及餐后 1、2、3h 胰高血糖素分别为 110.7、98.7、103.2、91.5pg/mL，空腹及餐后 1、2、3hC- 肽分别为 2.37、4.50、3.98、3.42ng/mL，HbA1c6.9%，FMN2.7mmol/L；其余检查无异常。患者仍服药治疗，血糖无明显波动，胰岛功能较前改善，血脂较前明显改善。停用降脂茶，并调整糖尿康片、黄连降糖片均为 5 片，日 3 次，口服维持治疗，嘱其按时监测血糖，继续规范饮食及运动，定期门诊复诊，6 个月后复查胰岛功能、血糖两项、肝肾功能等。

[疗效小结]

1. 该糖友由入院时 FPG14.86mmol/L，2hPG22.3mmol/L，经过 15 天的治疗，FPG、2hPG 分别降至 6.09mmol/L、9.2mmol/L，分别下降 59.0%、58.7%，FPG 首次达标时间为 15 天，2hPG 达标时间为 5 天，FPG、2hPG 同时达标时间为 15 天，提示纯中药治疗 2 型糖尿病具有较好的调糖作用。

2. 经过 112 天的治疗，治疗前后胰岛功能对比显示：胰岛素抵抗指数由 9.64 降至 3.77，胰岛素分泌指数由 25.70 调至 76.22，提示胰岛功能得到改善。具体结果见表 15-50。

表 15–50 孙某治疗前后胰岛功能对比表

时间	血糖（mmol/L）		胰岛素（μIU/mL）		胰高血糖素（pg/mL）		C–肽（ng/mL）	
	A	B	A	B	A	B	A	B
空腹	14.86	6.78	14.6	12.5	128.6	110.7	2.79	2.37
餐后 1h	16.1	10.65	17.5	20.3	118.4	98.7	3.40	4.50
餐后 2h	22.3	9.41	29.9	25.1	110.8	103.2	4.18	3.98
餐后 3h	21.23	7.56	25.0	19.3	103.8	91.5	4.08	3.42

备注：A 代表治疗前（2018 年 9 月 9 日）；B 代表治疗后（2019 年 1 月 3 日）。

3. 经过 112 天的治疗，HbA1c 由 11.1% 降至 6.9%，FMN 由 3.27mmol/L 降至 2.70mmol/L，提示纯中药三联疗法在调控血糖方面具有长期稳效性。

4. 治疗 112 天后，停药 3 天，FPG、2hPG 连续 3 天均值分别由 10.7mmol/L、16.2mmol/L 降至 6.4mmol/L、9.0mmol/L；血糖波动 3 项指标（SDBG、PPGE、LAGE）连续 3 天均值分别为 1.47、2.63、3.8mmol/L，提示血糖持续达标且平稳。

5. 经过约 112 天的治疗，患者 BMI 由 25.4 降至 24.6，低密度脂蛋白降至正常范围，其余检查未见明显变化，提示纯中药在治疗 2 型糖尿病方面具有糖脂同调的功效，且无不良反应。

[按语] 通过对本案的深入分析，笔者认为本案之所以能够取得较好的疗效，主要取决于以下五个方面。

1. 谨遵"三辨原则"，重中医辨病诊断

患者入院时以口干渴、多饮为主要特点，谨遵纯中药治疗 2 型糖尿病"三辨诊疗模式"辨病诊断的原则，诊为"上消病"。

2. 四诊合参，据实辨证，"上消病"亦有"湿热内蕴证"

患者中老年男性，嗜食肥甘厚味，喜饮酒，已有 40 载，日均约半斤，内伤脾胃，脾胃一伤，脾运失司，聚湿生痰，痰湿阻络，郁而化热，耗伤津液，故见口干渴。正如《景岳全书》云："消渴虽有数者之不同，其为病之肇端，则皆膏粱肥甘之变，酒色劳伤之过，皆富贵人病之，而贫贱者鲜有也。"湿热上蒸于口，则饮水量不多；中焦湿热，而见口苦、口中黏腻；湿邪为病，重着黏滞，留滞经络，困遏清阳，则身重困倦；湿热互结，升降失司，清气不升，浊气不降，痰浊上扰于清窍，故头晕，视物模糊；湿热下注于大肠，则大便黏滞不爽；舌质淡，苔黄腻，脉濡数，皆为湿热内蕴之象，故辨证当为中焦失运，湿热内蕴。这一辨证打破了传统"'上消'皆是阴亏肺燥"的认识。

3. 法随证立，治以"清热祛湿，和中降浊"

中医治病重视辨证论治，辨证的关键在于捕捉病机，论治的关键在于确定治法，所以病机与治法是辨证论治的核心，掌握并深刻理解病机和治法的原理，在临证时才有理可循，有法可遵。在本案中，依据辨证论治理论，当辨为湿热内蕴证。法随证立，治疗上当以"清热祛湿，和中降浊"为大法。

4. 方随法出，药以"清热化湿调糖饮"加减

据方随法出的理论，拟"清热化湿调糖饮"。该方是在名方"连朴饮"的基础上演变而来的，每获良效。方中黄连清热燥湿，为君药；栀子、淡豆豉清郁热，除烦闷，加以味甘性寒之芦根清热止呕，温胃除烦，姜半夏和胃燥湿，石菖蒲芳香化湿，共为臣药，可使湿去热清，气机调畅；佐以云茯苓、陈皮、苍术、白术健脾燥湿，使脾健得运，湿邪得化，而黄柏性寒味苦，善清下焦湿热，川牛膝活血通络，祛风除湿，引邪下行，生地黄、葛根生津止渴，诸药合用，具有辛开苦降、升清降浊之特点，湿热一去，脾胃即和。在治疗过程中，患者服上方3剂，夜寐差、大便黏腻不爽未见明显改善，余症好转，故守前法，原方去苍术、白术，加姜厚朴以宽中理气、化湿开郁，加首乌藤以养血安神，加藿香、佩兰芳香化湿、醒脾开胃以增其化湿安神之效。后患者头晕再发，夜寐较前好转，上方去黄柏、陈皮，加天麻、菊花以平抑肝阳。患者共服汤药12剂，诸症皆消，舌脉调和。

5. 消糖脂毒性，改善胰岛功能

患者从接受纯中药降糖方案后，停用胰岛素、消渴丸等，服调糖专方＋调糖专药＋调糖专茶，配合调节饮食、规范运动，血糖逐步下降，且FPG、2hPG在治疗11天后双双达标，体现了中药降糖的疗效。对比患者两次检查胰岛功能的结果，患者各时段血糖较前均有所下降，且胰岛素分泌较前增加，胰岛素抵抗减轻，体现了中药具有增加胰岛素敏感性，改善胰岛功能的作用，这也可能是其有效降糖的机制之一。"糖浊"与"脂浊"两者同出于一物，皆归为"浊毒"，是消渴病发病的病理土壤，现代医学研究亦发现消渴病的发病与糖脂代谢紊乱密切相关，故临证调糖之时，应兼顾调脂。在此案例中，该糖友体型偏胖，出现了脂质代谢紊乱，故在调糖的基础上辅以由纯天然药材制成的降脂茶，每日泡茶频饮以开胃消食、健脾化浊，使脾健浊消，患者血脂恢复正常，达到糖脂同调的目的。

（四）2 型糖尿病 / 下消病 / 热盛伤津证 / 清热养阴调糖饮 + 糖尿康片、黄连降糖片 + 六仙饮

[基本情况] 黄某，女，77 岁，上海人，2017 年 1 月 25 日初诊。

[简要病史] 2 个月前出现口干渴、多饮、多尿、乏力，逐渐加重，体重下降 10kg，初未重视，门诊以"下消病"为诊断收入院。症见神志清，精神一般，口干渴、多饮、乏力、头晕，反酸烧心，记忆力减退，视物模糊，纳食可，睡眠尚可，大便干，2 日 1 行，小便量多，日 8 ～ 10 次，排尿有灼痛感。舌红，苔薄黄，脉细数。

[诊断] 中医诊断：下消病；西医诊断：2 型糖尿病。

[中医辨证] 热盛伤津证。

[治法] 清热生津止渴。

[方药] ①专证专方：清热养阴调糖饮加减。

生石膏 30g，盐知母 10g，生地黄 30g，麦冬 10g，怀牛膝 30g，天花粉 30g，太子参 30g，麸炒苍术 10g，滑石粉 30g，川黄连 6g，炒枳壳 10g，生甘草 3g，升麻 6g。颗粒剂，日 1 剂，冲服。

②专病专药：糖尿康片 10 片，黄连降糖片 6 片，均为日 4 次，口服。

③专病专茶：六仙饮代茶饮频服。

[治疗经过] 2 月 6 日（入院第 13 日）：患者口干渴、多饮、多尿症状基本消失，仍有反酸烧心，但较前减轻，乏力好转。舌质淡红，苔薄黄，脉细数。中药守方加浙贝母 10g，以清热散结，继服。

2 月 10 日痊愈出院，出院后停用中药汤剂。

3 月 10 日复诊：精神平和，饮食睡眠俱佳。近 1 个月血糖平稳，改糖尿康片为 8 片、黄连降糖片 5 片，均为日 3 次，口服，定期复诊。继续服用糖尿康片及黄连降糖片巩固治疗。

[疗效小结]

1. 患者初得糖尿病，未经药物控制血糖，血糖控制不佳，具有明显的"三多一少"症状。运用纯中药降糖方案后，血糖逐步恢复正常，症状逐渐消失。

2. 患者坚持口服降糖药 1 个月，血糖控制在正常范围内。

[按语] 通过对本案治疗过程阶段性分析，笔者认为本案之所以能取得上述疗

效和结果，因为遵循以下三个原则。

1. 热盛伤津，重在清胃滋肾原则

本案所用清热养阴调糖饮是以《景岳全书》中玉女煎为主方进行化裁，本方主治阴津亏虚、胃火炽盛之证。消渴之病机主要以阴虚为本，燥热为标，取玉女煎为主方，以清胃热、滋肾阴，因其切中病机，故奏效快，显而稳。方中生石膏为君，以清胃热之邪，知母苦寒质润，既可清热，又能养阴。麦冬微苦甘寒，养阴清肺，与生地黄合用以滋肾阴，而润胃燥，乃取金水相生之意。牛膝既可补肾，又引火下行。

2. 清滋勿忘补气，注重固本培元原则

本案糖友，古稀之年，肾气衰弱，肾为"先天之本"，脾胃为"后天之本"，肾与脾胃相互资助、相互依存。故在清滋基础上，给予"六仙饮"以健脾益肾，培固先天之本，滋养后天之本。故本案中药汤剂在"玉女煎"基础上，加入太子参、炒苍术、升麻、炒枳壳，寓益气、健脾、升清于清滋之中。全方诸药合用，寓滋于清（胃）、寓滋于补（肾）、寓滋于运（脾）、寓降于升、清滋调补、升清降浊。

3. 谨观血糖动态变化，活用纯中医疗法原则

治疗过程中，根据血糖情况及临床现象，勤查善调，持之以恒，通过 3 个月纯中医疗法，该糖友空腹及餐后血糖总体达标，糖化血红蛋白由 12.2% 下降至 6.7%，血糖控制平稳，胰岛功能有所恢复，证明纯中医降糖"序贯三法"在改善症状、改善胰岛功能方面，收效良好，值得深入研究和推广应用。

（五）2 型糖尿病 / 消渴病 / 痰浊中阻证 / 和中降浊调糖饮 + 糖尿康片、黄连降糖片 + 降糖茶

[基本情况] 李某，男，33 岁，职员，河南开封市人，2018 年 9 月 26 日入院。

[简要病史] 患者 5 年前无明显诱因出现口干渴、多饮、多尿，在某诊所查尿酮体为 1+，遂至某院查 FPG20.0mmol/L，诊为 2 型糖尿病，曾用胰岛素及口服降糖药物，诉 FPG 控制在 6 ～ 8mmol/L，2hPG 控制在 9 ～ 11.0mmol/L。半月前该糖友因未按时服用药物，且未规范饮食及运动，生活作息不规律，血糖控制较差，FPG 高达 15mmol/L 左右，2hPG 高达 26mmol/L，伴口干渴、多饮、多尿等症状，且随血糖的波动呈现进行性加重，今为求系统的中医调治来我院就诊，由门诊以"消渴病"为诊断收住院。症见口干渴，多饮，多尿，双下肢酸沉乏力，无肢体麻木刺痛，纳可，夜寐差，睡中易醒，大便日 4 次，质可，夜尿 4 ～ 5 次 / 日，有泡沫尿。舌质淡暗，苔薄白稍腻，脉濡缓。

[疗前检查] 2018 年 9 月 29 日：患者查胰功结果显示 FPG 及餐后 1、2、3h 血糖分别为 14.52、19.8、20.3、17.67mmol/L，空腹及餐后 1、2、3h 胰岛素分别为 8.9、17.4、16、12.4μIU/mL，空腹及餐后 1、2、3h 胰高血糖素分别为 126.1、122.1、115.0、112.8pg/mL，空腹及餐后 1、2、3hC–肽分别为 2.11、3.19、3.48、3.13ng/mL；HbA1c9.1%，FMN2.94mmol/L；TG2.33mmol/L，HDL–C0.85mmol/L；尿葡萄糖 4+；余未见异常。

[诊断] 中医诊断：消渴病；西医诊断：2 型糖尿病。

[中医辨证] 痰浊中阻证。

[治法] 燥湿健脾，化痰降浊。

[方药] ①专证专方：和中降浊调糖饮加减。

麸炒苍术 30g，麸炒白术 30g，广陈皮 10g，姜厚朴 10g，粉猪苓 30g，建泽泻 30g，云茯苓 30g，生薏苡仁 30g，升麻片 10g，姜半夏 10g，紫丹参 30g，鲜生姜 6g，生甘草 3g。日 1 剂，每剂两煎约 700mL，早、中、晚餐前温服。

②专病专药：黄连降糖片 6 片、糖尿康片 10 片，均日 4 次，口服。

③内服专茶：降糖茶，日 1 包，代茶频饮。

[治疗经过] 2018 年 10 月 1 日：用药第 3 天，患者测 FPG12.3mmol/L，2hPG16.3mmol/L，血糖仍较高，按原剂量口服糖尿康片、黄连降糖片，继服降糖茶。考虑患者口干渴、多饮、多尿明显缓解，双下肢酸沉乏力减轻，舌脉同前，效不更方。

10 月 3 日：测 FPG10.6mmol/L，2hPG13.7mmol/L，患者血糖较前下降，降糖方案不变，继服降糖茶。患者口干渴、多饮、多尿消失，双下肢酸沉乏力明显减轻，夜寐差未见明显改善，故上方加首乌藤 50g 以养血安神。

10 月 5 日：患者 FPG10.1mmol/L，2hPG12.9mmol/L，血糖较前下降，继服糖尿康片 10 片、黄连降糖片 6 片，均日 3 次，口服。睡眠质量较前改善，其余未诉不适，为巩固疗效继服汤药。

10 月 8 日：FPG9.8mmol/L，2hPG12.7mmol/L，治疗第 10 天，患者血糖较前下降，但仍未达标，继续以上剂量口服糖尿康片、黄连降糖片，继服降糖茶以辅助降糖，继续口服原中药汤剂以巩固临床疗效。该糖友因工作原因，要求出院，嘱其按时服药和监测血糖变化，继续严格规范饮食及运动，减轻体重。

半个月后进行微信随访，该糖友诉出院后每日继续服用糖尿康片 10 片、黄连降糖片 6 片、降糖茶日 1 包及中药汤剂以巩固治疗，并严格规范饮食及运动。在饮食方面，每日早晨 1 小碗无糖燕麦粥，1 个鸡蛋，1 盘蔬菜；中午及晚上以米饭为主，控制在三两左右，配合蔬菜 1 盘和 2 两瘦肉；其余食物少量食用。在运动方面，早、中、晚三餐后均快走或小跑半小时左右。半个月内，患者体重由原来的 80kg 下降到 75kg，FPG 及 2hPG 逐渐下降，在用药 13 天后双双达标。近日患者 FPG 控制在 4.6mmol/L 左右，2hPG 控制在 6.0 ～ 7.0mmol/L，嘱其将糖尿康片调整为 8 片、黄连降糖片调整为 5 片，均日 3 次，口服，继服降糖茶，泡茶频饮以辅助降糖。因该糖友未有不适症状，便停服汤药。嘱其定期复诊，按时监测血糖。

12 月 8 日门诊复诊：患者自诉平素坚持服用专病专药 + 专病专茶，FPG 控制在 5.0mmol/L 左右，2hPG 控制在 8.0mmol/L 左右，嘱其停药 3 天复查胰功、血糖两项、肝肾功等。2018 年 12 月 12 日复查胰功：FPG 及餐后 1、2、3h 血糖分别为 6.93、10.15、9.30、8.48mmol/L，空腹及餐后 1、2、3h 胰岛素分别为 9.35、22.34、17.17、13.65μIU/mL，空腹及餐后 1、2、3h 胰高血糖素分别为 112.14、108.93、93.20、100pg/mL，空腹及餐后 1、2、3hC− 肽分别为 2.02、4.17、3.02、2.98ng/mL。HbA1c7.12%，FMN2.68mmol/L；TG1.68mmol/L，HDL−C1.01mmol/L；其余检查未见异常。患者服药期间血糖无明显波动，胰岛功能较前改善，血脂四项较前明显改善，疗效明显。治疗上，停服降糖茶，继续予以糖尿康片、黄连降糖片均 5 片，日 3 次，口服，嘱其按时监测血糖（若 FPG ≤ 7.0mmol/L，2hPG ≤ 10.0mmol/L，每 2 天测一次 FPG 与 2hPG；第 1、4、8、12 周各连测 3 天、每天 7 次血糖；每 12 周停药 3 天复查胰岛功能、血糖两项、肝肾功能等），定期门诊复诊。

[疗效小结]

1. 该糖友由入院时 FPG14.52mmol/L、2hPG20.3mmol/L，经过 13 天的治疗分别降至 6.5mmol/L、8.2mmol/L，FPG、2hPG 分别下降 55.2%、59.6%，FPG 首次达标时间为 13 天，2hPG 达标时间为 6 天，FPG、2hPG 同时达标时间为 13 天，提示纯中药调糖具有达标快的特点。

2. 经过 71 天的治疗，治疗前后胰岛功能对比显示：胰岛素抵抗指数由 5.74 降至 2.88，胰岛素分泌指数由 16.15 调至 54.51，提示胰岛功能得到改善。具体结果见表 15−51。

表 15–51 李某治疗前后胰岛功能对比表

时间	血糖（mmol/L）		胰岛素（μIU/mL）		胰高血糖素（pg/mL）		C-肽（ng/mL）	
	A	B	A	B	A	B	A	B
空腹	14.52	6.93	8.9	9.35	126.1	112.14	2.11	2.02
餐后 1h	19.8	10.15	17.4	22.34	122.1	108.93	3.19	4.17
餐后 2h	20.3	9.30	16.0	17.17	115.0	93.20	3.48	3.02
餐后 3h	17.67	8.48	12.4	13.65	112.8	100.0	3.13	2.98

备注：A 代表治疗前（2018 年 9 月 29 日）；B 代表治疗后（2018 年 12 月 12 日）。

3. 经过 71 天的治疗，患者 HbA1c 由 9.1% 降至 7.12%，FMN 由 2.94mmol/L 降至 2.68mmol/L，提示纯中药调糖具有持续稳效性。

4. 治疗 71 天后，停药 3 天，FPG、2hPG 连续 3 天监测的均值分别由 15mmol/L、19.97mmol/L 降至 6.7mmol/L、8.17mmol/L；血糖波动 3 项指标（SDBG、PPGE、LAGE）连续 3 天均值分别为 1.17、1.77、3.3mmol/L，提示血糖持续达标且平稳。

5. 经过 71 天的治疗，患者 BMI 由 27.04 降至 25.35，甘油三酯由 2.33mmol/L 降至 1.68mmol/L，高密度脂蛋白由 0.85mmol/L 升至 1.01mmol/L，尿糖由 4+ 转为阴，其余检查未见变化，提示纯中药能糖脂同调，且无不良反应。

[按语] 通过对本案治疗全程深入分析，笔者认为本案之所以能够取得较好的疗效，主要取决于以下六个方面。

1. 谨遵"三辨原则"，诊为"消渴病"

患者入院时以口干、多饮、多尿为主要特点，按照 2 型糖尿病"三辨诊疗模式"辨病诊断的规则，诊为"消渴病"。

2. 四诊合参，辨为"痰浊中阻证"

《素问·奇病论》曰："五味入口，藏于胃，脾为之行其精气，津液在脾，故令人口甘也。此肥美之所发也，此人必数食甘美而多肥也，肥者令人内热，甘者令人中满，故其气上溢，转为消渴。"患者为中年男性，平素因工作原因饮食不节，过食肥甘厚味之品，损伤脾胃，脾虚运化失司，不能运化水湿，聚湿生痰，痰浊中阻，津不上承，故见口渴、多饮；痰浊内阻，湿泛四肢，故双下肢酸沉乏力。脉证合参，此证当辨为痰浊中阻证。

3. 法由证立，治以"燥湿健脾，化痰降浊"

糖尿病多由于过食肥甘、醇酒厚味，损伤后天之本，脾失健运，胃失和降，气机升降受阻，清阳不得升，谷精不布，壅滞血中，变为糖浊，水津不运，聚为湿浊，两浊相加，浊阴益甚，聚浊生痰，无津上承，因浊因痰致渴，而发为本病。在治疗上应以"燥湿健脾，化痰降浊"为治疗大法，健运脾气，以杜绝痰浊生成之源，使清阳得升，精津得布，浊阴得降，痰浊得化，全身气机调达，血糖渐平而诸症缓解，取得了确切疗效。

4. 方随法出，药以"和中降浊调糖饮"加减

据方随法出的理论，拟"和中降浊调糖饮"，该方是在以"健脾和中，利水化湿"为治疗大法的"胃苓汤"方基础上加减而成。方中麸炒苍术、麸炒白术燥湿健脾，脾本喜燥恶湿，如《类经》所言："顺其性者为补。"湿去则脾运化升降功能恢复自如，脾气自然健旺，为君药。加姜半夏以助主药祛湿之力；云茯苓、建泽泻善渗泄水湿，粉猪苓养阴利水，使湿无所聚，痰无由生，且云茯苓亦可健脾，为臣药。一味丹参，功同四物，故加紫丹参以活血，姜厚朴、广陈皮理气宽中，升麻片调畅气机，薏苡仁燥湿健脾，鲜生姜温中以助君药燥湿化痰之功，共为佐药。甘草调和诸药，为使药。全方共奏燥湿健脾、化痰降浊、和中调糖之功。在治疗过程当中，患者服上方三剂后，除夜寐差未见明显改善，其余症状好转，故守前法，并在原方基础上加首乌藤50g以养血安神。患者共服9剂汤药后，诸症皆消，继服前药以巩固疗效。

5. 专病专药、专病专茶合"和"调糖

本案中，在予"和中降浊调糖饮"调糖的基础上，辅以我院经多年临床经验研制出的以"和"为用的专病专药（糖尿康片、黄连降糖片）及专病专茶（降糖茶），并遵循"纯中药治疗2型糖尿病十统一"中的"序贯法则"来调整用药，使患者FPG及2hPG在治疗13天后双双达标。

6. 症消糖调，胰功改善

该糖友由于过食肥甘、醇酒厚味，损伤后天之本，脾失健运，胃失和降，气机升降受阻，清阳不得升，谷精不布，壅滞血中，变为糖浊，水津不运，聚为湿浊，两浊相加，浊阴益甚，聚浊生痰，无津上承，因浊因痰致渴，而发为本病。众所周知，肥胖与胰岛素抵抗密切相关，该糖友在坚持服用纯中药半月后体重下降了5kg，血糖逐步下降直至趋于平稳，这可能与改善了自身的胰岛素抵抗相关。其临床症状的改善，甚至消失，与抓住了"痰浊中阻致渴"这一病机理论，并以"燥湿健脾、化

痰降浊"为治疗大法密切相关，再配合调饮食，强锻炼，减体重，观其脉症，因糖而调，因证而治，使血糖逐渐下降，脉证平和，正如《素问·上古天真论》云："起居有常，不妄作劳，故能形与神俱。"

对比患者两次检查胰岛功能的结果，各时段血糖较前均有所下降，且胰岛素分泌较前增加，在降低胰岛素抵抗方面尤其明显，且增加了胰岛素的敏感性，体现了该药具有改善胰岛功能的作用，这可能也是其有效降糖的机制之一。另外，经过中药治疗，甘油三酯等指标也较前下降，提示中药除了在降低血糖方面有一定的疗效，还具有调节血脂的作用，这可能与其多靶点改善糖脂代谢的作用有关。

（六）2 型糖尿病 / 上消病 / 气阴两虚证 / 益气养阴调糖饮 + 黄连降糖片 + 降糖茶

[基本情况] 胡某，女，60 岁，无业，河南开封市人，2018 年 9 月 13 日入院。

[简要病史] 患者平素饮食不节，懒动好卧，十多年前体检时发现 FPG6.3mmol/L，不伴口干、多饮、多尿、乏力困倦等症状，未予重视。后患者每年参加单位体检时，发现空腹血糖逐渐增加，今年曾多次测得 FPG>7.1mmol/L，被某三甲医院诊为 2 型糖尿病，今慕名求中医调治，由门诊以"上消病"为诊断收住院。症见口干渴，多饮，乏力困倦，腰膝酸软，纳可，眠欠佳，入睡困难，大便一般，质可，每日 1 次，小便频数，夜尿 2～3 次。舌质淡暗，苔薄白，脉沉细。

[疗前检查]2018 年 9 月 16 日：患者查胰功示 FPG 及餐后 1、2、3h 血糖分别为 7.57、17.0、12.8、9.62mmol/L，空腹及餐后 1、2、3h 胰岛素分别为 9.3、40.2、47.9、23.7μIU/mL，空腹及餐后 1、2、3h 胰高血糖素分别为 99.1、116.7、116.1、113.7pg/mL，空腹及餐后 1、2、3hC- 肽分别为 2.71、8.35、13.70、8.34ng/mL；HbA1c6.6%，FMN2.79mmol/L；尿常规：白细胞计数 41.8/μL，上皮细胞计数 11.1/μL，白细胞 7.52/HPF，红细胞 3.98/HPF；TC6.38mmol/L，TG1.97mmol/L，HDL-C1.64mmol/L，LDL-C4.49mmol/L；其余检查未见异常。

[诊断] 中医诊断：上消病；西医诊断：2 型糖尿病。

[中医辨证] 气阴两虚证。

[治法] 益气养阴。

[方药] ①专证专方：益气养阴调糖饮加减。

太子参 30g，生黄芪 30g，生山药 30g，山茱萸 30g，干生地黄 30g，粉丹皮 10g，建泽泻 30g，云茯苓 30g，川牛膝 30g，升麻 10g，生薏苡仁 30g，炒枳壳 10g，紫丹参 30g，麦冬 10g，生甘草 3g。日 1 剂，每剂两煎约 700mL，早、中、晚餐前温服。

②专病专药：黄连降糖片 5 片，日 3 次，口服。

③内服专茶：降糖茶，日 1 包，代茶频饮。

[治疗经过]2018 年 9 月 18 日：监测 FPG6.6mmol/L，2hPG9.4mmol/L。患者血糖下降，口干渴、多饮、乏力困倦、腰膝酸软等症状明显减轻，专药、专茶不变；因久病阴津亏损，大肠失于濡养，诉大便稍干，今日未解，故在原中药汤剂基础上加大黄 3g 以通泻大便。

9 月 20 日：监测 FPG6.0mmol/L，2hPG8.6mmol/L。治疗 1 周时，患者 FPG 已经初次达标，因治疗有效，专药、专茶仍不变；患者睡眠仍欠佳，入睡困难，大便已解，质可，夜尿 2 次，其余症状消失，结合其舌脉，予原中药汤剂加生龙骨 30g、生牡蛎 30g 以重镇安神；因久病耗伤阴血，心神失养，加首乌藤 30g 以养血安神。

9 月 23 日：患者入院后经积极治疗，现 FPG 稳定在 6.0 ～ 7.2mmol/L，2hPG 稳定在 6.5 ～ 9.2mmol/L；睡眠较前缓解，其余症状基本消失，于今日好转出院。出院后治疗：继续予黄连降糖片 5 片，日 3 次，口服；降糖茶日 1 包，泡茶频饮；原中药汤剂 5 剂，口服，以巩固疗效。嘱其院外定期复诊，按时监测血糖，继续规范饮食及运动。

11 月 30 日复诊：患者诉平素坚持服用专病专药（糖尿康片、黄连降糖片）+ 专病专茶（降糖茶），FPG 控制在 5.0 ～ 7.5mmol/L，2hPG 控制在 7.1 ～ 10.5mmol/L。嘱其停药 3 天后复查胰功、血糖两项、肝肾功等。2018 年 12 月 4 日复查结果：胰功：FPG 及餐后 1、2、3h 血糖分别为 6.78、10.01、8.57、7.99mmol/L，空腹及餐后 1、2、3h 胰岛素分别为 10.01、41.41、39.68、20.11μIU/mL，空腹及餐后 1、2、3h 胰高血糖素分别为 99.8、100.7、98.24、100pg/mL，空腹及餐后 1、2、3hC-肽分别为 2.74、9.15、10.17、9.25ng/mL。HbA1c6.1%，FMN2.45mmol/L。TC6.38mmol/L，TG1.75mmol/L，HDL-C1.70mmol/L，LDL-C3.98mmol/L。其余检查未见异常。患者服用黄连降糖片 5 片，日 3 次，口服，降糖茶每日 1 包，泡茶频饮，病情稳定，血糖无明显波动，胰岛功能和血脂均较前改善，疗效明显。治疗上，停用降糖茶，专药不变。嘱其按时监测血糖,继续规范饮食及运动,定期门诊复诊,6 个月后复查胰岛功能、血糖两项、肝肾功能等。

[疗效小结]

1. 该糖友由入院时 FPG7.57mmol/L，2hPG12.8mmol/L，经过 10 天的治疗，

FPG、2hPG 分别降至 6.4mmol/L、7.1mmol/L，提示中药三联疗法在调控血糖方面具有快速达标之效。

2. 经过 75 天的治疗，对比治疗前后的胰岛功能显示：患者胰岛素抵抗指数由 3.13 降至 3.02，胰岛素分泌指数由 57.74 调至 61.04，提示胰岛功能得到改善。具体结果见表 15-52。

表 15-52　胡某治疗前后胰岛功能对比表

时间	血糖（mmol/L）		胰岛素（μIU/mL）		胰高血糖素（pg/mL）		C 肽（ng/mL）	
	A	B	A	B	A	B	A	B
空腹	7.57	6.78	9.3	10.01	99.1	99.8	2.71	2.74
餐后 1h	17.0	10.01	40.2	41.41	116.7	100.7	8.35	9.15
餐后 2h	12.8	8.57	47.9	39.68	116.1	98.24	13.70	10.17
餐后 3h	9.62	7.99	23.7	20.11	113.7	100.0	8.34	9.25

备注：A 代表治疗前（2018 年 9 月 16 日）；B 代表治疗后（2018 年 12 月 4 日）。

3. 经过 75 天的治疗，患者 HbA1c 由 6.6% 降至 6.1%，FMN 由 2.79mmol/L 降至 2.45mmol/L，提示此中药三联疗法在调糖方面具有稳效性。

4. 治疗 75 天后，停药 3 天，FPG、2hPG 连续 3 天监测的均值分别由 8.37mmol/L、9.47mmol/L 降至 6.53mmol/L、9.0mmol/L；血糖波动 3 项指标（SDBG、PPGE、LAGE）连续 3 天监测的均值分别为 1.33、1.77、3.47mmol/L，提示此中药三联疗法具有调糖、降低血糖波动度的功效。

5. 经过 75 天的治疗，患者 BMI 由 23.56 降至 23.51，TC6.38mmol/L，无变化，TG1.97mmol/L 降至 1.75mmol/L，HDL-C1.64mmol/L 升至 1.70mmol/L，LDL-C4.49mmol/L 降至 3.98mmol/L，尿常规中的异常指标已恢复到正常范围，其余未见明显变化，提示纯中药治疗 2 型糖尿病无明显不良反应。

[按语] 通过对本案治疗全程的深入分析，笔者认为本案之所以能够取得较好的疗效，主要取决于以下五个方面。

1. 谨遵辨病、辨证、辨体先后原则，以辨病为基础

患者入院时以口干多饮为主要特点，谨遵纯中药治疗 2 型糖尿病 "三辨诊疗模式" 辨病诊断的原则，诊为 "上消病"。

2. 破传统"上消"辨证之规，立"气阴两虚"之证

患者为中老年女性，花甲之年，肝肾亏虚，复加病程日久，气耗阴伤，气虚则乏力困倦；脾气亏虚，水津运化失职，津不上承，则口干多饮；《素问·阴阳应象大论》曰："年四十，而阴气自半。"阴虚内热，热烁津液则口干多饮；《医贯·消渴论》指出："脾胃既虚，则不能敷布其津液，故渴。"气虚在脾则运化失职，不布谷精则血糖升高，水津不布则口渴加重；在肾则固摄无权，小便频数，夜间为甚。四诊合参，审证求因，斯病乃由"气阴两虚"所致。

3. 气阴互生互资，治当"益气养阴"

患者为中老年女性，久病消渴，耗伤气阴，形成气阴两虚之证，且 2 型糖尿病的病机特点亦表明，气损及阴、阴损及气、气阴两虚是其枢机阶段，结合"法随证立"的理论，气虚则法当补气，阴虚则法当滋阴，气、阴互生互资，气阴两虚之证，法当益气养阴。

4. 以"六味地黄汤"为基，拟"益气养阴调糖饮"加减

据方随法出的理论，拟"益气养阴调糖饮"。该方是在名方"六味地黄汤"的基础上配以参冬饮和黄芪组合化裁而成，每获良效。方中太子参、黄芪、山药甘平以益气健脾，运化水谷以消谷精之壅滞，运化水湿以消湿之邪，转输精津回归血脉，循常布散；干生地黄、山茱萸填精滋肾固精；泽泻利湿而泻肾浊，利水通淋而补阴不足，助真阴得复其位；茯苓淡渗而泄脾湿；麦冬养阴生津；薏苡仁健脾祛湿；丹皮苦寒而清虚热，通血脉而消瘀血；升麻、川牛膝一升一降，升清降浊，使精微化，糖毒去；枳壳理气和胃以助运化，甘草以调和诸药。诸药合用，健脾补肾，祛瘀利水，固本充源，扶正祛邪，标本兼顾。睡眠差者，加龙骨、牡蛎；便秘者，加大黄。临证遣方用药须谨慎，慎用辛燥苦寒之品，以防邪气稽留，加重病情。

5. 综合用药，稳效调糖

该糖友患 2 型糖尿病多年，一直未用药治疗，结合其病情及胰岛功能，给予纯中药降糖方案（专药＋专茶），并结合患者"气阴两虚"的病机，辨证使用"益气养阴调糖饮"加减口服，根据"十个统一"中的"序贯法则"随血糖变化调节用量，且配合糖尿病的基础治疗（规范饮食及运动、调畅情志等），血糖逐步下降，体现了中药降糖的稳效性。对比患者两次胰岛功能结果，各时段血糖较前均有所下降，且胰岛素分泌较前增加，胰岛素抵抗减轻，增加了胰岛素敏感性，体现了中药具有改善胰岛功能的作用，这可能是其有效降糖的机制之一。另外，经中药治疗，该糖

友的血脂较前亦有改善。提示中医药治疗糖尿病具有糖脂同调的功效，且未发现不良反应。

七、专体专方验案选

（一）2 型糖尿病 / 脾瘅病 / 痰湿质 / 化痰祛湿调糖饮

[基本情况]谢某，男，32 岁，河南商丘人，2018 年 8 月 7 日初诊。

[简要病史]患者陪奶奶诊治糖尿病时，自测 FPG8.2mmol/L，于 2018 年 7 月 19 日到河南省柘城县人民医院查 FPG9.48mmol/L，HbA1c9.0%，遂前来我院进行治疗。嘱患者在未服用降糖药的情况下，先连续 3 天，每天 7 次测血糖，观察血糖波动情况，随后来我院进行胰岛功能等相关检查。症见形体肥胖，腹部肥满松软，面部油腻，易出汗且汗黏，口甜，饮食可，喜食肥甘厚味，大便不成形，日 2～3 次，眠可，舌暗红，苔白厚腻，脉弦滑。身高 180cm，体重 102kg，BMI31.48kg/m²。有高血压病史、饮酒史、吸烟史、过敏史。

[疗前检查]2018 年 7 月 27 日：患者专程来院查胰岛功能，结果显示：FPG 及餐后 1、2、3h 血糖分别为 9.31、15.3、15.9、11.7mmol/L，空腹及餐后 1、2、3h 胰岛素分别为 23.6、49.7、68、33.1μIU/mL，空腹及餐后 1、2、3h 胰高血糖素分别为 104.8、108.7、121.6、120pg/mL，空腹及餐后 1、2、3hC- 肽分别为 4.83、6.83、10.89、7.53ng/mL；HbA1c8.70%，FMN2.64mmol/L；糖尿病自身抗体五项均为阴性；血脂：TC4.4mmol/L，TG2.26mmol/L，HDL-C0.79mmol/L，LDL-C4.48mmol/L；尿蛋白四项：α_1-MG36.4μg/mL、β_2-MG0.32μg/mL、IgG5.5μg/mL、mALb12.23mg/L；尿素 6.3mmol/L，肌酐 72μmol/L，尿酸 463μmol/L；同型半胱氨酸 37.6μmol/L。服药前连续 3 天监测血糖及血糖波动的结果见表 15-53。

表 15-53　谢某服药前连续 3 天血糖（mmol/L）及血糖波动（mmol/L）监测表

日期	空腹	早餐后 2h	午餐前	午餐后 2h	晚餐前	晚餐后 2h	睡前	SDBG	PPGE	LAGE
7 月 24 日	7.2	10.4	6.3	13.5	5.6	13.3	9.9	3.2 ↑	6.0 ↑	7.9 ↑
7 月 25 日	7.1	15.3	11.8	13.7	6.2	11.2	9.5	3.3 ↑	5.0 ↑	9.1 ↑
7 月 26 日	7.2	12.1	6.3	10.2	6.2	10.2	9.6	2.3 ↑	4.3 ↑	5.9 ↑

备注：SDBG ＜ 2.0mmol/L，PPGE ＜ 2.2mmol/L，LAGE ＜ 4.4mmol/L。

[诊断]中医诊断：脾瘅病；西医诊断：2型糖尿病。

[体质类型]痰湿质。

[中医治则]燥湿化痰，调体控糖。

[方药]专证专方：化痰祛湿调糖饮加减。

炒苍术30g，炒白术30g，猪苓30g，茯苓30g，建泽泻30g，生薏苡仁50g，汉防己30g，姜半夏10g，广陈皮10g，姜厚朴10g，白茅根30g，佩兰10g，怀牛膝50g，升麻片6g，川桂枝6g。10剂，日1剂，每剂两煎取汁约700mL，早、中、晚餐前温服。

[治疗经过]2018年8月26日二诊：服药1周时，患者血糖监测结果见表15-54。服上方10剂后，患者体重由102kg下降至100kg，BMI30.86kg/m²，面部黏汗减少，口甜较前减轻，大便仍不成形，日1～2次，饮食可，眠可，舌暗红，苔转白腻，脉弦滑。守上方，调增升麻片为10g，再予15剂，服法同前。

表15-54　谢某服中药1周后连续3天血糖（mmol/L）及血糖波动（mmol/L）监测表

日期	空腹	早餐后2h	午餐前	午餐后2h	晚餐前	晚餐后2h	睡前	SDBG	PPGE	LAGE
8月16日	6.0	6.6	4.6	9.4	5.6	7.7	6.1	1.6	2.5 ↑	4.8 ↑
8月17日	5.6	7.1	5.5	7.8	6.7	7.8	6.8	0.9	1.6	2.3
8月18日	6.0	7.1	5.2	9.5	4.5	6.1	5.5	1.6	2.3 ↑	5.0 ↑

备注：SDBG＜2.0mmol/L，PPGE＜2.2mmol/L，LAGE＜4.4mmol/L。

9月11日三诊：患者的体重由首诊的102kg下降至98.5kg，BMI30.4kg/m²，面部黏汗进一步减少，口甜缓解，饮食可，大便基本成形，日1次，眠可，舌暗红，苔薄白腻，脉弦滑。9月10日测FPG、2hPG、午餐前、午餐后、晚餐前、晚餐后、睡前血糖分别为5.8、7.2、5.6、7.6、6.5、7.7、6.3mmol/L，SDBG0.8mmol/L、PPGE1.5mmol/L、LAGE2.1mmol/L。患者一日7次监测血糖及血糖波动三项指标全部达标，给予茶疗：炒苍术10g，生薏苡仁30g，广陈皮10g，冬瓜皮30g，玉米须30g，白茅根30g，姜半夏6g，生甘草3g。15剂，水煎，代茶饮。

10月6日：患者反馈，在柘城县人民医院检验FPG为6.34mmol/L。血脂：TC4.5mmol/L，TG1.68mmol/L，HDL-C0.86mmol/L，LDL-C3.27mmol/L。体重降至96kg，BMI29.63kg/m²。

2019 年 2 月 14 日随访：患者长期坚持茶疗方治疗，目前 FPG5 ～ 7mmol/L，2hPG6.3 ～ 8mmol/L，体重保持在 94kg 左右，精神状态好。

[疗效小结]

1. 该糖友初诊时 FPG9.31mmol/L，2hPG15.9mmol/L，经过 9 天的治疗，FPG、2hPG 分别降至 5.6mmol/L、7.1mmol/L。服用汤药第 8 天，监测血糖示 FPG6.0mmol/L，2hPG6.6mmol/L，FPG、2hPG 均达标，同时达标时间为 8 天。

2. 经过 10 天的治疗，治疗前后相比，FPG、2hPG 连续 3 天监测的均值分别由 7.2mmol/L 降至 5.9mmol/L、12.6mmol/L 降至 6.9mmol/L，血糖波动 3 项指标（SDBG、PPGE、LAGE）连续 3 天均值分别由 2.9、5.1、7.6mmol/L 降至 1.4、2.1、4.0mmol/L。

3. 经过约 60 天的治疗，患者体重指数由 31.48 降至 29.63，TG 由 2.26mmol/L 降至 1.68mmol/L，LDL-C 由 4.48mmol/L 降至 3.27mmol/L。

[按语] 本案为辨体调糖验案之一，结合本案特点，分析如下。

1. 无"证"可辨，先辨病诊断，再辨体调糖

患者为青年男性，经检测血糖，发现患有 2 型糖尿病，无"三多一少"症状，先对其辨病，西医诊断为 2 型糖尿病，中医诊断为脾瘅病。中西病名已定，按理当辨证论治，但因无"证"可辨，只好辨体（体质）调糖。中医体质学认为，体质与疾病具有相关性，许多相关疾病发生的"共同土壤"在于其体质基础，体质状态决定发病与否以及发病的倾向性。笔者根据多年临床经验，发现处在隐匿期或体检才发现糖尿病的患者，大多数无典型的"三多一少"症状，其发病多和体质相关。本案患者体形肥胖，腹部肥满松软，面部油腻，易出汗且汗黏，口甜，喜食肥甘厚味，苔白腻稍厚，脉弦滑，依据体质学说辨为典型的痰湿质。临床上不能将 2 型糖尿病与"消渴"画等号，如果简单地将它们画等号，就会拿消渴病的分型论治生搬硬套，僵化辨证思维，甚至将中医的诊疗思维引入歧途。因此，针对无"三多一少"症状的糖友，应先辨病诊断，再采用辨体论治的思路调治，这为临床治疗无"证"可辨的糖尿病患者提供了思路。

2. 肥臃为 2 型糖尿病的主要土壤

患者平素缺乏运动，嗜食肥甘厚味，日久腹部肥胖，渐成痰湿之体。痰湿内蕴，脾失健运，气机升降失调，谷精失布则壅滞血中，血糖渐升而发为脾瘅病。正如《素问·奇病论》所言："有病口甘者……此五气之溢也，名曰脾瘅。夫五味入口，藏于胃，脾为之行其精气，津液在脾，故令人口甘也。"

3. 治病求本，燥湿健脾，祛湿调体

《临证指南医案·痰》云："善治者，治其所以生痰之源，则不消痰而痰自无矣。"故本案以健脾化痰、利水祛湿为法，采用化痰祛湿调糖饮加减进行治疗。该方用炒苍术、炒白术、茯苓为君药以益气健脾；用猪苓、建泽泻、生薏苡仁、汉防己以利水渗湿兼清热，姜半夏、广陈皮、姜厚朴以燥湿健脾，理气化痰，为臣药；白茅根清热利尿，使湿从小便去，佩兰有化湿祛浊之用，怀牛膝祛湿利尿，兼有活血通经之用，引诸药下行，为佐药；《诸病源候论》云："诸痰者，此由血脉壅塞，饮水积聚而不消散，故成痰也。"升麻有升举阳气兼清热之用，升麻和怀牛膝配为对药，一升一降，调畅气机，使气畅水行；病痰饮者当以温药和之，故加入少量桂枝以温阳化气，以助化湿之用。诸药合用，则脾气渐健，痰湿渐化，湿郁之热渐清，谷精输布恢复正常，故患者体重由初诊时的 102kg 下降为 94kg，腹部脂肪减少，血脂下降，血糖水平下降。

八、"三联"治疗不达标加用西药验案选

（一）2 型糖尿病 / 上消病 / 气阴两虚兼湿瘀证 / 益气养阴调糖饮 + 糖尿康片、黄连降糖片 + 瑞格列奈片

[基本情况] 时某，男，60 岁，退休干部，河南濮阳人，2018 年 9 月 11 日初诊。

[简要病史] 患者 3 年前自测 FPG ＞ 7mmol/L，未予重视，坚持运动控制，未规范饮食，FPG 介于 6 ～ 7mmol/L，2hPG 未监测。1 年前患者自行监测 FPG 在 7mmol/L 以上，自服二甲双胍肠溶片 0.5g，日 2 次，二甲双胍缓释片 0.5g，日 1 次，以控制血糖，偶测 FPG 控制在 6 ～ 8mmol/L，2hPG 未监测。后慕名至我院求治，由门诊以"消渴病"为诊断收治入院。症见患者神志清，精神欠佳，偶有口干、多饮、乏力，无心慌、手抖、汗出烦躁等症，偶有腰酸，双下肢酸沉乏力，无肢体麻木刺痛，纳眠可，大便正常，日一行，夜尿 1 ～ 2 次，泡沫尿，不伴尿急、尿痛。舌质淡暗，苔薄白，脉沉细。BMI23.2kg/m²。

[疗前检查] 尿常规：尿比重 1.030，尿糖 3+；肝肾功能正常，血脂正常；胰功：FPG 及 1、2、3hBG 分别为 10.4、21.3、20.8、17.61mmol/L，空腹及餐后 1、2、3h 胰岛素分别为 8.5、13.4、13.9、11.0μIU/mL，空腹及餐后 1、2、3h 胰高血糖素分别为 115.0、116.0、115.6、107.2pg/mL，空腹及餐后 1、2、3hC- 肽分别为 2.13、

2.59、3.33、2.95ng/mL；HbA1c9.4%，FMN3.34mmol/L；尿蛋白：mALb43.81mg/L，IgG11.5µg/mL，α₁-MG110.9µg/mL，mALb/Cr2.88mg/mmol；心脏彩超：二、三尖瓣少量反流，左室舒张功能减低；脑多普勒示：脑血管动脉粥样硬化，椎基底动脉供血不足；颈动脉彩超：双侧颈动脉粥样硬化；甲状腺彩超：甲状腺双叶囊性结节；四肢周围神经：右上肢及双下肢中重度感觉受损；四肢血流图：双侧 ABI0.92，四肢血流多普勒未见明显异常。眼科会诊结果：双眼白内障，双眼屈光不正。

[诊断] 中医诊断：上消病；西医诊断：2 型糖尿病。

[中医辨证] 气阴两虚兼湿瘀证。

[治法] 益气养阴，化湿活血。

[方药] ①专证专方：益气养阴调糖饮加减。

太子参 30g，生黄芪 30g，生山药 30g，山萸肉 30g，干生地黄 30g，紫丹参 30g，建泽泻 30g，云茯苓 30g，川牛膝 45g，炒苍术 30g，炒白术 15g，生薏苡仁 30g，炒黄柏 10g，生甘草 3g。水煎 400mL，早、晚餐前温服。

②专病专药：糖尿康片 8 片、黄连降糖片 6 片，均日 4 次，口服。

[治疗经过] 2018 年 9 月 15 日：FPG8.3mmol/L，2hPG17.6mmol/L。

9 月 16 日：FPG9.3mmol/L，2hPG18.7mmol/。患者口干、乏力减少 80%，中药守上方去黄柏，加升麻 3g 以升脾气，川牛膝增至 50g 以引血下行、活血化瘀，苍术、白术均增至 30g 以增加健脾益气之功。

9 月 17 日：FPG8.4mmol/L，2hPG17.1mmol/L。患者口渴、乏力困倦再减半，糖尿康片改为 10 片，日 4 次，口服。患者脉症俱见起色，但血糖仍未达标，乃气虚谷精不布，脾气虚运化水谷乏力，水谷精微壅滞脉中，表现为高糖、高脂，故将太子参改为 45g，黄芪改为 80g，以增益气健脾之功，加葛根 50g、升麻 10g 以升发清阳，生津止渴。

9 月 20 日：FPG8.4mmol/L，2hPG20.2mmol/L。FPG 及 2hPG 均未达标，患者情志不畅，为求迅速调糖，防治糖尿病并发症，建议胰岛素治疗，但因患者抵触胰岛素，故联合瑞格列奈（诺和龙）片 1mg，日 3 次口服以调糖。

9 月 21 日：FPG6.9mmol/L，2hPG 血糖 14mmol/L。患者口干、乏力消失。

9 月 27 日：FPG6.7mmol/L，2hPG9mmol/L。患者神清气爽，脉息调匀，调为糖尿康片、黄连降糖片各 5 片，均日 3 次口服以巩固疗效，继服瑞格列奈片 2mg，日 3 次，口服，血糖均达标。

9月28日：FPG6.7mmol/L，2hPG10.6mmol/L。患者停服中药汤剂，继服成药，给予专茶六仙饮，日1包，代茶饮。患者出院。住院期间血糖监测情况见表15-55。

表 15-55　时某入院后血糖（mmol/L）及血糖波动（mmol/L）监测表

日期	空腹	早餐2hPG	中餐前	中餐2hPG	晚餐前	晚餐2hPG	睡前	SDBG	PPGE	LAGE
9月11日							16.3			
9月12日	10.4	20.8	13.9	17.4	12.5	17.6	12.7	3.7 ↑	6.3 ↑	10.4 ↑
9月13日	9.9	14.4	11.1	20.7	11.2	19.6	11.2	4.4 ↑	7.5 ↑	10.8 ↑
9月14日	8.4	19.7	11.9	15.7	11.3	21.6	12.1	4.8 ↑	8.5 ↑	13.2 ↑
9月15日	8.3	17.6	18.8	19.7		14.9		4.6 ↑	5.1 ↑	11.4 ↑
9月16日	9.3	18.7		14.8		17.1		4.1 ↑	9.4 ↑	9.4 ↑
9月17日	8.4	17.1		16.5		18.9		4.7 ↑	8.7 ↑	10.5 ↑
9月18日	8.7	18.1		16.2		14.1		4.1 ↑	9.4 ↑	9.4 ↑
9月19日	9.4	11.3		14.5		16.9		3.3 ↑	1.9	7.5 ↑
9月20日	8.4	20.2		14.4		9.9		5.3 ↑	11.8 ↑	11.8 ↑
9月21日	6.9	14		12.9		11.4		3.1 ↑	7.1 ↑	7.1 ↑
9月22日	7.2	13		11.7		14.2		3.1 ↑	5.8	7
9月23日	7.5	10.5		10.4		8.6		1.46	3.0	3
9月24日	7.3	11.4		10.1		9.1		1.7	4.1 ↑	4.1
9月25日	7.7	11.3		10.5		9.8		1.5	3.6 ↑	3.6
9月26日	7.4	9.5		9.8		9.3		1.1	2.1	2.4
9月27日	6.7	9.0		9.9		9.2		1.2	2.3 ↑	2.6
9月28日	6.7	10.6								

10月27日复诊：FPG6～7mmol/L，2hPG9～12mmol/L，患者血糖时有波动，与饮食有关系，脉症俱佳，无低血糖，继续原方案。

12月1日复诊：FPG6～7mmol/L，2hPG7～11mmol/L，患者未诉不适，方案同前。患者出院后随访血糖监测情况见表15-56。

表 15-56　时某出院后随访血糖（mmol/L）及血糖波动（mmol/L）监测表

日期	空腹	早餐 2hPG	中餐前	中餐 2hPG	晚餐前	晚餐 2hPG	睡前	SDBG	PPGE	LAGE
10 月 27 日	6.4	9.8	6.7	10.4	6.9	10.2	8.2	1.7	3.4 ↑	4.0
10 月 28 日	6.9	10.1	7.0	9.2	6.8	10.7	7.9	1.6	3.1 ↑	3.9
12 月 1 日	6.5	8.3	6.1	8.5	6.3	10.1	6.9	1.5 ↑	2.7 ↑	4.0
12 月 2 日	6.6	7.6	5.2	10.1		8.8	7.2	1.7	2.9 ↑	4.9 ↑
12 月 25 日	5.9	7.9	6.2	9.5	6.7	9.2	7.8	1.4	2.6 ↑	3.6
12 月 26 日	6.2	9.8	7.2	8.9	6.9	10.1	8.1	1.5	2.8 ↑	3.9
12 月 27 日	6.5	8.9	7.5	9.2	6.3	8.9	7.0	1.2	2.2	2.9

12 月 28 日：停药 3 天复查胰岛功能回示：FPG 及餐后 1、2、3hPG 分别为 8.52、17.3、18.51、14.33mmol/L，空腹及餐后 1、2、3h 胰岛素分别为 7.8、19.2、15.3、13.1μIU/mL，空腹及餐后 1、2、3h 胰高血糖素分别为 96.2、108.2、95.2、91.2pg/mL，空腹及餐后 1、2、3hC- 肽分别为 1.98、3.17、2.53、1.88ng/mL，HbA1c6.3%，FMN2.57mmol/L；尿蛋白、肝肾功能、血脂未见异常。

[疗效小结]

1. 该糖友入院时 FPG10.4mmol/L，2hPG20.8mmol/L，经过 16 天的治疗，FPG、2hPG 分别降至 6.7mmol/L、10.6mmol/L，FPG 首次达标时间为 9 天，2hPG 达标时间为 8 天，FPG、2hPG 同时达标时间为 9 天。

2. 经过 115 天的治疗，连续 3 天测血糖（三餐前后及 22：00）结果显示：停药第 1 天的血糖分别是 5.9、7.9、6.2、9.5、6.7、9.2、7.8mmol/L，停药第 2 天的血糖分别是 6.2、9.8、7.2、8.9、6.9、10.1、8.1mmol/L，停药第 3 天的血糖分别是 6.5、8.9、7.5、9.2、6.3、8.9、7.0mmol/L；HbA1c 由 9.4% 降 至 6.3%，FMN 由 3.34mmol/L 降 至 2.57mmol/L。

3. 经过 115 天的治疗，FPG、2hPG 连续 3 天均值分别由 9.6mmol/L 降至 6.2mmol/L，18.3mmol/L 降至 8.9mmol/L；血糖波动 3 项指标（SDBG、PPGE、LAGE）连续 3 天均值分别由 4.3、7.4、11.5mmol/L 降至 1.4、2.5、3.5mmol/L。

4. 经过 115 天的治疗，胰岛素抵抗指数由 5.1 降至 3.0，胰岛素分泌指数由 25.9 升至 31.1。具体数据见表 15-57。

表 15-57　时某治疗前后胰岛功能对比表

时间	血糖（mmol/L）		胰岛素（μIU/mL）		胰高血糖素（pg/mL）		C- 肽（ng/mL）	
	A	B	A	B	A	B	A	B
空腹	10.4	8.52	8.5	7.8	115.0	96.2	2.13	1.98
餐后 1h	21.3	17.3	13.4	19.2	116.0	108.2	2.59	3.17
餐后 2h	20.8	18.51	13.9	15.3	115.6	95.2	3.33	2.53
餐后 3h	17.61	14.33	11.0	13.1	107.2	91.2	2.95	1.88

备注：A 代表治疗前（2018 年 9 月 12 日）；B 代表治疗后（2018 年 12 月 28 日）。

5. 经过 115 天的治疗，患者 BMI 无明显变化，血压、肝肾功能、尿蛋白四项、总胆固醇、低密度脂蛋白、高密度脂蛋白等均在正常范围。

[按语] 本案在纯中药治疗 7 天后，症、舌、脉明显改善，但血糖下降不明显，及时采用中西医结合治疗，取得较好疗效。本案主要遵循以下四个基本原则。

1. 据"三辨"要求，准确辨病

患者入院时以口干、多饮为主要特点，按照 2 型糖尿病"三辨诊疗模式"辨病诊断原则的基本要求，诊为"上消病"。

2. 四诊合参，辨为"气阴两虚兼湿瘀证"

患者为中老年男性，患病日久，耗伤脾肾气阴，气阴不足，加之素嗜膏粱厚味，酿生内热，热灼阴津，阴虚则生内热，津亏则口干多饮；《医贯·消渴论》指出："脾胃既虚，则不能敷布其津液，故渴。"气虚在脾则脾运化失职，不布谷精则血糖升高，不布水津则口渴加重；气虚在肾则固摄无权，小便频数，夜间为甚；《素问·调经论》云："人之所有者，血与气耳。"人之一身，皆气血之所循行，气非血不和，血非气不运，气虚则乏力困倦，无力运血，瘀血内生，阻滞腰部脉络，可见腰酸。四诊合参，审证求因，斯病乃由"气阴两虚兼湿瘀"所致。

3. 胰功受损，需脾肾双补，必要时联合西药

该患者为气阴两虚兼瘀证，气阴两虚型既是糖尿病的中期阶段，又是糖尿病并发症发生的早期阶段，是并发症演变的枢机和防治的关键阶段。该患者胰岛素及 C- 肽分泌相对以低平型为主，空腹胰岛素和 C- 肽分泌量在正常范围的低限，各时相胰岛素、C- 肽及其面积均在正常范围低限，胰岛素 / 血糖、C- 肽 / 血糖比值明显低于正常，释放曲线无明显高峰，提示该型患者细胞分泌功能受损，因此对其单用纯中药治疗未奏效。

中医无胰腺之称，笔者认为，脾散精的作用与胰岛分泌胰岛素的作用相吻合，故治疗中补脾益气以助健运是治疗的关键。该患者通过健脾益气等方法治疗后，临床症状有所改善，但血糖仍居高不下，是因为疗程短亦或有未知的机理，有待进一步研究探讨。患者曾应用双胍类药物，HbA1c未达标，查胰岛功能示患者血糖以餐后血糖明显升高为主，在高糖毒性条件下，胰岛素分泌第一时相缺失，然而患者拒绝使用胰岛素，故在使用二甲双胍无效的前提下，在中药治疗的基础上应用瑞格列奈片，血糖逐渐达标。

4. 审时度势，因人施治，及时调整方案是血糖平稳达标的重要因素

该患者的治疗过程体现了因人制宜和辨证施治，不拘泥于中医治疗或者西医治疗，本着以人为本、延缓患者并发症、平稳调糖的原则，适当地中西医结合治疗，使症状、指标均得以改善，且作用稳定。随访3个月，患者血糖及血糖波动度均趋于稳定，亦为患者建立了良好的信心，极大地提高了患者的依从性。

（二）2型糖尿病/消渴病/气阴两虚证/益气养阴调糖饮＋糖尿康片、黄连降糖片＋瑞格列奈片

[基本情况]樊某，男，61岁，个体，河南洛阳人，2018年5月16日入院。

[简要病史]患者2年前无诱因出现口干，多饮，多尿，多食易饥及体重下降（具体不详），在洛阳市第二中医院测FPG17.5mmol/L，诊为2型糖尿病，予西格列汀片、二甲双胍片治疗，约3个月后改为西格列汀片、阿卡波糖片，服用至今。患者近期服用药物情况为西格列汀片100mg，日1次，阿卡波糖片中午75mg，晚上25mg，口服，FPG6.5～8.0mmol/L，2hPG10～15mmol/L。近期患者因劳累加之用药不规律，血糖升高，上症加重，故来求诊。症见精神欠佳，口干，多饮，多尿，乏力，头有昏沉感，盗汗，偶有肢体麻木，纳眠欠佳，大便干，日行1次，小便频，偶见泡沫。舌暗，苔薄白，脉沉细。

[疗前检查]胰岛功能：FPG及餐后1、2、3hPG分别为10.22、12.2、11.8、11.4mmol/L，空腹及餐后1、2、3h胰岛素分别为5.5、12.6、10.3、8.5μIU/mL，空腹及餐后1、2、3h胰高血糖素分别为94.2、100.3、105.3、70.4pg/mL，空腹及餐后1、2、3hC-肽分别为0.91、2.86、3.48、3.24ng/mL；HbA1c7.00%，FMN2.55mmol/L；尿微量白蛋白无异常，尿mALb/Cr0.39mg/mmol；血常规、肝肾功能、凝血五项无异常；

肌电图：双下肢重度感觉减退；眼科检查：双眼早期白内障，糖尿病视网膜病变（左眼Ⅰ期）；彩超：双侧颈动脉粥样硬化伴斑块形成，主动脉瓣及二、三尖瓣少量反流，双侧下肢动脉粥样硬化，肝胆脾胰肾未见异常；心电图：窦性心律，完全性右束支传导阻滞。住院期间血糖监测情况见表15-58。

表15-58 樊某住院期间血糖（mmol/L）及血糖波动（mmol/L）监测表

日期	空腹	早餐2hPG	中餐前	中餐2hPG	晚餐前	晚餐2hPG	睡前	SDBG	PPGE	LAGE
5月16日						6.9	15.8			
5月17日	10.22	11.8	11.4	8.6	8.9	11.4	16.2	2.5 ↑	2.3 ↑	7.6 ↑
5月18日	7.8	12.2	9.6	10.0	11.3	9.7	9.6	1.4	2.1	4.4
5月19日	9.1	14.5	8.6	11.1	7.4	11.6	8.0	2.5 ↑	4.03 ↑	7.1 ↑
5月20日	9.3	13.6	8.7	7.6	6.9	12.7	6.5	2.8 ↑	2.7 ↑	7.1 ↑
5月21日	7.3	14.1	8.9	11.6		10.8		2.61 ↑	4.75 ↑	7.4 ↑
5月22日	8.6	11.0		9.6		10.9	7.9	1.4	2.4 ↑	3.1
5月23日	7.2	10.1								

[诊断] 中医诊断：消渴病；西医诊断：2型糖尿病。

[中医辨证] 气阴两虚证。

[治法] 益气养阴调糖。

[方药] ①专病专药：糖尿康片10片、黄连降糖片6片，均日4次，口服。

②专证专方：益气养阴调糖饮加减。

太子参30g，黄芪30g，生地黄10g，山药30g，山茱萸30g，茯苓30g，泽泻30g，猪苓30g，丹皮10g，川牛膝30g，升麻3g，炒枳壳10g。日1剂，水煎400mL，早晚温服。

[治疗经过]2018年5月20日：FPG9.3mmol/L，2hPG13.6mmol/L。口干稍缓但仍较重，仍诉乏力，调整汤剂，太子参加至45g，黄芪加至60g，改生地黄为熟地黄以加强滋阴之功，川牛膝加至45g，升麻加至10g以升清降浊、疏精布液。继服成药。

5月23日：FPG7.2mmol/L，2hPG10.1mmol/L。患者口干、乏力均显著改善，下肢水肿消失，血糖尚未达标，因家中急事临时出院。嘱继服成药，中药守上方调整为川牛膝30g，升麻6g，继服。

6月4日：FPG6.2mmol/L，2hPG12.0mmol/L。患者口干多饮、乏力等症消失，FPG达标，2hPG又略升高。嘱加用瑞格列奈片1mg，日3次，继服成药，停服汤药，予六仙饮，日1袋，代茶饮，以观疗效。

6月15日：患者FPG5.8mmol/L，2hPG8.5mmol/L，无特殊不适，加用瑞格列奈片后FPG及2hPG双双达标。嘱减少瑞格列奈片用量至0.5mg，日3次，继服成药及六仙饮。

6月29日：患者FPG5.9mmol/L，2hPG8.0mmol/L，自诉偶有餐前低血糖反应，余无不适。嘱停用瑞格列奈片，停六仙饮，继服糖尿康片、黄连降糖片。

7月20日：患者FPG5.4mmol/L，2hPG7.9mmol/L。减糖尿康片为8片、黄连降糖片为5片，均日3次。其后电话随访，患者FPG5.6～7.3mmol/L，2hPG6.8～8.9mmol/L。因工作繁忙、饮食不规范，患者血糖时有波动，未再减少药量。

12月25日：停药3天复查胰岛功能示：FPG及餐后1、2、3hPG分别为5.67、10.5、8.2、6.88mmol/L，空腹及餐后1、2、3h胰岛素分别为6.8、19、13、8μIU/mL，空腹及餐后1、2、3h胰高血糖素分别为109.1、104.1、99.1、100.8pg/mL，空腹及餐后1、2、3hC-肽分别为1.33、3.33、3.89、2.14ng/mL，胰岛素抗体0.43IU/mL；HbA1c 5.68%，FMN2.10mmol/L；尿微量白蛋白、肝肾功能、血脂无异常。

[疗效小结]

1. 该糖友入院时FPG10.22mmol/L，2hPG11.8mmol/L，停原服西药，拟纯中药三联疗法进行观察治疗，经过6天的治疗，FPG、2hPG分别降至7.2mmol/L、10.1mmol/L，FPG首次达标时间为15天，加用瑞格列奈片后FPG、2hPG同时达标时间为30天。

2. 经过6天的治疗，血糖波动3项指标（SDBG、PPGE、LAGE）分别由治疗前2.5、2.3、7.6mmol/L变为1.4、2.4、3.1mmol/L，提示全天总体血糖平稳度增高，但餐后血糖仍不稳定（详见表15-59）。

3. 经过7个月的治疗后复查，HbA1c由7.00%降至5.68%，FMN由2.55mmol/L降至2.10mmol/L。

4. 经过7个月的治疗，胰岛素抵抗指数由2.5降至1.7，胰岛素分泌指数由16.4升至62.7。提示胰岛功能得到改善。具体结果见表15-59。

表 15–59　樊某治疗前与治疗 7 个月后胰岛功能对比表

时间	血糖（mmol/L）		胰岛素（μIU/mL）		胰高血糖素（pg/mL）		C–肽（ng/mL）	
	A	B	A	B	A	B	A	B
FPG	10.22	5.67	5.5	6.8	94.2	109.1	0.91	1.33
1hPG	12.2	10.5	12.6	19	100.3	104.1	2.86	3.33
2hPG	11.8	8.2	10.3	13	105.3	99.1	3.48	3.89
3hPG	11.4	6.88	8.5	8	70.4	100.8	3.24	2.14

备注：A 代表治疗前（2018 年 5 月 16 日）；B 代表治疗 7 个月后（2018 年 12 月 25 日）。

[按语] 通过对治疗过程进行分析，本案之所以能取得较好的疗效，是因为遵循以下三个原则。

1. 坚持中西医结合，明晰双重诊断的原则

该糖友"三多一少"的症状突出，血糖升高达到糖尿病诊断标准，结合胰岛功能分析，明确诊断为 2 型糖尿病。依据"三辨诊疗模式"辨病诊断的规则，中医诊断为"消渴病"。

2. 坚持辨证施治的原则

依据"三辨诊疗模式"之辨证诊断原则辨证施治，该糖友中年男性，先天禀赋不足，脏腑功能衰弱，再加平素饮食不节，内外因相互作用，久而耗气伤津，发为消渴病。气虚则运化失职，故乏力困倦；水津失布则口渴加重；阴虚内热，耗津灼液，气虚不固则盗汗。四诊合参，审证求因，辨为"气阴两虚证"。

3. 坚持实事求是的原则

患者有糖尿病病史 2 年，体型偏瘦，BMI19.1kg/m^2，三多一少症状明显，且发病之初血糖就高达 17.5mmol/L，可推断实际病史要远早于发现时间。前期患者长期应用 DPP–4 抑制剂、α 糖苷酶抑制剂、双胍类降糖药物，FPG 控制尚可，但 2hPG 常常难以达标，可见该患者餐后血糖的控制为治疗的重点及难点。患者入院之时胰岛功能已经明显受损，周围神经并发症出现，初期应用纯中药治疗，短短 2 周 FPG 即达标，但 2hPG 下降幅度较小，遵循实事求是的原则，为积极控制病情加用瑞格列奈片 1mg，日 3 次，口服，血糖回落后再逐步减少瑞格列奈片用量，直至完全停用。后期患者血糖始终保持平稳达标状态，对疗效满意。本案对待病情实事求是，临床治疗过程中，当血糖确实难以控制时，可应用瑞格列奈片尽快降糖治标，同时坚持服用中药，调脏养脏治本。随着服药时间延长，糖尿康片及黄连降糖片的疗效逐渐显现，患者脏器功能改善，血糖自然回落。本案先治其标，缓图其本，最终实现标本同治。

（三）2型糖尿病／上消病／气阴两虚兼瘀证／益气养阴调糖饮＋糖尿康、黄连降糖片＋瑞格列奈片

[基本情况] 张某，男，65岁，商人，广东英德市人，2017年7月20日初诊。

[简要病史] 患者5年前因饮食不节出现口渴、多饮，在当地医院查随机血糖为19.5mmol/L左右，诊为2型糖尿病，予二甲双胍片、格列齐特片治疗。患者平时FPG8.1～9.1mmol/L，2hPG12～13mmol/L，为寻求纯中药治疗来我院求治。症见精神欠佳，口渴多饮，乏力，心烦，偶有反酸胃胀，头晕沉，偶有头痛，纳可，眠差，二便调。舌质淡暗，苔薄白，舌尖红，脉沉细。

[疗前检查] 胰功：FPG及餐后1、2、3hPG分别为9.02、15.2、17.8、15.9mmol/L，空腹及餐后1、2、3h胰岛素分别为9、22.9、37.6、26.7μIU/mL，空腹及餐后1、2、3h胰高血糖素分别为93.7、106.3、104、102.6pg/mL，空腹及餐后1、2、3hC-肽分别为1.78、3.29、5.57、5.44ng/mL；HbA1c7.3%，FMN2.69mmol/L；血尿便常规、肝肾功能、尿微量白蛋白无异常；彩超：脑动脉粥样硬化，椎基底动脉供血不足，双侧颈动脉粥样硬化，左侧颈部血管斑块，左房增大，主动脉瓣及二、三尖瓣少量反流，左室舒张功能减低，左肾囊性肿物；四肢血流多普勒：双下肢轻度血管病变；四肢感觉神经传导速度定量：四肢末梢各项指标均高于正常范围；眼科检查：双眼黄斑病变。

[诊断] 中医诊断：上消病；西医诊断：2型糖尿病。

[中医辨证] 气阴两虚兼瘀证。

[治法] 益气养阴，活血化瘀。

[方药] ①专病专药：糖尿康片8片、黄连降糖片5片，均日4次。

②专证专方：益气养阴调糖饮加减。

太子参30g，黄芪50g，山萸肉30g，牡丹皮10g，生地黄30g，山药30g，茯苓30g，泽泻30g，川牛膝30g，麸炒苍术30g，白术30g，枳壳6g，麦冬10g，淡竹叶10g。日1剂，水煎400mL，分早晚温服。

[治疗经过] 2017年7月26日：FPG7.9mmol/L，2hPG13.0mmol/L。患者情绪可，

心烦改善，口干稍改善，自诉夜间双下肢酸困不适，活动后改善，查舌尖红改善。汤药去麦冬、淡竹叶，加丹参 50g，桂枝 10g，以增强通络活血之功，继服成药。

7 月 29 日：FPG7.4mmol/L，2hPG11.9mmol/L。患者服上方后肢体酸困感改善，血糖回落幅度较小，继服上方。糖尿康片 10 片、黄连降糖片 6 片，均日 4 次，增强调血糖之力。

7 月 31 日：FPG6.9mmol/L，2hPG13.4mmol/L，FPG 首次达标，2hPG 仍不达标。患者仍诉口干，夜间明显，乏力、肢体酸困改善，眠转佳。嘱成药按时服用，汤剂加葛根 60g 增强养阴生津之功，增加川牛膝至 45g，加升麻 3g 以升清降浊。

8 月 5 日：FPG7.0mmol/L，2hPG11.8mmol/L。患者口干乏力等症显著改善，情绪佳，今日出院，目前 FPG 尚稳定，2hPG 虽降但未达标，嘱继服成药，汤药守上方继服 15 剂以资巩固。

8 月 8 日电话随访：FPG6.9mmol/L，2hPG12.4mmol/L。患者口干消失，乏力改善，诉用药后胃脘部胀闷不舒，大便偏溏，眠欠佳，嘱停服汤药。糖尿康片 8 片、黄连降糖片 5 片，均日 3 次，餐后服用。同时加瑞格列奈片 2mg，日 3 次，配合治疗。

8 月 12 日电话随访：近期 FPG6 ～ 7mmol/L，2hPG7.9 ～ 10mmol/L。患者胃脘不适显著改善，其余诸症均好转，纳眠佳，二便调，嘱上药继服。

2019 年 1 月电话随访：FPG5 ～ 6.5mmol/L，2hPG7 ～ 9mmol/L。患者偶有食后腹胀，活动后改善，余无不适，嘱继服上药。

[疗效小结]

1. 该糖友入院时 FPG9.02mmol/L，2hPG17.8mmol/L，经过在院期间的治疗，FPG、2hPG 分别降至 7.0mmol/L、11.8mmol/L，FPG 首次达标时间为 8 天，2hPG 首次达标时间为 20 天，FPG、2hPG 同时达标时间为 20 天。

2. 患者 FPG 很快达标且持续稳定，2hPG 在院治疗两周不达标，总体偏高，波动于 10 ～ 14mmol/L，出院后随访时嘱加用瑞格列奈片控制餐后血糖，2hPG 回落至 7.9 ～ 10mmol/L，控制良好。

[按语] 通过对本案治疗进行阶段性分析，笔者认为本案之所以能取得较好的疗效，是因为遵循以下三个原则。

1. 坚持"三辨诊疗"原则，中医辨病诊断为"上消病"

笔者总结 2 型糖尿病对应的中医五种病名中，以"口干多饮"为主症者诊为"上消"，以"多食易饥"为主症者诊为"中消"，以"多尿"为主症者诊为"下消"，诸症悉具者诊为"消渴病"，无症可辨诊为"脾瘅"。该糖友入院时以"口干渴，多饮"为主要特征，故按照"三辨诊疗模式"辨病诊断的规则，诊为"上消病"。

2. 坚持抓主症不忘兼症原则

患者久病，气阴不足，阴虚则内热，热烁津液则口干多饮；气虚则脾脏运化失职，水谷精微难以布达四肢百骸，清阳不升、浊阴不降则头晕沉不适；阴虚无以化生气血，血虚易血瘀，气虚日久，血行不畅亦可血瘀。患者以口渴多饮为主症就诊，兼见乏力、心烦、头晕沉等症，结合舌苔脉象，四诊合参，辨证为"气阴两虚兼瘀证"。治疗中应用中药汤剂不仅注重主症的治疗，兼症的治疗同样重要，充分体现了中医整体辨证、全面治疗的理念。

3. 坚持以人为本，中西医结合调控血糖原则

患者素有胃疾，脾胃虚弱，应用纯中药治疗后期，胃脘不适加重，考虑为药物服用量较大导致胃肠负担加重，遂适当减少药量并调整服药方法。同时，为更好地调控血糖，应用中西医结合治疗，加用瑞格列奈片，有效改善餐后血糖。经联合用药，患者血糖得到控制，胃肠道不良反应消失，取得满意疗效。临床中治疗消渴病应坚持以中医药为主，以求从根本上改变糖尿病的发病之基、致病之源，但若极个别患者出现中药不耐受的情况，如胃肠道问题、过敏等因素，可适当联合西药，如瑞格列奈片，中西医结合控制血糖，始终坚持以人为本，力求解决患者治病之需。

（四）2 型糖尿病／上消病／肝郁脾虚兼瘀证／疏肝健脾调糖饮＋糖尿康片、黄连降糖片＋瑞格列奈片

[基本情况] 金某，男，55 岁，公务员，河南开封人，2018 年 10 月 29 日初诊。

[简要病史] 2003 年患者因为体检查 FPG6.3mmol/L，当时无口干、多饮、多尿等症，不伴手抖、心慌、汗出及烦躁等症，未予重视及治疗。之后患者体检查得的血糖逐年增高，2005 年体检查 FPG7.3mmol/L，开始口服"二甲双胍片 0.85g，日 3 次"以控糖，曾联合"格列齐特缓释片 30mg，日 2 次，口服"以控糖，FPG 在 8mmol/L 左右，2hPG 在 15mmol/L 左右。半年前患者因血糖控制差，口干多饮、多尿、乏力症状加重，自行改为"甘精胰岛素针 30U，7AM，iH"以控糖，血糖下降不明显。近 1 周患者自行联合"阿卡波糖片 50mg，日 3 次，口服"以控糖（入院前血糖监测情况见表 15-60、表 15-61）。今患者为求纯中医治疗，来我院求治，由门诊以"消渴病"为诊断收治入院。症见神志清，精神欠佳，口干，多饮，偶晨起头蒙、乏力困倦，情绪易急躁，双眼视物模糊，无心慌、手抖、汗出等症，纳食尚可，睡眠欠佳，

多梦易醒，大便正常，夜尿1次，泡沫尿，不伴尿急、尿痛。舌暗红，苔薄白，脉弦。

[疗前检查] 心电图：窦性心律，大致正常心电图；DR：两肺纹理增粗；血常规、血凝四项、肝肾功、电解质、甲功三项未见明显异常；血脂：总胆固醇4.12mmol/L，甘油三酯1.74mmol/L，高密度脂蛋白1.36mmol/L，低密度脂蛋白2.72mmol/L；同型半胱氨酸9.1µmol/L；FMN3.21mmol/L，HbA1c9.90%；胰岛功能：FPG及1、2、3hPG分别为10.73、17.9、21.0、16.39mmol/L，空腹及餐后1、2、3h胰岛素分别为9.3、16.4、20.3、14.3µIU/mL，空腹及餐后1、2、3h胰高血糖素分别为90.7、130.1、112.1、76.9pg/mL，空腹及餐后1、2、3hC-肽分别为1.53、2.5、3.72、3.17ng/mL；糖尿病自身抗体均为阴性。

表15-60　金某入院前使用原方案连续3天血糖（mmol/L）及血糖波动（mmol/L）监测表

日期	空腹	早餐后2h	午餐前	午餐后2h	晚餐前	晚餐后2h	睡前	SDBG	PPGE	LAGE
10月23日	9.9	18.2	5.2	10.5	6.9	16.8	12.1	7.8 ↑	13 ↑	4.4
10月24日	10.1	17.2	9.9	6.9	10.3	17.8	10.2	3.7 ↑	10.9 ↑	5.6 ↑
10月25日	8.9	15.2	16.2	17.5	9.0	12.6	9.5	6.7 ↑	8.6 ↑	6.9 ↑

表15-61　金某入院前停药后连续3天血糖（mmol/L）及血糖波动（mmol/L）监测表

日期	空腹	早餐后2h	午餐前	午餐后2h	晚餐前	晚餐后2h	睡前	SDBG	PPGE	LAGE
10月26日	10.1	15.2	7.3	16.3	10.3	18.3	10.3	7.4 ↑	11 ↑	3.7
10月27日	12.1	18.1	10.3	9.8	9.3	15.2	11.1	3.8 ↑	8.8 ↑	3.0
10月28日	9.9	20.1	11.2	17.5	9.9	10.2		5.6 ↑	10.2 ↑	6.0 ↑

[诊断] 中医诊断：上消病；西医诊断：2型糖尿病。

[中医辨证] 肝郁脾虚证。

[治法] 疏肝健脾。

[方药] ①专证专方：疏肝健脾调糖饮加减。

北柴胡20g，赤芍30g，白芍30g，全当归15g，云茯苓30g，苏薄荷10g（后下），生白术10g，潞党参15g，砂仁6g（后下），淡豆豉30g，桑白皮30g，川牛膝30g，升麻片3g。水煎400mL，早、晚餐前温服。

②专病专药：糖尿康片10片、黄连降糖片6片，均日4次。

[治疗经过]2018 年 11 月 4 日：患者血糖无下降趋势，口干渴、多饮、乏力困倦有所好转，头蒙未发作，情绪易急躁，睡眠欠佳，故在上方基础上加黄连 10g，肉桂 6g，首乌藤 50g。其中黄连、肉桂取交泰丸之义，交通心肾，清火安神，首乌藤养心安神。

11 月 8 日：患者血糖不达标，给予联合瑞格列奈片 2mg，日 3 次，口服，以控制血糖。患者睡眠好转，口干等症明显好转，情绪稍有改善，中药加黄芪 60g，佩兰 10g，以补气健脾燥湿，白术加至 50g 以增强健脾之功，助脾运化水谷，其余治疗方案暂不调整，继续密切观察患者病情变化。

11 月 12 日：患者血糖达标，情绪畅达，诸症消失出院。嘱继服 6 剂中药以巩固疗效，糖尿康片、黄连降糖片均改为 5 片，日 3 次，继服成药。住院期间血糖监测情况见表 15–62。

表 15–62　金某入院后血糖（mmol/L）及血糖波动（mmol/L）监测表

日期	空腹	早餐后 2h	午餐前	午餐后 2h	晚餐前	晚餐后 2h	睡前	SDBG	PPGE	LAGE
10 月 29 日					15.5					
10 月 30 日	10.73	21.0	16.39	19.2	12.8	17.2	11.2	1.6	4.4 ↑	4.4 ↑
10 月 31 日	10.8	17	14.7	13.4	14.7	17.7	14.3	2.2 ↑	3.5 ↑	6.9 ↑
11 月 1 日	12.3	20	17.9	21.3	12.2	15.8	13.2	3.7 ↑	4.9 ↑	9.1 ↑
11 月 2 日	12.4	14.3	12.4	17	12.6	14.3	13.9	1.6	2.7 ↑	4.6 ↑
11 月 3 日	11.7	14.8	11.8	15.3	15.2			1.8	3.3 ↑	3.6
11 月 4 日	11	16.5		15.8	19.5	21.2	11.3	4.2 ↑	3.6 ↑	10.2 ↑
11 月 5 日	10.8	14.2	12.7	19.4	14.3	16.7	16.1	2.8 ↑	4.2 ↑	8.6 ↑
11 月 6 日	12.2	15.4	12.2	14.7	13.1	15.9	13.9	1.5	2.8 ↑	3.7
11 月 7 日	13.3	11.5		14		7	8.7	2.9 ↑	1.8	6.8 ↑
11 月 8 日	6.6	10.2		9.6		7		1.81	3.6 ↑	3.6
11 月 9 日	6	5.6	5.4	10.5		11.4		2.9 ↑	2.8 ↑	6.0 ↑
11 月 10 日	7.2	6.2								
11 月 11 日	6.8	9.1		10.2		10.1		1.6	2.3 ↑	3.4
11 月 12 日	6.6	10.8								

12月15日：患者治疗约6周，FPG5.9mmol/L，2hPG8.0mmol/L。自诉偶有餐前低血糖反应，瑞格列奈片改为1mg，日3次，继服糖尿康片、黄连降糖片。2019年1月28日：患者停药3天复查胰岛功能：FPG及1、2、3hPG分别为8.45、16.3、19.0、15.46mmol/L，空腹及餐后1、2、3h胰岛素分别为8.8、19.2、16.3、12.3μIU/mL，空腹及餐后1、2、3h胰高血糖素分别为95.8、98.1、95.7、78.6pg/mL，空腹及餐后1、2、3hC-肽分别为1.44、2.89、3.72、2.43ng/mL；血糖两项：FMN2.15mmol/L，HbA1c5.7%；尿蛋白四项、肝肾功能、血脂未见异常。患者出院后血糖监测情况见表15-63。

表15-63　金某出院后随访血糖（mmol/L）及血糖波动（mmol/L）监测表

日期	空腹	早餐2hPG	中餐2hPG	晚餐前	晚餐2hPG	睡前	SDBG	PPGE	LAGE
12月15日	5.9	8.0	9.2	6.3	8.7	8.1	1.3	2.5 ↑	3.3
12月16日	6.0	8.2	8.7	6.5	10.2	7.8	1.4	2.5 ↑	4.2
2019年2月14日	6.2	8.9	8.4	6.4	9.2	7.1	1.3	2.5 ↑	3.0
2月15日	6.4	7.8	9.2	6.7	8.8	7.1	1.2	2.1	2.9
1月26日	6.9	10.2	9.9	7.7	10.1	8.0	1.4	2.8 ↑	3.3
1月27日	6.9	9.9	10.9	7.9	10.3	8.5	1.5	2.8 ↑	4.0
1月28日	6.8	10.9	10.1	7.3	10.2	8.4	1.6	2.9	4.1

[疗效小结]

1. 该糖友入院时FPG10.73mmol/L，2hPG21.0mmol/L，经过12天的治疗，FPG、2hPG分别降至6.6mmol/L、10.8mmol/L，FPG首次达标时间为9天，2hPG达标时间为8天，FPG、2hPG同时达标时间为9天。

2. 经过90天的治疗，患者连续3天测血糖（三餐前后及22：00），结果显示：停药第1天的血糖分别是6.9、10.2、7.3、9.9、7.7、10.1、8.0mmol/L，停药第2天的血糖分别是6.9、9.9、7.8、10.9、7.9、10.3、8.5mmol/L，停药第3天的血糖分别是6.8、10.9、8.5、10.1、7.3、10.2、8.4mmol/L；HbA1c由9.9%降至5.7%，FMN由3.21mmol/L降至2.15mmol/L。

3. 经过治疗90天的治疗，治疗前后FPG、2hPG连续3天测得的均值分别由11.3mmol/L降至6.9mmol/L，19.3mmol/L降至10.3mmol/L；血糖波动3项指标

（SDBG、PPGE、LAGE）连续 3 天测得的均值由 2.5、4.3、6.8mmol/L 降至 1.4、2.8、3.8mmol/L。

4. 经过 90 天的治疗，患者胰岛素抵抗指数由 4.4 降至 3.3，胰岛素分泌指数由 32.1 升至 35.6。具体结果见表 15-64。

表 15-64　金某治疗前后胰岛功能对比表

时间	血糖（mmol/L）		胰岛素（μIU/mL）		胰高血糖素（pg/mL）		C-肽（ng/mL）	
	A	B	A	B	A	B	A	B
空腹	10.73	8.45	9.3	8.8	90.7	95.8	1.53	1.44
餐后 1h	17.9	16.3	16.4	19.2	130.1	98.1	2.5	2.89
餐后 2h	21.0	19.0	20.3	16.3	112.1	95.7	3.72	3.72
餐后 3h	16.39	15.46	14.3	12.3	76.9	78.6	3.17	2.43

备注：A 代表治疗前（2018 年 10 月 30 日）；B 代表治疗后（2019 年 1 月 28 日）。

5. 经过 90 天的治疗，患者体重指数无明显变化，血压、肝肾功能、尿蛋白四项均在正常范围，血脂四项均降至正常范围。

[按语] 本案在纯中药治疗 7 天后，患者临床症状明显改善，但血糖下降不明显，及时联合瑞格列奈片后，血糖、胰岛功能、临床症状均明显改善。本案主要遵循以下三个基本原则。

1. 据"三辨"要求，诊为"上消病"

患者入院时以口干、多饮为主要特点，按照 2 型糖尿病"三辨诊疗模式"辨病诊断原则的基本要求，诊为"上消病"。

2. 四诊合参，辨为"肝郁脾虚证"

《灵枢·本脏》言："肝脆则善病消瘅易伤。"清代叶天士在《临证指南医案·三消》中曰："心境愁郁，内火自燃，乃消渴大病。"患者为中年男性，平素工作繁忙，压力过大，导致情志不畅，故肝气郁滞，复加饮食不节，不能助脾疏散水谷精微，脾失健运，不能运化水谷精微，二者相加，使水谷精微壅滞血中而致本病。而在消渴病的发展过程中，情志不畅亦致病情反复与加重，如张子和《儒门事亲》中载："消渴一证……下之调之，而不减滋味，不戒嗜欲，不节喜怒，病已而复作。"四诊合参，该患者诊为"肝郁脾虚证"。

3. 三因制宜，中西合璧，力求平稳

患者为中年男性，微胖，糖尿病病程15年，治疗不规范，曾服用二甲双胍片、格列齐特缓释片、重组人胰岛素30针（甘舒霖30）、甘精胰岛素，效果均差，就诊我院后改为纯中药降糖方案，辨证使用汤药及专病专药。纯中药治疗8天后，患者血糖无下降趋势，胰岛功能检查回示：患者胰岛素第一时相分泌缺失，高峰延迟，同时胰岛素抵抗明显。结合既往就诊经验及胰岛功能回示，因人、因证、因胰岛功能，"三因制宜"，酌情加用瑞格列奈以促进胰岛素第一时相的分泌。在中药及饮食控制8天的基础上，加瑞格列奈片1天后，患者血糖即达标。复诊时患者有低血糖症状，嘱瑞格列奈片逐渐减量。治疗3个月后，患者复查胰岛功能，各时段血糖均有所下降，胰岛素及C-肽分泌曲线明显改善，第一时相胰岛素及C-肽分泌有所提升，胰高血糖素分泌明显下降。

（五）2型糖尿病/上消病/湿热内蕴证/清热化湿调糖饮+糖尿康片、黄连降糖片+瑞格列奈片

[基本情况]芦某，女，45岁，农民，河南新乡市封丘人，2019年2月10日初诊。

[简要病史]患者1个月前无明显诱因出现口干、口苦、多饮，伴体重下降1kg，无心慌、手抖、汗出及烦躁，至新乡封丘县人民医院查FPG16.37mmol/L，HbA1c10.3%，诊为"2型糖尿病"，给予"格列美脲片4mg，日1次，口服；阿卡波糖片100mg，日3次，口服"以控制血糖，血糖下降至FPG10mmol/L左右，症状改善不明显。患者为求纯中药治疗，由门诊以"消渴病"为诊断收入我科。症见神志清，精神尚可，口干、口苦、口黏，无心慌、手抖、汗出、烦躁等症，无恶心、呕吐，纳食尚可，睡眠尚可，大便可，日1次，夜尿1次，有泡沫，不伴尿急尿痛，颈部无肿大，双下肢无水肿。舌暗，苔白腻微黄，脉滑。

[疗前检查]心电图：窦性心律，大致正常心电图；DR：两肺纹理增粗；尿常规：尿糖3+，尿酮体阴性；血常规、血凝四项、肝肾功、电解质、血脂、甲功三项均未见明显异常；同型半胱氨酸8.9μmol/L；FMN3.2mmol/L；HbA1c10.80%；胰功：FPG及1、2、3hPG分别为15.61、21.6、21.6、19.11mmol/L，空腹及餐后1、2、3h胰岛素分别为6.0、10.9、13.5、12.5μIU/mL，空腹及餐后1、2、3h胰高血糖素分别为126.5、143.7、139.3、124.4pg/mL，空腹及餐后1、2、3hC-肽分别为1.22、2.20、3.06、2.93ng/mL；糖尿病自身抗体五项均为阴性；尿蛋白四项回示未见明显异常；眼科检查：双眼黄斑病变，双眼视疲劳；头颅+颈部血管超声：脑血流未见明显异常，

双侧颈动脉粥样硬化；四肢CPT定量：四肢周围神经末梢各项指标均高于正常范围。

[诊断] 中医诊断：上消病；西医诊断：2型糖尿病。

[中医辨证] 湿热内蕴证。

[治法] 清热化湿。

[方药] ①专证专方：清热化湿调糖饮加减。

川黄连30g，炒栀子10g，姜厚朴10g，淡豆豉30g，生芦根50g，姜半夏10g，石菖蒲6g，薏苡仁30g，川牛膝30g，炒黄柏10g，升麻片6g，生甘草3g。水煎400mL，早、晚餐前温服。

②专病专药：糖尿康片10片、黄连降糖片6片，均日4次。

[治疗经过] 2019年2月14日：患者口干、口黏、口苦减半，石菖蒲改为10g以增加化痰祛湿之功。嘱患者继续控制饮食，加强运动。

2月15日：患者血糖高，建议使用胰岛素控制血糖，被患者拒绝。考虑患者体瘦，胰岛素分泌曲线低平，给予联合瑞格列奈片2mg，日3次，口服以控制血糖。患者午餐前开始服用，午餐后血糖降至5.2mmol/L，诉当时有心慌等低血糖症状，少量进食后复测血糖9.8mmol/L，瑞格列奈片改为2mg、1mg、2mg三餐前口服。2月20日患者血糖达标出院。患者住院期间血糖监测情况见表15-65。

表15-65 芦某入院后血糖（mmol/L）及血糖波动（mmol/L）监测表

日期	空腹	早餐后2h	午餐前	午餐后2h	晚餐前	晚餐后2h	睡前	SDBG	PPGE	LAGE
2月10日			9.6	23.1	16.1	21	17.9	5.2 ↑	9.2 ↑	13.5 ↑
2月11日	15.61	21.6	21	22	11.6	17.4	16.2	3.8 ↑	3.4 ↑	10.4 ↑
2月12日	14.1	17.7	16.8	15.4	13.3	21	20.5	3.0 ↑	4.2 ↑	7.7 ↑
2月13日	15	20.3	13.5	12.6	11.6	17.5	13.7	3.0 ↑	4.0 ↑	8.7 ↑
2月14日	13.7	19	12	17		19.6		3.3 ↑	5.2 ↑	7.6 ↑
2月15日	14.6	21.2		5.2/9.8	11.2			6.0 ↑	6.6 ↑	16 ↑
2月16日	10.4	14.5		7.2	13.1			3.2 ↑	4.1 ↑	7.3 ↑
2月17日	8.7	15		6.4	11.5			3.2 ↑	6.3 ↑	8.6 ↑
2月18日	9.9	10.5		9.4	12.1			2.2 ↑	0.6	5.9 ↑
2月19日	6.6	10.7		8.1	6.1			1.9	3.1 ↑	4.6 ↑
2月20日	6.9	9.9								

2月27日电话随访：患者FPG4.3mmol/L，2hPG在3.9～6.2mmol/L。瑞格列奈片减少为0.5mg，日3次，口服；糖尿康片、黄连降糖片均改为5片，日3次，口服。

3月2日复诊：患者FPG5.2mmol/L，2hPG在4.0～7.2mmol/L，仍时有低血糖症状，停服瑞格列奈片，继服中成药。

3月4日电话随访：患者FPG5.5mmol/L，2hPG6.6mmol/L，血糖达标。

4月23日电话随访：患者血糖均达标。具体见表15-66。

表15-66　芦某出院后随访血糖（mmol/L）及血糖波动（mmol/L）监测表

日期	空腹	早餐2hPG	中餐前	中餐2hPG	晚餐前	晚餐2hPG	睡前	SDBG	PPGE	LAGE
2月26日	4.3	3.9	6.2	6.0	5.3	6.1	5.1	0.9	0.5	2.3
3月1日	5.7	7.2	5.1	6.7	4.6	7.0	6.8	1.0	1.8	2.6
3月2日	5.2	6.9								
3月4日	5.5	6.6								
4月20日	6.1	8.2	6.9	9.0	7.0	9.0	8.0	1.1	2.1	2.9
4月21日	6.3	9.0	7.2	8.9	6.9	8.8	6.9	1.1	2.1	2.7
4月22日	6.7	8.9	6.4	8.3	6.0	10.0	7.3	1.5	2.7↑	4.0

[疗效小结]

1. 该糖友入院时FPG15.61mmol/L，2hPG21.6mmol/L，经过9天的治疗，FPG、2hPG分别降至6.9mmol/L、9.9mmol/L，FPG首次达标时间为8天，2hPG达标时间为4天，FPG、2hPG同时达标时间为8天。

2. 经过70天的治疗，患者连续3天监测血糖（三餐前后及22：00），结果显示：第1天的血糖分别是6.1、8.2、6.9、9.0、7.0、9.0、8.0mmol/L，第2天的血糖分别是6.3、9.0、7.2、8.9、6.9、8.8、6.9mmol/L，第3天的血糖分别是6.7、8.9、6.4、8.3、6.0、10.0、7.3mmol/L。

3. 经过治疗70天的治疗，治疗前后患者FPG、2hPG连续3天监测的均值分别由15mmol/L降至6.4mmol/L、19.7mmol/L降至8.7mmol/L；血糖波动3项指标（SDBG、PPGE、LAGE）治疗前后连续3天监测的均值分别由4.0、5.6、10.5mmol/L降至1.2、2.3、3.2mmol/L。

[按语] 本案患者最初诊断为2型糖尿病，经过纯中药治疗3天后血糖无明显下降，采用中西医结合治疗后取得较好的疗效。本案主要遵循以下四个基本原则。

1. 据"三辨"要求，诊为"上消病"

患者入院时以口干、口苦、口黏为主要特点，按照2型糖尿病"三辨诊疗模式"辨病诊断原则的基本要求，诊为"上消病"。

2. 四诊合参，辨为"湿热内蕴证"

患者为中年女性，素饮食不节，损伤脾胃，积热于胃，正如《内经》曰："饮食自倍，肠胃乃伤。"胃热熏蒸于肺，肺热津伤，津液耗竭，故口苦口黏。正如《丹溪心法·消渴》曰："酒面无节，酷嗜炙煿……渴饮水浆而不能自禁。"损脾伤胃，脾虚运化失司，聚湿生痰，痰湿阻络，郁而化热，耗伤津液，故见口干；中焦湿热，湿热熏蒸，亦见口苦。四诊合参，当辨为湿热内蕴证。

3. 清热化湿，以"和"为法

患者为中年女性，新诊断为糖尿病，证属湿热，采取清化治疗可使湿热祛、气阴复、气机畅、浊瘀消，最终达到升清降浊、和中畅气、布津调糖之目的。临证中当以"清热化湿调糖饮"加减，该方由"连朴饮"演变而来。治疗本患者尤重调其升降，升清降浊之法并用，升清之中稍加降浊之品，降浊之中少佐升清之味，从而使升降相因，出入相济，故在连朴饮的基础上，加用川牛膝与升麻这组对药一升一降以调达气机。辨证得当，患者用药后症自平，但血液指标下降不明显，血糖仍居高不下。在中药清热化湿的基础上，适当联合胰岛素促泌剂瑞格列奈片以稳定血糖，热自消，湿自化，血糖渐平，最终嘱患者停用瑞格列奈片，改为纯中药治疗。

4. 中西合璧，酌情加减

患者为中年女性，体消瘦，初次诊为糖尿病，血糖高，但无糖尿病酮症，入院前服用格列美脲片4mg，日1次，口服；阿卡波糖片100mg，日3次，口服。共使用不到10天，血糖下降不明显。患者为寻求纯中药治疗，遂入住我科。入院后患者在结合饮食、运动控制的前提下，使用纯中药三联疗法，血糖仍居高不下，但患者拒绝使用胰岛素，反复告知，仍拒绝使用胰岛素。考虑患者胰岛素第一时相分泌缺失，高峰延迟，加用瑞格列奈以促进胰岛素第一时相的分泌，在使用纯中药清热化湿4天的基础上，加用瑞格列奈片1天，患者餐后血糖达标。中西医结合治疗第4天，患者空腹血糖达标，在治疗12天后，停服瑞格列奈片，改用纯中药糖尿康片、黄连降糖片，血糖达标。

（六）2 型糖尿病 / 上消病 / 脾肾气虚证 / 健脾益肾调糖饮 + 糖尿康片、黄连降糖片 + 瑞格列奈片 + 中效胰岛素

[基本情况] 王某，女，60 岁，无业，河南濮阳市人，2019 年 9 月 11 日初诊。

[简要病史] 患者因先天不足加之平素饮食不节，于 14 年前出现口干、多饮、多尿、乏力、视物模糊，至当地三甲医院求治，测 FPG16mmol/L，诊为"2 型糖尿病"，口服消渴丸、二甲双胍片控制血糖。服药 2 ～ 3 年后，患者血糖无明显下降，上述症状无明显改善，开始服用安阳某医院自制药（具体不详），测 FPG 在 5 ～ 7mmol/L，2hPG 在 8.0 ～ 10mmol/L。服用期间患者反复出现低血糖现象，后自行停药，改用"二甲双胍片 1.0g，日 2 次，口服；瑞格列奈片 2mg，日 3 次，口服"以控制血糖，FPG8 ～ 9mmol/L，2hPG 在 7 ～ 9mmol/L。2018 年 2 月，患者就诊于邯郸市某医院，口服自制药（具体不详），测 FPG 在 5 ～ 9mmol/L，2hPG 在 7 ～ 8mmol/L。近 1 个月患者上症加重，自行改为"二甲双胍缓释片 0.5g，晚餐前口服；二甲双胍肠溶片 1.0g，午餐前口服；瑞格列奈片 2mg，日 3 次，口服"以控制血糖，测 FPG8 ～ 10mmol/L，2hPG10 ～ 12mmol/L。患者慕名到我院寻中医治疗诊治，由门诊以"上消病"为诊断收治住院。症见患者神志清，精神欠佳，口干渴，多饮，乏力困倦，腰膝酸软，眼睑及双下肢轻度水肿，纳食尚可，睡眠欠佳，大便日行 1 次，小便有泡沫，夜尿 3 次，舌质淡暗，苔薄白，脉沉细。

[疗前检查] 胰功：FPG 及 1、2、3hPG 分别为 10.62、16.9、18.6、15.74mmol/L，空腹及餐后 1、2、3h 胰岛素分别为 14.6、32.6、42.2、28.0μIU/mL，空腹及餐后 1、2、3h 胰高血糖素分别为 110.4、124.0、126.1、119.2pg/mL，空腹及餐后 1、2、3hC– 肽分别为 3.25、4.9、6.73、5.57ng/mL；FMN2.79mmol/L，HbA1c7.90%；尿蛋白四项正常；四肢感觉检查：右下肢及双下肢感觉轻度到中度受损；四肢血流频谱未见明显异常；彩超示脂肪肝，胆囊切除术后；甲状腺左叶切除术后，甲状腺右叶囊性结节，双侧颈动脉粥样硬化，二、三尖瓣少量反流。

[诊断] 中医诊断：上消病；西医诊断：2 型糖尿病。

[中医辨证] 脾肾气虚证。

[治法] 健脾益肾。

[方药] ①专证专方：健脾益肾调糖饮加减。

太子参 30g，生黄芪 30g，熟地黄 30g，炒山药 30g，酒萸肉 30g，云茯苓 30g，建泽泻 10g，炒白术 15g，全当归 10g，紫丹参 30g，檀香 10g，炒苍术 15g，

桂枝尖 10g，生甘草 6g。日 1 剂，水煎 400mL，早、晚餐后温服。

②专病专药：糖尿康片 8 片、黄连降糖片 6 片，均日 4 次，口服。

[治疗过程]2018 年 9 月 16 日：患者仍口干、乏力，胸闷、心慌症状未发作，眼睑及双下肢水肿消失，但血糖居高不下，原方去檀香、苍术，防止药物过燥化火，调增糖尿康片至 10 片，日 4 次，口服。

9 月 17 日：患者口渴、乏力困倦较前减半，但血糖仍不达标，调增黄连降糖片至 8 片，日 4 次，口服。

9 月 18 日：患者血糖仍偏高，病机以脾肾气虚为本，瘀血阻络为标，故中药太子参加至 45g，黄芪加至 80g，地黄加至 45g 以补气健脾益肾，丹参加至 50g，加川牛膝 45g、水蛭 6g 以活血化瘀，加升麻 6g 以升发清阳，鼓舞中焦，使脾胃肾三脏气机调达，气血运化有司。

9 月 20 日：患者 FPG 及餐后血糖均未达标，但诸症明显改善，在原降糖方案的基础上加用"二甲双胍缓释片 0.5，日 2 次，口服"以平稳血糖，但患者服药 1 天后出现恶心、呕吐等胃肠道反应。

9 月 21 日：停用二甲双胍缓释片，联合"瑞格列奈片 2mg，日 3 次，口服"以控制血糖。患者夜不能寐，结合舌脉，中药加黄连 10g、肉桂 3g（交泰丸）以引火归原，交通心肾。

9 月 24 日：患者餐后血糖基本达标，但空腹血糖仍不达标，于第 13 日晚 22 点联合诺和灵 N 针，10U，皮下注射以控制血糖，调整糖尿康片为 6 片，日 3 次，口服，以平稳调糖。

9 月 28 日：患者用药第 16 日血糖达标，口干等症均消失，停予中药汤剂，改为六仙饮，日 1 剂，代茶饮，继服成药，患者出院。患者入院后血糖及血糖波动具体数据见表 15-67。

表 15-67　王某入院后血糖（mmol/L）及血糖波动（mmol/L）监测表

日期	空腹	早餐后 2h	午餐前	午餐后 2h	晚餐前	晚餐后 2h	睡前	SDBG	PPGE	LAGE
9 月 11 日							9.3			
9 月 12 日	10.62	18.6	15.8	14.5	8.7	10.9	9.9	3.6 ↑	1.8	9.9 ↑
9 月 13 日	12.4	12.1	9.7	21.3	11.8	13.3	13	3.7 ↑	4.5 ↑	11.6 ↑
9 月 14 日	11.9	17.3	13.2	14	12.7	15.9	11.8	2.1 ↑	3.1 ↑	5.5 ↑

日期	空腹	早餐后 2h	午餐前	午餐后 2h	晚餐前	晚餐后 2h	睡前	SDBG	PPGE	LAGE
9 月 15 日	11.4	16.2	15.2	12.8	11.1	15.3	12.1	2.0	3.6 ↑	4.8 ↑
9 月 16 日	12.2	118.2	15.3	12.7	12.1	15.7	13.2	2.3 ↑	4.1 ↑	6.1 ↑
9 月 17 日	13.5	17.5	16.2	14.2	13.2	14.7	11.5	2.5 ↑	2.5 ↑	6.0 ↑
9 月 18 日	11.7	16.8	14.2	14.3	12.1	15.1	11.9	1.9 ↑	2.7 ↑	5.1 ↑
9 月 19 日	12.3	18.2	12.5	13.5	10.5	16.6	11.2	2.8 ↑	4.3 ↑	7.7 ↑
9 月 20 日	13.5	19.4	13.1	14.6	7.9	7.7	10.1	4.1 ↑	2.5 ↑	11.7 ↑
9 月 21 日	10.3	11.8	9.0	10.2	8.2	10	9.5	1.1	1.5	3.6
9 月 22 日	10.5	12.6	9.5	11.2	9.3	11.9	9.8	1.3	2.1	3.3
9 月 23 日	10.5	10.6	7.9	9.3	7.5	15.9	12.1	2.9 ↑	3.3 ↑	8.4 ↑
9 月 24 日	11.6	7.3	6.5	9.2	7.2	11.9	9.9	2.2 ↑	3.9 ↑	5.4 ↑
9 月 25 日	10	10.1	7.1	6	6.1	11.1	10.1	2.2 ↑	2.1	5.1 ↑
9 月 26 日	9.9	9.8	5.8	7	5.8	8.7	7.3	1.7	1.4	4.1
9 月 27 日	6.7	8.3	6.7	10.6	6.1	8.2	7.0	1.5	2.5 ↑	4.5 ↑
9 月 28 日	6.3	9.5								

10 月 28 日复诊：患者 FPG5 ～ 7mmol/L，2hPG8 ～ 11mmol/L，其间出现一次低血糖症状，继续原方案。

12 月 2 日复诊：患者 FPG5 ～ 7mmol/L，2hPG8 ～ 11mmol/L，血糖达标，无低血糖症状发生，精神、体力、食眠俱佳，方案同前。

12 月 28 日：复查胰岛功能：FPG 及 1、2、3hPG 分别为 8.45、15.44、16.23、14.89mmol/L，空腹及餐后 1、2、3h 胰岛素分别为 10.3、30.5、29.3、20.2μIU/mL，空腹及餐后 1、2、3h 胰高血糖素分别为 97.8、96.5、93.1、110.8pg/mL，空腹及餐后 1、2、3hC– 肽分别为 2.13、4.15、4.33、3.32ng/mL；FMN2.23mmol/L，HbA1c6.20%；尿蛋白四项、肝肾功能、血脂未见异常。出院期间随访血糖及血糖波动具体数据见表 15-68。

表 15-68　王某出院后随访血糖（mmol/L）及血糖波动（mmol/L）监测表

日期	空腹	早餐 2hPG	中餐前	中餐 2hPG	晚餐前	晚餐 2hPG	睡前	SDBG	PPGE	LAGE
10 月 27 日	6.8	10.2	8.0	11.0	7.0	10.8	8.0	1.8	3.4 ↑	4.2
10 月 28 日	5.8	10.2	7.5	10.3	6.5	9.8	9.0	1.8	3.5 ↑	4.5 ↑
12 月 1 日	7.0	9.8	7.2	10.2	7.4	10.3	7.2	1.6	2.9 ↑	3.3
12 月 2 日	6.5	9.0	7.1	9.8	6.5	9.7	7.8	1.4	2.8 ↑	3.3
12 月 25 日	6.8	9.8	7.3	10.1	7.8	9.7	7.6	1.4	2.6 ↑	3.3
12 月 26 日	7.0	10.6	8.2	10.2	7.2	9.9	8.0	1.5	2.8 ↑	3.6
12 月 27 日	7.1	10.9	6.7	10.5	6.6	9.9	6.9	2.0 ↑	3.6 ↑	4.3

[疗效小结]

1. 该糖友入院时 FPG10.62mmol/L，2hPG18.6mmol/L，经过 15 天的治疗，FPG、2hPG 分别降至 6.7mmol/L、8.3mmol/L，FPG 首次达标时间为 15 天，2hPG 达标时间为 12 天，FPG、2hPG 同时达标时间为 15 天。

2. 治疗 90 天后，连续 3 天停药，每天测 7 次血糖（三餐前后及 22：00）：第 1 天的血糖分别是 6.8、9.8、7.3、10.1、7.8、9.7、7.6mmol/L，第 2 天的血糖分别是 7.0、10.6、8.2、10.2、7.2、9.9、8.0mmol/L，第 3 天的血糖分别是 7.1、10.9、6.7、10.5、6.6、9.9、6.9mmol/L。HbA1c 由 7.9% 降至 6.2%，FMN 由 2.79mmol/L 降至 2.23mmol/L，体现中药降糖疗效持久。

3. 经过 90 天的治疗，治疗前后 FPG、2hPG 连续 3 天监测均值分别由 11.6mmol/L 降至 7.0mmol/L、16mmol/L 降至 10.4mmol/L；血糖波动 3 项指标（SDBG、PPGE、LAGE）治疗前后连续 3 天监测的均值分别由 2.8、3.1、8.1mmol/L 降至 1.6、3、3.7mmol/L。患者复查胰岛功能，计算胰岛素抵抗指数由 6.9 调至 3.7，胰岛素分泌指数由 41.0 调至 41.6，提示胰岛功能得到改善。具体结果见表 15-69。

表 15-69　王某治疗前后胰岛功能对比表

时间	血糖（mmol/L）		胰岛素（μIU/mL）		胰高血糖素（pg/mL）		C 肽（ng/mL）	
	A	B	A	B	A	B	A	B
空腹	10.62	8.45	14.6	10.3	110.4	97.8	3.25	2.13
餐后 1h	16.9	15.44	32.6	30.5	124.0	96.5	4.9	4.15
餐后 2h	18.6	16.23	42.2	29.3	126.1	93.1	6.73	4.33
餐后 3h	15.74	14.89	28.0	20.2	119.2	110.8	5.57	3.32

备注：A 代表治疗前（2018 年 9 月 12 日）；B 代表治疗后（2018 年 12 月 28 日）。

[按语] 通过对本案辨治全过程及各疗效指标、症状改善情况进行全面分析，笔者认为本案能够取得较好的疗效，主要和遵循以下四个原则相关。

1. 遵循"三辨诊疗模式"的基本原则

患者入院时以口干为主要特点，按照 2 型糖尿病"三辨诊疗模式"的辨病诊断原则，符合中医"上消病"诊断，故诊为"上消病"。辨病精准是取效的前提。

2. 遵循四诊合参、辨证论治原则

患者入院时口干多饮，乏力，腰膝酸软，胸闷，心慌，尽显脾肾气虚、瘀血痹阻之象。患者为花甲年龄，天癸竭，气血亏虚，脾失健运，血中精微不能输布于脏腑、营养四肢，致精微壅滞，血糖升高；脾失健运，中焦运化无力，水谷精微壅滞，不能化生气血，致气虚之象日趋严重；水津失布则口渴加重；病情迁延，久治不愈，久病兼瘀，瘀血痹阻，则心慌、胸闷。四诊合参，审证求因，辨证为脾肾气虚证。

3. 审证求因，中西合璧，协同增效

患者为中老年女性，罹患消渴日久，入院前口服降糖药，血糖不达标，入院初期使用纯中药二联疗法治疗 7 天后，临床症状大大改善，但血糖高，且血糖波动度大。调整为联合二甲双胍片后，患者胃肠道反应重，改为联合中效胰岛素加胰岛素促泌剂瑞格列奈。用药第 15 天，联合西药第 3 天，患者血糖及血糖波动度均达标，予以出院。随访过程中，患者血糖平稳，无明显不适，治疗 3 个月后复查胰岛功能，各时段血糖均有所下降，胰岛素及 C- 肽分泌值无明显提高，但胰岛素及 C- 肽分泌曲线明显改善，第一时相胰岛素及 C- 肽分泌有所提升，胰高血糖素分泌明显下降。

4. 脾肾双补，交通心肾，调和气机

肾为先天之本，脾为后天之本，滋肾阴以降妄炎之火，补脾气以助运化之功，使水升火降，中焦健旺，气复阴回，则诸症改善。而瘀血贯穿病程的始终，故在补益脾肾的同时，应兼顾活血化瘀，方选参芪地黄汤加丹参饮，佐交泰丸以滋肾阴，降心火，交通心肾，调和气机，以达水升火降的目的。

（七）2 型糖尿病 / 中消病 / 气阴两虚证 / 益气养阴调糖饮 + 糖尿康片、黄连降糖片 + 胰岛素

[基本情况] 刘某，男，62 岁，医生，河南封丘县人，2019 年 2 月 18 日初诊。

[简要病史] 患者 11 年前体检查 FPG7.0mmol/L，未予重视及治疗，无明显口干多饮、多尿、乏力症状，无体重下降。5 年前患者因出现口干、乏力、胸闷、气短症状，至新乡市中心医院住院治疗，诊为 2 型糖尿病，给予"利格列汀片 5mg，日 1 次，口服；甘精胰岛素针 12U，10pm，皮下注射"以控制血糖。住院期间患者血糖缓慢下降，但症状改善不明显，自行服用中药汤剂后症状缓解出院。出院后改为"格列齐特片 80mg，日 1 次，口服；二甲双胍片 0.5g，日 2 次，口服及服用中药汤剂"以控制血糖，FPG 在 5 ~ 6mmol/L，2hPG 未监测，口干、乏力、心慌、易饥症状间断发作。2 个月前患者因情绪不佳，上症再次发作，自行调整为"格列美脲片 4mg，日 1 次，口服；二甲双胍片 0.85g，日 2 次，口服；吡格列酮片 30mg，日一次，口服"以控制血糖，FPG 在 8 ~ 14mmol/L，偶测 2hPG 在 16 ~ 18mmol/L。后慕名寻中医调治而来我院，由门诊以"中消病"为诊断收治入院。症见多食易饥，口干，不欲饮，乏力困倦，双眼视物模糊，纳可，眠欠佳，小便频，夜尿 1 ~ 2 次，大便正常，日 1 次。舌质淡红，有裂纹，舌苔薄白，脉沉细。

[疗前检查] 肝功在正常范围；FMN3.32mmol/L，HbA1c8.10%；肾功能大致正常；电解质五项大致正常；血脂在正常范围；甲功大致正常；胰功：FPG 及 1、2、3hPG 分别为 13.48、23.9、24.3、22.58mmol/L，空腹及餐后 1、2、3h 胰岛素分别为 9.4、16.7、18.5、13.6μIU/mL，空腹及餐后 1、2、3h 胰高血糖素分别为 87.5、97.9、109.0、92.2pg/mL，空腹及餐后 1、2、3hC- 肽分别为 1.88、3.05、3.37、3.14ng/mL；尿蛋白四项回示未见明显异常。

[诊断] 中医诊断：中消病；西医诊断：2 型糖尿病。

[中医辨证] 气阴两虚证。

[治法] 益气养阴。

[方药] ①专证专方：益气养阴调糖饮加减。

太子参30g，生黄芪60g，炒苍术30g，炒白术30g，粉猪苓30g，云茯苓30g，建泽泻10g，炒山药30g，山萸肉30g，熟地黄30g，升麻片3g，川牛膝30g，炒枳壳6g，桂枝尖10g。日1剂，水煎400mL，早、晚餐后温服。

②专病专药：糖尿康片10片、黄连降糖片6片，均日4次，口服。

[治疗过程]2019年2月22日：患者血糖无下降趋势，舌苔转腻，口有异味，口干好转，时时有饥饿感，中药去茯苓，桂枝改为6g，加佩兰10g、白茅根50g以清热化湿。患者血糖居高不下，建议使用胰岛素，患者拒绝，要求先加用口服药观察。当天中午及晚餐患者均服用瑞格列奈片2mg，血糖未下降，再次与患者沟通，建议使用胰岛素以尽快控制血糖，减少糖毒性，晚餐后给予患者佩戴胰岛素泵持续皮下注射以控制血糖，根据血糖调整胰岛素用量。

2月24日：患者血糖有所下降，乏力困倦、多食易饥均有好转，中药黄芪加至80g，升麻加至6g，以大补元气，提升中气。

2月25日：患者空腹血糖达标，因挂念工作，着急出院，停止胰岛素泵的使用，改为皮下注射胰岛素"三短一长"以控制血糖。

2月26日：患者血糖达标出院。出院后随访，患者血糖因饮食因素稍有波动。

[疗效小结]

1. 该糖友入院时FPG13.48mmol/L，2hPG24.3mmol/L，经过7天的治疗，FPG、2hPG分别降至6.9mmol/L、11.4mmol/L，FPG首次达标时间为5天，2hPG达标时间为4天，FPG、2hPG同时达标时间为5天，提示中西医结合治疗疗效显著。具体结果见表15-70。

2. 治疗43天后，患者连续3天测血糖（三餐前后及22：00），结果显示：第1天的血糖分别是6.6、10.8、7.2、11.2、6.8、9.9、8.3mmol/L，第2天的血糖分别是7.0、9.8、8.0、7.6、7.2、10.9、7.4mmol/L，第3天的血糖分别是6.9、11.5、7.5、10.9、8.0、11.2、8.4mmol/L。FPG、2hPG连续3天均值分别由13.9mmol/L降至6.8mmol/L，24.8mmol/L降至10.7mmol/L。血糖波动3项指标（SDBG、PPGE、LAGE）连续3天均值分别由4.2、6.3、11.2mmol/L调至1.8、3.3、4.4mmol/L。提示用专证专方与专病专药联合胰岛素治疗，降糖疗效持久平稳。具体结果见表15-71。

表 15–70　刘某入院后血糖（mmol/L）及血糖波动（mmol/L）监测表

日期	空腹	早餐后 2h	午餐前	午餐后 2h	晚餐前	晚餐后 2h	睡前	SDBG	PPGE	LAGE
2 月 18 日			14.7	22.4	16.9	23.8	18.9	3.8 ↑	7.3 ↑	9.1 ↑
2 月 19 日	16.1	24.3	23.2	26.2	17.9	22.7	16.6	4.1 ↑	5.3 ↑	10.1 ↑
2 月 20 日	13.2	26.1	20.8	22	19.1	27.7	13	5.7 ↑	7.6 ↑	14.7 ↑
2 月 21 日	12.5	23.9	18.5	22.9	16.3	23.4	15.1	4.5 ↑	7.6 ↑	11.4 ↑
2 月 22 日	10.5	20.6	17.9	19.7	15.2	18.2	16.1	3.4 ↑	5.0 ↑	10.1 ↑
2 月 23 日	7.5	16.1	10.8	9.3	7.8	12	9.8	3.0 ↑	4.8 ↑	8.7 ↑
2 月 24 日	6.5	14.8	7.3	6.2	7.2	10.5	8.8	3.0 ↑	4.2 ↑	8.6 ↑
2 月 25 日	5.7	13.6	6.8	10.7	6.9	7.8	8.5	2.7 ↑	4.2 ↑	7.9 ↑
2 月 26 日	6.9	11.4								

表 15–71　刘某出院后随访血糖（mmol/L）及血糖波动（mmol/L）监测表

日期	空腹	早餐 2hPG	中餐前	中餐 2hPG	晚餐前	晚餐 2hPG	睡前	SDBG	PPGE	LAGE
3 月 9 日	7.6	11.2	7.0	12.0	7.0	10.9	7.6	2.2 ↑	4.2 ↑	5.0 ↑
3 月 10 日	6.8	10.3	6.9	10.5	7.8	11.1	7.5	1.9	3.5 ↑	4.3
4 月 12 日	6.6	10.8	7.2	11.2	6.8	9.9	8.3	1.9	3.8 ↑	4.6 ↑
4 月 13 日	7.0	9.8	8.0	7.6	7.2	10.9	7.4	1.5	2.3 ↑	3.9
4 月 14 日	6.9	11.5	7.5	10.9	8.0	11.2	8.4	1.9	3.7 ↑	4.6 ↑

[按语] 通过对本案治疗前后进行对比分析，笔者认为本案采用中西医结合治疗之所以能够取得较好的疗效，主要因为遵循以下三个基本原则。

1. 注重发挥中医辨病诊断的导向作用

患者入院时以"多食易饥"为主要特点，按照 2 型糖尿病"三辨诊疗模式"的辨病诊断原则，诊为"中消病"。辨病精准是取效的前提。

2. 四诊合参，辨为"气阴两虚证"

患者为中年男性，患病日久，耗伤气阴，正如《内经》曰"精气夺则虚"，气虚则乏力困倦；脾气虚，水液运化失职，津不上承，则口干。肾居下焦，主持全身水液代谢，调节体内水液代谢平衡。如李延昰《脉诀汇辨》曰："肾居下焦，统摄阴液。"何梦瑶在《医碥》中亦说："精、髓、血、乳、汗、液、津、涕、泪、溺，皆水也，并属于肾。"肾气虚，失于固摄，可见小便频数。"气为血之帅"，气虚则行血无力，日久成瘀，瘀血阻滞清窍，头目失养，而见视物不清。四诊合参，当辨为气阴两虚证。

3. 不拘一格，中西并用，方获良效

患者为中年男性，糖尿病病程 11 年，治疗不规律，口服多种降糖药物，效果差，入院前 FPG 在 12mmol/L 以上，存在糖毒性，考虑为继发性磺脲类药物失效，建议患者使用胰岛素，但患者要求使用口服药。按照"纯中药序贯三法"的基本要求，注重专证专方与专病专药联合应用，后期在加用诺和龙无效的基础上，佩戴胰岛素泵短期强化，患者血糖明显下降，治疗 2 天后，患者空腹及餐后血糖均达标出院。该患者病程长，情绪易急躁，治疗不规律，血糖高，胰岛素及 C- 肽分泌曲线低平，应用多种降糖药均无效，应及时及早补充胰岛素，控制血糖，延缓糖尿病并发症的进展。此外，该患者虽为医护工作者，但在调糖、控糖方面一知半解，险些延误治疗。

（八）2 型糖尿病 / 下消病 / 痰浊中阻兼瘀证 / 和中降浊调糖饮 + 糖尿康片、黄连降糖片 + 二甲双胍片 + 格列美脲片

[基本情况] 王某，男，53 岁，河南开封市人，2018 年 7 月 15 日就诊。

[简要病史]10 年前体检时发现血糖升高，无明显口干、多饮、多尿等症状，到某三甲医院查 FPG13.1mmol/L，诊为 2 型糖尿病，给予二甲双胍片 0.5g，伏格列波糖片 0.2mg，日 3 次，口服；消渴丸 6 丸，日 3 次，口服，以控制血糖。患者平素血糖监测不及时，服药不规律，偶测 FPG 在 13mmol/L，2hPG 未监测。1 周前因自测血糖又明显升高，自行改为诺和灵 30R，10U，早、晚餐前皮下注射，但自测 FPG 仍在 8 ～ 10mmol/L，2hPG 在 10 ～ 18mmol/L。症见神志清，精神尚可，无明显口干渴，四肢困重，口苦，偶有头晕，纳食一般，睡眠差，大便干，2 ～ 3 天 1 行，小便频数，夜尿 2 ～ 3 次，有泡沫，不伴尿急尿痛。有高血压病史 2 年，血压最高 160/100mmHg，间断服用左旋氨氯地平片 1 片，日 1 次，口服，以控制血压。偶测血压在 130/80mmHg 左右，入院测血压为 140/90mmHg。

[疗前检查]FMN2.92mmol/L，HbA1c8.80%；TC5.03mmol/L，TG1.94mmol/L，HDL-C0.94mmol/L，LDL-C3.69mmol/L；胰岛功能：FPG 及 1、2、3hPG 分别为 11.34、19.4、23.9、17.84mmol/L，空腹及餐后 1、2、3h 胰岛素分别为 6.4、12.8、22.7、14.4μIU/mL，空腹及餐后 1、2、3h 胰高血糖素分别为 130.3、132.6、145.8、142.1pg/mL，空腹及餐后 1、2、3hC- 肽分别为 1.56、3.21、5.4、4.48ng/mL；

腹部彩超：脂肪肝。入院后血糖监测结果见表 15-72。

表 15-72　王某停服原口服药连续 3 天血糖（mmol/L）及血糖波动（mmol/L）监测表

日期	空腹	早餐后 2h	午餐前	午餐后 2h	晚餐前	晚餐后 2h	睡前	SDBG	PPGE	LAGE
7 月 16 日	11.3	23.9	15.2	22.5	13.7	20.4	18.8	4.7 ↑	8.9 ↑	12.6 ↑
7 月 17 日	10.5	15.9	15.3	18.7	10.6	18.1	12.8	3.3 ↑	5.4 ↑	8.2 ↑
7 月 18 日	10.1	16.2	14.6	18.1	9.9	20.1	13.9	3.8 ↑	6.6 ↑	10.2 ↑

备注：SDBG＜2.0mmol/L，PPGE＜2.2mmol/L，LAGE＜4.4mmol/L。

[诊断] 中医诊断：下消病；西医诊断：2 型糖尿病。

[中医辨证] 痰浊中阻兼瘀证。

[治法] 和中降浊，健脾祛湿，活血化瘀。

[方药] ①专证专方：和中降浊调糖饮加减。

姜半夏 10g，厚朴 10g，陈皮 10g，泽泻 30g，苍术 30g，炒白术 30g，猪苓 30g，桂枝 10g，薏苡仁 30g，川牛膝 45g，升麻 10g，柴胡 10g，炒枳壳 10g，甘草 3g。日 1 剂，水煎 400mL，早、晚餐前温服。

②专病专药：黄连降糖片 5 片、糖尿康片 8 片，均日 3 次，口服。

[治疗经过] 患者入院第 2 天测午餐前及晚餐后血糖分别为 15.2mmol/L、13.7mmol/L。服药至 2018 年 7 月 18 日，患者 FPG 均值为 10.6mmol/L，早餐后 2hPG 均值为 18.6mmol/L，午餐后 2hPG 均值为 19.8mmol/L，晚餐后 2hPG 均值为 19.5mmol/L，血糖无明显下降，遂将专药剂量调整为糖尿康片 8 片、黄连降糖片 5 片，均日 4 次，口服。

7 月 20 日：患者神志清，精神尚可，无口干渴，四肢困重，口苦，无头晕，肩部疼痛较前改善，睡眠较前改善，大便尚可，小便频数，1 ～ 2 次 / 晚，有泡沫，不伴尿急尿痛。舌质淡暗，边有齿痕，苔黄腻，脉弦滑。眼科及眼底造影检查：双眼糖尿病性视网膜病变Ⅲ期。测患者三餐前后血糖，无明显好转，遂将糖尿康片增至每次 10 片。结合舌脉，中药守上方加苍术 15g、茯苓 20g 以健脾除湿，加川牛膝 20g 以增强活血化瘀、补益肝肾之功。

7 月 27 日：测 FPG 为 12.7mmol/L，增黄连降糖片为 8 片，日 4 次，口服。患者诉左眼酸胀不适、肩部疼痛较前减轻，纳食一般，睡眠较前好转，二便可，尿中泡沫较前减少，不伴尿急尿痛。舌质淡暗，边有齿痕，苔黄腻，脉弦滑。结合舌脉，中药守上方，调整薏苡仁为30g，茯苓为50g，以健脾除湿，川牛膝50g以活血通络，大黄3g以通腑泄热。

8月2日：测FPG10.7mmol/L。患者FPG仍偏高，加用二甲双胍片0.25g，晚餐前口服，控制血糖。翌日，患者三餐前血糖仍偏高，考虑患者胰岛素抵抗明显，故加用二甲双胍片0.5g，晚餐前口服以控制血糖。

8月7日：患者FPG为9.1mmol/L，血压130/70mmHg，将二甲双胍片增至0.5g，一日两次。

8月10日：患者FPG为9.3mmol/L，血压130/70mmHg，加用格列美脲片2mg，晚餐前服以降低空腹血糖。结合症状及舌脉，中药守上方加枳实10g、炒白芥子10g以化痰除湿。

8月14日：患者FPG6.3mmol/L，2hPG8.7mmol/L，血压120/76mmHg。患者病情稳定，左眼酸胀不适消失，无口干渴，四肢困重、口苦较前改善，无头晕，肩部疼痛明显缓解，无视物不清，无恶心、欲呕及反酸烧心等不适，无肢体麻木刺痛，无心慌、胸闷等不适，双下肢无水肿，纳食一般，睡眠可，二便调，尿中泡沫较前减少，不伴尿急尿痛。舌质淡暗，边有齿痕，苔薄黄腻，脉弦滑。查体同前。复查尿蛋白四项未见明显异常。

[疗效小结]

1.患者病程久，治疗不规律，曾服用二甲双胍片、消渴丸等，效果差，就诊后改为纯中药降糖方案，辨证使用汤药及专病专药，诸证改善甚至消失，服药2天，血糖逐步下降，FPG由11.34mmol/L降至10.7mmol/L，2hPG由23.9mmol/L降至15.9mmol/L，虽较前有所下降，但仍不达标。加用二甲双胍片小剂量后血糖下降不明显，增加剂量后较前下降，但空腹仍偏高，加用格列美脲片后血糖逐步下降。服药4周，FPG由11.34mmol/L降至6.3mmol/L，2hPG由23.9mmol/L降至8.7mmol/L，空腹及餐后2小时血糖均达标，达标时间为4周。

2.在治疗中，该病友未服用任何降压药物，初期血压偏高，通过中药调治，2周后血压逐渐平稳，维持在120/80mmHg左右。可见，中药治疗疾病的多靶点优势明显，殊途同归。

[按语]本案患者治疗前在服用多种西药及胰岛素治疗的情况下血糖控制不达标，在接受纯中药治疗后，症状虽有改善，但血糖仍不能达标，后联合西药治疗，

血糖逐步平稳趋于达标。通过分析本案的治疗过程，笔者主要有以下三点认识。

1. 本虚标实，血糖难控

患者五十有三，病程十年，平素饮食不节，嗜食肥甘厚味，脾虚健运失司，内湿由生，清不得升，流而为浊，血糖无以调节而蓄积，故见血糖升高；痰浊阻滞，清阳不升，则头晕；中土失运，痰浊内阻，久而化热，久病必瘀，久病及肾，故夜尿频多。提示该患者以肾亏为本，痰浊为标，属于本虚标实之证。

2. 纯中药降糖，并不适用所有人群

患者使用纯中药治疗时血糖并不能达标，加用两种不同作用机制的西药后才能稳控血糖，提示对于病程久、胰岛素分泌严重不足且胰岛素抵抗明显的病友，纯中药治疗方案也有其局限性，需要在今后的临床实践中不断探索琢磨。

3. 中西药合用协同增效，优势互补

结合该患者病情分析，二甲双胍片具有改善胰岛素抵抗及降脂的作用，而格列美脲片可以刺激胰岛素 B 细胞分泌胰岛素，同时提高周围组织对胰岛素的敏感性，促进胰岛素一相和二相分泌，改善患者的胰岛素抵抗，而辨证使用中药汤剂及专药可以改善临床症状，协调控糖，这些可能是最终患者症状改善、血糖稳定的原因。

第十六章 2型糖尿病并发症验案选

一、2型糖尿病周围神经病变

（一）2型糖尿病周围神经病变／消渴病痹症／气虚血瘀证／补阳还五汤＋降糖通络片、糖尿康片、黄连降糖片

[基本情况] 刘某，男，79岁，退休职工，河南开封市人。

[简要病史] 患者有2型糖尿病病史7年，现应用门冬胰岛素30针，早16U、晚10U，餐前皮下注射以控制血糖，自测FPG8～13mmol/L，餐后血糖未监测。近1个月来患者肢体麻木、乏力，左侧为甚，未行诊治，症状渐重，遂慕名至我院治疗。症见口干多饮，乏力倦怠，面色晦暗，言语低弱，视物模糊，肢体麻木，小便频数，伴泡沫尿，大便正常。舌淡暗，苔白腻，脉沉弱涩滞。10g尼龙丝试验阳性，多伦多评分6分。

[疗前检查] FPG10.3mmol/L，2hPG17.8mmol/L，FMN3.12mmol/L，HbA1c11.0%。四肢神经传导速度：双上肢感觉神经轻度减退，双下肢感觉神经重度减退。

[诊断] 中医诊断：消渴病痹症；西医诊断：糖尿病周围神经病变。

[中医辨证] 气虚血瘀证。

[治法] 补气活血，化瘀通痹。

[方药] ①专证专方：补阳还五汤加减。

生黄芪45g，赤芍片30g，生白芍30g，当归尾10g，川芎片10g，桃仁泥10g，草红花10g，广地龙30g，广陈皮10g，姜半夏10g，云茯苓30g，生甘草6g。3剂，日1剂，水煎400mL，早、中、晚餐前温服。

②专病专药：黄连降糖片、糖尿康片、降糖通络片均5片，日3次，口服。

[治疗经过]2016年7月2日：患者诉肢体麻木、乏力、口干均较前有所缓解，舌淡暗，苔白稍腻，脉象较前有力，FPG9.2mmol/L，2hPG13.6mmol/L，患者血糖仍未达标，糖尿康片增至8片，日3次，汤剂中生黄芪增至60g，续服3剂。

7月5日：患者肢体麻木改善，仍乏力，不耐久行，舌苔转为薄白，10g尼龙丝试验阳性，多伦多评分5分，FPG8.9mmol/L，2hPG11.3mmol/L。患者FPG偏高，调整糖尿康为8片，日4次，汤剂中生黄芪增至90g，去半夏、陈皮、茯苓，续服3剂。

7月8日：患者肢体麻木进一步改善，乏力明显好转，10g尼龙丝试验阳性，多伦多评分3分，FPG7.8mmol/L，2hPG11.7mmol/L。考虑到患者年近八旬，血糖不宜控制过低，降糖方案暂不调整，效不更方，续服汤药6剂。

7月13日：患者肢体麻木、乏力、口干症状消失，舌淡暗，苔薄白，脉沉，10g尼龙丝实验阴性，多伦多评分2分，FPG7.4mmol/L，2hPG10.8mmol/L。嘱患者带药出院，巩固治疗。

[疗效小结]

1. 该糖友入院时FPG10.3mmol/L，2hPG17.8mmol/L，经过半个月的治疗，FPG、2hPG分别降至7.4mmol/L、10.8mmol/L，分别下降28.1%、39.3%。患者属于高龄，依据《中国住院患者血糖管理专家共识》的一般血糖控制目标，即空腹血糖6.1～7.8mmol/L，餐后2小时血糖7.8～10.0mmol/L，基本达标，成功停用胰岛素。

2. 治疗前，患者中医症状积分12分，经过半个月的治疗后，症状积分降至2分，较治疗前下降83.3%。具体见表16-1。

表16-1　糖尿病中医症状积分

症状	轻	中	重	治疗前	治疗后
气短	活动后气短	稍动即气短	不动即气短	2	0
神疲	精神不振	精神疲倦，勉强坚持工作	精神萎靡不振，不能坚持工作	2	0
乏力	劳即气乏	动则气乏	不动亦乏	2	0
自汗	皮肤微潮	皮肤潮湿	汗出	1	0
懒言	不喜多言	懒于言语	不欲言语	2	0
刺痛	偶尔发生	每天疼痛，服一般药可缓解	持续疼痛，需服止痛药	0	0

症状	轻	中	重	治疗前	治疗后
皮下瘀斑	2处以下，因碰撞而起	3处以上	3处以上，自行发生	0	0
舌暗	舌暗红，有瘀点	舌紫暗，有瘀斑、瘀点	舌青紫	1	1
肢体麻木	偶有麻木，可自行缓解	肢体麻木，不能缓解，轻度偏瘫	肢体麻木，偏瘫或双侧瘫痪	2	1

3. 治疗半月后，患者10g尼龙丝试验转为阴性，多伦多评分由6分降至2分，较治疗前下降66.7%。

[按语]结合本案特点，体会有四点。

1. 重视中医辨病诊断是取效的前提

患者有消渴病病史多年，以肢体麻木、乏力为主要症状，辨病当属"消渴病痹症"范畴。

2. 精准辨证是取效的关键

患者为老年男性，年近八旬，加之久病，耗伤气血津液，"气为血之帅"，《读医随笔》曰："气虚不足以推血，则血必有瘀。"《医林改错》有云："元气既虚，必不能达于血管，血管无气，必停留而瘀。"血行瘀滞，四末失养，故见肢体麻木；气虚，则乏力困倦；"脾主为胃行其津液"，脾胃虚弱，津不上承，故口干多饮，正如明·赵献可《医贯·消渴论》所言："脾胃既虚，则不能敷布其津液，故渴。"肾为气之根，气虚不摄，精微不固，故小便频数有泡沫；肝开窍于目，目能视物，全赖肝血的濡养，肝血亏虚，血瘀脉中，则视物不清；四诊合参，当辨为气虚血瘀证。

3. 精究配伍是取效的妙道所在

消渴病痹症是消渴病变症，临床上以肢体麻木、发凉、疼痛、痿软四大主症为主要表现。笔者认为，消渴病痹症的发展是一个动态演变的过程，随着消渴病的发展按照气虚夹瘀或阴虚夹瘀→气阴两虚夹瘀→阴阳两虚夹瘀的规律而演变。本病病位主要在肢体络脉，以气虚、阴虚或气阴两虚为本，表现为以肢体络脉失荣为主的虚证证候；或由于脏腑代谢紊乱产生的病理产物如瘀血、痰浊痹阻于络脉，表现为以肢体的凉、麻、痛、痿为主的本虚标实证候。本案例中，患者以"麻"为主症，既往糖尿病病史较长，结合患者四诊，辨为气虚血瘀证，气虚为本，血瘀为标，治宜补气活血化瘀，方选补阳还五汤加减。该方取"补药之长"的黄芪，补益元气以治其本，取"血中圣药"的当归，活血通络而不伤血，以治其标，则气血同治，气旺血行，瘀去络通，痹症得除，麻木自消。

4.药中的矢是取效的夺隘之举

患者以肢体麻木为主症，中医认为麻多虚，痛多实，加之患者为耄耋之年，久病消渴，元气渐虚，气虚无力运血，则血瘀脉中，故本案虽辨证为气虚血瘀证，本在气虚，标在血瘀，然治疗当以益气为先，气旺则血行。补阳还五汤中黄芪用量独大，比当归、川芎、桃仁、红花这些活血化瘀药的总和还多，这正是本着"治病必求其本"的原则。临床应用黄芪，开始可从小量开始（一般30g），效果不明显时，再逐渐增至60g，90g，120g，甚者可用至250g。

笔者认为血瘀贯穿消渴病痹症始终，瘀血既是消渴病痹症的病理产物，又是本病的病因，因此治疗中常全程使用活血化瘀药物以提高疗效，尤其可酌情使用虫类药物，如地龙、水蛭、全蝎等。虫类药功擅走窜，通经搜络，逐瘀荡结，酌情使用往往能收到较好疗效。

（二）糖尿病周围神经病变/消渴病痹症/气虚血瘀证/止消宣痹汤+糖尿康片、黄连降糖片、降糖通络片

[基本情况]孔某，男，74岁，河南开封市人，2018年3月12日初诊。

[简要病史]患者4年前无明显诱因出现口干多饮、多尿，于当地体检中心测FPG升高（具体不详），诊为2型糖尿病，采取饮食控制，运动锻炼，平时未按时监测血糖，偶测FPG8mmol/L左右，2hPG12mmol/L左右。4年来患者间断服用降糖药物（具体不详），自诉血糖控制欠佳，1周前出现双下肢麻木、刺痛，要求住院系统治疗。症见精神欠佳，口干、口苦，多饮，双下肢麻木、刺痛，周身乏力困倦，时有头晕、头痛，活动后胸闷、心慌，胃纳一般，腰膝酸软，夜眠可，小便多，夜尿2次，大便偏干，日一行。舌质淡暗，舌苔薄白，脉沉细。

[疗前检查]FMN2.93mmol/L，HbA1c5.90%；前白蛋白440mg/L；四肢神经传导速度：双上肢测试无异常，双下肢重度感觉减退；四肢血流多普勒示双侧均为轻度血管病变。

[诊断]中医诊断：消渴病痹症；西医诊断：糖尿病周围神经病变。

[中医辨证]气虚血瘀证。

[治法]补气活血，化瘀通痹。

[方药]①专证专方：止消宣痹汤（经验方）加减。

生黄芪30g，生地黄30g，当归15g，地龙30g，川芎10g，桃仁10g，红花10g，炒枳壳10g，鸡血藤30g，炮山甲3g，水蛭6g，甘草3g。中药汤剂，日1剂，水煎取汁400mL，早、晚餐前温服。

②专病专药：糖尿康片、黄连降糖片、降糖通络片均5片，日3次，口服。

[治疗经过]2018年3月23日：患者诉口干、多饮较前好转，双下肢麻木不适较前稍减轻，测FPG8.3mmol/L，2hPG10.0mmol/L。继服成药及汤药。

3月29日：患者诉双下肢麻木、刺痛症状明显减轻，同时活动后心慌、胸闷减轻，测FPG7.1mmol/L，2hPG9.5mmol/L。即日出院，嘱其坚持纯中药治疗。

4月25日：患者出院27天后随访，诉下肢麻木不适症状基本消失，但仍有乏力症状，查舌质淡，苔薄白，脉沉细。嘱上方黄芪加至60g以增强补气之力。余药同前服用。

[疗效小结]

1.该糖友应用中药专方止消宣痹汤剂配合调糖专药糖尿康片、黄连降糖片治疗，由入院时FPG8mmol/L、2hPG12mmol/L左右，经过17天的治疗分别降至出院时的7.1mmol/L、9.5mmol/L，FPG、2hPG分别下降11.2%、20.8%。

2.患者服用补气活血之止消宣痹汤加减，同时配合纯中药制剂降糖通络片以益气养阴、活血通络，经治疗，患者肢体麻木刺痛、乏力、胸闷等症状均显著改善，FPG回落至7.1mmol/L，血糖的稳定为后期并发症的进一步控制打下坚实基础。患者久病消渴，并发症较重，血糖难控，并发症治疗更为棘手，但经过在院短短17天的治疗，疗效大显，充分展现了纯中药治疗的优势。

[按语]本案诊治过程的特点主要有以下四点。

1.遵循国标新方案，辨病诊为"消渴病痹症"

患者本次入院以"双下肢麻木、刺痛"为主诉，按照中华中医药学会颁发的《中医糖尿病防治指南·糖尿病周围神经病变》及国家中医药管理局印发的糖尿病周围神经病变诊疗方案中确定的中医病名，并结合患者既往多年的消渴病史及临床表现，诊为"消渴病痹症"，为正确施治奠定基础。

2.立足临床实际，把握辨证施治原则

患者消渴日久，气血亏虚，血行不畅，脉道涩滞，因虚致瘀，瘀血阻络，导致筋脉肌肉失去温煦濡养。患者为老年男性，《内经》曰："年四十而肾气自半。"气虚运血无力，血行缓慢，久而留瘀，瘀血阻滞经络，机体失养，亦见肢体麻木，气虚故见乏力；腰为肾之腑，肾气虚故见腰膝酸软，膀胱失约故见小便频数；脾气虚，运化失司，水谷精微不能上承头面关窍，可见口干、多饮。结合舌脉，当辨为气虚血瘀证，治疗当以补气活血通络为主，方选经验方止消宣痹汤加减。

3. 识证明理，依法选方

该患者辨证为气虚血瘀证，选用止消宣痹汤加减以补气活血通络。方中重用生黄芪，补益元气，意在气旺则血行，瘀去络通，为君药；当归活血通络而不伤血，生地黄滋阴养血、生津止消，用为臣药；川芎、桃仁、红花协同当归以活血祛瘀，炒枳壳行气，使气行则血行，地龙、鸡血藤、水蛭、炮山甲通经活络，力专善走，周行全身，以行药力，亦为佐药。甘草调和诸药，为使药。

4. 主病主药，破瘀通络，药专力宏

辨证论治是中医学基本原则之一，然临床诊病，亦有据病选药。如清代徐灵胎所说："一病必有一主方，一方必有一主药。"因此辨病论治、就病论方同样重要。降糖通络片中鬼箭羽、鸡血藤可活血通络止痛，全蝎、地龙可通经活络、止痹痛，桃仁、红花、赤芍、川芎可活血祛瘀，生地黄滋阴养血，当归可祛瘀，补血活血，黄芪量大补脾胃之气，气旺以助血行，全方合用能够发挥出活血通络、益气养阴之功效。且笔者认为阴亏是发生消渴病痹症的关键，气虚是其迁延不愈的症结，阳虚是其发展的必然趋势，血瘀贯穿本病始终，瘀血既是消渴病痹症的病理产物，又是本病的病因，因此治疗中常全程使用活血化瘀药物以提高疗效，尤其是可酌情使用虫类药物，如地龙、水蛭等，虫类药功擅走窜，通经搜络，逐瘀荡结，往往能收到较好疗效。

（三）糖尿病周围神经病变/消渴病痹症/阴虚血瘀证/芍药甘草汤合增液汤＋糖尿康片、黄连降糖片、降糖通络片

［基本情况］罗某，女，52岁，农民，河南省通许县人，2017年5月21日初诊。

［简要病史］患者有糖尿病史5年，入院时口服二甲双胍缓释片0.5g，日2次，口服，FPG在7～9mmol/L，2hPG未监测。3年前患者渐现双下肢烧灼样疼痛，曾于当地二甲医院住院治疗，口服α-硫辛酸胶囊、甲钴胺胶囊，效果欠佳。6个月前患者因情绪因素上症渐重，经糖友介绍到我院治疗。症见双下肢烧灼样疼痛，入夜痛甚，时有挛急，口干多饮，心烦，善太息，小便量多，伴泡沫尿，大便稍干，舌暗红，苔少，脉沉细。双足背动脉搏动减弱，10g尼龙丝试验阳性，多伦多评分5分。

［疗前检查］尿常规：尿比重1.030，隐血呈阴性；肝肾功能均正常；电解质

大致正常；血脂四项大致正常；胰功：FPG 及餐后 1、2、3hPG 分别为 8.12、14.3、13.1、8.09mmol/L，空腹及餐后 1、2、3h 胰岛素分别为 10.1、24.2、30.8、16.1μIU/mL，空腹及餐后 1、2、3h 胰高血糖素分别为 109.2、107.5、110.5、120.4pg/mL，空腹及餐后 1、2、3hC- 肽分别为 1.88、2.05、3.12、1.92ng/mL；尿蛋白四项：α_1-MG30.5μg/mL，β_2-MG0.41μg/mL，IgG16.3μg/mL，mALb22.2mg/mL；尿 mALb/Cr2.2mg/mmol；眼科检查：双眼早期黄斑病变，双眼视疲劳；血管彩超：脑动脉粥样硬化，椎基底动脉供血不足，双侧颈动脉粥样硬化；心脏彩超：主动脉瓣少量反流，左室舒张功能减低；下肢血管彩超：双侧下肢动脉粥样硬化斑块；四肢神经传导速度：双下肢重度感觉减退；四肢血流多普勒回示：双侧 ABI 均为 0.75，均为中度血管病变。

[诊断] 中医诊断：消渴病痹症；西医诊断：糖尿病周围神经病变。

[中医辨证] 阴虚血瘀证。

[治法] 滋阴清热，化瘀止痛。

[方药] ①专证专方：芍药甘草汤合增液汤加减。

生白芍 30g，赤芍片 30g，生地黄 30g，玄参片 10g，麦冬 30g，北柴胡 10g，川芎片 10g，醋香附 10g，炒枳壳 10g，鸡血藤 30g，酒地龙 30g，川牛膝 30g，怀牛膝 30g，生甘草 6g。水煎 400mL，早、中、晚三次温服。药渣用 2500mL 开水浸闷 20 分钟，温度控制在 40℃，熏洗双下肢与双足，浸泡 30 分钟，日 1 次。

②专病专药：降糖通络片 5 片［豫药制字 Z20120872（汴）］、糖尿康片 5 片、黄连降糖片 3 片，均日 3 次，口服。

[治疗经过]2017 年 5 月 25 日：患者 FPG7.0mmol/L，2hPG10.3mmol/L，上方加生黄芪 50g、全当归 10g、淡豆豉 10g 以补气生血，清心除烦，并持续予情绪疏导，继用药渣熏洗腿足。

5 月 28 日：患者双下肢烧灼样疼痛进一步减轻，舌质红，苔薄白，脉沉细，10g 尼龙丝试验阳性，多伦多评分 3 分，FPG6.2mmol/L，2hPG9.7mmol/L，中药加丹皮 10g 以凉血散瘀。

6 月 6 日：患者诸症消失，多伦多评分 1 分，FPG6.6mmol/L，2hPG8.6mmol/L，双下肢灼痛、口干消失，血糖稳定达标而出院。

8 月 20 日复诊：患者肢体感觉正常，血糖控制良好。

随访：患者血糖达标，诸症未复。

[疗效小结] 该患者为中年女性，有糖尿病病史 5 年，肢体灼热疼痛 3 年，多用抗氧化、营养神经类药物内服或静脉点滴，入院后在辨证论治的指导下，合理遣方用药，在平稳调糖的基础上，使用中医内外合治法，协同增效，治疗 3 天，症状改善，治疗 10 天，诸症消失。随访过程中，患者肢体灼热身痛未再复发。

[按语] 该患者为中年女性，久病消渴，加之平素情绪失调，肝郁化火，灼伤阴津，导致口干多饮；随着病情发展，患者阴津日亏，阴虚则内热，且津血同源，阴血不足，一则血虚不能濡养筋脉，二则无水行舟致瘀，经脉瘀阻，不通则痛，故表现为肢体烧灼样疼痛，入夜尤甚；血虚则肝失濡养，疏泄不利，则心烦太息。瘀血既成，舌脉症合参，辨为阴虚血瘀证。该患者的治疗要旨总结如下。

1. 酸甘化阴，柔肝养筋，缓急止痛

该患者的病机是以阴津亏虚为本，瘀血阻络为标。患者七七有余，消渴 5 年，情绪不畅，肝失疏泄，郁久化火，耗伤津液，筋脉失养，发为本病，以肢体灼痛、挛急夜甚为特征。中医认为肝主筋脉，故治疗以滋阴柔肝为主，方用芍药甘草汤合增液汤加味，酸甘化阴，柔肝缓急而止痛，正如《伤寒论》曰："脚挛急……更作芍药甘草汤与之，其脚即伸。"

2. 诸症同现，灼痛为主，宣通为用

"瘀者行之，滞者通之"，该患者病程较长，瘀血痹阻，非血肉虫类药物无以奏效，故在芍甘增液汤、鸡血藤、川芎片等"增水行舟、养阴活血"的基础上，重用酒地龙以通经活络，同时加炒枳壳、醋香附以行气活血，达到宣通止痛的目的。

3. 医患配合，怡情宣教，心理疏导

笔者认为，百病皆由心生，百病亦皆由心解。该患者情绪抑郁，应加以情绪疏导，情志舒畅则肝气条达，气机通畅，津血得运，诸病得愈。笔者临证多年，发现合并焦虑或抑郁的患者不在少数，此种情况，应说理劝导，使患者怡情悦志，信心增强，再加以药石调理，多能达事半功倍之效。

（四）糖尿病周围神经病变 / 消渴病痹症 / 寒凝血瘀证 / 当归四逆汤 + 降糖通络片、黄连降糖片、糖痛外洗方

[基本情况] 崔某，女，65 岁，农民，河南开封市人。2017 年 2 月 6 日初诊。

[简要病史] 患者糖尿病病史 10 年。目前皮下注射诺和灵 30R 针早 25U、晚 25U，口服二甲双胍缓释片 0.5g，阿卡波糖片 50mg，日 3 次，控制血糖，自测 FPG9.0mmol/L，餐后血糖未监测。1 个月前觉双下肢麻木、发凉、疼痛症状加重，

伴疲乏无力，右侧膝关节肿胀、活动不利，服甲钴胺片、卡马西平片等药物效果不明显，遂求中药治疗，门诊以"消渴病痹症"收住入院治疗。症见双下肢麻木、发凉、疼痛，畏寒怕冷，疲乏无力，右膝关节肿胀、活动不利，双上肢手指关节变形，视物欠清，动则胸闷气喘，大便正常，小便频数，舌淡暗，苔薄白，脉沉细。

[疗前检查] 体重57kg，身高160cm，体重指数22.3。有"扩张型心肌病"病史17年，现口服地高辛片、美托洛尔片等药物。入院测HbA1c7.6%，果糖胺3.2mmol/L；尿微量蛋白四项：α微球蛋白64.3μg/mL、β微球蛋白0.1μg/mL、免疫球蛋白G16.1μg/mL、尿微量白蛋白65.6mg/mL；胰岛功能：FPG及餐后1、2、3hPG分别为9.58、14.7、19.3、17.85mmol/L；空腹及餐后1、2、3小时胰岛素分别为43.9、72.1、127.1、101.6μIU/mL；空腹及餐后1、2、3小时胰高血糖素分别为115.9、115.5、108.9、108.6pg/mL；空腹及餐后1、2、3小时C肽分别为2.44、3.22、5.23、5.02ng/mL。X线片：右膝关节骨质增生。四肢感觉神经定量回示：四肢末梢2000赫兹指标、250赫兹指标均高出正常范围；四肢血流多普勒：左侧ABI值为0.89，右侧ABI值为0.86，波形一相波变低，波幅增宽，双侧均为轻度血管病变。

[诊断] 中医诊断：消渴病痹症；西医诊断：糖尿病周围神经病变。

[中医辨证] 寒凝血瘀证。

[治法] 温经散寒，通络止痛。

[方药] ①专证专药：当归四逆汤加味。

当归30g，细辛3g，桂枝10g，大枣20g，通草10g，赤芍30g，白芍30g，桃仁10g，川芎10g，地龙30g，延胡索30g，炙甘草6g。日1剂，水煎400mL，分早晚服。

②专病专药：降糖通络片5片、黄连降糖片3片，均日3次口服。

③外洗专方：糖痛外洗方中药熏洗治疗以温经通络止痛。

[治疗经过] 2017年2月12日：用药6天双下肢麻木、发凉、疼痛减轻，乏力困倦改善，舌脉同前。测FPG8.5mmol/L，2hPG13.3mmol/L。调整黄连降糖片为5片，日3次口服，余治疗同前。

2017年2月18日：FPG及三餐后2hPG分别为6.7、9.3、8.8、7.5mmol/L。用药12天空腹血糖及餐后血糖基本达标。自诉双下肢发凉、麻木较前减轻，但仍有疼痛，中药汤剂加炒乳香10g、醋没药10g活血止痛。又服6剂，疼痛再减轻，效不更方。共服汤药18剂，肢体麻木、发凉、疼痛症状消失，病愈出院。

[疗效小结]

1.该糖友入院时 FPG 及 2hPG 分别为 9.58、19.3mmol/L，经过 6 天的治疗，FPG 降至 8.5mmol/L，2hPG 降至 13.3mmol/L。

2.经过 12 天的治疗，FPG 及三餐后 2hPG 分别为 6.7、9.3、8.8、7.5mmol/L，空腹血糖及餐后血糖基本达标，自诉双下肢发凉、麻木较前减轻。守方加炒乳香10g、醋没药 10g 活血止痛。又服 6 剂，疼痛再减轻，效不更方。共服汤药 18 剂，肢体麻木、发凉、疼痛症状消失，病愈出院。

[按语]消渴病痹症属于消渴病的变症，本病患者乃阳虚不运，寒凝血脉，血行不利，痹阻脉络所致。消渴日久，阴损及阳，阳气不能温养四末，阳虚寒凝，血行不利，经脉不通，遂致肢体麻木、发凉、疼痛诸症蜂起。四诊合参，证属寒凝血瘀。"血得温则行，得寒则凝"，故以温经散寒、通络止痛为大法。该患者的治疗要旨总结如下。

1.经方活用，重在温通

笔者常以当归四逆汤治疗寒凝血瘀型消渴病痹症，正如《伤寒论·辨厥阴病脉证并治》曰"手足厥寒，脉细欲绝者，当归四逆汤主之"，经方当归四逆汤温经散寒、通络止痛，切中本病寒凝经脉、血行不利之病机。方中当归甘温，养血和血，桂枝辛温，温经通阳，为君药；细辛温经散寒，助桂枝温通血脉；赤芍、白芍养血活血，去瘀生新，助当归补益营血，共为臣药。通草、川芎、延胡索、桃仁、地龙行气活血、通络止痛，大枣、甘草益气健脾、调和营卫，共为佐药。重用大枣，既合当归、芍药以补营血，又防桂枝、细辛燥烈太过。甘草调和药性为使药。全方共奏温经散寒、通络止痛之效。药证相符，故 6 剂显效、18 剂而愈。

2.内外合治，异曲同工

清代医家吴师机在《理瀹骈文》中指出："外治之理即内治之理，外治之药即内治之药，所异者法耳。"临证处方汤剂既可以内服，又可外用，消渴病痹症患者内服、外洗并用，内治、外治结合，具有殊途同归、异曲同工之妙。中药煎汤内服，取药渣再煎，熏洗手足与双下肢，药物可直达病所，集热疗与药疗为一体，达到温经通络、活血止痛之效，能快速改善临床症状，显著缩短起效时间，增强患者治疗信心，提高治疗依从性。病友也常常反馈说，这样既提高疗效，又节约药源。

3.通络止痛，善用虫类

笔者认为：血瘀是造成消渴病痹症的主要原因，血瘀贯穿消渴病痹症的始终。

消渴病痹症的治疗，除运用整体辨证论治外，始终不忘活血化瘀、通络止痛，提升疗效、缩短疗程。临床中，常选用地龙、全蝎等虫类药物通经搜络、逐瘀荡结，辨证和辨病相结合，酌情使用专病专药，每每获得良好的治疗效果。

（五）糖尿病周围神经病变／痰瘀阻络证／茯苓丸合活络效灵丹＋糖尿康片、降糖通络片

[基本情况] 崔某，女，55岁，河南开封市人，2016年2月17日初诊。

[简要病史] 有糖尿病病史13年，平素治疗欠规范，FPG8.0～9.2mmol/L，餐后血糖很少监测。冠心病病史10年，平素劳累后感心慌、胸闷不适，长期服用丹参滴丸、参松养心胶囊。胃痛病史10余年，胃出血病史2次。半年前因消渴日久渐现双足麻木，步如踩棉花。入院症见肢端麻木，步行如踩棉花，周身困倦，腰膝酸痛，口干多饮，纳眠欠佳，时有胸闷，大便正常，小便频数，伴有泡沫，舌质淡暗，苔腻，脉涩。

[疗前检查] 胰功：FPG及餐后1、2、3hPG分别为12.89、21.8、26.4、23.76mmol/L；空腹及餐后1、2、3h胰岛素分别为6.2、7.6、11.8、8.8μIU/mL；空腹及餐后1、2、3小时胰高血糖素分别为100.7、116.9、107.6、102.3pg/mL；空腹及餐后1、2、3h小时C-肽分别为0.98、1.3、2.04、2.04ng/mL；FMN3.75mmol/L，HbA1c10.5%；神经传导速度检查提示双下肢神经病变；彩色多普勒示左侧轻度血管病变，右侧中度血管病变。

[诊断] 中医诊断：消渴病痹症；西医诊断：糖尿病周围神经病变。

[中医辨证] 痰瘀阻络证。

[治法] 化痰活血，宣痹通络。

[方药] ①专证专方：指迷茯苓丸合活络效灵丹加减。

白茯苓20g，姜半夏10g，广陈皮10g，炒枳壳10g，薏苡仁30g，当归身10g，紫丹参30g，制乳香10g，制没药10g，广地龙30g，大全蝎6g，炙甘草6g，3剂，水煎服，日1剂，早、晚温服。

②专病专药：糖尿康片、降糖通络片各5片，日3次，口服。

[治疗经过] 患者2016年2月17日初诊，服用3剂后，诉周身困倦、肢端麻木、步如踩棉减轻，效不更方，续服9剂。

2月28日：肢端麻木、步如踩棉感消失，口干多饮，周身困倦均明显改善。FPG6.2mmol/L，2hPG8.9mmol/L。

3月1日：FPG及2hPG血糖全部达标，病情稳定，病愈出院。嘱继续糖尿康片、降糖通络片各5片，日3次口服。

随访3个月，肢端麻木、步如踩棉等症状未见复发。

[疗效小结]

1. 该糖友入院时FPG12.89mmol/L、2hPG26.4mmol/L，经过12天的治疗，FPG降至6.2mmol/L，2hPG降至8.9mmol/L，肢端麻木、步如踩棉感消失，口干多饮、周身困倦均明显改善。经过13天的治疗，空腹血糖及餐后2小时血糖全部达标，病情稳定，病愈出院。

2. 随访3月，肢端麻木、步如踩棉等症状未见复发。

[按语] 消渴病痹症是消渴病的变症，临床上以肢体麻木、发凉、疼痛、痿软四大症为主要表现。消渴日久，耗伤气血津液，气血亏虚、脏气失养则肢体麻木，血行瘀滞，脉络瘀阻，是消渴病痹症的主要病机。其病位在肌肤脉络，属本虚标实。笔者认为消渴病痹症的发展是一个动态演变的过程，随着消渴病的发展，按照气虚夹瘀或阴虚夹瘀→气阴两虚夹瘀→阴阳两虚夹瘀的规律演变；由于脏腑代谢紊乱产生的病理产物痰浊、瘀血互结痹阻络脉，肢失所养则表现为肢端麻木、步如踩棉等。患者为中年女性，痰瘀互结，致胸阳不展，故见胸闷；痰湿困阻中焦，津不上乘，故见口干多饮；纳呆腹胀，痰浊阻痹，清阳失充，故见周身乏力困倦；舌质暗、苔腻、脉涩，均为痰瘀阻络之象。通过对本案治疗前后进行对比分析，笔者认为，本案采用中西医结合治疗之所以能够取得较好的疗效，主要因为遵循以下三个基本原则。

1. 抓住主症，洞悉病机

治病当抓主症，患者以肢端麻木，步行如踩棉为临床表现，百病皆有痰作祟，久病必瘀，瘀血痰浊阻滞致经络不通，筋失所养，出现麻木，血循不畅，血不濡养肌肤，故行走如踩棉花，审证求因，知其致病因素及病理产物，为治疗遣方用药奠定基础。

2. 据证立法，依法遣方

结合患者舌苔、脉象，当辨为痰瘀阻络，治疗当以宣痹活血、化瘀通络为原则，方中予薏苡仁，《神农本草经》称其健脾除痹，主筋急拘挛，白茯苓、姜半夏、广陈皮、炙甘草取二陈汤之寓意，共取宣痹化痰之功；炒枳壳化痰行气，丹参以养血和血，制乳香、制没药既入血分，又入气分，能行血中气滞，化瘀止痛；久病入络，故方中加用活血化瘀之品，方中广地龙性寒味咸，取其通行经络的功效，可治疗血瘀、经络不利；全蝎为穿筋透骨、逐湿祛风、息风止痉、通络止痛之要药，为防以上药物苦寒伤其胃气，炙甘草补脾和胃，益气复脉，调和诸药。

3. 久病必瘀，选虫通络

笔者认为阴虚是消渴病的关键，气虚是消渴病迁延不愈的症结，阴阳两虚是消渴病发展的必然趋势，瘀血贯穿消渴病整个病程的始终。消渴病痹症乃消渴病的变症，病久必兼瘀，擅用虫类药物剔络通经，达到通则不痛的治疗目的，本病方中选用地龙、全蝎即为印证。

二、2 型糖尿病视网膜病变

（一）2 型糖尿病视网膜病变 / 消渴病目病 / 阴虚血瘀证 / 杞菊地黄汤 + 降糖明目片、糖尿康片

[基本情况] 王某，女，36 岁，河南开封人，2016 年 12 月 13 日入院。

[简要病史] 患者 1 个月前无明显诱因出现双眼视物模糊、口干、多饮、多尿等症，到我院测 FPG7.37mmol/L，未行生活方式干预，未予诊治。2 天前患者症状加重，遂来我院就诊，由门诊以"消渴病目病"为诊断收入我科。症见双眼视物模糊，口干，多饮，多尿，纳眠可，夜尿 2 次，大便正常。舌淡白，苔白腻，脉沉细。

[疗前检查] 胰岛功能：FPG 及餐后 1、2、3hPG 分别为 7.8、11.8、11.0、9.5mmol/L，空腹及餐后 1、2、3h 胰岛素分别为 14.1、54.7、58.0、37.3μIU/mL，空腹及餐后 1、2、3h 胰高血糖素分别为 112、122.2、123.2、115.3pg/mL，空腹及餐后 1、2、3hC- 肽分别为 2.44、5.41、7.86、5.86ng/mL；HbA1c5.2%，FMN2.86mmol/L。检测视力：左眼 0.2，右眼 0.3。

[诊断] 中医诊断：消渴病目病；西医诊断：2 型糖尿病视网膜病变。

[中医辨证] 阴虚血瘀证。

[治法] 滋阴明目，活血化瘀。

[方药] ①专证专方：杞菊地黄汤加减。

枸杞子 20g，菊花 10g，生地黄 20g，山萸肉 20g，泽泻 20g，丹皮 10g，茯苓 20g，生山药 30g，川芎 10g，赤芍 30g，白芍 30g，炙甘草 10g。日 1 剂，水煎 400mL，早、中、晚餐前温服。

②专病专药：降糖明目片、糖尿康片均 5 片，日 3 次，口服。

[治疗经过] 2016 年 12 月 20 日：患者 FPG7.1mmol/L，2hPG10.5mmol/L，双

眼视物模糊，口干渴多饮症状较前明显改善。效不更法，守上述方案继续治疗。

2016 年 12 月 27 日：患者 FPG6.1mmol/L，2hPG7.9mmol/L，双眼视物模糊明显好转，口干渴多饮症状已不明显，检测视力：左眼 0.4，右眼 0.5。用药第 14 天，患者 FPG 及 2hPG 均已达标，遂痊愈出院。嘱其院外停用汤药，继续服用成药。

2017 年 3 月 13 日随诊：患者视力稳定，无明显不适，血糖 FPG5.6mmol/L，2hPG8.9mmol/L；HbA1c5.0%，FMN2.01mmol/L。胰岛功能：FPG 及餐后 1、2、3hPG 分别为 5.6、9.8、8.9、6.5mmol/L，空腹及餐后 1、2、3h 胰岛素分别为 11.1、34.6、42.0、30.1μIU/mL，空腹及餐后 1、2、3h 胰高血糖素分别为 82、92.2、101.3、90.2pg/mL，空腹及餐后 1、2、3hC–肽分别为 1.85、3.45、5.83、2.83ng/mL。

[疗效小结]

1. 该糖友入院时 FPG7.8mmol/L，2hPG11.0mmol/L，经过 14 天的治疗，FPG、2hPG 分别降至 6.1mmol/L、7.9mmol/L，FPG、2hPG 达标时间均为 14 天。

2. 经过 14 天的治疗，患者视力较治疗前明显好转，口干、多饮症状消失，左眼视力由 0.2 增至 0.4，右眼视力由 0.3 增至 0.5。显示中医治疗既能控制消渴本病，又能有效治疗消渴变证。

3. 经过 3 个月的治疗，患者治疗前后胰岛功能对比显示：胰岛素抵抗指数由 4.9 降至 2.8，胰岛素分泌指数由 65.6 升至 105.7。提示胰岛功能得到改善。具体结果见表 16–2。

表 16–2　王某治疗前后胰岛功能对比表

时间	血糖（mmol/L）		胰岛素（μIU/mL）		胰高血糖素（pg/mL）		C–肽（ng/mL）	
	A	B	A	B	A	B	A	B
空腹	7.8	5.6	14.1	11.1	112.0	82.0	2.44	1.85
餐后 1h	11.8	9.8	54.7	34.6	122.2	92.2	5.41	3.45
餐后 2h	11.0	8.9	58.0	42.0	123.2	101.3	7.86	5.83
餐后 3h	9.5	6.5	37.3	30.1	115.3	90.2	5.86	2.83

备注：A 代表治疗前（2016 年 12 月 13 日）；B 代表治疗后（2017 年 3 月 13 日）。

4. 经过约 3 个月的治疗，患者 BMI 由 27.3 降至 25.4，血压、肝肾功能、尿蛋白四项、总胆固醇、低密度脂蛋白、高密度脂蛋白等未见明显变化。

[按语] 通过对本案治疗的阶段性分析，本案之所以能取得明显和稳定的疗效，

是因为遵循以下四个要点。

1. 视物不清，口干多饮，诊为消渴目病

患者以双眼视物模糊为主要症状入院，伴口干、多饮、多尿症状，测血糖异常，当辨病为消渴目病。

2. 阴虚为本，燥热为标，辨为阴虚血瘀

患者为中年女性，嗜食辛辣，耗伤津液，阴津不足，脉络不通，导致瘀血，目络失养，故见双眼视物模糊；如《儒门事亲·刘河间三消论》曰："夫消渴者，多变聋、盲、疮、癣、痤、痱之类。"肝肾阴虚，津液不能上承于口，故见口干、多饮；肾气虚，固摄失司，可见尿频。结合舌淡白，苔白腻，脉沉细，辨为阴虚血瘀证。

3. 中药控糖，综合受益，对消渴目病益佳

患者平素饮食不节制，运动较少，血糖监测不规律，故血糖波动情况不详。患者从接受纯中药治疗方案后，配合饮食、运动管理，血糖逐步下降，FPG 由 7.48mmol/L 降至 6.7mmol/L，2hPG 由 11.0mmol/L 降至 9.2mmol/L，达标时间 14 天，体现了中药降糖的疗效。患者胰岛功能的结果提示胰岛素抵抗明显，体现了中药具有增加胰岛素敏感性、改善胰岛功能的作用。这也可能是其有效降糖的机制之一。另外，患者视物不清，经中药治疗，症状好转，提示中药在治疗糖尿病早期并发症方面有一定的优势，需要进一步的探究总结。

4. 肝肾同治，填精益髓，提高视力

消渴目病的病位在肝、肾，笔者认为肝肾阴虚、瘀血阻滞是本病的基本病机，予杞菊地黄汤加减以滋阴明目、活血化瘀。方中地黄滋阴补肾，填精益髓，山萸肉补养肝肾，山药益脾阴，亦能固肾，为君药。泽泻利湿而泄肾浊，并能减地黄之滋腻；茯苓淡渗脾湿，并助山药之健运，与泽泻共泻肾浊，助真阴得复其位；丹皮清泄虚热，并制山萸肉之温涩，为臣药。川芎、赤芍、白芍行气活血化瘀，为佐药。炙甘草调和诸药，为使药。诸药配伍，共奏益气养血、活血化瘀之功效。配合院内制剂专病专药降糖明目片、糖尿康片，用药第 14 天，FPG 及 2hPG 均达标，诸症消失，病情稳定。

（二）2 型糖尿病视网膜病变 / 消渴病目病 / 阴虚血瘀证 / 杞菊地黄汤＋降糖明目片

[基本情况] 郭某，女，77 岁，农民，河南开封通许县人，2018 年 1 月 16 日入院。

[简要病史] 患者有 2 型糖尿病病史 7 年，现采用"格列齐特片 40mg，日 1 次，

口服"以控制血糖，平素自测 FPG8.5mmol/L 左右，餐后血糖未监测。半月前患者无明显诱因出现双眼视物模糊，左眼明显，伴视野缺损。2 天前患者至"开封眼病医院"就诊，诊断为"左眼视盘血管炎，左眼湿性黄斑变性，双眼中度非增殖期糖网"，给予云南白药胶囊 2 粒，芪明颗粒 4.5g，甲钴铵胶囊 0.5mg，卵磷脂络合碘胶囊 0.5mg，均日 3 次，口服，及冰珍去翳滴眼液滴眼，用后症状缓解不明显，遂慕名至我院治疗。症见口干，多饮，双眼视物模糊，左眼明显，伴视野缺损，胃纳佳，夜眠可，二便正常。舌暗红，舌苔少，脉弦细。

[疗前检查] 左眼造影：左眼黄斑区见片状低荧光，随时间延长视盘表面毛细血管扩张，荧光渗漏，双眼视网膜见微血管瘤及点状出血遮蔽荧光，晚期左眼视盘高荧光，双眼视网膜荧光着染。视力：左眼 0.1，右眼 0.3。入院后查 FPG8.62mmol/L，2hPG13.9mmol/L；FMN2.98mmol/L，HbA1c8.2%。胰岛功能：FPG 及餐后 1、2、3hPG 分别为 8.62、14.8、13.9、9.5mmol/L，空腹及餐后 1、2、3h 胰岛素分别为 14.1、54.7、58.0、37.3μIU/mL，空腹及餐后 1、2、3h 胰高血糖素分别为 112、122.2、123.2、115.3pg/mL，空腹及餐后 1、2、3hC– 肽分别为 2.44、5.41、7.86、5.86ng/mL。

[诊断] 中医诊断：消渴目病；西医诊断：2 型糖尿病视网膜病变。

[中医辨证] 阴虚血瘀证。

[治法] 滋阴明目，活血化瘀。

[方药] ①专证专方：杞菊地黄汤加减。

枸杞子 20g，菊花 10g，生地黄 20g，玄参 10g，麦冬 20g，当归 10g，川芎 10g，赤芍 20g，红花 10g，青葙子 10g，密蒙花 10g，炙甘草 6g。日 1 剂，水煎 400mL，早、中、晚餐前温服。

②专病专药：降糖明目片 5 片，日 3 次，口服。

[治疗经过]2018 年 1 月 19 日：患者诉口干、多饮不明显，视物模糊较前减轻。测 FPG7.2mmol/L，2hPG11.9mmol/L，治疗方案不变。

1 月 26 日：患者视物模糊明显好转，测 FPG6.2mmol/L，2hPG7.9mmol/L，视力：左眼 0.2，右眼 0.5，血糖稳定，带药出院，巩固治疗。

4 月 20 日随诊：患者视力稳定，无明显不适，血糖 FPG5.8mmol/L，2hPG8.8mmol/L；FMN2.08mmol/L，HbA1c6.2%。胰岛功能：FPG 及餐后 1、2、3hPG 分别为 5.8、9.8、8.8、6.5mmol/L，空腹及餐后 1、2、3h 胰岛素分别为 12.1、34.7、48.0、30.3μIU/mL，空腹及餐后 1、2、3h 胰高血糖素分别为 92、93.2、102.5、

110.2pg/mL，空腹及餐后1、2、3hC-肽分别为2.04、4.45、6.83、3.82ng/mL。

[疗效小结]

1. 该糖友入院时FPG8.62mmol/L、2hPG13.9mmol/L，经过10天的治疗，FPG、2hPG分别降至6.2mmol/L、7.9mmol/L，FPG、2hPG达标时间均为10天。

2. 经过10天的治疗，患者口干、多饮症状消失，视力较治疗前明显好转，左眼视力由0.1增至0.2，右眼视力由0.3增至0.5。显示中医治疗既能控制消渴本病，又能有效治疗消渴变证。

3. 经过3个月的治疗，患者治疗前后胰岛功能对比显示：胰岛素抵抗指数由5.4降至3.1，胰岛素分泌指数由55.1升至105.2。提示胰岛功能得到改善。具体结果见表16-3。

表16-3 郭女士治疗前后胰岛功能对比表

时间	血糖（mmol/L）		胰岛素（μIU/mL）		胰高血糖素（pg/mL）		C-肽（ng/mL）	
	A	B	A	B	A	B	A	B
空腹	8.62	5.8	14.1	12.1	112.0	92.0	2.44	2.04
餐后1h	14.8	9.8	54.7	34.7	122.2	93.2	5.41	4.45
餐后2h	13.9	8.8	58.0	48.0	123.2	102.5	7.86	6.83
餐后3h	9.5	6.5	37.3	30.3	115.3	110.2	5.86	3.82

备注：A代表治疗前（2018年1月16日）；B代表治疗后（2018年4月20日）。

4. 经过约3个月的治疗，患者BMI由26.3降至24.5，血压、肝肾功能、尿蛋白四项、总胆固醇、低密度脂蛋白、高密度脂蛋白等未见明显变化。

[按语] 通过对本案治疗的阶段性分析，本案之所以能取得较好且稳定的疗效，是因为遵循以下四个要点。

1. 视物不清，消渴多年，当为消渴目病

患者有糖尿病病史7年多，半月前出现双眼视物模糊，左眼明显，伴视野缺损，以双眼视物模糊为主要痛苦，当辨病为消渴目病。

2. 谨守病机，标本同治，改善临床症状

患者为老年女性，年老久病，肝肾亏虚，阴津不足，脉道失充，瘀血内停，目络失养，故见双眼视物模糊，如《儒门事亲·刘和间三消论》曰："夫消渴者，多变聋、盲、疮、癣、痤、痱之类。"阴津不足，津液不能上承于口，兼之阴虚生内热，热灼津液，故见口干、多饮。四诊合参，当辨为肝肾阴虚兼瘀、目络失养证，肝肾阴虚为本，血瘀为标，治当补益肝肾，活血化瘀，方以杞菊地黄丸加减。

3. 治病求本，调控血糖，控制变证

患者消渴日久，血糖控制不达标，出现眼部并发症。患者从接受纯中药治疗方案后，配合饮食、运动管理，血糖逐步下降，经治疗 FPG 降至 6.2mmol/L，2hPG 降至 7.9mmol/L，达标时间为 10 天，体现了中药降糖的疗效。治疗前患者视物不清，左眼造影示黄斑区片状低荧光，随时间延长，视盘表面毛细血管扩张，荧光渗漏，双眼视网膜见微血管瘤及点状出血遮蔽荧光，晚期左眼视盘高荧光，双眼视网膜荧光着染。经中药治疗，症状好转，提示中药在治疗糖尿病慢性并发症方面有一定的优势，需要进一步探究总结。

4. 传承创新，专病专药，提升疗效

消渴目病是在消渴病的基础上发展而来的，是消渴病发展到中后期出现的并发症，如明·戴元礼在《证治要诀》中所言："三消久之，精血既亏，或目无见，或手足偏废如风疾非风。"《普济方》云："症状多般，皆是摄养有乖，致使眼目生患……皆是丧明之因也，恣一时之快意，为百疾之深源，所以疾生眼目也。"本病的病因病机，由中医眼科学专家总结归纳为久病或素体阴虚，阴虚火旺，虚火内生，灼伤目络，血溢络外；或气阴两虚，因虚致瘀，血络不畅，目失所养；或饮食不节，脾失健运，痰湿内生，痰瘀互结，蒙闭清窍；或禀赋不足，劳伤过度，肾精暗耗，目失濡养。该患者年老久病，肝肾气阴两虚，因虚致瘀，目失濡养，故补益肝肾以治其本，活血化瘀以治其标。辨证论治是中医学基本原则之一，然临床诊病，亦有无证可辨时，如清·徐灵胎所说："一病必有一主方，一方必有一主药。"因此辨病论治、就病论方同样重要。降糖明目片为我院治疗消渴病目病专药，主要成分包括生黄芪、蒲黄、地黄、丹参、墨旱莲、女贞子、黄芩炭、赤芍、牡丹皮、茺蔚子、菊花、决明子、车前子等 19 味。方中生黄芪、生山药、生地黄、夏枯草、菊花等具有益气养阴、清热明目的作用；女贞子、旱莲草、黄芩炭等有养阴清热、凉血止血的作用；丹参、蒲黄等具有活血通络、化瘀止血的作用。诸药合用，共奏益气养阴、化瘀止血、清热明目之效。

三、2 型糖尿病肾脏病变

（一）2 型糖尿病肾脏病变 / 消渴病肾病 / 气血亏虚兼瘀证 / 参芪地黄汤合四物汤 + 糖尿康片、黄连降糖片、十一味益肾降糖片

[基本情况] 曹某，男，75 岁，河南开封市人，2017 年 5 月 15 日初诊。

[简要病史] 患者有 2 型糖尿病史十余载，近月来口干渴、多饮渐重，半月来双下肢水肿渐重，慕名入住我院求中医治疗。症见口干多饮，多尿，双下肢指凹性水肿，周身乏力，面色无华，左眼视物模糊，右眼仅有光感，时有头晕、心悸、胸痛，休息后缓解，小便频，夜尿 2～3 次，泡沫多。舌质淡暗，舌体胖大有齿痕，苔薄白，脉沉细无力。

[疗前检查] FPG9.26mmol/L，2hPG22.89mmol/L，HbA1c8.00%，肌酐 89μmol/L，尿酸 569μmol/L，尿微量白蛋白 103.5mg/L，眼科检查：双眼黄斑病变。

[诊断] 中医诊断：消渴病肾病；西医诊断：2 型糖尿病肾脏病变。

[中医辨证] 气血亏虚兼瘀证。

[治法] 滋补肝肾，养血活血。

[方药] ①专证专方：参芪地黄汤合四物汤加减。

太子参 30g，生黄芪 30g，炒苍术 30g，炒白术 30g，猪苓 30g，云茯苓 30g，熟地黄 30g，全当归 20g，建泽泻 30g，炒山药 30g，山萸肉 30g，紫丹参 50g，炒白芍 30g，炒枳壳 10g，川芎片 10g，鲜生姜 6g，炙甘草 3g。日 1 剂，水煎 400mL，早、中、晚餐前温服。

②专病专药：糖尿康片 5 片、黄连降糖片 4 片、十一味益肾降糖片 5 片，均日 3 次，口服。

[治疗经过] 2017 年 5 月 25 日：患者用药 10 天，精神好转，下肢水肿减轻。FPG 降至 7.8mmol/L，2hPG 降至 12.5mmol/L，继服上药。

5 月 28 日：患者用药两周，仍诉乏力，食欲欠佳，大便黏腻，FPG8.0mmol/L，2hPG11.5mmol/L，考虑为气虚日久，运化水湿痰浊之力不足，痰浊停滞，困于脾胃，中焦升清降浊失司，汤药守上方将生黄芪加至 45g 以增益气之力，加藿香 15g、佩兰 15g 以芳化湿浊，继服成药。

6 月 3 日：患者乏力改善，下肢水肿消失，视物模糊减轻，纳食可，FPG7.9mmol/L，2hPG10.2mmol/L，好转出院。患者高龄，脾胃虚弱，膳食处方为蒸山药适量，代主

食以健脾胃，中药汤剂继服上方15剂。

8月10日：患者复查尿微量白蛋白降至16mg/L，尿常规无异常。停汤剂，嘱其平素可间断食用主食量的蒸山药以平补脾脏，缓图其效，继服余药以巩固疗效。

[疗效小结]

1.该糖友应用中药汤剂配合调糖专药糖尿康片、黄连降糖片治疗，入院时FPG9.26mmol/L，2hPG22.89mmol/L，经过19天的治疗，FPG、2hPG分别降至7.9mmol/L、10.2mmol/L。

2.患者尿微量白蛋白偏高，治疗过程中应用具有化瘀降浊作用的十一味益肾降糖片治疗后，不仅血糖逐步下降，而且水肿、乏力等症渐缓。经过85天的治疗，理化检查回示尿微量白蛋白由103.5mg/L降至16mg/L。提示中药汤剂及十一味益肾降糖片确有一定的降低尿蛋白，防治并发症的作用。

[按语]通过对本案治疗前后观察分析，笔者认为取效的关键因素有四点。

1.遵循诊疗方案，重视中医辨病，诊为"消渴病肾病"

患者本次入院以"双下肢水肿"为主诉，后经理化检查发现尿微量白蛋白偏高，按照中华中医药学会颁发的《中医糖尿病防治指南·糖尿病肾脏病》及国家中医药管理局印发的糖尿病肾脏病诊疗方案中确定的中医病名，并结合患者既往多年的消渴病史及临床表现，诊为"消渴病肾病"。

2.立足临床实际，注重四诊合参

患者老年男性，久患消渴，耗伤气阴，脾胃虚弱，运化失职，水谷精微无以化生气血，导致气血亏虚；《景岳全书·水肿》曰："凡水肿等证，乃脾肺肾三脏相干之病。"脾肾气虚，一则运化无力，二则气化失司，水湿之邪泛溢肌肤，则可见下肢水肿；血虚无以荣养周身，则面色无华，时而头晕；肾气虚衰，固摄无力，则水谷精微直趋下泄，随小便而排出体外，故尿多浑浊有泡沫；心气虚则无力推动血行，而见心悸、胸闷，舌暗，气血亏虚则脉沉细无力。治疗以滋补肝肾、养血活血为法，予以中药汤剂口服，联合以"和"为目的之专病专药糖尿康片、黄连降糖片、十一味益肾降糖片综合治疗，以调补心肝肾，化瘀降浊，扶正与祛邪并举。

3.谨守病机，从"肾"论治

消渴肾病总由消渴日久，肾阴亏损，阴损耗气，而致肾气虚损，固摄无权，开阖失司。开多阖少则尿频尿多，开少阖多则少尿浮肿。《证治要诀》曰："三消久而小便不臭，反作甜气，在溺桶中滚涌，其病为重，更有浮在溺面如猪脂……此精不禁，真元竭矣。"指出了消渴病日久，可出现现代医学所言之蛋白尿等精微物质外泄之症。由此可知，本病诸多症状的出现皆由患者肾脏受损，累及他脏所致，因此治疗上应把握病机，从肾入手，兼顾综合治疗。

4. 调补兼顾，三脏同治

通过研习古今名医大家之言，并结合个人临床体验，笔者认为消渴肾病的病位主要在肾，关乎心脾，因心肾同属少阴，心属火，肾主命门，脾属土，三者关系密切，相生相克，生克制化，盛者同盛，衰者同衰，病理演变多虚实夹杂，或因虚致实，或因实致虚。而肾为所病之脏，治疗以益气养血、补益肝肾为主，方选四物汤补血、参芪地黄汤益气养阴，健脾补肾，调补三脏，综合治理。患者应用纯中药汤剂治疗期间，依据临床症状调整组方，加藿香、佩兰芳香化湿，湿困则脾气不升，当化之，否则补药不达。十一味益肾降糖片为院内制剂，专病专药，临床用于消渴病肾病属微量白蛋白尿期者疗效显著。山药平补三脏，以食代药，药膳结合，则病可控矣。临床灵活运用治疗方法，取得满意疗效。

（二）2 型糖尿病肾脏病变 / 下消病 / 阴阳俱虚兼血瘀证 / 阴阳双补调糖饮 + 糖尿康片、十一味益肾降糖片

[基本情况] 常某，女，54 岁，无业，河南开封市人，2017 年 8 月 21 日初诊。

[简要病史] 患者 6 年前无明显诱因出现口干渴、多饮、多尿、消瘦等症，于我院查血糖偏高（具体数值不详），诊为"2 型糖尿病"，开始自行口服二甲双胍片等药物控制血糖，饮食、运动治疗不规律，血糖监测不及时，上述症状时轻时重。1 年前患者因血糖升高导致昏迷，于市某医院住院治疗，诊断为"2 型糖尿病酮症酸中毒，2 型糖尿病肾病 V 期 (肾功能衰竭)，2 型糖尿病心脏病，脑梗死"，后因治疗效果欠佳转院至某医院住院治疗，其间行透析治疗。患者病情稳定后出院，出院后给予诺和锐 30 针（早、中、晚各 8U）皮下注射，平素 FPG 未监测，2hPG 波动在 6 ～ 10mmol/L。2 周前患者无明显诱因复发上述症状，伴泡沫尿，自行将诺和锐 30 针增加至早、中、晚各 12U，血糖仍控制不佳。今为求系统诊治，由门诊以"下消病"为诊断收住院治疗。症见神志清，精神差，口干渴，多饮，多尿，夜尿 3 ～ 4 次，泡沫尿，消瘦，怕热汗出，盗汗，偶有头晕、头痛，双目视物模糊，右眼较甚，时有胸闷，气短，双下肢凉麻，无恶心、呕吐，大便干，2 日一行。近期体重下降 6kg。双下肢轻度浮肿。舌质淡暗，苔薄白，脉沉细。

[疗前检查] 尿常规：尿比重 1.031，尿蛋白 1+；FPG8.35mmol/L，2hPG

11.3mmol/L；血流变示血黏度偏高；肌酐 256μmol/L，尿素 18.4mmol/L，尿酸 443μmol/L；FA3.9mmol/L，GHb9.5%；胰功：FPG 及餐后 1、2、3hPG 分别为 8.51、12.4、13.2、7.38mmol/L，空腹及餐后 1、2、3h 胰岛素分别为 9.1、28.6、32.8、14.2μIU/mL，空腹及餐后 1、2、3h 胰高血糖素分别为 119.8、118.4、110、117.2pg/mL，空腹及餐后 1、2、3hC-肽分别为 2.81、5.05、6.41、4.59ng/mL；尿蛋白四项：$α_1$-MG65μg/mL，$β_2$-MG0.5μg/mL，IgG17.3μg/mL，mALb512mg/mL；尿 mALb/Cr6.0mg/mmol；眼科检查：双眼早期黄斑病变，双眼白内障；血管彩超：脑动脉粥样硬化，椎基底动脉供血不足，双侧颈动脉粥样硬化斑块形成；四肢神经传导速度：双下肢轻度感觉减退；四肢血流多普勒：双侧 ABI 均为 0.83，右侧为轻度血管病变，左侧为中度血管病变。血常规、肝功十三项、血凝五项、甲功三项未见异常。

[诊断] 中医诊断：下消病；西医诊断：2 型糖尿病肾病 V 期。

[中医辨证] 阴阳俱虚兼血瘀证。

[治法] 滋阴壮阳，补肾化瘀。

[方药] ①专证专方：阴阳双补调糖饮加减。

制附子 6g（先煎），桂枝 12g，干地黄 30g，生山药 15g，制山萸肉 15g，泽泻 10g，云茯苓 20g，牡丹皮 10g，肉苁蓉 30g，火麻仁 30g，怀牛膝 15g，桑螵蛸 30g。日 1 剂，水煎 400mL，早、中、晚餐前温服。

②专病专药：糖尿康片、十一味益肾降糖片各 5 片，均日 3 次，口服。

[治疗经过] 2017 年 8 月 25 日：FPG7.8mmol/L，2hPG10.2mmol/L，患者口干渴、多饮、胸闷气短症状明显减轻，尿中泡沫减少，仍有头晕头痛，舌质淡暗，考虑患者有瘀血阻窍，中药汤剂加地龙 30g，全蝎 6g，活血通络，解痉止痛。

8 月 28 日：FPG6.0mmol/L，2hPG6.8mmol/L。患者症状消失，复查尿常规：尿蛋白 ±；肌酐 220μmol/L，尿素 14.2mmol/L，尿酸 420μmol/L。患者病情稳定出院。

11 月 20 日：患者近半月将糖尿康片及十一味益肾降糖片减至各 3 片，日 3 次，口服。FPG6.1mmol/L，2hPG7.0mmol/L；复查尿常规：尿蛋白 ±，余无异常；肌酐 210μmol/L，尿素 13.2mmol/L，尿酸 410μmol/L；FA2.9mmol/L，GHb6.20%；尿蛋白四项：$α_1$-MG10.1μg/mL，$β_2$-MG0.13μg/mL，IgG5.3μg/mL，mALb56mg/mL；尿 mALb/Cr2.5mg/mmol。血常规、肝功十三项、血凝五项、甲功三项未见异常。患者药物减量后病情稳定，血糖无明显波动，尿蛋白较前明显改善，疗效明显。继续予糖尿康片、十一味益肾降糖片各 3 片，均日 3 次，口服，以巩固疗效。

[疗效小结]

1. 该糖友入院时 FPG8.51mmol/L，2hPG13.2mmol/L，经过 6 天的治疗，FPG、2hPG 分别降至 6.0mmol/L、6.8mmol/L，FPG、2hPG 首次达标时间和同时达标时间均为 6 天。

2. 经过 3 个月的治疗，HbA1c 由 9.5% 降至 6.2%，FMN 由 3.9mmol/L 降至 2.9mmol/L。

3. 经过 3 个月的治疗，肌酐由 256μmol/L 降至 210μmol/L，下降 18%，尿素由 18.4mmol/L 降至 13.2mmol/L；尿 mALb 由 512mg/mL 降至 56mg/mL。

4. 经过 3 个月的治疗，患者血压、血常规、肝功能、凝血功能、甲状腺功能等未见变化。

[按语] 本案之所以能够取得较好的疗效，笔者认为主要和遵循以下三项原则相关。

1. 依据"三辨诊疗模式"，精确辨病

患者 6 年前出现口干、多饮、多尿、消瘦等症状，于我院诊为 2 型糖尿病，曾使用口服西药及胰岛素治疗，但血糖控制不理想，且出现了糖尿病肾病等并发症。本次入院以多尿为主要特征，按照 2 型糖尿病"三辨诊疗模式"辨病诊断的原则，诊为"下消病"。

2. 坚持以中医思维为指导，精准辨证

患者为中年女性，《内经》云："年四十而肾气自半。"肾藏精，精化气，内寓元阴元阳。消渴日久，耗伤肾精，津液亏虚，虚火内生，故见怕热汗出，或有盗汗、大便干等阴虚表现。久病阴损及阳，导致肾气不足，气虚津不上承，故见口干渴、多饮；脑窍失养，故见头晕、头痛；肾阳虚则水气不化而致水湿内停，小便不利；水湿泛溢于四肢，故见双下肢肿；水谷精微随水湿外漏，故见泡沫尿；《素问·调经论》曰："阳虚则外寒。"温煦失司，阳气虚运血无力，血行滞缓，久则成瘀，肢体经络失养，故见双下肢凉麻；瘀血痹阻心脉，心脉不通，故见胸闷气短。结合舌脉，本病辨证为阴阳俱虚兼血瘀证。

3. 阴阳互根互用，阳中求阴

患者久病阴损及阳，阴阳两虚，治以阴阳双补饮加减。方中附子、桂枝、肉苁蓉温肾助阳，干地黄、山药、山萸肉、牛膝滋阴益肾，补阳之中配伍滋阴之品，取"善补阳者，必于阴中求阳，则阳得阴助而生化无穷"之义。阴中求阳，使阳有所化。

叶天士《临证指南医案》指出："百日久恙，血络必伤。"方中大量补益药，配伍少量活血药，使全方补益不留瘀，活血不伤正。丹皮苦辛而寒，擅入血分，牛膝苦酸而甘，引药下行，合桂枝则可调血分之滞，三药寓泻于补，俾邪去而补药得力，为制诸阴药可能助湿碍邪之虞。泽泻、茯苓健脾利水，火麻仁滋阴通便，患者头晕、头痛，结合舌暗，考虑患者为瘀血阻窍，"不通则痛"，加用地龙、全蝎这类活络通络之品后，患者症状缓解，体现了"通则不痛"之理。

（三）2 型糖尿病肾脏病变 / 消渴病肾病 / 脾肾阳虚兼湿瘀互结证 / 真武汤合五苓散

[基本情况] 张某，男，55 岁，河南南阳市桐柏县人，2016 年 7 月 28 日初诊。

[简要病史] 患者 15 年前出现口干、多饮、多尿、多食，在桐柏县中医院诊为 2 型糖尿病，间断服用二甲双胍片、阿卡波糖片等药物治疗，平素饮食、运动、血糖监测均不规律。2 年前患者发现双下肢浮肿，改为"甘舒霖 30R 针，16U、12U，早、晚餐前 30 分钟皮下注射，配服诺和龙 2mg，日 3 次"口服。始肿时，患者下午肿甚，晨起肿消，渐至全天均肿，肿无消时。2 年来，偶测 FPG 在 11.3 ～ 13.6mmol/L，2hPG12.8 ～ 15.2mmol/L。今患者为求中医诊治，于 2016 年 7 月 30 日来我院就诊。症见面色㿠白，神疲乏力，形体虚胖，双下肢浮肿，按之凹陷，口干欲饮，饮水不多，畏寒，腰膝酸冷，胸闷气短，视物模糊，纳呆，腹胀，小便量可，泡沫多，大便偏干。舌质淡暗，边有瘀斑、齿痕，苔白腻，脉沉细涩。

[疗前检查] FPG12mmol/L，尿蛋白 3+，尿蛋白定量 3g/24h。

[诊断] 中医诊断：消渴病肾病；西医诊断：2 型糖尿病肾脏病变。

[中医辨证] 脾肾阳虚兼湿瘀互结证。

[治法] 健脾温肾，化湿活血。

[方药] 真武汤合五苓散加减。

淡附片 10g（先煎 1 小时），云茯苓 30g，白术 30g，炙黄芪 30g，炒白芍 15g，炒山药 15g，紫丹参 15g，生姜片 15g，川桂枝 6g，玉米须 30g，肥猪苓 20g，全当归 20g，益母草 15g。3 剂，日 1 剂，水煎 600mL，早、中、晚餐前温服。

[治疗经过]2016 年 8 月 2 日：患者 FPG9.5 ～ 10.4mmol/L，2hPG12.4 ～ 13.6mmol/L。患者虽双下肢浮肿、胸闷气短较前减轻，但仍有畏寒、腰膝酸冷等症状，故将上方附子增加至 20g（先煎 60 分钟），再服 3 剂。

8 月 5 日：患者 FPG8.0 ～ 9.7mmol/L，2hPG10.9 ～ 12.8mmol/L，畏寒、腰膝酸冷、

胸闷气短、双下肢浮肿均进一步好转，舌质淡暗、齿痕减轻，脉沉细涩。效不更方，继服 5 剂。

8 月 10 日：FPG5.9 ～ 6.7mmol/L，2hPG8.2 ～ 9.5mmol/L。患者畏寒、腰膝酸冷、胸闷气短、浮肿缓解，口干欲饮减轻，小便中泡沫较前减少，舌质淡暗减轻，齿痕减少，脉沉细，但纳呆、腹胀、乏力犹存，且动则汗出。增黄芪至 80g，以强益气固表、止汗之功，加焦三仙各 10g 以增加消食化积之效，予 5 剂。

8 月 15 日：患者 FPG5.6 ～ 6.5mmol/L，2hPG7.1 ～ 8.0mmol/L。面色转红润，乏力、口干欲饮缓解，汗出减少，腹胀减轻，行走较前轻便，小便中泡沫较前减少，舌质淡暗、瘀斑减轻，齿痕减少，苔白腻减轻，脉沉细。守上方再予 7 剂。

8 月 22 日：FPG5.4 ～ 6.2mmol/L，2hPG6.7 ～ 7.5mmol/L。复查尿蛋白降至 1+，24 小时尿蛋白定量 1g。患者诸症好转，舌质淡暗、瘀斑减轻，齿痕消失，苔薄白，脉沉。守上方再予 5 剂，巩固治疗。

[疗效小结]

1. 该糖友入院时尿蛋白 3+，24 小时尿蛋白定量 3g，接受纯中药治疗消渴病肾病方案 23 天后，尿蛋白降至 1+，24 小时尿蛋白定量降至 1g。

2. 该糖友入院时 FPG13.6mmol/L，2hPG15.2mmol/L，经过 16 天的治疗，FPG、2hPG 分别降至 5.6mmol/L、7.1mmol/L，FPG 首次达标时间为 11 天，2hPG 达标时间为 16 天，FPG、2hPG 同时达标时间为 16 天。

3. 经过 11 天的治疗，患者畏寒、腰膝酸冷、胸闷气短、浮肿缓解，口干欲饮减轻，小便中泡沫较前减少，舌质淡暗减轻，舌边齿痕减少，脉沉细。

4. 经过 16 天的治疗，患者乏力、口干欲饮缓解，汗出减少，腹胀减轻，行走较前轻便，小便中泡沫较前减少，舌质淡暗、瘀斑减轻，齿痕减少，脉沉细。

5. 经过 23 天的治疗，患者诸症好转，舌质淡暗、瘀斑减轻，齿痕消失，苔薄白，脉沉。

[按语] 通过对本案进行分析，笔者认为本案能取得良好疗效，主要因为遵循以下三个原则。

1. 消渴水肿，重在温肾化气

患者久病及肾，肾阳虚则水不化气而致水湿内停。肾阳为一身阳气之本，"五脏之阳气，非此不能发"。肾阳虚，温煦、推动功能减退，无力温煦脾阳，脾阳亦虚，脾阳不振，水湿困脾，致脾运化水湿功能障碍，水精四布，泛溢肌肤，故见浮肿。

脾肾阳虚故见怕冷，腰为肾之府，故见腰膝酸冷，脾阳虚湿难运化，故见口干欲饮，饮水不多，舌质淡暗，边有瘀斑、齿痕，苔白腻，脉沉细涩，均为脾肾阳虚兼瘀之证，当辨为脾肾阳虚兼湿瘀互结证，以健脾温肾、化湿活血之法，予真武汤合五苓散加减。

2. 审因论治，贵在补虚泻实

本案以健脾温肾、化湿活血为法，君以附子温肾助阳，化气行水，兼暖脾土，附子用量增至20g，以温运水湿，则浮肿消，畏寒除。臣以茯苓、白术健脾，淡渗水湿，以黄芪健脾益气，均能补虚。佐山药以健脾养胃，补肾涩精；丹参以活血、凉血、化瘀，白芍养血敛阴，共防燥热伤阴，以利久服缓治；生姜温散，既助附子温阳散寒，又合苓、术宣散水湿；并佐以桂枝温通经脉，助阳化气，水液得以正常气化，水去湿散；玉米须、猪苓利水消肿。使以当归补血活血，益母草利水消肿兼活血化瘀，可谓"一箭双雕"，共致湿化、瘀散，使诸症好转。本方充分体现了健脾温肾、化湿活血之疗效。

3. 精血同源，法当脾肾同治

脾主统血，即统摄血液在脉中正常运行而不溢出脉外，脾气虚则固摄无力，水液泛溢肌肤，发为水肿；脾气虚，固精无力，精华随小便而出，故见泡沫尿。肾阳虚，气化失司，肾失开阖，水液代谢失常，泛溢肌肤，发为水肿；肾藏精，肾虚不固，精华亦随小便外泄，故见泡沫尿。因精血同源、津血同源，法以脾肾同治，健脾温肾。脾得健，水谷精微正常疏布，而不溢出，肿消精固；肾得温，开阖正常，气化有力，水谷精微疏布正常，精华得存。脾肾同治，肿得消，尿蛋白得减，有异曲同工之妙。

连服中药23天后，患者双下肢浮肿、口干欲饮、胸闷气短、怕冷、腰膝酸冷等症状消失，尿蛋白减少，血糖平稳。本案获得标本同治之效，体现了中药治疗消渴病肾病在减少尿蛋白和稳控血糖方面确有优势。

（四）2 型糖尿病肾病 / 消渴病肾病 / 湿热蕴结浊毒证 / 温胆汤 + 灌肠方

[基本情况] 王某，男，56 岁，河南开封市人，2015 年 8 月 7 日初诊。

[简要病史] 糖尿病病史 20 年，2 年前出现双下肢水肿，于某三甲医院查尿蛋白 3+，尿糖 2+；肝功：总蛋白 60.4g/L，白蛋白 22.8g/L；肾功：血肌酐 129μmol/L，诊断为糖尿病肾病。口服百令胶囊、尿毒清颗粒、包醛氧淀粉颗粒等药物以保肾、降肌酐治疗。半月前患者因饮食不节导致血糖升高，FPG8 ～ 12mmol/L，2hPG10 ～ 15mmol/L，双下肢水肿、口干多饮加重而入住我院。症见神志清，精神差，双下肢浮肿，下午为甚，乏力，胃脘痞闷，恶心欲呕，口干，口中常感有异味。

大便干，2～3日一行，夜尿2～3次，尿中有泡沫。血压162/94mmHg，舌红，苔黄厚腻，脉弦涩。

[疗前检查] 尿蛋白3+，尿糖2+，总蛋白54.0g/L，白蛋白31.7g/L，血肌酐113.0μmol/L，电解质（－）；FPG10.97mmol/L，2hPG24.90mmol/L；HbA1c6.8%；24小时尿蛋白定量5.86g。

[诊断] 中医诊断：消渴病肾病；西医诊断：2型糖尿病肾病。

[中医辨证] 湿热蕴结浊毒证。

[治法] 清热降浊，和胃通便。

[方药] ①专证专方：温胆汤加减。

广陈皮10g，云茯苓10g，姜竹茹10g，炒枳实10g，炒白术10g，肥猪苓10g，建泽泻10g，车前子10g，姜半夏6g，生大黄10g，广藿香10g，大苏叶10g，春砂仁6g。日1剂，水煎400mL，分两次服。

②中药灌肠方：败酱草30g，鱼腥草30g，蒲公英30g，煅瓦楞30g，炒槐米10g，生大黄10g，上肉桂3g。浓煎150mL，保留灌肠，每日1次。

[治疗经过] 患者住院期间停用诺和灵50针，改用门冬胰岛素50针，早20U、晚18U，早、晚餐前皮下注射控制血糖治疗，双下肢水肿症状逐渐减轻，FPG波动在8～10mmol/L，2hPG在9～12mmol/L。服药治疗7天后，患者双下肢浮肿明显减轻，便秘、恶心欲呕、乏力明显好转，FPG7.3mmol/L，2hPG8.4mmol/L。

8月15日：尿蛋白2+，尿糖1+，血压134/80mmHg，FPG6.3mmol/L，于2015年8月16日出院。

9月1日第一次复诊：患者便秘、恶心欲呕进一步减轻，诉神疲乏力，守上方加党参15g以益气健脾。

9月15日第二次复诊：患者双下肢浮肿消失，活动后偶感乏力，胃脘痞闷，恶心欲呕，口中异味感明显改善，监测尿蛋白2+，尿糖呈阴性。

11月21日第三次复诊：尿蛋白1+，尿糖1+，血肌酐90.0μmol/L，血压130/80mmHg，近期FPG在6.5～7.2mmol/L之间。以温胆汤加味制成丸药继续调服，1日2次，每次6g。温胆汤加减内服联合中药灌肠治疗，内外合治，有效改善Ⅴ期糖尿病肾病患者胃肠道症状，改善终末期肾衰竭患者生活质量，多有获益。

[疗效小结]

1. 该患者经调整降糖方案，FPG 波动由 8 ~ 12mmol/L 下降至 6.5 ~ 7.2mmol/L，尿糖由 2+ 下降至 1+。

2. 经过 3 个月的治疗，患者尿蛋白由 3+ 下降至 1+，血肌酐由 113.0μmol/L 下降至 90μmol/L。

3. 患者双下肢水肿症状消失，疗效显著。

4. 患者胃脘痞闷、恶心欲呕、口中异味感明显改善。

[按语] 通过对本案进行分析，笔者认为本案之所以能够取得较好的疗效，主要因为遵循以下三个原则。

1. 精准辨证，四诊合参

该患者消渴日久，久病及肾，肾气不足，气化失司，津液无主，泛溢趋下，故见双下肢肿；患者素日饮食不节以致脾伤胃弱，脾肾亏虚，蒸腾气化失司，失于分清别浊，水谷精微失于转化，则水反为湿，谷反为滞，水湿凝聚，聚而成浊，脾虚湿盛，积湿成浊，湿浊蕴结，久郁化热，热蕴成毒，浊毒犯胃，升降失和，故胃脘痞闷，恶心欲呕，便秘尿少；清·李用粹《证治汇补》云："既关且格，必小便不通，旦夕之间，陡增呕恶。此因浊邪壅塞，三焦正气不得升降，所以关应下而小便闭，格应上而生吐呕，阴阳闭绝，一日即死，最为危候。"浊毒内停作为糖尿病肾病终末期常见的一种证型，表现为恶心呕吐、下肢水肿、小便不利、舌红、苔黄厚腻、脉弦涩等症状，急以通便排毒、和胃降逆为大法。

2. 标本兼治，降浊排毒

中医学将糖尿病肾病纳入"消渴病肾病"范畴，认为糖尿病以阴虚为本、燥热为标，消渴病肾病则以消渴阴虚为基础，病机为肾脾失养，而致肾体劳衰，肾用失司，血脉瘀阻，浊毒内停，终促使肾元衰败，五脏受损，对身体健康造成不可逆转的影响。肾主藏精，为先天之本，消渴日久则使肾阴亏虚，阴损及阳，气血两亏，脏腑失调，湿邪泛滥则浊毒内停。本案本质上病位在肾，涉及膀胱、肠道，病机以湿浊内阻、瘀毒留滞为主，且此患者病史较长，病久导致脾肾亏虚，肾虚无力泌浊别清，水道不通。若浊毒日久不解，毒与痰湿互结，深伏于内，耗劫脏腑经络之气血，则呈现虚实夹杂之证，临床表现缠绵难愈，变化多端。

3. 内外同治，协同增效

该患者具有恶心呕吐，遍身水肿，小便不利，舌红，苔黄厚腻，脉弦涩等证候特征，用温胆汤以清热降浊，化湿和胃，降逆止呕。患者消渴日久，阴津亏虚，燥热偏盛，而致大便干，给予大黄内服加外用，荡涤胃肠实热积滞以通便排毒。我院在发挥中医学优势的基础上，以中药灌肠方式促进病情转归，降低病变发展对肾功能损害的程度，从而提高临床疗效。以清热解毒、化浊泻下的中药灌肠，通过肠道透析的方式促使药液在结肠内被人体吸收，从而发挥药效，提示多途径给药是治疗消渴病肾病的有效方法。中药保留灌肠方案能避免口服用药对胃部的刺激，通过其他用药途径补充疗效，获得更理想的临床干预效果。

（五）糖尿病肾病 / 消渴病肾病 / 气阴两虚，湿瘀互结证 / 参芪地黄汤合五苓散加减 + 十一味益肾降糖片、糖尿康片、黄连降糖片

[基本情况] 张某，男，53 岁，河南开封人。乏力、自汗 3 年，加重伴浮肿 15 天。

[简要病史] 患消渴 10 年余，3 年前因全身乏力、下肢浮肿等，被某三甲医院诊为糖尿病肾病，住院治疗 16 天，给予控制血糖、改善循环等治疗，症状好转后出院。此后上述症状时轻时重，曾多次在某大学附属医院治疗，病情仍时好时坏。经老病友介绍，于 2016 年 12 月 7 日慕名到我院诊治，症见乏力困倦，精神委顿，四肢酸软，懒言少动，双下肢水肿，颜面肿胀，腰空痛，晨起尤甚，自汗，口渴多饮，手足心热，偶有耳鸣，纳眠差，尿频，日 10 余次，泡沫多，大便无力，舌红少苔，舌底脉络迂曲紫暗，脉细。

[疗前检查] 测空腹血糖 12.0mmol/L；尿蛋白 3+。

[诊断] 中医诊断：消渴病肾病；西医诊断：糖尿病肾病。

[中医辨证] 气阴两虚，湿瘀互结证。

[治法] 益气养阴，化湿活瘀。

[方药] ①专证专方：参芪地黄汤合五苓散加减。

太子参 15g，生黄芪 30g，生地黄 10g，生山药 15g，山萸肉 10g，粉丹皮 10g，福泽泻 10g，炒白术 15g，紫丹参 10g，肥猪苓 10g，云茯苓 15g，川桂枝 10g，粉葛根 10g，天花粉 10g，蒸玄参 10g，炒苍术 10g，全当归 20g，川芎片 10g。日 1 剂，水煎，早晚温服。

②专病专药：十一味益肾降糖片 5 片、糖尿康片 8 片、黄连降糖片 5 片，均日 3 次餐前服。

[治疗经过]2016 年 12 月 14 日二诊：颜面及双下肢水肿锐减，乏力明显改善，舌质转红润，苔白，舌底脉络迂曲稍有好转，脉象仍细，空腹血糖 8.5mmol/L，餐

后 2 小时血糖 10.2mmol/L。上方加生黄芪 60g、芡实 15g、金樱子 15g 以增加益气摄精之功,继服 20 天。

[疗效小结] 乏力、水肿、口渴均消失,纳食、睡眠明显改善,尿检蛋白 1+,血糖渐趋平稳,脉象和缓,停服汤剂,继服成药,定期随诊。

[按语] 该糖友患消渴 10 年,近 3 年又出现乏力、自汗、水肿、腰痛等,消渴日久,久病及肾,辨病当属"消渴病肾病"范畴。它由消渴病发展而来,源于先天禀赋不足,脏腑柔弱,阴虚燥热,气阴两虚;阴虚则生内热,燥热内生,再耗气伤阴,如此循环往复,必穷及本源,损及肾阴,耗其肾气而发为本病。正如《圣济总录》中所言:"消肾之病名,消渴病久,肾气受伤,肾主水,肾气虚衰,气化失常,开阖不利,能为水肿。"《诸病源候论》中亦曰:"消渴其久病变,或发痈疽,或成水疾。"患者中年男性,久患消渴,耗伤气阴,《内经》曰:"年过四十而阴气自半。"肾为先天之本,肾气不足,全身失充则神疲乏力、精神委顿、懒言少动;肾主水,肾气不足,气化不利,则水液泛溢肌肤,而见颜面、双下肢水肿。腰为肾之府,肾开窍于耳,肾主骨生髓,肾气肾阴不足,则见腰膝酸软、腰部空痛、耳鸣等;气为血之帅,血为气之母,气虚无以推动血运,停而为瘀,《金匮要略》曰"血不利则为水",湿瘀互结则水肿加重,舌底脉络迂曲紫暗。四诊合参,证属气阴两虚、湿瘀互结。

1. 病证结合,善用复方

该患者西医诊为糖尿病肾病Ⅳ期,四诊合参,审证求因,辨为气阴两虚、湿瘀互结证。故在选用具有益气养阴固肾主方参芪地黄汤的基础上,加用五苓散以淡渗利水、温阳化气,主方参芪地黄汤扶正固本,辅方五苓散化气利水祛邪、消水肿,药中的矢,疗效满意。

2. 辨证施治,活用对药

在辨证施治的前提下,临证中学习和应用名老中医祝谌予调糖对药,辨证遣方与因病择对相结合,每收良效。方中苍术配玄参,以调降血糖,黄芪配山药,以调降尿糖。有人认为治消渴病,不宜用辛燥的苍术,殊不知苍术治消渴以其有"敛脾精"的作用,苍术虽燥但伍玄参之润,可制其短而用其长。黄芪配山药,调降尿糖,是取黄芪的补中益气升阳及固腠理的作用与山药益气阴、固肾精的作用,二药相配,互相协同,益气生津,健脾补肾,更加芡实、金樱子以助涩精止遗,防饮食精微的漏泄,进而达到改善尿糖、尿蛋白的良好效果。

3. 因虚致实，扶正祛邪

病程十年，气阴久亏，气虚致化湿、运血无力，阴亏津少、无水行舟，共致湿瘀内生，因虚致实，法当补虚以泻实；《医学入门·消渴》中谓："治渴初宜养肺降心，久则滋肾养脾。盖本在肾，标在肺，肾暖则气上升则肺润，肾冷则气不升而肺焦，故肾气丸为消渴良方也。然心肾皆通乎脾，养脾则津液自生，参苓白术散是也。"本病以脾肾气阴两虚为本，湿瘀互结为标，故方用参芪地黄汤、四君子汤以益气养阴，补中有泻，祛湿以安正；五苓散加丹参以活血化湿，祛邪以扶正。气阴复，水湿祛，瘀滞通，则诸症消。

附 篇　团队及荣誉

◎ 2019年10月28日，在《纯中药治疗2型糖尿病实践录》新书首发式上，庞国明向出席首发式的代表海南省中医院原院长、国医大师林天东，辽宁中医药大学第一附属医院党委书记杨鹗祥教授，海南省名中医邱晓棠教授，河南名中医韦绪性教授，吉林省辽源市副市长名中医王龙教授，河南省长垣市中西医结合医院院长张景祖主任医师赠送首发新书

◎ 2016 年 10 月 25 日，庞国明教授（前排左四）在首届全国纯中药治疗 2 型糖尿病擂台赛上获金奖，时任国家中医药管理局副局长吴刚同志（前排左三）为庞国明颁奖并合影留念

◎ 2016 年 10 月 24 日，庞国明教授在首届全国纯中药治疗 2 型糖尿病擂台赛决赛中陈述典型病例现场，与对方进行激烈辩论

◎　庞国明教授（左六）在参加首届全国纯中药治疗 2 型糖尿病擂台赛时与进入决赛的赛友合影留念

◎　庞国明教授在第二届全国纯中药治疗 2 型糖尿病擂台赛决赛中陈述治验病例

◎　庞国明教授在第二届全国纯中药治疗 2 型糖尿病擂台赛决赛中，与对手进行激烈角逐

◎　庞国明教授在第二届全国纯中药治疗 2 型糖尿病擂台赛中获得金奖，由全国政协常委、河南政协副主席高体健（左一）为其颁奖并合影留念

◎ 庞国明教授在第三届全国纯中药治疗 2 型糖尿病擂台赛初赛笔试环节答题

◎ 庞国明教授在第三届全国纯中药治疗 2 型糖尿病擂台赛初赛环节与对方辩论

◎　在第三届全国纯中药治疗 2 型糖尿病擂台赛决赛环节中，庞国明对战上海中医药大学附属上海市中西医结合医院的谢心，双方正在辩论

◎　在第三届全国纯中药治疗 2 型糖尿病擂台赛上，庞国明再获金奖，成为擂台赛个人高级组的"三连冠"，国医大师张震教授（左二）、名中医林兰教授（左四）分别为庞国明（左一）颁发奖牌及证书

◎　在第三届全国纯中药治疗 2 型糖尿病擂台赛上，庞国明教授（左二）在闭幕式上做代表发言

◎ 庞国明教授及其科研团队"纯中药治疗 2 型糖尿病的临床研究"荣获科技进步一等奖，庞国明教授代表团队上台领奖

◎ 在 2016 年中国（澳门）传统医药国际合作论坛上，庞国明教授应邀作为"传统医药防治糖尿病国际合作论坛"大会主席，在大会上做了题为"纯中药治疗 2 型糖尿病临床研究"的学术报告

◎ 庞国明教授于 2019 年 4 月 19 日至 22 日应邀为新加坡中华医学会主办的"糖尿病纯中药疗法专题培训班"进行了 10 个专题 30 个学时的"纯中药治疗 2 型糖尿病及并发症"系列讲座，受到好评

◎ 2013 年 10 月庞国明教授应邀赴韩国做"中医药防治糖尿病策略"的专题报告

◎ 应江苏省扬州市中医院邀请，庞国明教授工作室在该院成立，并喜收郭乃刚、王瑛两位高徒

◎ 应湖北省英山县人民医院邀请，庞国明教授工作室在该院成立

◎ 应江苏省盐城市中医院邀请，庞国明教授工作室于 2017 年在该院成立

◎ 2018年9月28日，河北省馆陶县中医院加入"全国纯中药治疗2型糖尿病专科联盟"，并举行揭牌仪式。中国人民解放军总医院内分泌科副主任闫双通，河北省中医药文化交流协会副会长兼秘书长袁野，邯郸市卫生健康委主任周海平、副主任胡书芬、中医处长张润海，馆陶县人民政府副县长胡桂芹，聊城市卫计委主任刘德勇，邯郸市中医院院长马登斌以及山东省冠县、河南省南乐县、河北省临西县等县中医院院长共计100余位嘉宾出席联盟成立活动

◎ 2019年7月12日，国家区域（华中）中医内分泌诊疗中心专科联盟/临床基地启动仪式在河南省开封市隆重举行，三门峡颐享糖尿病研究所、尉氏县中医院、长垣中西医结合医院、周口承悦糖尿病医院、开封市祥符区中医院加入联盟

◎　2019年8月26日，三亚市中医院举行"全国纯中药治疗糖尿病专科联盟"揭牌仪式，三亚市中医院党委书记、院长王天松和庞国明教授共同为联盟成立揭牌

◎　三亚市中医院成立庞国明教授名医工作室，并收该院内分泌科主任李建平、风湿免疫科主任薛川松、健康体检部主治医师马贞为徒

◎　2019年10月10日，庞国明教授在上海国医之家举行《纯中药治疗2型糖尿病实践录》签售会

◎　2019 年 10 月 25 日，应镇江市卫生健康委员会、镇江市中医院的诚挚邀请，庞国明教授工作室在镇江市中医院成立，庞国明教授收该院内分泌科主任郑文静、硕士研究生沈洁为徒

◎　2019 年 11 月 9 日，庞国明教授名医工作室在上海成立，其应邀进行"纯中药治疗 2 型糖尿病序贯三法"讲课

◎ 2019 年 11 月 10 日，山东省沂源县中医医院举行"全国纯中药治疗 2 型糖尿病专科联盟"揭牌仪式，中医医院党委书记、院长李爱清，副院长徐涛和庞国明教授出席揭牌仪式

◎ 2019 年 11 月 10 日，山东省沂源县中医医院成立庞国明教授工作室，庞国明教授收该院内分泌科主任唐文霞、内分泌科主治医师徐继国、内分泌科主治医师李琳瑜、内分泌科主治医师孙营营为徒

◎ 2019年11月6日，新加坡中华医学会中医学者赴中国开封代表团进行为期10天跟师学习，图为学员跟随庞国明教授出诊，共同观摩如何运用纯中药治疗2型糖尿病及其临床疗效的经验实例

◎ 2019年11月15日，应兰州市卫生健康委员会、兰州市中医药管理局的诚挚邀请，庞国明教授工作室在兰州市中医院成立，庞国明教授收该院糖尿病科李蔚主任医师、王晶主治医师、宁雪峰主治医师、孙丹凤主治医师、杨瑞主治医师、李雯雯主治医师为徒

◎ 2019 年 12 月 12 日，四川省第二中医院成立庞国明教授名医工作室，庞国明教授收该院内分泌科主任甘洪桥、医学博士叶乃菁为徒

◎ 2019 年 12 月 22 日，江西省高安市中医院成立庞国明教授工作室，该院副院长艾为民、副主任中医师姚爱春拜庞国明教授为师

◎ 2019 年 12 月 28 日，应义乌市中医院邀请，庞国明教授名医工作室在该院成立

◎ 庞国明教授收义乌市中医院内分泌科主任张挺、主治医师胡欢欢为徒

◎ 2019 年 12 月 31 日，北京中医药大学深圳医院加入"国家区域（华中）中医内分泌诊疗中心专科联盟"，并举行揭牌仪式

◎ 应北京中医药大学深圳医院邀请，庞国明教授名中医工作室成立，北京中医药大学深圳医院党委书记胡世平、院长韩正蕴、副院长陈国姿、党委副书记王进东共同出席工作室揭牌仪式

◎　2020年1月12日，天门市中医院加入"国家区域（华中）中医内分泌糖尿病诊疗中心专科联盟"，天门市卫生健康委员会副主任桓霞、党组书记张叶出席揭牌仪式并讲话

◎　2020年1月18日，兰州市西固区中医院加入"纯中药治疗2型糖尿病专科联盟"，并成立庞国明名医工作室，庞国明教授收西固区中医院副院长宋振宇主任医师、糖尿病科主任黄亚丽主治医师、医学硕士瞿朝旭主治医师为徒

◎ 2020 年 6 月 2 日，应邢台市卫生健康委员会、邢台市中医院的邀请，庞国明教授工作室收徒仪式在扁鹊祠隆重举行。邢台市副市长邓素雪，邢台市中医院党委书记、院长侯立军出席仪式。邢台市中医院南秋爽、陈娟等拜庞国明教授为师

◎ 2020 年 7 月 16 日，庞国明工作室在湖北省武穴市中医院成立，庞国明教授收糖尿病科主任陈峰、主治医师宋锦春为徒

◎ 2020年8月26日，应河北省石家庄市中医院的诚邀，庞国明教授工作室成立。河北省中医药管理局副局长胡永平、石家庄市中医管理局局长施文国为工作室揭牌

◎ 石家庄市中医院党委书记吴海明主持拜师仪式，庞国明教授收该院内分泌科主任王娟、内分泌科副主任赵磊、内分泌科副主任白建乐为徒

◎ 2020 年 8 月 15 日，咸宁市中医院院长李少阶一行莅临开封市中医院参观学习，并与开封市中医院签订"纯中药治疗 2 型糖尿病专科联盟合作协议书"

◎ 2020 年 9 月 6 日，应广西壮族自治区田东县卫生健康委员会、田东县中医医院的邀请，庞国明教授工作室在田东县中医医院成立，田东县卫生健康委员会刘秋伶局长、田东县中医医院辛秀团院长和辛荣保书记出席揭牌仪式，县中医医院刘春光副院长黄伟毅、内分泌科主治医师黄丽群等四位同志拜庞国明教授为师